临床外科医师必读丛书

EARLY DIAGNOSIS AND MANAGEMENT OF UROLOGICAL COMPLICATIONS

泌尿外科手术并发症的早期诊断和处理

主 编 周文龙
副主编 王 翔

世界图书出版公司
上海·西安·北京·广州

图书在版编目(CIP)数据

泌尿外科手术并发症的早期诊断和处理/周文龙主编. —上海：上海世界图书出版公司,2014.1
ISBN 978-7-5100-6965-9

Ⅰ.①泌… Ⅱ.①周… Ⅲ.①泌尿系统外科手术-并发症-诊疗 Ⅳ.①R699

中国版本图书馆 CIP 数据核字(2013)第 245805 号

泌尿外科手术并发症的早期诊断和处理

主编 周文龙 副主编 王 翔

上海世界图书出版公司出版发行
上海市广中路 88 号
邮政编码 200083
南京展望文化有限公司排版
上海市印刷七厂有限公司印刷
如发现印刷质量问题,请与印刷厂联系
(质检科电话:021-59110729)
各地新华书店经销

开本:787×960 1/32 印张:16.875 字数:430 000
2014 年 1 月第 1 版 2014 年 1 月第 1 次印刷
ISBN 978-7-5100-6965-9/R·306
定价:80.00 元

http://www.wpcsh.com.cn
http://www.wpcsh.com

主编简介

周文龙,男,1952年12月出生,中共党员。上海交通大学医学院附属瑞金医院泌尿外科主任医师、教授;上海交通大学医学院附属瑞金医院集团卢湾分院泌尿外科主任;美国泌尿外科学会国际会员;中国中西医结合泌尿外科学会肿瘤学组委员;中华男科学会上海男科分会委员;中国中西医结合男科学会上海分会委员;上海市抗癌协会会员、理事;《抗癌》杂志高级编委。

从事泌尿外科专业30余年,参加泌尿外科临床医疗、教学、科研工作,在泌尿外科、男科领域有独到的见解。特别是在泌尿生殖系肿瘤、肾上腺疾病、前列腺疾病、勃起功能障碍、尿动力学等领域有所建树。对巨大、疑难的肾上腺、后腹腔肿瘤的术前准备、影像学诊断、手术径路、手术方式选择、手术后治疗等有特别研究和体会,保持了较高的肿瘤切除率。对各类肾肿瘤尤其大型肾肿瘤手术处理积累了较多的经验,近年来,开展了多例保留肾单位的肾癌根治术,取得了良好的预期效果。

1985年师从美国南加洲大学医学院菲茨教授学习经尿道电切手术,较早在国内开展该项手术,到目前为止已完成该项手术3 000余例。对浅表性膀胱癌患者施行经尿道电切手术,也取得了满意的疗效。已开展治疗女性压力性尿失禁的TVT手术,随访效果满意。

获得上海市科技进步奖三等奖1项、上海市科技成果3项、江西省科学技术进步三等奖2项、江西省鹰潭市科学技术一等奖1项;发表论著30余篇;参与撰写专著两部。

主　编：

　　周文龙　上海交通大学医学院附属瑞金医院泌尿外科
　　　　　　主任医师　教授

副主编：

　　王　翔　复旦大学附属华山医院泌尿外科　主任医师
　　　　　　教授

编　委(按章节排序)：

　　芮文斌　上海交通大学医学院附属瑞金医院泌尿外科
　　　　　　副主任医师

　　张荣明　上海交通大学医学院附属瑞金医院泌尿外科
　　　　　　副主任医师

　　王祥慧　上海交通大学医学院附属瑞金医院泌尿外科
　　　　　　主任医师　教授

　　吴瑜璇　上海交通大学医学院附属瑞金医院泌尿外科
　　　　　　主任医师

　　王浩飞　上海交通大学医学院附属瑞金医院泌尿外科
　　　　　　副主任医师

　　王名伟　上海交通大学医学院附属瑞金医院卢湾分院泌
　　　　　　尿外科　副主任医师

　　孙福康　上海交通大学医学院附属瑞金医院泌尿外科
　　　　　　主任医师

　　袁　涛　同济大学附属同济医院泌尿外科　副主任医师
　　　　　　副教授

　　王　翔　复旦大学附属华山医院泌尿外科　主任医师
　　　　　　教授

张志伟 上海交通大学医学院附属瑞金医院卢湾分院泌尿外科 副主任医师

祝　宇 上海交通大学医学院附属瑞金医院泌尿外科 主任医师 教授

王　健 上海浦南医院泌尿外科 副主任医师

谷保军 上海交通大学医学院附属第六人民医院泌尿外科 主任医师 教授

刘章顺 上海交通大学医学院附属第六人民医院泌尿外科 主治医师

张　炯 上海交通大学医学院附属第六人民医院泌尿外科 副主任医师

刘继红 华中科技大学同济医学院附属同济医院泌尿外科 主任医师 教授

张世林 华中科技大学同济医学院附属同济医院泌尿外科 博士

应　俊 上海交通大学医学院附属第九人民医院泌尿外科 副主任医师 副教授

张　立 复旦大学附属中山医院泌尿外科 主任医师 教授

鲁　军 上海交通大学附属第一人民医院泌尿外科 主任医师 教授

陈建华 上海交通大学医学院附属新华医院泌尿外科 主任医师 教授

刘建河 上海交通大学医学院附属新华医院泌尿外科 主任医师 教授

张朝晖　上海交通大学医学院附属瑞金医院卢湾分院泌尿外科　副主任医师

黄　滔　上海交通大学医学院附属瑞金医院卢湾分院泌尿外科　副主任医师

周文龙　上海交通大学医学院附属瑞金医院泌尿外科　主任医师　教授

楚晨龙　上海交通大学医学院附属瑞金医院卢湾分院泌尿外科　主治医师

邵　远　上海交通大学医学院附属瑞金医院泌尿外科　副主任医师

江宏恩　上海电力医院泌尿外科　主任医师

点评专家(按章节排序)：

朱有华　上海第二军医大学附属长征医院肾移植科　主任医师　教授

徐　达　上海交通大学医学院附属瑞金医院泌尿外科　副主任医师　副教授

周文龙　上海交通大学医学院附属瑞金医院泌尿外科　主任医师　教授

沈周俊　上海交通大学医学院附属瑞金医院泌尿外科　主任医师　教授

刘定益　上海交通大学医学院附属瑞金医院泌尿外科　主任医师　教授

吴瑜璇　上海交通大学医学院附属瑞金医院泌尿外科　主任医师　教授

夏术阶　上海交通大学附属第一人民医院泌尿外科　主

　　　　　任医师　教授
张元芳　复旦大学附属华山医院泌尿外科　主任医师
　　　　　教授
徐月敏　上海交通大学医学院附属第六人民医院泌尿外
　　　　　科　主任医师　教授
叶章群　华中科技大学同济医学院附属同济医院泌尿外
　　　　　科　主任医师　教授
姚德鸿　上海交通大学医学院附属第九人民医院泌尿外
　　　　　科　主任医师　教授
陈　方　上海交通大学医学院附属新华医院泌尿外科
　　　　　主任医师　教授
江　鱼　上海交通大学医学院附属仁济医院泌尿外科
　　　　　主任医师　教授

编写秘书：
张朝晖　上海交通大学医学院附属瑞金医院卢湾分院泌
　　　　　尿外科　副主任医师
楚晨龙　上海交通大学医学院附属瑞金医院卢湾分院泌
　　　　　尿外科　主治医师
赵晨晖　上海交通大学医学院附属瑞金医院卢湾分院泌
　　　　　尿外科　主治医师

序 一

人类与疾病作斗争的过程也是医学不断发展的过程,医学各学科在这个过程中逐步形成和发展,外科手术方法也不断改良或创新。近些年来,在泌尿外科领域,腹腔镜技术、腔道泌尿外科技术、机器人辅助下的手术发展迅猛,有些术式甚至完全颠覆了对传统开放手术的理解,也大大减轻了患者的痛苦,促进了患者康复。但令人遗憾的是,不断发展的技术并未能完全杜绝手术并发症的发生,甚至新技术会带来新的并发症。

目前介绍泌尿外科手术的专著很多,但难寻专注于手术并发症的早期诊断和处理的专著。谈手术就不能回避并发症,甚至对手术并发症要有预见性,并做到早期诊断和处理。

有鉴于此,上海交通大学医学院附属瑞金医院泌尿外科主任医师,同时兼任瑞金医院卢湾分院泌尿外科主任的周文龙教授勇于担起重任,组织20余位中青年专家撰稿,编写了《泌尿外科手术并发症的早期诊断和处理》这本专著。全书共分23章,约40万字,几乎涵盖了所有泌尿外科手术并发症的早期诊断和处理,内容丰富、翔实,是一部系统、科学、全面的参考书。该书不仅集成了一线临床专家的宝贵经验,而且也紧跟学科研究的前沿,介绍了对新术式并发症的最新认识;对泌尿外科手术径路的选择及其并发症,还辟出了专门章节进行了系统阐述;在每一章节,请该领域的知名专家作点评,更是体现了作者们严谨求实的学术精神。值得注意的是,专家们在撰文时考虑到阅读群体为低年资医师,尽力做到了言简意赅,使本书既具有专业水准,又注重临床实用性。两者兼顾,难能可贵。

早在三年多前,作为特邀点评专家,我参加了《泌尿外科手术并发症的早期诊断和处理》编写筹备会,后又多次参加了编写工作会议,见证了成书的全部过程。以周文龙教授为首的编委们总结多年来的临床经验,几易其稿,其过程虽然艰辛,但我能体会出他们将经验与读者分享的快乐。

我深信这本书的出版,必能解决临床工作中遇到的许多实际问题。作为一名临床医生,同时作为一名从事临床教学的导师,我非常乐意将该书推荐给泌尿外科青年医师参考借鉴,您必会从中受益颇深。

此为序,愿与同行和学者共勉!

上海市泌尿外科学会副主任委员
上海交通大学医学院附属瑞金医院泌尿外科
主任、主任医师、教授(二级岗位)、博士研究生导师
沈周俊
2013 年 5 月

序 二

临床医师的职责是为患者尽快正确诊断疾病和制定最佳治疗方案,使患者以最少的并发症来达到最大限度的康复。

《泌尿外科手术并发症的早期诊断和处理》由著名泌尿外科专家周文龙教授主编和20余位有多年丰富临床经验的泌尿外科医师结合当代医学科技共同编撰完成,本书着重强调泌尿外科并发症的综合分析和处理,精彩之处是每个章节后还有相关名医简洁明了的点评。本书内容新颖、条理分明、逻辑性强,是一本当代很有实用价值的教材,读后有助于提高泌尿外科医师对相关并发症的早期预防,早期发现,早期诊断和早期治疗的能力。

热烈祝贺本书的问世。我热忱推荐本书给泌尿外科各级医师用作知识更新和进修提高,同样也推荐本书给高等医学院校的教师和学生用作参考。

上海交通大学医学院附属瑞金医院

泌尿外科 主任医师、教授

刘定益

2013 年夏

前　言

手术是治疗疾病的有效手段，泌尿外科疾病亦如此。通过手术可使一部分患者的病痛得到解除，生活质量得以改善。然而，在看到手术有利于患者康复的同时，也要看到手术本身是引起某些并发症的原因。甚至可以这样说，并发症与手术是"形影不离"的。

多年来，我一直在思考：虽然手术并发症不可避免会产生，但一定是可以降低其发生率的，那么如何减少并发症的发生呢？当并发症不可避免的发生之后，如何处理呢？我想，除了做好术前评估，术中仔细操作，术后密切观察之外，在并发症的诊断和处理上，应该突出一个"早"字。早期诊断和处理并发症，可以避免病情的进一步进展，既有利于患者尽快康复，也有利于医生免于不必要的医疗纠纷。

当我把这一想法在学术会议上与同道们提出之后，得到了超乎寻常的积极响应。许多专家表示，我们可以将自己的经验写出来，编写成册，供临床医生参考，特别是成长中的青年医生，更需要来自上级医生的经验。基于此，编写实用性强的《泌尿外科手术并发症的早期诊断和处理》这一专著的思路愈发清晰。

在编写过程中,非常感谢瑞金医院普外科前辈、院长顾问朱上林教授的大力支持,在筹备、策划和出版等各个环节,都倾注了朱上林教授的心血。同时,也非常感谢世界图书出版公司为本书的及时出版提供了极大帮助。

本书共分23章,约40万字,既包含泌尿外科传统开放手术并发症的早期诊断和处理,也包含了近些年发展起来的新技术新术式所产生的并发症的早期诊断和处理。还特别邀请了10余位泌尿外科知名专家在每一章节后进行点评。在此,向点评专家致以深深的谢意。

在本书编写过程中,得到了上海市泌尿外科学会副主任委员、瑞金医院泌尿外科主任沈周俊教授和瑞金医院泌尿外科刘定益教授的大力支持、悉心指导并欣然作序,在此表示衷心的感谢。同时,谨向参加编写此书的各位专家、教授致以深切的谢意,没有您们的热情支持,就没有此书的顺利出版。还要感谢编写秘书张朝晖、楚晨龙和赵晨晖三位医生,他们在繁忙的医疗工作之余,挤出时间,做了大量工作。

该书可供泌尿外科医生、研究生、进修生和医学生参考。

由于时间仓促,囿于水平,书中错误之处在所难免,恳请广大同道和读者不吝赐教,惠予指正。

周文龙

2013年夏

目　　录

1　良性前列腺增生并发症 ·················· 1
　1.1　良性前列腺增生并发膀胱结石 ·················· 1
　1.2　良性前列腺增生并发尿潴留 ·················· 4
　1.3　良性前列腺增生并发肾功能不全 ·················· 7

2　尿路结石并发症 ·················· 16
　2.1　尿路结石并发泌尿系感染 ·················· 16
　2.2　上尿路结石并发肾功能不全 ·················· 21
　2.3　膀胱结石并发膀胱肿瘤 ·················· 26

3　泌尿系感染并发症 ·················· 33
　3.1　泌尿系感染并发尿道狭窄 ·················· 33
　3.2　泌尿系感染并发尿潴留 ·················· 37
　3.3　泌尿系感染并发肾功能不全 ·················· 39
　3.4　肾结核感染并发膀胱挛缩 ·················· 46

4　肾上腺及肾脏疾病并发症 ·················· 52
　4.1　肾上腺嗜铬细胞瘤并发高血压危象 ·················· 52
　4.2　肾囊肿并发破裂出血 ·················· 57
　4.3　外伤性肾破裂并发肾实质感染 ·················· 60
　4.4　泌尿系统感染并发肾功能不全 ·················· 64

5　阴囊及外生殖器疾病并发症 ·················· 68
　5.1　包茎并发阴茎癌 ·················· 68

   5.2   精索静脉曲张并发男性不育 …………………… 72

6 泌尿系肿瘤并发症 ……………………………………… 78
   6.1   肾肿瘤并发腔静脉瘤栓 ………………………… 78
   6.2   膀胱肿瘤并发膀胱直肠瘘 ……………………… 81
   6.3   前列腺癌并发病理性骨折 ……………………… 82

7 肾上腺手术并发症 ……………………………………… 100
   7.1   无功能肾上腺肿瘤手术并发症 ………………… 100
   7.2   原发性醛固酮增多症手术并发症 ……………… 106
   7.3   嗜铬细胞瘤手术并发症 ………………………… 107
   7.4   肾上腺源性的库欣综合征手术并发症 ………… 111

8 肾脏手术并发症 ………………………………………… 118
   8.1   根治性肾切除手术并发症 ……………………… 120
   8.2   肾部分切除手术并发症 ………………………… 131
   8.3   肾盂切开取石手术并发症 ……………………… 136
   8.4   肾实质切开取石手术并发症 …………………… 145
   8.5   肾盂输尿管成形术手术并发症 ………………… 150
   8.6   肾囊肿去顶术手术并发症 ……………………… 152
   8.7   肾移植手术并发症 ……………………………… 154

9 输尿管手术并发症 ……………………………………… 171
   9.1   输尿管切开取石手术并发症 …………………… 171
      9.1.1   输尿管切开取石后结石残留或逃逸 …… 171
      9.1.2   双 J 管回缩上移 ………………………… 172
      9.1.3   输尿管切开取石术后尿漏 ……………… 174
      9.1.4   输尿管切开取石术后尿瘘 ……………… 175
      9.1.5   输尿管切开取石术后输尿管狭窄 ……… 176
   9.2   输尿管吻合术后并发症 ………………………… 178
      9.2.1   术后肋间神经痛 ………………………… 178
      9.2.2   术后引流管脱落、断裂、拔出困难 ……… 179

    9.2.3 双J管引流无效 …………………………… 180
    9.2.4 输尿管内医源性异物 ………………………… 181
    9.2.5 吻合口狭窄 …………………………………… 183
  9.3 输尿管膀胱吻合术并发症 ……………………………… 185
  9.4 膀胱瓣输尿管成形手术并发症 ………………………… 189
  9.5 输尿管囊肿手术并发症 ………………………………… 191
  9.6 巨输尿管裁剪手术并发症 ……………………………… 194
  9.7 肾输尿管全切手术并发症 ……………………………… 196

10 膀胱手术并发症 ………………………………………… 203
  10.1 膀胱部分切除手术并发症 ……………………………… 203
  10.2 膀胱全切手术并发症 …………………………………… 212
  10.3 膀胱阴道瘘手术并发症 ………………………………… 220
  10.4 膀胱破裂修补手术并发症 ……………………………… 224
  10.5 膀胱颈楔形切除手术并发症 …………………………… 229

11 前列腺手术并发症 ……………………………………… 236
  11.1 耻骨上经膀胱前列腺摘除手术并发症 ………………… 236
  11.2 耻骨后前列腺摘除手术并发症 ………………………… 242
  11.3 保留尿道前列腺摘除手术并发症 ……………………… 244
  11.4 经会阴前列腺摘除手术并发症 ………………………… 246
  11.5 前列腺全切术(前列腺癌根治术)手术并
      发症 …………………………………………………… 248
  11.6 前列腺支架手术并发症 ………………………………… 254

12 尿道手术并发症 ………………………………………… 257
  12.1 尿道会师手术并发症 …………………………………… 257
  12.2 尿道球部吻合术手术并发症 …………………………… 262
  12.3 尿道下裂手术并发症 …………………………………… 265
  12.4 尿道切除手术并发症 …………………………………… 274
  12.5 尿道直肠瘘修补手术并发症 …………………………… 276
  12.6 尿道修复重建手术并发症 ……………………………… 279

13 阴茎手术并发症 …… 298
   - 13.1 包皮环切术手术并发症 …… 298
   - 13.2 阴茎部分切除手术并发症 …… 303
   - 13.3 阴茎全切手术并发症 …… 307
   - 13.4 阴茎假体植入手术并发症 …… 311

14 阴囊及内容物手术并发症 …… 320
   - 14.1 睾丸下降固定术并发症 …… 320
   - 14.2 睾丸鞘膜积液手术并发症 …… 325
   - 14.3 精索静脉曲张手术并发症 …… 327
   - 14.4 睾丸切除手术并发症 …… 332

15 肠道在泌尿外科应用手术并发症 …… 336
   - 15.1 回肠膀胱术手术并发症 …… 336
   - 15.2 可控尿流改道手术并发症 …… 340
   - 15.3 印第安那膀胱术手术并发症 …… 344
   - 15.4 回肠代输尿管术手术并发症 …… 346

16 泌尿外科淋巴手术并发症 …… 350
   - 16.1 腹膜后淋巴结清除术并发症 …… 350
   - 16.2 髂腹股沟淋巴结清扫手术并发症 …… 357
   - 16.3 盆腔淋巴结清扫手术并发症 …… 360
   - 16.4 乳糜尿外科手术并发症 …… 364

17 经尿道手术并发症 …… 375
   - 17.1 经尿道电切手术并发症 …… 375
   - 17.2 经尿道冷刀切开手术并发症 …… 385
   - 17.3 经尿道大力碎石钳膀胱结石粉碎术并发症 …… 387

18 经皮肾镜手术并发症 …… 390
   - 18.1 胸膜损伤 …… 390
   - 18.2 肠道损伤 …… 393

18.3 肾集合系统穿孔和撕裂伤 ………………………… 395
18.4 尿外渗 ……………………………………………… 398
18.5 术中大出血和术后迟发性出血 …………………… 401
18.6 发热、后腹腔感染 ………………………………… 405

19 输尿管镜手术并发症 …………………………………… 411
19.1 出血 ………………………………………………… 411
19.2 输尿管黏膜损伤、穿孔 …………………………… 412
19.3 输尿管撕脱 ………………………………………… 414
19.4 感染 ………………………………………………… 416
19.5 输尿管狭窄 ………………………………………… 417

20 泌尿外科腹腔镜手术并发症 …………………………… 421
20.1 腹腔镜穿刺相关并发症 …………………………… 421
20.2 腹腔镜手术并发血管损伤 ………………………… 428
20.3 腹腔镜手术并发胃肠道损伤 ……………………… 432
20.4 腹腔镜手术并发尿瘘 ……………………………… 437
20.5 腹腔镜手术并发皮下气肿 ………………………… 444

21 体外冲击波碎石并发症 ………………………………… 452
21.1 ESWL 并发泌尿系感染 …………………………… 452
21.2 ESWL 并发血尿 …………………………………… 454
21.3 ESWL 并发肾周血肿 ……………………………… 455
21.4 ESWL 并发肾功能不全 …………………………… 456
21.5 ESWL 并发高血压 ………………………………… 458

22 女性尿失禁手术并发症 ………………………………… 463
22.1 膀胱尿道损伤 ……………………………………… 463
22.2 耻骨后血管丛出血 ………………………………… 465
22.3 尿潴留 ……………………………………………… 467
22.4 尿道阴道瘘 ………………………………………… 469
22.5 植入物排斥 ………………………………………… 469

22.6 植入物断裂 ………………………… 471
22.7 膀胱活动过度或不稳定膀胱 ………… 473

23 泌尿外科手术径路并发症 ………………… 477
23.1 肾和肾上腺手术径路并发症 …………… 477
23.1.1 肾开放性手术并发气胸 ………… 477
23.1.2 肾开放性手术后并发肋间神经痛 … 479
23.1.3 肾及肾上腺开放性手术损伤上消化道并发消化道瘘 ………………………… 480
23.1.4 肾开放性手术后并发大出血 …… 482
23.1.5 肾开放性手术后并发皮下及深部感染 …… 484
23.1.6 肾开放性手术后并发切口疝 …… 486
23.2 输尿管手术径路并发症 ………………… 488
23.2.1 输尿管手术后伤口漏尿 ………… 488
23.3 膀胱开放性手术径路并发症 …………… 491
23.3.1 膀胱开放性手术后出血 ………… 491
23.3.2 膀胱开放性手术后切口漏尿 …… 493
23.3.3 膀胱开放性手术后感染及切口裂开 … 495
23.3.4 膀胱开放性手术后膀胱腹壁瘘 … 496
23.4 前列腺、尿道手术径路并发症 ………… 498
23.4.1 前列腺开放性手术后并发出血 … 499
23.4.2 前列腺开放性手术后并发耻骨骨髓炎 … 501
23.4.3 尿道开放性手术径路并发症 …… 502
23.4.4 尿道扩张术后并发出血 ………… 504
23.4.5 尿道开放性手术后尿道切口感染 … 506
23.5 阴茎手术径路并发症 …………………… 508
23.5.1 包皮及阴茎手术后并发出血 …… 508
23.5.2 包皮手术后切口感染 …………… 509
23.5.3 尿道成形术后切口裂开 ………… 510
23.5.4 尿道成形术后尿瘘 ……………… 511
23.6 阴囊手术径路并发症 …………………… 513
23.6.1 阴囊手术后并发出血与血肿形成 … 514
23.6.2 阴囊手术后并发切口感染 ……… 515

1

良性前列腺增生并发症

1.1 良性前列腺增生并发膀胱结石

【概述】

目前 2/3 膀胱结石是由良性前列腺增生所引起的。其产生的主要原因是:

1. 剩余尿 良性前列腺增生造成的膀胱出口梗阻,导致膀胱功能失代偿,从而引起排尿后残余尿量增多,尿中各类晶体沉淀,形成结石。

2. 膀胱憩室 51%良性前列腺增生患者存在膀胱憩室,其主要是由膀胱逼尿肌细胞代偿性肥大和胶原纤维增生所形成。由于增加了膀胱剩余尿量而易发生结石。

3. 感染 膀胱出口梗阻易导致膀胱的反复感染,其产生的分泌物、细菌、细胞和坏死组织均可作为结石的核心,诱发结石生长。

【临床表现】

膀胱结石对膀胱局部的刺激、梗阻和继发感染,可产生各种症状。个别病例可因为膀胱内有剩余尿,症状不明显。膀胱结石的主要症状为排尿疼痛、排尿障碍和血尿。

1. 排尿疼痛 疼痛部位可为下腹部和会阴区钝痛,也可为明显疼痛,常因活动而诱发或加剧。结石刺激膀胱黏膜可引起尿频、尿急、尿痛,排尿终末时疼痛加剧。典型的膀胱结石症状是患者在排尿时尿流突然中断,伴有阴茎头部剧痛,这是由于排尿过程中结石嵌顿在尿道内口引起膀胱痉挛,当患者变换体位而使结石移动时,又可排尿,且剧痛得以缓解。

2. 排尿障碍 直径 1 cm 以下结石若嵌顿在尿道内口可引起排尿困难、尿滴沥、尿流中断及急性尿潴留。

3. 血尿 多由于结石刺激和损伤膀胱黏膜引起,主要表现为终末血尿。

【诊断】

1. 病史 根据典型症状、疼痛特点、尿流中断、终末血尿可作出初步诊断。

2. 体检 直肠指检可发现前列腺增大。

3. B 超检查 不透光和透光结石 B 超检查均能发现。仰卧位检查时,典型的膀胱结石可在膀胱三角区显示单个或多个强回声团,后方伴有声影,改变体位检查可见膀胱结石向重力方向移动。

4. X 线检查 盆腔平片:据统计,88%以上的膀胱结石可在平片上显示,表现为膀胱区大小不等的致密影。平卧位摄片结石位置大多位于耻骨联合上方正中或近于中线。若结石不位于耻骨联合中线部位,X 线平片大多难做出判断,需行 B 超或膀胱镜检查。

5. 膀胱镜检查 在膀胱镜下能直接确定有无结石、结石大小、形状、数目,并可发现有无其他病变,如良性前列腺增生、膀胱憩室、炎症及癌变等是诊断膀胱结石最可靠的方法。

【治疗】

1. 病因治疗 解除良性前列腺增生造成的膀胱出口梗阻和膀胱憩室的切除。

2. 一般性治疗 适当增加饮水量,有助于小结石排出。

3. 控制尿路感染 感染可成为结石形成和生长的原因。对于有明显感染的患者应行尿细菌培养及药物敏感试验,有针对性地使用抗生素。

4. 膀胱碎石术

(1) 经尿道膀胱碎石术 通过各类碎石装置如激光、气压弹道、超声和机械方法进行碎石。经尿道膀胱碎石术适合于大多数膀胱结石患者,是最常用的方法。具有创伤小,恢复快,并可同时切除增生的前列腺。

(2) 经皮耻骨上膀胱碎石术 经皮耻骨上途径的工作通道短,直径大,碎石效率高,多用于大的结石。

(3) 体外冲击波碎石 与开放手术及各类腔镜碎石术相比,具有简单的特点,而且无需麻醉和住院治疗,对于手术高风险的老人比较适用。但是由于结石在膀胱内的移动性,碎石成功率低,且碎石片容易嵌顿尿道引起疼痛、出血、排尿困难等,因此不作为常规方法推荐应用。

(4) 膀胱切开取石 适用于大直径、多发性膀胱结石,但随着科技的发展,碎石装置的更新,碎石效率的提高,传统手术正逐步减少。

【预防】

1. 增加饮水量 每天尿量保持在 2 000 ml 以上,以降低尿中形成结石成分的浓度,减少晶体沉淀成石的概率。

2. 解除梗阻,前列腺增生并发了膀胱结石应视为较强的手术指征,解除膀胱出口梗阻减少膀胱结石复发。对于良性前列腺增生症尚未并发膀胱结石患者,5α还原酶抑制剂和α受体阻滞剂单独或联合应用可以减少剩余尿量,预防膀胱结石发生,降低手术干预概率。

3. 控制感染 结石、感染、梗阻可以相互促进,形成恶性循环。有效地控制感染减少结石形成。

(芮文斌)

【专家点评】

膀胱结石常继发于良性前列腺增生,是膀胱功能失代偿的间接表现,会加重患者排尿障碍,导致血尿和疼痛,排尿中断是其典型临床表现,并可通过超声等影像学检查得到明确诊断。解除膀胱出口梗阻是预防和减少结石复发的最主要手段。良性前列腺增生并发膀胱结石是前列腺增生手术的绝对指征,5α还原酶抑制剂和α受体阻滞剂单独或联合应用可以减少剩余尿量,预防膀胱结石的发生。膀胱结石粉碎术是治疗膀胱结石的主要方法,碎石成功率可达 92%～99%。对于大直径、多发膀胱结石目前大多采用膀胱切开取石。

(沈周俊)

1.2 良性前列腺增生并发尿潴留

【概述】

一般正常成年人膀胱容积为 300～500 ml,最大容量可达 800 ml。排尿后正常人的剩余尿应为 5～12 ml。若排尿功能异常,以致尿液无法正常排出而积存于膀胱内,则谓之尿潴留。依症状发生之缓急,可分为急性与慢性尿潴留。急性尿潴留多为急性病变诱发。慢性尿潴留则为长期排尿困难导致膀胱功能减退。

根据目前的研究结果不难发现,良性前列腺增生的临床进展主要表现为症状的加重。然而,急性尿潴留的发生却被认为是良性前列腺增生症进展最明显的证据。

良性前列腺增生并发尿潴留的发生是由于增大的前列腺造成膀胱出口梗阻和膀胱逼尿肌功能受损引起的。对于慢性尿潴留根据膀胱压力和容积的不同,分为高压性慢性尿潴留和低压性慢性尿潴留两种病理类型。

【临床表现】

1. **急性尿潴留** 发病突然,患者无法排尿,膀胱内充满尿液,常胀痛难忍,有时尿道溢出部分尿液,但不能减轻下腹疼痛。有时既往并无明显排尿困难史,受凉、饮酒、劳累、憋尿、尿路感染等常是突然发病的诱因。急性尿潴留与慢性尿潴留不同,可以发生在良性前列腺增生的任何阶段。

2. **慢性尿潴留** 多表现为排尿不畅、尿频、常有排尿不尽感,尿线细,尿无力,滴沥不尽,有时出现充盈性尿失禁现象。少数患者虽无明显慢性尿潴留梗阻症状,但往往已有明显上尿路扩张、肾积水,甚至出现尿毒症症状,如全身衰弱、食欲不振、恶心呕吐、贫血、血清肌酐和尿素氮显著升高等。

【诊断】

根据病史及典型临床表现,诊断并不困难。

急性尿潴留往往在受凉、发热、饮酒、便秘、劳累、憋尿等诱因下出现无法排尿,下腹胀痛难忍而及时就医;而慢性尿潴留病程较长,症状逐步加重,往往被患者忽视,有时在残余尿测定后或由于双肾积水出现肾功能不全症状时才发现。

1. 膀胱检查 当膀胱容量大于 150 ml,在耻骨联合上方可叩及膀胱浊音界。当膀胱容量大于 200 ml,在耻骨联合上方可扪及充盈的膀胱。当膀胱容量大于 500 ml,瘦小的患者在耻骨上区常可见半球形膨胀的膀胱,用手按压患者有明显尿意,叩诊为实音。

2. 超声显像检查 排尿后膀胱内残留的尿称为剩余尿,是诊断尿潴留最准确的方法。若剩余尿量超过 100 ml 则认定存在尿潴留。经腹超声波测定剩余尿,方法简便而无创。同时,B 超检查前列腺可测定其体积和重量、腺叶突入膀胱情况,早期发现上尿路并发梗阻及其程度等。

3. 肾功能评估 血清肌酐值较为恒定,不受饮食的影响,能反映肾功能情况,是临床上评估肾功能的重要指标。前列腺增生尿潴留患者后期可导致肾积水损害肾功能,从而血清肌酐值升高。

【治疗】

1. 急性尿潴留

(1) 导尿术 对于尿潴留在短时间不能恢复者,最好放置导尿管持续导尿 1 周左右拔除。导尿时如膀胱潴留尿量大于 500 ml 应分次排放尿液,以免膀胱突然减压后发生血尿。

(2) 膀胱造瘘术 无法插入导尿管者,可行膀胱穿刺造瘘或耻骨上膀胱造瘘术。耻骨上膀胱造瘘患者尿道生殖道感染及尿道狭窄的发生率较导尿明显减少。

(3) 穿刺抽尿术 急性尿潴留的患者在无法插入导尿管情况下,为了暂时缓解患者痛苦,可在无菌条件下,在耻骨联合上缘二指正中线处,行膀胱穿刺,抽出尿液。

(4) α受体阻滞剂 临床研究结果显示,良性前列腺增生并发急性尿潴留患者接受α受体阻滞剂治疗后,成功拔除尿管的机会明显高于安慰剂治疗。同时能减少再次尿潴留的发生率和手术干预率。

(5) 反复发生急性尿潴留建议前列腺增生症手术治疗。

2. **慢性尿潴留** 有肾积水、肾功能损害者,应先行导尿术或膀胱造瘘术使膀胱尿液充分引流,以缓解肾积水、改善肾功能。若残余尿量反复大于 50 ml 以上者建议实行前列腺增生症手术治疗。手术解除梗阻后的高压性慢性尿储留患者其储尿期膀胱高压仍可持续一段时间,应根据膀胱压力制订定时排尿计划,最基本的要求是在膀胱压力到达 40 cm H_2O 以前排空膀胱,而不能在患者出现尿意后才排尿,适当使用抑制逼尿肌收缩药(如托特罗定),对降低膀胱压力有一定的作用。对于低压性慢性尿潴留的患者,因其梗阻解除后膀胱排尿功能恢复较差,可有较多的残余尿,可适当延长留置导尿的时间,或使用增强逼尿肌收缩力药物(如溴吡啶斯的明)。

【预防】

1. **非那雄胺和α受体阻滞剂的应用** 良性前列腺增生症并发急性尿潴留是膀胱功能失代偿的主要表现,为良性前列腺增生症进展的一个重要证据。MTOPS 和 PLESS 研究显示,非那雄胺或非那雄胺和α受体阻滞剂联合应用能减少发生急性尿潴留的风险。

2. **避免急性尿潴留的诱发因素** 良性前列腺增生症患者发生急性尿潴留,多在便秘、劳累、饮酒、憋尿、受凉、发热、房事、服用某些药物或吃辛辣刺激食物后诱发,因此在日常生活和饮食上应尽量避免。

(芮文斌)

【专家点评】

尿潴留多发生在 60 岁以上的良性前列腺增生症患者,美国 OLMSTED COUNTY STUDY 显示发生急性尿潴留的危险性与年龄的增长成正相关。对于一位 60 岁的男性来讲,在其今后 20 年的生涯中发生急性尿潴留的危险性为 23%。急性尿潴留起病突然，易引起患者重视，而慢性尿潴留病程较长，症状呈逐步加重，往往被患者忽视，最大尿流率、残余尿量、IPSS评分及血清前列腺特异抗原(PSA)可作为良性前列腺增生症临床进展的风险预测因素。非那雄胺或非那雄胺和α受体阻滞剂联合应用可降低其临床进展的危险，减少尿潴留和手术干预概率。反复急性尿潴留发生建议行前列腺增生症手术治疗。

(沈周俊)

1.3 良性前列腺增生并发肾功能不全

【概述】

良性前列腺增生是引起老年男性下尿路梗阻的最常见原因，病变后期会并发上尿路积水，其中0.3%～30%有肾功能不全，平均发生率为13.6%。良性前列腺增生引起上尿路损害的原因如下：① 梗阻因素：储尿期膀胱内压过高或有大量残余尿引起上尿路扩张和损害的最主要的因素。其原因为膀胱内压高，阻碍了上尿路尿液输送。② 膀胱输尿管交界处功能障碍：大量残余尿压迫壁间段输尿管引起膀胱输尿管交界处机械性梗阻，长时间的慢性膀胱出口梗阻，还可使得膀胱壁尤其是膀胱三角区过度肥厚造成膀胱输尿管交界处机械性梗阻。③ 反流因素：膀胱输尿管交界处单向运行机制破坏，发生膀胱输尿管反流。膀胱输尿管反流可为单侧性反流，也可为双侧性反流。

如果梗阻解除较快，肾功能的损害可以逆转。如果梗阻时间较久，则有严重的肾单位损害，以致肾功能丧失。

【临床表现】

1. 泌尿系统症状

(1) 夜尿量增多　患者早期即有夜间排尿增多的症状，甚至超过白天尿量，发生机制：平卧后肾血流量增加导致原尿生成增多及肾小管对水的重吸收减少。

(2) 多尿　24 h尿量超过2 000 ml称为多尿。慢性肾功能衰竭早期,24 h 尿量一般在 2 000～3 000 ml。

(3) 少尿 当健存肾单位极度减少,尽管残存的单个肾单位生成尿液仍多,但每天尿量少于 400 ml。

2. 消化系统症状 是肾功能不全最早也最常见的临床症状。表现为食欲差、恶心、呕吐、腹泻或口中有尿臭味等。

3. 血液系统症状 主要有以下症状:

(1) 贫血症状 面色苍白、心慌乏力、头昏眼花。

(2) 出血症状 牙龈、鼻出血,皮肤紫斑。

(3) 白细胞异常 机体免疫力低下,易发生感染,如频繁感冒。

4. 心血管系统症状 主要有以下症状:

(1) 高血压症状。

(2) 心功能不全症状 水肿、心率增快、呼吸困难、气喘。

(3) 尿毒症心包炎症状 起病时剧烈的左胸痛,随呼吸加重,如血压下降,脉压差降低,末梢循环不良,考虑心包填塞。

(4) 动脉粥样硬化 冠心病。

5. 神经系统症状 疲乏、失眠、记忆力降低、注意力不集中,甚至精神异常,幻觉、昏迷、抽搐、肢体麻木、感觉减退等。

6. 呼吸系统症状 尿毒症肺炎、胸膜炎,常有发热、咳嗽、咳痰、胸痛等表现。

7. 皮肤症状 瘙痒、肤色苍白、尿素随汗在皮肤排出可见尿素霜。

8. 易并发感染 常见肺部和尿路感染。

9. 电解质紊乱 水、电解质和酸碱平衡失调症状,表现为:

(1) 失水或水肿。

(2) 高血钾导致严重心律失常。

(3) 钠平衡失调 失钠或钠过多,体重上升、高血压、水肿、心力衰竭。

(4) 酸中毒 严重时可出现呼吸深长、食欲差、腹痛、恶心呕吐、虚弱无力、头痛、烦躁不安,甚至神志模糊、昏迷。

(5) 钙磷代谢失调 血钙低,血磷高,导致甲状旁腺功能亢进、肾性骨营养不良、肌肉组织钙化等。

1 良性前列腺增生并发症

【诊断】

良性前列腺增生并发肾功能不全的病程进展是进行性加重的,可分为代偿期和失代偿期。由于肾脏具有强大的代偿能力,在代偿期,肾泌尿功能基本正常,尚能维持内环境的稳定,无临床症状。内生肌酐清除率在正常值的30%以上,血液生化指标无异常。由于症状评分,前列腺体积,下尿路梗阻程度与肾功能损害之间不存在关系,所以往往未引起患者注意。当发展至失代偿期时,由于出现消化系统、血液系统、心血管系统、神经系统、呼吸系统、内分泌系统等症状才来就医。在这些症状中以多尿症、高血压、消化道症状最为常见,所以良性前列腺增生患者一旦出现上述症状应及时就医。

要做到早期诊断,首先血清肌酐测定必不可少,AHCPR(美国卫生保健政策研究所)与第四届国际BPH咨询会就指出血清肌酐测定应作为前列腺增生评估强烈推荐项目。

其次,肾脏超声和静脉尿路造影(IVU)。Koch等研究发现肾脏超声提示有2.5%(14/556)良性前列腺增生患者存在肾盂积水。根据25篇有关良性前列腺增生患者IVU文献荟萃分析发现7.6%患者静脉尿路造影发现肾盂积水,9个超声中心6 131名良性前列腺增生患者中6.8%肾盂积水,其中30%存在肾功能不全,而肾功能严重受损占12.3%,肾脏失功占0.8%。

【治疗】

治疗原则首先是及时解除梗阻,有效防治感染,为手术创造条件。

1. **留置导尿或耻骨上膀胱造瘘** 解除梗阻后肾血流量及肾小球滤过率均会有改善,2周时最为明显,如果存在高压性尿潴留则解除梗阻后3个月才见有效恢复。最为常用而且简单有效的方法就是留置尿管,同时保持引流通畅,但若遇到导尿困难或导尿失败,最好的措施是耻骨上膀胱穿刺造瘘,尤其对于肾功能损害严重者,因其肾功能恢复时间长,膀胱穿刺造瘘更合适于长期留置。一般认为血肌酐控制在250 μmol/L左右,施行手术较为安全。

2. **防治感染** 有效防治感染,避免肾毒性药物的使用。

3. 支持和对症治疗

(1) 饮食疗法 对氮质血症和尿毒症患者应给予低蛋白质饮食,且以含有人体必需氨基酸多的动物蛋白质为主,成人每天蛋白质摄入量为 30 g 左右。食物要易消化和含充足的维生素。尿量少、有水肿者,应限制钠的摄入。

(2) 纠正贫血。

(3) 纠正代谢性酸中毒 轻度代谢性酸中毒者,可通过纠正水、电解质平衡失调得到改善,亦可加用碳酸氢钠,每天 4~8 g,分 2~4 次口服。

(4) 纠正水、电解质平衡失调。

(5) 血液净化疗法 常用的方法有:① 腹膜透析;② 血液滤过疗法;③ 血液透析;④ 血液灌流等。

【预防】

肾功能损害的主要机制是前列腺增生所引起的慢性尿潴留,如果梗阻不解决,由高压性慢性尿潴留引起上尿路扩张就会逐步加剧,肾小球滤过率会逐步下降,而慢性尿潴留症状发生缓慢,肾功能改变又与前列腺增生症状无明显相关,老年人容易忽视,因此对良性前列腺增生患者应做常规肾功能监测。

1. 血清肌酐测定与超声检查 尿路梗阻的持续时间对肾功能恢复至关重要,尽早发现尽早处理是关键,血清肌酐测定作为良性前列腺增生评估推荐项目,每年检查一次。超声肾脏检查和剩余尿测定可以发现肾盂积水,判断膀胱功能状态,以便及时评估和调整治疗方案。

2. 早期适当的前列腺增生药物治疗 MTOPS 研究发现与安慰剂组相比,多沙唑嗪、非那雄胺,以及两种药物联合应用,急性尿潴留、尿失禁、肾功能不全或复发性泌尿道感染则明显减少。

(芮文斌)

【专家点评】

肾功能不全是良性前列腺增生症最严重的并发症,良性前列腺增生并发上尿路积水是肾功能不全的主要原因。一项回顾性研究发现,在前列腺切除患者中肾功能不全发生率达1.7%,而且并发肾功能不全的患者其手术并发症较肾功能正常者高出8%。消化道症状是肾功能不全最早和最常见的表现,部分良性前列腺增生症患者对长期排尿异常并无察觉或认为是老年人常有现象而不以为然,往往没有及时就诊,使得肾功能无法逆转,造成尿毒症。血清肌酐测定与超声检查能够早期发现上尿路损害,以便及时尿液引流,最大限度地挽救肾功能,为手术创造条件。早期适当的前列腺增生药物治疗可以减少肾功能不全的发生。

(沈周俊)

参 考 文 献

1. Van Reen R. Idiopathic Urinary Bladder stone disease. Fogarty International Center Proceedings, 1977, 37.

2. Douenias R, Rich M, Badlani G, et al. Predisposing factors in bladder calculi. Review of 100 cases. Urology, Mar 1991, 37(3): 240-243.

3. Hammad FT, KayaM, Kazim E. Bladder calculi: did the clinical picture change. Urology, Jun 2006, 67(6): 1154-1158.

4. Bapat SS. Endoscopic removal of bladder stones in adults. Br J Urol, Nov 1977, 49(6): 527-530.

5. Bhatia V, Biyani CS. Vesical lithiasis: open surgery versus cystolithotripsy versus extracorporeal shock wave therapy. J Urol, Mar 1994, 151(3): 660-662.

6. Bouchet H. Surgery of bladder lithiasis in the 19th century. Ann Chir, 1999, 53(9): 908-914.

7. Teichman JM, Rogenes VJ, McIver BJ, et al. Holmium: yttrium-aluminum-garnet laser cystolithotripsy of large bladder calculi. Urology, Jul 1997, 50(1): 44-48.

8. Ikari O, Netto NR Jr, D'Ancona CA, et al. Percutaneous treatment of bladder stones. J Urol, Jun 1993, 149(6): 1499-1500.

9. Schwartz BF, Stoller ML. The vesical calculus. Urol Clin North Am, May 2000, 27(2): 333-346.

10. Tzortzis V, Aravantinos E, Karatzas A, et al. Percutaneous suprapubic cystolithotripsy under local anesthesia. Urology, Jul 2006, 68(1): 38 - 41.

11. Wollin TA, Singal RK, Whelan T, et al. Percutaneous suprapubic cystolithotripsy for treatment of large bladder calculi. J Endourol, Dec 1999, 13(10): 739 - 744.

12. Papatsoris AG, Varkarakis I, Dellis A, et al. Bladder lithiasis: from open surgery to lithotripsy. Urol Res, 2006 Jun; 34(3): 163 - 167. Epub 2006 Feb 10.

13. Kojima Y, Yoshimura M, Hayashi Y, et al. Extracorporeal shock wave lithotripsy for vesical lithiasis. Urol Int, 1998 Oct, 61(1): 35 - 38.

14. Boyle P, Roehrborn CG, Marks LS, et al. Early use of dutasteride arrests prostate growth, improves clinical parameters and prevents complications in men with benign prostatic hyperplasia. J Urol, 2003, 169 (suppl): 477.

15. Fong, YK, Milani, S, Djavan, B. Natural history and clinical predictors of clinical progression in benign prostatic hyperplasia. Curr Opin Urol, 2005, 15: 35.

16. Murray, K, Massey, A, Feneley, RC. Acute urinary retention — a urodynamic assessment. Br J Urol, 1984, 56: 468.

17. Jacobsen SJ, Jacobson DJ, Girman CJ, et al. Natural history of prostatism: risk factors for acute urinary retention. J Urol, 1997, 158: 481.

18. Kaplan SA, Wein AJ, Staskin DR, et al. Urinary retention and post-void residual urine in men: separating truth from tradition. J Urol, 2008, 180: 47.

19. Jacobsen SJ, Jacobson DJ, Girman CJ, et al. Treatment for benign prostatic hyperplasia among community dwelling men: the Olmsted County Study of urinary symptoms and health status. J Urol, 1999, 162: 1301 - 1306.

20. Powell, PH, Smith, PJ, Feneley, RC. The identification of patients at risk from acute retention. Br J Urol, 1980, 52: 520.

21. 吴阶平. 吴阶平泌尿外科学. 第2版. 济南：山东科学技术出

版社,2004.

22. Barry MJ, Fowler FJ Jr, O'Leary MP, et al. The American Urological Committee of the American Urological Association. J Urol, 1992, 148: 1549.

23. Roehrborn CG, McConnell JD, Lieber M, et al. Serum prostate-specific antigen concentration is a powerful predictor of acute urinary retention and need for surgery in men with clinical benign prostatic hyperplasia. PLESS Study Group. Urology, 1999, 53: 473.

24. Claus G. Roehrborna, Reginald Bruskewitzb, et al. Urinary Retention in Patients with BPH Treated with Finasteride or Placebo over 4 Years Eur Urol, 2000, 37: 528-536.

25. Horgan AF, Prasad B, Waldron DJ, et al. Acute urinary retention. Comparison of suprapubic and urethral catheterisation. Br J Urol, 1992, 70: 149.

26. Lucas MG, Stephenson TP, Nargund V. Tamsulosin in the management of patients in acute urinary retention from benign prostatic hyperplasia. BJU Int, 2005, 95: 354.

27. Shah T, Palit V, Biyani S, et al. Randomised, placebo controlled, double blind study of alfuzosin SR in patients undergoing trial without catheter following acute urinary retention. Eur Urol, 2002, 42: 329.

28. Alan McNeill, S. The role of alpha-blockers in the management of acute urinary retention caused by benign prostatic obstruction. Eur Urol, 2004, 45: 325-332.

29. Andersen JT, Nickel JC, Marshall VR, et al. Finasteride significantly reduces acute urinary retention and need for surgery in patients with symptomatic benign prostatic hyperplasia. Urology, 1997, 49: 839.

30. McConnell JD, Bruskewitz R, Walsh P, et al. The effect of finasteride on the risk of acute urinary retention and the need for surgical treatment among men with benign prostatic hyperplasia. Finasteride Long-Term Efficacy and Safety Study Group. N Engl J Med, 1998, 338: 557.

31. McConnell JD, Roehrborn CG, Bautista OM, et al. The long-

term effect of doxazosin, finasteride, and combination therapy on the clinical progression of benign prostatic hyperplasia. N Engl J Med, 2003, 349: 2387.

32. McNeill SA, Hargreave TB, Roehrborn CG. Alfuzosin 10 mg once daily in placebo-controlled study. Urology, 2005 Jan; 65(1): 83-89; discussion 89-90.

33. Rule AD, Lieber MM, Jacobsen SJ. Is benign prostatic hyperplasia a risk factor for chronic renal failure. J Urol, 2006, 173: 691-696.

34. Sacks SH, Aparicio SAJR, Bevan A, et al. Late renal failure due to prostatic outflow obstruction: a preventable disease. Br Med J, 1989, 298: 156-159.

35. Mebust WK, Holtgrewe HL, Cockett AT, et al. Transurethral prostatectomy: immediate and post-operative complications. A comparative study of 13 participating institutions evaluating 3,885 patients. J Urol, 1989, 141: 243-247.

36. OReilly PH, Brooman PJ, Farah NB, et al. High pressure chronic retention. Incidence, aetiology and sinister implications. Br J Urol, 1986, 58: 644.

37. George NG, O'Reilly PH, Barnard RG, et al. High pressure chronic retention. BMJ, 1983, 286: 1780.

38. Comiter CV, Sullivan MP, Schacterle RS, et al. Urodynamic risk factors for renal dysfunction in men with obstructive and nonobstructive voiding dysfunction. J Urol, 1997, 158: 181.

39. Styles RA, Neal DE, Griffiths CJ, et al. Long-term monitoring of bladder pressure in chronic retention of urine: The relationship between detrusor activity and upper tract dilatation. J Urol, 1988, 140: 330.

40. Jones DA, Giplin SA, Holden D, et al. Relationship between bladder morphology and long-term outcome of treatment in patients with high pressure chronic retention of urine. Br J Urol, 1991, 67: 280.

41. Sutaria PM, Staskin DR. Hydronephrosis and renal deterioration in the elderly due to abnormalities of the lower urinary tract and

ureterovesical junction. Int. Urol. Nephrol, 2000, 32: 119.

42. Koch WF, Ezz El Din K, de Wildt MJ, et al. The outcome of renal ultrasound in the assessment of 556 consecutive patients with benign prostatic hyperplasia. J Urol, 1996, 155: 186-189.

2

尿路结石并发症

2.1 尿路结石并发泌尿系感染

【概述】

尿路结石的继发病理改变与结石的形态、大小、活动度和所在部位等关系密切,主要表现为局部损害、梗阻和感染。结石使尿液淤滞,容易并发尿路感染。在尿路结石作为异物有促进感染的发生、病菌的侵入和繁殖的作用。尿液排出受阻以及局部抵抗力减弱,都是结石容易合并尿路感染的因素。感染可加速结石的增长和肾实质的损害,在结石没有取出之前,感染一般都不容易控制。肾内的炎性病变包括肾盂肾炎、肾实质脓肿、肾积脓以及肾周围炎。一般来说,没有积水的肾结石感染主要是肾盂肾炎,有积水的感染可发展成为肾盂积脓,两者都可以并发肾周围炎。

【临床表现】

1. 起病急　常有怕冷、寒颤、发热。体温可迅速升高达39℃～40℃,并伴有头痛、乏力、腰酸、腰痛等感染症状。上行感染者在发热前先出现尿频、尿急、尿痛等膀胱刺激症状。还可出现脓尿或血尿。

2. 无规律低热、疲倦、乏力、腰酸、腰痛,而尿频、尿急、尿痛等尿路症状多不明显,有的患者可长期无自觉症状,只有尿液检查才可发现异常。晚期患者可出现头晕、头痛、嗜睡、水肿、厌食、呕吐、贫血等慢性肾功能衰竭和尿毒症表现。

3. 急性肾盂肾炎　表现为畏寒、寒战、发热、腰痛、膀胱炎症状等,有肾区叩击痛等局部体征,实验室检查提示血白细胞增多、血沉加快等,但静脉尿路造影(intravenous urography,IVU)急性肾盂肾炎无特征表现,单侧极少发生肾功能损害。

4. 慢性肾盂肾炎　急性发作期表现与急性肾盂肾炎相同,但除此以外其症状、体征一般较轻微。表现为低热、贫血、高血压、消化道症状等全身症状,大多数患者无局部症状。

5. 肾周围炎　可继发于肾盂肾炎和肾积脓,并且可能发展成为肾周脓肿。炎症使肾包膜与腹膜和周围组织广泛粘连,输尿管结石合并感染时可使输尿管扩张更为显著,在管腔内形成脓性尿液。感染的扩展会累及肾脏,管腔外也可能引起输尿管周围炎。病程持续时间较久后,由于大量的炎性细胞浸润和纤维组织增生,使输尿管壁增厚,蠕动能力变弱。

6. 膀胱结石并发感染　有明显尿痛、尿频、尿急、尿混浊症状,此外也表现为尿不尽感、下腹部痛等多种症状。但是不伴有肾盂肾炎时,无发热、白细胞增多等全身表现。患者很少自己注意到尿混浊,采尿后肉眼观察很重要。同时可使膀胱黏膜发生滤泡样炎性病变或者溃疡,晚期可发生膀胱周围炎,使膀胱和周围组织粘连。

7. 尿道结石合并感染　可发生尿道局部炎症、尿道周围炎或者脓肿,并可向阴囊和会阴部穿破而形成瘘管。结石引起尿道出现反复感染、溃疡和纤维化,最后导致尿道狭窄的出现。

【诊断】

1. 病史和体检　病史中多有典型的肾绞痛和血尿,或曾从尿道排出过结石。查体可发现患侧肾区有叩击痛,并发感染、积水时肾区叩击痛更为明显,如感染性肾积水较重者可触及肿大的肾脏。

2. 化验检查　尿液常规检查可见红细胞、白细胞或结晶,尿 pH 在草酸盐及尿酸盐结石患者常为酸性;磷酸盐结石患者常为碱性。合并感染时尿中出现较多的脓细胞,尿细菌学培养常为阳性,计数大于 10 万/ml 以上,并发急性感染及感染较重时,血常规检查可见白细胞总数及嗜中性粒细胞升高。多发性和复发性结石的患者,应测定血、尿的钙磷值、尿酸值等,以进一步明确结石的病因。

3. X线检查 X线检查是诊断肾及输尿管结石的重要方法,约95%以上的尿路结石可在X线平片上显影。辅以排泄性或逆行性肾盂输尿管造影,可确定结石的部位、有无梗阻及梗阻程度、对侧肾功能是否良好、区别来自尿路以外的钙化阴影、排除上尿路的其他病变、确定治疗方案,以及治疗后结石部位、大小及数目的对比等都有重要价值。密度低或透光结石,加以CT、MR检查,结石则显示更为清晰。

4. 其他检查 B超在结石部位可探及密集光点或光团,合并肾积水时可探到液平段。同位素肾图检查可见患侧尿路呈梗阻型。泌尿系感染的诊断,首先确认存在尿路感染,其次确定感染部位。在泌尿系感染中以尿液检查、尿培养最为重要,但采集检查用尿液时,必须注意不要被外阴部的细菌和分泌物等污染。检查出脓尿和菌尿是提示尿路感染存在的重要依据。脓尿是指尿中排出的白细胞呈病理性增强的状态。其检查方法有尿中白细胞排泄率、白细胞浓度、尿沉渣镜检(离心后尿沉渣革兰染色涂片高倍视野有15~20个细菌)、酯酶反应等。(附:细菌培养及药敏试验,标本为清洁中段尿。结果:菌落数在10^5个/ml以上者为阳性,小于10^3个/ml为污染,介于上述两者之间者为可疑)。对细菌培养阳性者应进行药物敏感试验,以便合理选择敏感抗菌药物。

尿路结石并发泌尿系感染的发生与多种诱因有关,原发疾病的存在很重要。尿路结石有肾、输尿管、膀胱和尿道结石等。因此,首先需进行尿路腹部平片检查和静脉尿路造影(IVU)、逆行性尿路造影、腹部超声波检查,必要时行螺旋CT尿路成像(CTU)和磁共振尿路造影(MRU)检查。

【治疗】

尿路结石合并无症状性尿路感染,可先通过定期做尿培养确定致病菌。当病情明确时迅速应用敏感性高的抗生素。平时要多饮水以利尿,预防尿路感染症加重。

2 尿路结石并发症

肾及输尿管结石的治疗要根据结石大小、部位、数目、形状、一侧或两侧,有无尿流梗阻、伴发感染、肾功能受损程度、全身情况,以及治疗条件等进行具体分析,全面考虑。但当绞痛发作时,首先应该使症状缓解,而后再选择治疗方案。

伴有严重肾内感染的结石:多发结石或结石形成梗阻所引起肾内感染、肾积脓、肾周围炎等均需立即处理,需用抗菌药物控制感染,严重必要时应行肾穿刺引流脓液并保护肾功能。控制感染后行取石治疗。肾内感染后,尿路上皮或黏膜多有炎症反应、肉芽肿、纤维组织较多,易与结石粘连成包裹,结石不易被击碎也不易排出。此外,引起感染的结石多较大且多发,此时行体外冲击波碎石术(extracorporeal shock wavelithotripsy, ESWL)或腔内治疗极为困难。因此,对引起较严重肾内感染的结石以开放手术取石为宜。其不仅可干净彻底取出结石,而且也可修复或切除由于严重肾内感染所造成的尿路病理性改变。微创经皮肾穿刺取石术(MPCNL):可治疗各种简单和复杂上尿路结石。

尿路结石并发泌尿系感染抗菌药物治疗原则:

1. 下尿路结石合并尿路感染 大多数为大肠埃希菌等革兰阴性菌,治疗宜选用毒性小,口服方便,价格低廉的抗菌药物。疗程为3~7天。

2. 急性肾盂肾炎患者 病情较轻者可在门诊治疗,以口服药物为主,疗程10~14天。全身中毒症状明显者需住院治疗,宜选用静脉给药。依据尿液涂片结果给予经验治疗,可选用氟喹诺酮类,氨苄西林、舒巴坦联合(或不联合),氨基糖苷类、头孢菌素类或抗假单胞菌青霉素类等注射剂,必要时给予万古霉素等药物。热退通常需48~72 h后根据药敏结果改为口服药物。总疗程14天。

3. 尿路结石引起复杂性尿路感染 治疗在于尽可能去除复杂因素。由于复杂性尿感病原菌耐药程度较高,需依据细菌培养及药敏结果选用抗菌药物。门诊治疗适用于轻、中度感染,口服抗菌药物,疗程10~14天。重度感染或(和)疑及菌血症者需住院治疗,首先根据尿液涂片革兰染色结果给予经验治疗,选用青霉素类、头孢菌素类、氟喹诺酮类、碳青霉烯类,必要时联合氨基糖苷类,而后根据药敏结果调整抗菌药物。热退后改用口服抗菌药,疗程14～21天,至少10～14天。有严重夹杂症,尿路结石不宜进行手术患者的复杂性尿路感染,感染控制后予以长期小剂量抗菌药控制性治疗。

【预防】

公元前4世纪就有了治疗尿石症的记载,古希腊名医希波克拉底(Hippocraticoath)建议多饮用水以治疗和预防尿路结石,这种疗法到了21世纪的今天也仍然是重要的预防尿石症的方法。上尿路结石防治尿路感染:去除尿结石后,应继续使用抗生素,但如不能解除引发结石的疾病原因或有残留结石存在,可有持续的尿路感染或停用抗生素后感染复发。

1. 基础疾病的治疗 应积极治疗造成尿路梗阻、尿流淤滞的疾病,如肾盂输尿管连接部狭窄,但如马蹄肾引起的轻度肾盂扩张,重复肾盂、肾旋转异常等,治疗上较为困难。应作尿石成分分析,如感染结石的核心是草酸钙,应检查有无钙、草酸代谢的异常,并采取相应对策。

2. 抗生素的应用 对于有些易引起尿路感染的疾病,尤其是引起轻度梗阻的疾病,手术治疗困难,此时应以抗生素治疗为主,但如有残留结石,结石内也有细菌,抗生素难以奏效。

3. 饮水和运动 每天饮水2～3L以上,可有效地降低结石发病率,但应避免饮用红茶和咖啡,饮水后适当地运动,如跳绳、体操可预防结石发生。

4. 含钙结石的预防 含钙结石的形成与高钙尿症、高草酸尿有关,在预防的同时,要检查排除甲状旁腺功能亢进、特发性高钙尿和肾小管性酸中毒等疾病。

5. 尿酸结石的预防 尿酸结石患者除在饮食方面应减少海产品的摄入外,还要少饮酒,适量选用尿酸生成抑制剂,如别嘌呤醇,并用碱化尿液制剂,效果更佳。

6. 感染结石的预防 对感染性结石,在去除病因、使用抗生素的同时,可酸化尿液,选用氯化胺等药物。

(张荣明)

【专家点评】

尿路结石并发泌尿系感染是个常见的疾病,应尽早诊断和处理。尿路结石可能引起梗阻或感染,细菌感染一般是通过附着、固定、组织损害、浸润、播散的阶段导致全身感染。感染性结石是指尿路由分解尿素的病原体感染而形成的磷酸镁铵和磷酸钙结石。最常见的致病菌是变形杆菌。感染性结石生长快,常呈鹿角状,外科处理是感染性结石治疗的主要方法。目前采用经皮肾镜取石和体外冲击波碎石联合治疗,使感染性结石的治疗取得了良好的效果。但是,发生术后残留结石的可能性仍然很高。由于残留结石和患者术后感染持续的存在,造成结石很快复发,并使肾脏功能进一步损害。药物治疗是感染性结石治疗的重要辅助方法,治疗的目的是根除感染,消除残留结石和防止结石复发。

(沈周俊)

2.2 上尿路结石并发肾功能不全

【概述】

上尿路结石并发肾功能不全并不少见。由于结石部位不同,引起尿路梗阻的程度和扩张积水的范围也不同。肾结石引起的梗阻往往是不完全性的。有时,即使是较小的输尿管结石,也可能因为完全地堵塞输尿管腔而造成严重梗阻的发生。结石引起尿路梗阻容易并发尿路感染,增大的结石一方面可以加重对其黏膜的机械性损害,另一方面也加重尿路梗阻和尿液淤滞的程度,进一步促进感染的发生。如此恶性循环,最后引起严重的上尿路积水,肾实质破坏,加速肾功能减退的发生,甚至造成肾脏功能的完全丧失。

【临床表现】

疼痛和血尿是典型症状。如果一侧腰区疼痛或绞痛合并血尿,首先应考虑肾输尿管结石的可能性。绞痛发作者身体卷曲,有时难以配合体检。因结石病因与生活习惯中的饮食、饮水以及工作生活环境有关,应询问相关情况,同时了解是否长期卧床、是否有内分泌疾病存在等。在肾功能不全的早期,临床上仅有原发疾病的症状,可累及全身各个脏器和组织,并出现相应症状。

1. 消化系统　恶心、呕吐、腹泻、舌炎、口有尿臭味和口腔黏膜溃烂,甚至出现消化道大出血等。

2. 精神、神经系统　精神萎靡、疲乏、头晕、头痛、记忆力减退、失眠、四肢麻木、手足灼躁、谵语、肌肉颤动、抽搐、昏迷。

3. 心血管系统　心肌损害、心包炎、血管硬化、血管钙化。

4. 造血系统　严重贫血是非常突出的症状。晚期可有出血倾向,常见的有鼻出血、牙龈出血、淤血,也可为呕血、便血、咯血、血尿、颅内出血、月经过多。

5. 呼吸系统　酸中毒时呼吸深长,晚期可有尿毒症性支气管炎、肺炎、胸膜炎。

6. 皮肤　无光泽、干燥、脱屑。又出现尿素霜、皮疹、色素沉着。

7. 代谢性酸中毒　可有不同程度的代谢性酸中毒,表现为乏力、恶心、呕吐、感觉迟钝、呼吸深而长,甚至进入昏迷状态。

8. 脱水或水肿　因肾小管浓缩功能丧失及高浓度的尿素引起渗透性利尿,出现明显多尿,加之呕吐、腹泻、饮水少等,常发生脱水。进入少尿期又极易引起水量过多,出现水肿、水中毒和稀释性低钠血症。

9. 电解质平衡紊乱　① 低钠血症或钠潴留;② 低钙血症和高磷血症;③ 低钾血症或高钾血症;④ 高镁血症。

10. 代谢紊乱　出现程度不同的糖耐量降低,血中胰高血糖素、生长激甲状旁腺素、肾上腺皮质激素、胃泌素等升高。还可有脂肪代谢异常,出现高脂血症。

11. 继发感染　常发生肺部和泌尿系统感染,亦可有自发性。

【诊断】

1. 症状和体征　疼痛和血尿是尿路结石的典型症状,如果一侧腰区疼痛或绞痛并血尿,首先应考虑肾输尿管结石的可能性。双侧肾输尿管结石引起尿路梗阻时出现尿闭,或一侧结石并梗阻引起对侧反射性尿闭反应高度重视、急诊处理。当结石梗阻致严重肾积水,可于腰部或上腹部触及块。体检可无异常发现,有时可触及肿大的肾脏,压痛可有可无。如果结石性梗阻是缓慢形成者,由此而产生的慢性肾功能不全,部分患者有高血压症状。

2. 实验室检查

(1) 血常规检查 明显贫血,为正常细胞性贫血,白细胞数正常或增高。血小板降低,细胞沉降率加快。

(2) 尿常规检查 随原发病不同而有不同的差异,其共同点是:① 尿渗透压降低,大多固定在 1.012 左右;② 尿量减少,大多在每天 1 000 ml 以下;③ 尿蛋白定量增加,晚期因肾小球绝大部分已毁坏,尿蛋白反而减少;④ 尿沉渣检查,可有多少不等的红细胞、白细胞、上皮细胞和颗粒管型,蜡样管型最有意义。

(3) 肾功能检查 血肌酐、尿素氮逐渐升高,各项指标均减退。

(4) 血生化检查 血浆中白蛋白减少,血钙偏低,血磷增高,血钾和血钠随病情而定。并发尿路感染者有相应的实验室检查异常结果,发生肾功能衰竭时,尿素氮和血清肌酐明显升高。

3. 影像学检查

尿路平片(KUB):了解泌尿系有无钙化和结石阴影。

静脉尿路造影(IVU)和逆行尿路造影是结石确诊和决定治疗方法的重要手段。

B超检查:可以发现>5 mm 的结石,迅速简便,同时可以发现有无肾积水和肾皮质厚度。

CT扫描:对任何成分和任何部位的结石均敏感。

放射性核素肾图检查:特点是功能性、无创性、所提供的定量信息是用超声、CT等技术难以获得的。放射性肾图(radiorenogram)、肾小球滤过率(GFR)是最常用的泌尿系核医学检查方法。

总之,对于上尿路结石合并肾功能不全的诊断,除了病史、症状、体征及实验室检查外，KUB、B超、螺旋CT、IVU、GFR是诊断上尿路结石、评估尿路梗阻程度合并肾功能不全方面较为理想的检测方法。

【治疗】

结石性尿闭的急诊处理：孤立肾或双肾输尿管结石致梗阻和一侧梗阻致肾、肾反射性无尿即结石性尿闭。此时肾脏几乎不分泌尿液，同时伴氮质血症或尿毒症及酸碱、电解质平衡紊乱。泌尿系任何部位出现梗阻均可致肾积水及肾功能受损，梗阻后易并发感染，后者又加快疾病发展。双侧或孤肾单侧结石引起梗阻导致肾间内、集合管内压力增高，如果梗阻解除及时，可仅有轻微损害，如梗阻时间长则引起严重损害，可致肾功能丧失。急性梗阻早期，肾脏因水肿而肿大，梗阻持续存在，肾乳变形、肾皮、髓质组织变薄。肾皮质厚度是慢性肾盂积水患者残存肾功能的预测指标，不过只有慢性尿路梗阻的患者才出现上述肾皮质变薄的表现。

急性梗阻性无尿症或慢性梗阻性尿症患者，取石后必须放置输尿管支架引流。由于尿毒症患者组织愈合能力差，术后3～4周拔除内支架管。

合并肾积水　输尿管结石合并巨大肾积水致肾功能严重受损时，若对侧肾脏正常，可于取石手术同时切除患肾。特大的肾积水则需分期手术。于第一期肾造瘘手术时，缓慢放出肾盂积存的尿液，注意防止休克发生。第二期肾切除手术可于1周后施行。一侧巨大或显著的肾积水，对侧肾脏也不正常者，应尽可能保存积水的肾脏，于取适时行肾造瘘术。在以往住院病例中，有巨大肾积水超过1 000 ml病例，行输尿管切开取石和肾造瘘术后，患肾仍能发挥一定作用，甚至还可拔除肾造瘘。

结石性尿闭24 h后，输尿管内压力仍继续上升，可达7.9 kPa以上，肾小球滤过率明显降低，压力继续升高可终止滤过。由于体内代谢产物不能排出体外，临床上较早出现肾功能衰竭症状。

急诊处理旨在减轻或解除梗阻及症状，防治感染，恢复和保存肾功能。梗阻4～6周后，肾损害仍有恢复可能。肾功能恢复与否有个体差异,而完全梗阻并感染,可能在数天内完全破坏肾脏。所以应采取紧急措施及早解除梗阻,同时考虑治疗方法的并发症和死亡率,充分衡量各种治疗方式的利弊。即往多采用外科开放手术取石。随着器械设备的发展,可选择 ESWL、经皮肾镜或经尿道输尿管镜取石、气压弹道和钬激光碎石等。如果条件限制,可行开放肾造瘘或经皮肾穿刺造瘘、置管做外引流术等,争取最大可能恢复和保存肾功能。及时应用无肾毒性抗生素,限制液体摄入、正确记录出入量和每天水需要量。如果肾功能衰竭有透析指征,应及时透析排除体内积累的可透性的毒性物质与水,纠正酸中毒与电解质紊乱。

双侧结石合并慢性肾功能不全,双肾损害均甚严重,如分期做取石手术,当一侧结石取出后,解除梗阻的肾脏功能迅速代偿,导致对侧肾排尿甚少,因尿液滞留及其冲洗作用减少,有可能在短时间发展成为肾积脓,因此这类患者若取石手术难度不大,最好同时行双侧手术,并留置肾造瘘管;若患者情况太差,手术难度大,应先施行一侧手术,对侧视具体情况作肾穿刺造瘘术或暂不处理,等病情改善后尽早行对侧取石手术。

【预防】

上尿路结石并发肾功能不全预防目的包括解除病痛,保护肾功能,解除病因等,具体实施时要根据不同患者具体情况,结石大小、结石部位、结石成分、有无梗阻、感染、积水、肾实质损害程度及肾功能情况等,制订预防方案。排除结石解除梗阻是预防肾功能不全的根本方法。

排石治疗:包括保守治疗,运动和大量饮水,应保持排尿量每天 2~3 L 以上。

(张荣明)

【专家点评】

对于上尿路结石合并肾功能不全的诊断和治疗,首先需要明确哪些结石需立即处理,以哪种手段去除结石及哪些结石无需马上去除。如形成急性上尿路梗阻的结石,包括部分肾盂结石和输尿管结石,孤立肾和双侧上尿路引起肾功能受损,伴有严重肾内感染的结石。有些需择期处理,不需立即处理的结石大致分两类,一为不需治疗也无临床症状或不引起合并症的结石,并有可能自行排出者;第二类则为在解除结石前需作系统的准备,妥善制订治疗计划,包括微创手术或开放手术,治疗形成结石原因,改善肾功能,控制感染,改善身体状态等。

(沈周俊)

2.3 膀胱结石并发膀胱肿瘤

【概述】

膀胱结石长期在膀胱内,对局部黏膜产生损害和慢性机械性刺激,使膀胱黏膜产生局限性的炎性增生,在部分患者中可发展形成良性息肉。部分息肉可以表现为肿瘤样结构特征,称为息肉肿瘤。多数的息肉样肿瘤是良性病变,但是也有部分恶性。尿路移行上皮具有较强的增生和再生能力,当尿路上皮长期受到结石、炎症和尿源性致癌物质刺激时,可使局部上皮组织发生增生性改变,有时甚至出现上皮乳头样增生或者鳞状上皮化生,最后引起鳞状上皮癌。很少患者为移行细胞癌。膀胱结石合并膀胱恶性肿瘤大多为鳞癌,恶性程度较高。

【临床表现】

1. 疼痛 可以是耻骨上或会阴部疼痛或剧烈疼痛,常在站立或活动时加剧,这是由于结石在膀胱内活动刺激膀胱底部所致,患者平卧时疼痛常可缓解。

2. 血尿 膀胱结石合并膀胱肿瘤引起的血尿均伴有疼痛,间歇性发作的肉眼全程血尿是膀胱肿瘤的主要特点。大多数膀胱肿瘤以无痛性肉眼血尿或显微镜下血尿为首发症状,患者表现为间歇性、全程血尿,有时可伴有血块。因此,在临床上间歇性无痛肉眼血尿被认为是膀胱肿瘤的典型症状。出血量与血尿持续时间长短,与肿瘤的恶性程度、肿瘤大小、范围和数目有一定关系,但并不一定成正比。有时发生肉眼血尿时,肿瘤已经很大或已属晚期;有时很小的肿瘤却会出现大量血尿。由于血尿呈间歇性表现,当血尿停止时容易被患者忽视,误认为疾病消失而不做及时的进一步检查。当患者只表现为镜下血尿时,因为不伴有其他症状而不被发现,往往直至出现肉眼血尿时才会引起注意。

3. 膀胱刺激症状 结石合并膀胱肿瘤早期出现尿路刺激症状。若膀胱肿瘤同时伴有感染,或肿瘤发生在膀胱三角区时,则尿路刺激症状可以较早出现。因此,凡是缺乏感染依据的膀胱刺激症状患者,应采用积极全面的检查措施,以确保早期作出诊断。

4. 排尿困难 少数患者因结石肿瘤存在,或肿瘤发生在膀胱颈部,或血块形成,可造成尿流阻塞、排尿困难甚或出现尿潴留。

5. 上尿路阻塞症状 癌肿浸润输尿管口时,引起肾盂及输尿管扩张积水,甚至感染,引起不同程度的腰酸、腰痛、发热等症状。如双侧输尿管口受侵,可发生急性肾衰竭症状。

6. 全身症状 包括恶心、食欲不振、发热、消瘦、贫血、恶病质、类白血病反应等。

7. 转移灶症状 晚期膀胱结石合并癌肿可发生盆底周围浸润或远处转移。常见的远处转移部位为肝、肺、骨等。当肿瘤浸润到后尿道、前列腺及直肠时,会出现相应的症状。当肿瘤位于一侧输尿管口,引起输尿管口浸润,可造成一侧输尿管扩张、肾积水。

【诊断】

目前检查膀胱结石合并膀胱肿瘤仍以膀胱镜检查为主要手段,初步可以鉴别肿瘤是良性或恶性。良性的乳头状瘤容易辨认,它有一清楚的蒂,从蒂上发出许多指头状或绒毛状分支在水中飘荡,蒂组织周围的膀胱黏膜正常。若肿瘤无蒂,基底宽,周围膀胱黏膜不光洁、不平,增厚或水肿充血,肿瘤表现是短小不整齐的小突起,或像一拳块,表面有溃疡出血并有灰白色脓苔样沉淀,膀胱容量小,冲出的水液混浊带血,这些均提示恶性肿瘤的存在。有些肿瘤位于顶部或前壁,一般膀胱镜不易发现,也易被检查者所忽略,应用可屈曲膀胱软镜检查可以弥补此缺点。

对于估计膀胱肿瘤的临床分期,过去强调麻醉下双手合诊检查,50%以上不准确,大多是估计低了,只是当触到一个滑动的肿瘤时,大多是一个带蒂的乳头状瘤;而当触到固定的硬块或硬块比膀胱镜检所见为大时,可推测肿瘤已浸入膀胱周围(C期或T3b期)。

目前当推 CT 是无创性检查的最准确的膀胱肿瘤分期法。CT 扫描能清晰地显示膀胱结石及 1 cm 左右的膀胱肿瘤,可分辨出肌层、膀胱周围的浸润,也能检出盆腔增大的淋巴结。但 CT 却不能判断增大的淋巴结是否为转移,这需要结合其他临床情况综合考虑。经足背淋巴造影可以显示肿大淋巴结的结构,对判断有无转移有帮助。

静脉泌尿系造影(IVU)在膀胱结石合并膀胱肿瘤的诊断上是必需的,可发现膀胱结石大小或膀胱肿瘤的充盈缺损伤,同时可了解上尿路有无相应病变及肾功能情况。

尿细胞学检查在膀胱肿瘤诊断上有一定意义,一般阳性率为 80%。用于监测肿瘤复发与尿内检查红细胞同样重要。

B 超:可发现膀胱结石以及大于 1 cm 以上膀胱肿瘤。

【治疗】

1. 继发性者需同时处理原发病变,如解除下尿路梗阻。良性前列腺增生症合并结石和肿瘤的,应先处理完肿瘤结石手术后,同时作 TUR - BT 或 TUVP 等手术。

2. 对于较大的结石(直径大于 4 cm)采用膀胱切开取石术。

3. 膀胱肿瘤以手术治疗为主,配合化疗和放疗以及其他方法。手术治疗方法很多,应根据肿瘤的具体情况选择,经尿道电切、激光、电灼等方法适用直径小于 1~2 cm、有蒂,位置便于操作的肿瘤。开放性手术分膀胱肿瘤局部切除、膀胱部分切除和膀胱全切术加尿流改道手术,而后者又有多种选择,如双侧输尿管皮肤造口、直肠代膀胱、乙状结肠代膀胱、可控性回肠膀胱等。

4. 根治膀胱切除适用于复发快、浸润性的膀胱肿瘤。

5. 化疗 膀胱肿瘤的化疗分全身化疗和局部化疗两种,全身化疗适用于肿瘤分化级别较差,有深部浸润以及复发的患者,常用的是 CAD 联合化疗方案。局部化疗多采用膀胱药物灌注方法,可采用的药物有塞替哌、顺铂、丝裂霉素、多柔比星、表柔比星、羟基喜树碱、卡介苗、干扰素等。

6. 放疗 浸润性膀胱癌可用核素或镭针行膀胱内放疗,或高能照射放疗。

【预防】

先找其病因,针对病因来预防膀胱结石。

膀胱结石合并膀胱癌多见于下尿路梗阻,老年男性大多数为前列腺增生引起结石,结石感染长期炎症引发膀胱癌,因此原发病早期诊断治疗非常重要。

膀胱癌易复发,预防膀胱癌肿复发最简单方法,每天大量饮水(3 000 ml/d 以上)。针对病因采取预防措施,如已经肯定在外来致癌因素中,染料、橡胶、皮革等工种引起膀胱癌的发生,吸烟和服用某些药物,膀胱癌的发病率明显增高,这就要求改善染料、橡胶、皮革等工业的生产条件,提倡禁止吸烟,避免大量、长期服用可致癌的药物。

肉眼血尿患者,原则上要采取严格的措施,包括膀胱镜检查等手段进行膀胱肿瘤的筛选。

(张荣明)

【专家点评】

膀胱结石合并膀胱癌,大多为鳞癌。目前随着老年人口的增多,该疾病发病率有升高倾向,特别是男性老年患者,良性前列腺增生症合并膀胱结石,继而并发膀胱癌,所以应首选治疗后尿道梗阻(如前列腺增生症),行经尿道前列腺切除术(TURP 或 TUVP)等。膀胱癌应早期诊断早期治疗,化疗、放疗均不敏感。膀胱癌治疗上的独有特点是反复经尿道膀胱肿瘤切除(TUR-Bt),活检已成为肿瘤分期以及常规治疗的组成部分。

(沈周俊)

参 考 文 献

1. Hollenbeck B, Schuster T, Seifman B, et al. Identifying patients who are suitable for stentless ureteroscopy following treatment of urolithiasis. The Journal of Urology, 2003, 170(1): 103-106.

2. Leuthardt R, Bernhardt E, Gasser T, et al. Spontaneous perforation of the ureter: a Rare Complication of urolithiasis. Eur J Pediatr Surg, 1994, 4: 205-206.

3. Lahme S, Bichler KH, Strohmaier WL, et al. Minimally invasive PCNL in patients with renal pelvic and calyceal stones. Eur Urol, 2001, 40: 619-624.

4. Gupta PN, Bolton DM, Stoller ML. Improved renal function following aggressive treatment of urolithiasis and concurrent mild to moderate renal insufficient. The Journal of Urology, 1994, 152(4): 1086-1090.

5. Paryani JP, Ather MH. Improvement in serum creatinine following definite treatment of urolithiasis in patients with concurrent renal insufficiency. Scandinavian Journal of Urology and Nephrology, 2002, 36(2): 134-136.

6. Bhatia V, Biyani CS, Al-awadi K. Extracorporeal shockwave therapy for urolithiasis with renal insufficiency. Urologia Internationalis, 1995, 55(1): 11-15.

7. Matthews L, Spirnak J, Matrix A. Calculus Causing Bilateral Ureteral Obstruction and Acute Renal Failure. The Journal of Urology, 1995, 154(3): 1125-1126.

8. FG Sommer, RB Jeffrey Jr, GD Rubin, et al. Detection of ureteral calculi in patients with suspected renal colic: value of reformatted noncontrast helical CT. American Journal of Roentgenology, 1995, 165: 509-513.

9. Fielding J, Steele G, Fox L, et al. Spiral Computerized Tomography in the Evaluation of Acute Flank Pain: A Replacement for Excretory Urography. The Journal of Urology, 1997, 157(6): 2071-2073.

10. Sarosdy M, deVere R, White M. Soloway, et al. Results of a multicenter trial using the BTA test to monitor for and diagnose

recurrent bladder cancer. The Journal of Urology, 1995, 154(2): 379 - 384.

11. Ponsky L, Sharma S, Pandrangi L, et al. Screening and monitoring for bladder cancer: refining the use of NMP22. The Journal of Urology, 2001, 166(1): 75 - 78.

12. Hugh Lett FRCS. On urinary calculus, with special reference to stone in the bladder. British Journal of Urology, 2008, 8(3): 205 - 232.

13. Lechevallier E, Traxer O, Saussine C. Chronic renal failure and urinary stone. Prog Urol, 2008 Dec, 18(12): 1027 - 1029.

14. Chung SD, Tai HC, Ho CH, et al. End-stage renal failure from asymptomatic bilateral ureteric stones. Kidney Int, 2007 Dec, 72 (11): 1416.

15. Gopalakrishnan G, Prasad GS. Management of urolithiasis with chronic renal failure. Curr Opin Urol, 2007 Mar, 17(2): 132 - 135.

16. Rule AD, Bergstralh EJ, Melton LJ 3rd, et al. Kidney stones and the risk for chronic kidney disease. Clin J Am Soc Nephrol, 2009 Apr, 4(4): 804 - 811.

17. Gambaro G, Favaro S, D'Angelo A. Risk for renal failure in nephrolithiasis. Am J Kidney Dis, 2001 Feb, 37(2): 233 - 243.

18. Singh H, Pandey S, Dorairajan LN, et al. Acute renal failure due to bilateral matrix renal calculi — a diagnostic dilemma. Int Urol Nephrol, 2001, 33(2): 311 - 313.

19. Bruyere F, Traxer O, Saussine C, et al. Infection and urinary lithiasis. Prog Urol, 2008 Dec, 18(12): 1015 - 1020.

20. Zanetti G, Paparella S, Trinchieri A, et al. Infections and urolithiasis: current clinical evidence in prophylaxis and antibiotic therapy. Arch Ital Urol Androl, 2008 Mar, 80(1): 5 - 12.

21. Rieu P. Infective lithiasis. Ann Urol (Paris), 2005 Feb, 39 (1): 16 - 29.

22. Soloway M. Urinary tract infection and a small stone. Curr Urol Rep, 2007 Jul, 8(4): 255 - 258.

23. Rahman NU, Meng MV, Stoller ML. Infections and urinary

stone disease. Curr Pharm Des, 2003, 9(12): 975-981.

24. Bichler KH, Eipper E, Naber K, et al. Urinary infection stones. Int J Antimicrob Agents, 2002 Jun, 19(6): 488-498.

25. Hirata N, Maruyama Y, Tanaka N, et al. A case of squamous cell carcinoma of the urinary bladder associated with bladder calculi. Hinyokika Kiyo, 1991 Jan, 37(1): 77-81.

26. Milman HA. Possible contribution of indomethacin to the carcinogenicity of nongenotoxic bladder carcinogens that cause bladder calculi[J]. Drug Chem Toxicol, 2007, 30(3): 161-166.

27. Rupar G, Beham-Schmid C, Gallé G, et al. Interdigitating dendritic cell sarcoma of urinary bladder mimicking large intravesical calculus[J]. Urology, 2005, 66(5): 1109.

3

泌尿系感染并发症

泌尿系统感染是指从尿道口到肾脏的泌尿道任何部位发生的感染的总称,包括泌尿系统及男性生殖系统感染,是致病微生物侵入泌尿系统及男性生殖系统内繁殖而引起的炎症。在解剖部位上,男性后尿道及女性尿道口与生殖系统有共同通道或相邻近,且尿道口与外界相通,两者易相互传播或同时感染。

泌尿系感染通常又称为尿路感染(urinary tract infection,简称尿感)可分为上尿路感染(主要是肾盂肾炎)和下尿路感染(主要是膀胱炎,尿道炎);男性生殖系感染也归属于泌尿系感染,是泌尿科临床常见疾病。除细菌外、很多微生物侵入尿路均可以引起尿路感染,例如真菌、结核分枝杆菌、衣原体和某些病毒等。尿路感染以女性居多,未婚少女发病率约为2%,已婚女性增加至5%,这与性生活有关。孕妇细菌尿发生率约为7%。男性较少发生尿路感染,50岁以后因前列腺增生才较多发生。老年男女的尿感发病率可高达10%,但多为无症状细菌尿。有症状的尿路感染,仍以生育年龄的已婚女性为最常见。本章节将重点论述泌尿系感染的相关并发症。

3.1 泌尿系感染并发尿道狭窄

【概述】

因泌尿系感染并发的炎症性尿道狭窄发病仅次于外伤性尿道狭窄,占居尿道狭窄发病原因的第二位。炎症性尿道狭窄由特异性或非特异性尿道感染所致。

尿道的慢性炎症,反复发作,可导致尿道黏膜糜烂,坏死或溃疡,继而瘢痕挛缩而导致尿道狭窄。炎症性尿道狭窄的形成较复杂,程度较严重。在特异性感染中,以淋病性尿道狭窄较常见,结核性尿道狭窄较为少见。淋菌性尿道炎常导致节段性尿道狭窄,常见于球部尿道,尿道阴茎阴囊交界处及舟状窝。非特异性感染中,包皮继发感染可导致非特异性炎症性尿道口狭窄,因反复包皮阴茎头炎症所致的尿道外口及阴茎部尿道狭窄较常见。尿道异物,留置导尿管不当,长期留置导尿管,或导尿管生物相容性差引起的非细菌性炎症反应均可导致尿道损伤和继发感染,进而发生尿道狭窄。留置导尿管引起的尿道狭窄,在男性更为多见。

【临床表现】

1. 主要表现为不同程度的排尿异常　包括排尿困难,排尿不畅、尿流变细、尿线分叉,严重时发生急性或慢性尿潴留。体检时可在尿道触及瘢痕。排尿困难是尿道狭窄最主要的症状,可轻可重,与尿道狭窄的程度有关。轻度排尿困难仅表现尿线变细,排尿时间延长;重者尿不成线、滴沥,甚至不能排尿。

2. 合并感染　泌尿系感染可并发尿道狭窄,而尿道狭窄又可合并感染,使病情复杂化及尿道狭窄加重。尿道狭窄也常并发尿道周围感染、上尿路感染及生殖系感染。感染急性期全身寒战、高热、白细胞增加;局部出现尿频、尿急、尿痛。还可并发附睾炎、前列腺炎、尿道周围脓肿或尿瘘。尿道周围蜂窝组织炎表现为会阴部红肿、压痛。形成脓肿后可自行穿破形成尿瘘,尿瘘位于外括约肌远端者仅排尿时瘘口有尿液溢出,位于外括约肌近端者尿液持续溢出。

3. 膀胱激惹及膀胱失代偿表现　膀胱激惹表现为尿急、尿频、尿不尽、遗尿。若膀胱的代偿功能丧失,可出现大量残余尿,最终出现尿潴留,尿急症状逐渐消失,进而发生充溢性尿失禁。

4. 肾功能受损　长期尿道狭窄致近端尿道扩张、膀胱失代偿,甚至膀胱输尿管反流,长期尿道梗阻可导致上尿路积水,最终出现慢性肾功能衰竭。

炎症性尿道狭窄与外伤性尿道狭窄应注意鉴别,临床表现有相似方面,但各有其特点,表3-1可作为参考。

表3-1 炎症性尿道狭窄与外伤性尿道狭窄比较病变特点

	炎症性尿道狭窄	外伤性尿道狭窄
病变程度和病变部位	病变程度和病变部位不一致,轻者呈膜状,重者尿道管腔完全闭塞。尿道狭窄长度不一,亦可呈多发性狭窄或节段性狭窄,病变在海绵体尿道多,后尿道少见。	局部瘢痕较坚实球部尿道,膜部尿道或后道较多见,病变相对局限
病程长短	病程多较长,数月甚至数年,狭窄形成缓慢	尿道狭窄形成时间较短,在伤后数周内即可形成
并发症情况	并发症多且发病率高,常并发尿道周围炎、尿道周围脓肿、尿道瘘、尿道结石、前列腺炎、前列腺脓肿、睾丸副睾炎等	并发症相对较少

【诊断】

1. **根据病史,症状及体征** 有损伤、炎症或手术病史或炎症治疗史,淋病史,结核史以及留置导尿管史,结合排尿困难及其并发症的表现,容易诊断尿道狭窄。

2. **体格检查** 尿道触诊、外阴阴囊检查及肛门直肠检查。尿道触诊可扪及狭窄处尿道呈硬条索状。注意其长度,有无压痛,尿道口分泌物及其性状。外阴阴囊检查应注意会阴皮肤有无炎症,阴囊的舒展性,有无瘘道及其方向,有助于制订进一步治疗方案。肛门直肠检查应常规进行。注意前列腺及后尿道情况。

3. **尿道器械检查** 尿道器械的应用,不仅可证实狭窄,而且可确定狭窄的部位、数目、程度和类型。通常用的器械有导管、丝状探条、尿道探杆等。尿道探杆探查至狭窄部位出现受阻,若有耻骨上膀胱造瘘,可借助尿道探杆经造瘘口插入膀胱颈至后尿道内,以协助确定尿道狭窄的近侧端位置。尿道器械的探查必须在严格无菌和良好的麻醉下进行。

4. **影像学检查** 尿道B超,尿道造影见尿道狭窄段造影剂变细、中断;有时为使狭窄近端尿道得到充盈,应行排尿性膀胱尿道造影,两种造影方法同时使用,能获得更为满意的显示。静脉尿路造影可见梗阻所致膀胱小室形成、输尿管扩张、肾积水。

5. **其他检查** 内窥镜检查,能明确病变情况并进行必要的腔内手术。疑有上尿路病变者,应行静脉尿路造影检查。如怀疑结核性尿道狭窄,应作静脉尿路造影检查,以明确上尿路及膀胱病变。

【治疗】

尿道狭窄目前尚无统一的治疗方法,应根据不同病理情况,因人而异,实施不同的治疗手段,这是由尿道狭窄病变复杂性所决定的,通常而言,前尿道狭窄较后尿道狭窄容易治疗,单纯性狭窄较复杂性狭窄容易治疗。

1. **非手术治疗**

尿道扩张术:炎症性尿道狭窄早期感染控制后以尿道扩张为主,狭窄较轻者尿道扩张术多可奏效。尿道扩张必须掌握指征,手法轻柔,有感染者不能施行,以免导致感染扩散,甚至发生败血症。扩张必须逐渐从小号探杆依次递增大一号探杆,切忌急躁。过快的扩张易导致尿道管壁的裂伤,继之瘢痕形成而加重狭窄。一般男性尿道扩张到F24为宜。尿道扩张后,通常尿道会出现充血、水肿。经2~3天才能消退,故不宜在4天内连续行尿道扩张。二次间隔时间一般从1周左右开始,逐渐延长。经尿道注入尿道灌注液可以预防尿道狭窄再发生,起到软扩张的效果。

2. **手术治疗** 方法很多,应根据医生的经验、患者狭窄的情况和医疗条件进行手术方法的选择。

手术治疗包括:① 尿道外口切开术;② 尿道内切开术;

③ 尿道狭窄段切除重吻合术；④ 狭窄段尿道切开术；⑤ 尿道成形术；⑥ 尿流改道术等。

【预防】

在尿道感染早期，积极、有效、足够疗程的抗感染治疗，结合尿道分泌液、引流液的病原菌培养加药物敏感试验进行治疗调整，及时治愈感染，避免病程迁延是预防泌尿系感染并发尿道狭窄的关键环节。

(王祥慧)

【专家点评】

治疗炎症性尿道狭窄较预防更为困难，泌尿系感染早期病原菌确定并给予有效且疗程足够的抗感染治疗是预防手段的重要环节。尿道狭窄手术是一种较困难的手术，术前必须做好充分准备。手术方案必须设计清楚，详尽，估计可能术中遇到的各种问题及其采取的对策。术后须定期扩张随访才能达到良好疗效。术后再发生狭窄、尿瘘形成、阳痿、尿失禁等是较常见的并发症。

(朱有华)

3.2 泌尿系感染并发尿潴留

【概述】

膀胱胀满而尿液不能排出称为尿潴留。按照起病急缓，尿潴留可分为急性和慢性。急性尿潴留起病突然，膀胱胀满但不能排尿，患者面容痛苦，耻骨上可触及胀满的膀胱，按压耻骨上膀胱区有尿意。慢性尿潴留起病缓慢，膀胱明显膨胀，但患者多无明显痛苦；由于膀胱长期过度膨胀，膀胱内压过高致使患者尿液不能随意控制，而出现尿失禁，临床上称为充盈性尿失禁或假性尿失禁。泌尿系感染并发尿潴留常见于下列原因：

(1) 急性前列腺炎和脓肿。

(2) 各种感染并发尿道炎症水肿或结石继发感染，加重尿道黏膜水肿。

(3) 尿道外伤并发尿道感染,使原来已不通畅的排尿通道梗阻加重。

【临床表现】

1. 急性尿潴留表现先是尿频、尿急,继而排尿迟缓、断续、尿流变细而无力,最后可发展至不能排尿,而使大量尿液积聚在膀胱内,患者下腹膨隆,膀胱胀满,尿液难以排出,表现为坐立不安,非常痛苦。

2. 慢性尿潴留起病缓慢,初期感觉尿流细小、滴沥不止、排尿不尽感,继而频尿、残余尿越来越多,膀胱明显膨胀,但患者多无明显痛苦;由于膀胱长期过度膨胀,膀胱内压过高致使患者尿液不能随意控制,出现充盈性尿失禁。

3. 尿潴留致使膀胱内压明显升高,如两侧肾脏的尿液无法正常流入膀胱,也会导致双侧肾积水,肾功能不全。

【诊断】

1. 典型的临床表现　尿频、尿急,排尿断续,排尿困难,最后可发展至不能排尿,而使大量尿液积聚在膀胱内,患者下腹膨隆,膀胱胀满。尿液难以排出,表现坐立不安,非常痛苦。

2. 体检　下腹膨隆,下腹部压痛,耻骨上区似可触及球形肿块,叩诊时浊音。因尿道感染并发所致尿潴留,有时可见尿道脓性分泌物从尿道流出,尿道有触痛;前列腺检查,前列腺饱满感,触痛。

3. B超检查　可见膀胱明显充盈,并借此了解有无尿路结石。

4. 导尿或膀胱穿刺　引流见大量尿液引出。

【治疗】

尿潴留属于下尿路梗阻,治疗应首先引流尿液,解除梗阻,减少因尿流梗阻导致的肾功能损害;然后对引起尿潴留的不同原因,给予相应治疗,因泌尿系感染并发的尿潴留应给予足量有效低肾毒性的抗生素治疗。

根据不同的患者,临床实施尿液引流,解除梗阻的方法包括:① 导尿术或留置导尿;② 膀胱穿刺引流或膀胱造瘘术。

【预防】

早期积极治疗,有效控制泌尿系感染,及时发现及解除下尿路梗阻是预防泌尿系感染并发尿潴留的重要环节。

(王祥慧)

【专家点评】

泌尿系感染并发尿潴留,处理这类患者应注意是否同时存在其他梗阻因素,对这类患者需及早诊治,消除膀胱残余尿,解除同时存在的其他梗阻因素,有效控制尿路感染,有助于保护肾功能,预防肾功能衰竭的发生。

(朱有华)

3.3 泌尿系感染并发肾功能不全

【概述】

肾功能不全(renal insufficiency)是指各种原因引起肾脏泌尿功能严重障碍,使代谢产物及毒性物质不能排出体外,以致产生水、电解质和酸碱平衡紊乱,并伴有肾脏内分泌功能障碍的综合征。泌尿系感染并发肾功能不全将使患者的病情变得复杂,临床病程更为迁延,临床治疗更为困难。泌尿系感染并发肾功能不全,可以是急性肾功能不全,也可以表现为慢性肾功能不全。

泌尿系感染并发肾功能不全可由下列因素引起:

(1) 泌尿系感染并发脓毒败血症,感染性休克,导致肾功能不全。

(2) 尿路梗阻并发感染,感染又加重了尿路梗阻,导致或加重肾功能损害。

(3) 慢性肾盂肾炎反复发作,导致慢性肾功能不全。

【临床表现】

急、慢性肾功能不全临床表现不完全相同。

1. 急性肾功能不全　肾脏的泌尿功能在短时间内(数小时

至数周)迅速减退,肾小球滤过功能(肌酐清除率)下降超过正常的50%,血尿素氮及血肌酐迅速升高,并出现一系列水、电解质及酸碱平衡失调及尿毒症。

临床上急性肾功能不全通常可概括为两大类型:

(1) 少尿型急性肾功能不全　尿量少于500 ml/24 h或无尿(尿量少于100 ml/24 h)为显著特点,一般按病程演变过程可分为少尿或(无尿)期、多尿期和恢复期三个临床阶段。

少尿期通常持续3天至1个月不等,平均10天左右,少尿期的主要表现为:

1) 水钠潴留:表现为全身水肿、血压升高等。肺水肿、脑水肿和心力衰竭常危及生命,是导致死亡的主要原因。

2) 电解质紊乱:包括高钾血症、低钠血症、高磷血症和低钙血症等;高钾血症常是少尿期患者死亡的主要原因。

3) 代谢性酸中毒:为酸性代谢产物在体内蓄积所致,感染和组织破坏可使酸中毒加重。酸中毒可表现为恶心、呕吐、疲乏、嗜睡、呼吸深大等,严重者可出现休克、血压下降。

4) 尿毒症症状:为各种毒素在体内蓄积引起的全身各系统的中毒症状。消化系统包括食欲减退、恶心、呕吐、腹胀、腹泻等;呼吸系统包括呼吸困难、咳嗽、胸痛、尿毒症性肺炎等;循环系统包括心律失常、心力衰竭等;神经系统包括意识障碍、躁动、谵语、抽搐等。

一部分病例发生于组织分解代谢极度增高的情况下,每日血尿素氮和肌酐上升速度分别 >14.3 mmol/L(40 mg/dl)和 >170 μmol/L(2 mg/dl)的速度递增,称为高分解型急性肾功能不全,通常见于严重感染、脓毒败血症、感染性休克等情况,表现为严重的代谢性酸中毒和电解质紊乱,中毒症状显著,尤以神经系统突出,可表现为嗜睡、昏迷、抽搐、癫痫样发作、反射亢进或减退等。

进入多尿期后尿量每天可达3 000~5 000 ml,血清尿素氮、肌酐逐步下降,尿毒症症状逐渐消退。多尿期因大量水分和电解质的排出,可出现脱水、低钾、低钠血症等,如果不及时补充,患者可死于脱水和电解质紊乱。

进入恢复期后血清尿素氮、肌酐水平恢复至正常,少数患者可遗留不同程度的肾功能损害。

(2) 非少尿型急性肾功能不全　一部分病例无少尿或无尿的临床表现,仅表现为短时间内肌酐清除率迅速降低,下降幅度达正常值的50%以下,血清尿素氮和肌酐迅速升高,血清肌酐每天上升速度超过88.4 μmol/L,这种类型称为非少尿型急性肾功能不全,临床表现相对较轻,常易误诊。

2. 慢性肾功能不全　由泌尿系感染并发的慢性肾功能不全,在肾功能衰竭早期的临床表现多不明显,临床多更关注感染情况,而忽视了肾功能渐进的损害,故容易漏诊。慢性肾功能不全到了晚期,病变可累及全身各个脏器,可有多种表现。

(1) 毒物及代谢产物蓄积引起的症状:

1) 消化系统表现:消化系统表现是最早和最常见的表现之一,主要是纳差、消化不良。重症者可有舌炎、口腔糜烂。若消化道溃疡累及血管时可有呕血、便血。

2) 造血系统表现:慢性肾衰竭患者均有轻重不等的贫血,多由长期营养不良、促红细胞生成素减少和溶血所致。肾衰竭患者多有出血倾向,表现为皮下出血点、瘀斑、牙龈出血、鼻出血,严重者可发生消化道大出血而死亡。此外,还可有血白细胞减少,由于"尿毒素"的作用,使白细胞的生成和功能均有障碍,白细胞总数下降(其中主要是淋巴细胞生成减少),中性粒细胞的趋化性、吞噬和杀灭细菌的能力亦降低。

3) 心血管系统表现:常见的有高血压、尿毒症性心肌炎和心包炎、各种心律失常以及心力衰竭等。

4) 脂质代谢紊乱:主要表现为高三酰甘油血症;总胆固醇水平常正常。

5) 呼吸系统表现:呼吸系统一般可在有酸中毒时出现呼吸困难,也可由尿毒症产生支气管炎、肺炎和胸膜炎等表现。

6) 皮肤表现:可表现为皮肤苍白、干燥、瘙痒,皮肤也可呈棕黄色;偶尔尿素从汗液排出,在皮肤上结晶形成尿毒症霜或"尿素霜"。

7) 骨骼系统:由于钙磷代谢紊乱,高血磷,低血钙,可以出现骨质疏松,骨软化或纤维性骨炎而出现疼痛及假性骨折。

8)神经精神症状:中枢性表现有反应迟钝、抑郁、烦躁、兴奋、抽搐、嗜睡及昏迷。周围性表现为周围神经变性等病变的表现,有皮肤过敏、灼痛、肢体乏力和活动障碍等。

9)内分泌功能异常:① 甲状旁腺功能亢进:可出现钙磷代谢紊乱,出现上述尿毒症性骨病改变。② 甲状腺功能障碍:由于 T3 和游离 T3 指数下降,多表现为甲状腺功能减退的症状,如乏力、易疲劳、嗜睡、皮肤干燥、听力下降、腱反射减弱、体温低等。③ 性功能障碍:女子表现为月经不调,经量减少甚至闭经。男子主要表现为阳痿和精子活动力下降。小儿表现为性成熟期延迟。

(2)水、电解质和酸碱平衡失调 肾脏是调节水、电解质和酸碱平衡的重要器官,肾功能损害时,可出现一系列水、电解质和酸碱平衡紊乱的临床表现。

1)水肿:慢性肾功能不全患者可以出现水、钠潴留,表现水肿、尿少、体重增加、肾血管肿胀而影响肾血流,也可加重肾损害。

2)血钠、钾的变化:低钠血症的原因是肾小管重吸收钠的功能障碍,也与长期低盐饮食,应用利尿剂以及腹泻等有关。高钠血症则是由于尿毒症时尿量多而无水肿,因而未限制盐的摄入,使钠潴留并超出了肾脏排钠负荷。可以出现体重增加、水肿,甚至引起尿量减少。应常观察有无乏力、嗜睡、腱反射减弱等低钠表现,以及前述的高钠表现,还应经常复查血电解质的含量,以便及时调整。

少尿和长期使用保钾利尿剂是最常见的引起高钾原因。此外,尿毒症患者由于排泄功能下降,和由于胃纳差,摄入热量不足,导致组织分解加速而释放出大量的钾,加之有酸中毒,肾脏的氢钠交换增加,钾钠交换减少等原因,均可使血钾骤然升高,临床上出现心肌抑制表现,如心音低,心率慢,心律紊乱甚至骤停;也常见骨骼肌症状,如肢体麻木、乏力、无力及麻痹、瘫痪,症状常由下肢向上发展;可出现昏厥和神志障碍;有时可以出现呼吸肌抑制,导致呼吸停止。低钾血症的发生包括两个方面,一方面由于体内水的潴留出现稀释性低钾,此时有低钾表现,而钾的量并不少,主要是体内钾的重新分布所致;另一方面由于摄入过少,呕吐、腹泻的丢失,以及利尿的丢失造成了体内钾的缺乏,出现真正的低血钾。低血钾的表现除消化道麻痹症状(如腹胀、肠鸣音减弱)外,其余表现与高血钾症状相似。

3) 酸中毒:轻度的酸中毒可以无临床表现。当二氧化碳结合力低于 15 mmol/L 时,可表现为呼吸加深加快、食欲不振、恶心、呕吐、无力、烦躁不安,重者出现意识障碍、昏迷等。

慢性肾功能不全的病程可分类为:肾脏贮备减少,肾功能不全和尿毒症。肾功能代偿的概念解释了为什么 75% 的肾组织丧失仅使 GFR 比正常下降 50%。随着肾脏贮备减少,可测得肾功能丧失,但由于某些激素(如继发性甲状旁腺亢进症,肾内球管平衡的变化)的代偿反应,体内平衡仍能保持。

随着 GFR 的下降,血浆肌酐和尿素(高度依赖于肾小球滤过)浓度开始呈非线性上升。肌酐和尿素浓度早期变化轻;但当 GFR 下降至低于 6 ml/(min·m^2)水平时迅速上升,通常伴有全身表现(尿毒症)。由于主要通过远端肾单位分泌排泄的物质(如钾)的血浆浓度通常正常直至肾衰竭晚期。尽管 GFR 下降,但由于钠的排泄分数增加和对口渴的正常反应,钠和水仍保持平衡。故尽管饮食中的摄取不变,血浆钠浓度常正常,高血容量少见。然而,如果钠和水限制过度或摄入过多都可引起不平衡。

临床上当肾脏贮备轻度减少时患者并没有症状,只有通过实验室检查才能发现肾功能不全。轻到中度肾功能不全的患者尽管血尿素氮和肌酐升高症状可仍不明显,可出现夜尿,主要由于夜间尿不能浓缩所致,倦怠、疲劳、精神敏感(mentalacuity)常是尿毒症的早期表现。神经肌肉特有症状包括肌纤维抽搐,周围神经病变伴感觉和运动障碍,肌肉痉挛和抽搐(常是高血压性或代谢性脑病的结果),厌食、恶心、呕吐、口炎和口腔尿素味道,营养不良导致全身组织消耗等是慢性尿毒症的显著特征。晚期肾功能不全常见胃肠道溃疡和出血,80%以上的晚期肾功能不全患者有高血压,常与容量过多有关,有时与肾素-血管紧张素-醛固酮系统激活有关。心肌病(高血压、缺血)及肾脏钠和水的潴留可引起充血性心力衰竭和下垂性水肿。心包炎常见于慢性尿毒症。

【诊断】

泌尿系感染并发肾功能不全的诊断问题,首先应确定肾功能不全是急性还是慢性,还是在慢性肾功能不全基础上发生急性肾功能不全。急性肾功能不全处理延缓或不当将使患者的病死率增加。根据患者的临床表现,实验室检查以及结合引起肾功能不全的病因,诊断并不困难。

1. **病因及病史** 患者存在感染病史或脓毒败血症,感染性休克病史,是急性肾功能不全的诱发因素。反复发作的慢性泌尿系感染或合并有不同程度的尿路梗阻是慢性肾功能不全的可能原因。

2. **典型的临床表现** 急性肾功能不全常表现为突然发生少尿或无尿,水肿,低血压或高血压,水、电解质及酸碱紊乱;心力衰竭。慢性肾功能不全表现为水肿,少尿,贫血,高血压,电解质紊乱(高血钾,高血磷,低血钙),酸碱失衡(代谢性酸中毒多见);肾功能进行性减退,血肌酐,尿素氮进行性升高。

3. **实验室检查** 血尿素和肌酐升高,贫血,CRF 的贫血是正色素正细胞性贫血,贫血主要是由于有功能的肾组织量减少致使促红细胞生成素产生不足。其他原因包括铁、叶酸和维生素 B_{12} 缺乏。血浆钠浓度可正常或降低,除非服用保钾利尿剂、血管紧张素转换酶抑制剂、β阻滞剂或血管紧张素受体阻断剂,血清钾正常或仅中度升高(<6 mmol/L),可出现钙、磷、甲状旁腺素(PTH)、维生素 D 代谢异常和肾性骨营养不良;低钙血症和高磷血症通常可发现。酸中毒(血浆 CO_2 含量 15~20 mmol/L)以及尿量不能随水摄入量而变化;尿渗透压固定于接近血浆渗透压(300~320 mmol/kg)水平。

【治疗】

1. **急性肾功能不全**

(1) 针对引起急性肾功能不全的病因治疗。尽可能明确引起急性肾功能不全的病因,及时采取措施消除或逆转。如控制感染,选择有效抗生素,解除尿路梗阻、清除肾毒物等。

(2) 纠正水和电解质紊乱：对功能性肾功能不全应充分扩容，而对器质性肾功能不全，在少尿期应严格控制输液量，量出而入，防止心力衰竭及水中毒的发生。多尿期应注意补液及钾、钠等电解质，以防脱水、低钾和低钠。

(3) 处理高钾血症。

(4) 控制氮质血症。

(5) 纠正代谢性酸中毒。

(6) 血液净化治疗：包括腹膜透析和血液透析，连续性肾脏替代治疗（continuous renal replacement therapy，CRRT）。CRRT能有效纠正水、电解质和酸碱平衡紊乱，排出有毒物质，提高治愈率，降低死亡率，目前主张尽早实施。

2. 慢性肾功能不全

(1) 针对引起慢性肾功能不全的病因治疗。选择合理、有效的抗生素，减少或延缓肾功能的进一步损害。如有尿路梗阻因素存在应尽可能予以解除或改善。

(2) 慢性肾功能不全的内科治疗，包括控制血压，严格控制蛋白质的摄入，给予复方α酮酸应用，贫血纠正，维持水、电解质酸碱平衡，肾性骨病的防治，脂质代谢紊乱的纠正。

如患者出现尿毒症症状，对终末期患者应尽早采取透析治疗。如准备行同种异体肾脏移植，应注意泌尿系感染控制3个月后无活动性感染存在，方可实施；对仍然有反复细菌尿的患者，证实细菌来源于肾脏，可考虑先切除病肾，再作肾脏移植，以防止肾脏移植术后在大剂量免疫抑制剂应用下潜在感染灶的复发。

【预防】

早期诊断并积极治疗泌尿系感染，解除诱发因素或危险因素，尤其是改善合并的尿路梗阻病况是预防急、慢性肾功能不全的重要环节。

（王祥慧）

【专家点评】

合理有效的抗生素应用并结合病原学检查、药敏试验，及时控制泌尿系感染,防止病程向败血症、感染性休克演变,是防止并发急性肾功能不全的重要环节。一旦发生急性肾功能不全,除了合理应用抗生素控制感染及缓解可能合并的尿路梗阻外,尽早实施血液净化治疗,这是降低急性肾功能不全患者病死率的重要措施。积极有效治疗泌尿系慢性感染,注意去除合并的尿路梗阻因素,以及慢性肾功能不全已经发生时给予正确、有效的相关内科治疗,是防止及减缓慢性肾功能不全进展的要点。

(徐 达)

3.4 肾结核感染并发膀胱挛缩

【概述】

膀胱挛缩指膀胱因结核病变发生严重膀胱纤维组织增生和瘢痕收缩,使膀胱容量显著减少,成为挛缩性膀胱,膀胱容量常不足 50 ml。

膀胱挛缩由膀胱结核病变引起,而膀胱结核由肾结核感染并发。临床上原发性肾结核很少见,肾结核的病原菌主要是来自肺结核,也可来自骨关节结核、肠结核等其他器官结核。结核杆菌传播至肾脏的途径主要有四条。

1. 血行播散 是最主要的感染途径。结核杆菌从肺部结核病灶中侵入血流而播散到肾脏。

2. 尿路感染 实际上是结核杆菌在泌尿系统内的蔓延扩散。为一侧尿路发生结核病变后,结核杆菌由下尿路逆流上升传至另一侧肾脏。

3. 淋巴感染 为全身的结核病灶或淋巴结核病灶的结核杆菌通过淋巴管播散到肾脏。

4. 直接蔓延 是在肾脏附近的器官如脊柱、肠的结核病灶直接扩散蔓延累及肾脏。

既往实验研究、尸检和临床观察证实,血行播散是肾结核的主要感染方式。结核杆菌随血流侵入肾脏,如果肾脏存在有一定结核菌滞留的危险因素,如局部血循环障碍、外伤等因素,或结核菌数量增多形成栓子,则首先在肾外层皮质部分的肾小球毛细血管丛中形成结核病灶。大约90%结核病灶先发生在肾皮质,仅10%左右结核发生在肾髓质。

这种外层的结核是多发性的,几乎两侧同时累及。但在此时往往因为人体的全身免疫和局部抵抗力的增强,结核菌数量和细菌毒力下降等因素,绝大多数病例的全部病灶均可愈合而不引起任何症状,也不被发觉。但在这时期,可在尿液中查见结核杆菌,这种时期称为"病理性肾结核或临床前期肾结核"。

肾结核病变侵入肾盂后,常常随尿流向输尿管、膀胱、尿道播散,并可延及生殖系。输尿管结核表现为黏膜结核和溃疡,继而管壁纤维化,使管腔节段性狭窄,引起输尿管上段和肾盂积水,加重肾脏损害。若输尿管完全闭塞,结核菌不能随尿下行入膀胱,膀胱的继发病变反见好转,症状消失,出现"肾自截"现象,但肾脏病灶内结核菌仍存在,故不能忽视。

膀胱结核初期有黏膜充血、水肿、结核结节形成,然后发生溃疡、肉芽肿、纤维化。有时病变深达肌层,发生严重纤维组织增生和瘢痕收缩,使膀胱容量减少,成为挛缩性膀胱,膀胱容量常不足50 ml。由于膀胱的病变可使对(健)侧输尿管口发生狭窄,或破坏其活瓣作用,导致尿液回流,引起对侧肾积水。膀胱挛缩和对侧肾积水都是肾结核的晚期并发症。

【临床表现】

当结核菌从肾脏随尿液排出而影响膀胱,造成膀胱结核时,则有一系列的症状出现,其主要表现有:

1. 膀胱刺激症　膀胱刺激症状是肾结核的最重要、最主要也是最早出现的症状。当结核杆菌对膀胱黏膜造成结核性炎症时,患者开始先有尿频,75%～80%患者都有尿频症状。在尿频的同时,可出现尿急、尿痛、排尿不能等待,排尿次数在白天和晚上都逐渐增加,可以由每天数次增加到数10次,严重者每小时要排尿数次,直至可出现类似尿失禁现象,难以忍耐。排尿终末时在尿道或耻骨上膀胱区有灼痛感觉。膀胱病变日趋严重,这些病状也越显著。

2. 血尿 血尿是肾结核的第二个重要症状,发生率70%～80%。一般与尿频、尿急、尿痛等症状同时出现。血尿的来源大多来自膀胱病变,但也可来自肾脏本身。血尿可以是肉眼也可是镜下血尿,约有3%的病例为明显的肉眼血尿,并且是唯一的首发症状。

3. 对侧肾积水 通常是肾结核的晚期并发症,由膀胱结核引起。对侧肾积水达相当程度时,在上腹部可出现肿块和轻度腰痛,但常不引起患者的注意。肾积水严重时可出现慢性肾功能不全症状。继发感染时出现泌尿系统感染症状。

4. 膀胱挛缩 严重的膀胱结核最后必然造成膀胱挛缩。膀胱挛缩使膀胱失去在充盈过程中逐渐扩大容量而维持正常膀胱压力的能力,造成膀胱内压力很高,特别在膀胱有炎症时,经常刺激膀胱收缩,使压力更高。膀胱内的长期高压状态可阻碍肾盂和输尿管的尿液引流或造成膀胱尿逆流至输尿管和肾盂,引起对侧肾和输尿管积水。

【诊断】

1. 患者有肾结核,膀胱结核病史。
2. 膀胱挛缩症状:尿频或尿路刺激症状。
3. 尿液检查:血尿或尿白细胞。
4. B超、膀胱造影、IVU等影像学检查,有助于显示膀胱容积,输尿管反流及对侧肾积水病变。

注意在膀胱有急性炎症存在时,不适宜作膀胱造影,因受到造影剂的刺激可使膀胱收缩,造成膀胱挛缩的假象。

膀胱挛缩应注意与膀胱结核引起的炎症性痉挛相鉴别。

1. 膀胱结核引起的炎症性痉挛 尿痛、脓尿、血尿等表现在抗结核治疗后可明显改善。而尿路刺激症状及膀胱挛缩症状在抗结核治疗后不能好转。

2. 尿液检查 尿频严重,但尿中白细胞并不多;而膀胱结核炎症性痉挛时,脓尿与血尿的程度与尿频多为一致。

3. 膀胱造影 膀胱显著缩小,呈圆形,边缘不光滑,不呈折叠状,注入造影剂后膀胱涨感,无疼痛,而膀胱结核的炎症性痉挛在注入造影剂后患者常感疼痛,膀胱形态可正常,或呈折叠状,且有膀胱颈部痉挛。

【治疗】

肾结核患者经患肾切除及抗结核治疗后膀胱结核可能逐渐好转,但由于这类患者的膀胱结核均较严重,导致膀胱挛缩须用扩大膀胱容量的方法来治疗。

1. 肠扩大膀胱材料选择　理想的扩大膀胱材料应具有以下特性:易于获取,易于成形,能以低压扩张,适宜定期行内窥镜检查,以及不吸收尿液成分,不分泌黏液,避免上尿路损害,具备良好的贮尿功能,提高患者的生存质量。目前常用的材料有乙状结肠、回肠、回盲肠等。

2. 手术方式　扩大膀胱容量的常用手术方法有:回肠膀胱扩大术,回盲肠膀胱扩大术或乙状结肠膀胱扩大术,因根据患者不同的情况及医师熟悉的手术方式选择。膀胱挛缩如肾积水梗阻严重,肾功能不全,或合并尿失禁及膀胱颈、尿道狭窄者则不宜行肠膀胱扩大术,而应行尿流改道术治疗;包括输尿管皮肤造口术和肾造口术,以前者术式采用较多。

手术前患者应接受至少 4 周的抗结核药物治疗。采用结肠时应先作钡灌肠以除外结肠憩室。术前必须作尿流率检查,给予尿流动力方面的相关评价,术后宜常规口服抗结核药 6 个月以避免结核复发。

【预防】

肾结核早期发现、诊断、早期治疗,是预防和阻断结核病变向膀胱发展演变为膀胱挛缩的重要措施。

(王祥慧)

【专家点评】

肾结核的典型临床表现为慢性膀胱炎,肾结核从病理阶段发展到临床肾结核,几乎均会导致膀胱结核,膀胱结核对肾结核的诊断与治疗具有重要意义,膀胱结核是肾结核产生临床症状的主要原因,也是肾结核中影响治疗效果的重要因素。临床如不认识膀胱结核,将可能失去重要的治疗时机;膀胱的结核病变可引起结核溃疡,溃疡侵入肌层可导致肌肉纤维化和膀胱挛缩。而膀胱挛缩一旦发生,给患者带来极大痛苦,也给临床治疗带来困难。因此,对肾结核的早期发现、诊治非常重要;临床对于久治不愈的尿路感染,尤其是"无菌性脓尿",应想到有患尿路结核的可能性,一旦尿路结核的诊断明确,应尽早开始正规、有效的抗结核治疗。

肾结核、膀胱结核、膀胱挛缩以及肾和输尿管积水、对侧肾积水,常合并存在,如何保留和恢复积水肾的功能将是处理疾病的核心,治疗的先后顺序应根据积水肾的功能情况来决定。挛缩膀胱的结核病变多较严重,一时难以治愈,影响了肾积水的处理。近年来,由于应用了短程化疗抗结核药物,这些药物具有强效杀菌作用,膀胱挛缩行肠膀胱扩大术时,膀胱感染及未完全愈合的结核并不列为手术的禁忌证;在积极有效抗结核治疗下,一些经过严格选择的患者施行了肠膀胱扩大术后,肾功能依然得到显著的改善。但尿失禁及膀胱颈、尿道狭窄者则不宜行肠膀胱扩大术,而应行尿流改道术治疗。

(朱有华)

参考文献

1. McDougal WS, Wein AJ, Louis R, et al. Campbell-Walsh Urology 10th Edition Review. Saunders, 2011.

2. Schaeffer AJ. Infections and inflammations of the genitourinary Tract. In: Campbell's Urology. 7th. 北京:科学出版社, 2001.

3. 王国民. 泌尿男生殖系统感染. 见:吴在德. 外科学. 第5版. 北京:人民卫生出版社, 2001, 727-734.

4. Svanborg C, Godaly G. Bacterial virulence in urinary tract infection. Infect Dis Clin North Am, 1997, 11: 513-529.

5. Miller LG, Tang AW. Treatment of uncomplicated urinary tract infections in an era of increasing antimicrobial resistance. Mayo Clinical Procedures, 2004, 79(8): 1048-1054.

6. Vogel T. Optimal duration of antibiotic therapy for uncomplicated urinary tract infection in older women: A double-blind randomized controlled trial. Canadian Medical Association Journal, 2004, 170(4): 469-473.

7. Djulepa J, Potempa J. Urethrotomy technique in urethral stricture 6 years results. Urology, 1983, 29: 955-959.

8. 叶章群,孟庆军,章咏裳,等.窥镜下尿道内切开治疗伴假道的尿道狭窄.临床泌尿外科杂志,1997,12:352-354.

9. 董登云.尿道狭窄的外科治疗(附19例报告).解剖与临床, 2007,12(2):119-121.

10. 孙光,马腾骧.尿道狭窄及闭锁的腔内手术治疗体会.中华泌尿外科杂志,2000,21(9):555-557.

11. 徐月敏,乔勇,吴登龙,等. 游离黏膜组织重建尿道治疗复杂性尿道狭窄的临床研究. 中华泌尿外科杂志,2005,26(7):485-488.

12. 吴阶平.吴阶平泌尿外科学.济南：山东科学技术出版社, 2004, 855-856.

13. 梅骅.泌尿外科手术学.第2版.北京：人民卫生出版社,1996, 478-482.

14. 郭应禄.腔内泌尿外科学. 第2版.北京：人民军医出版社, 1995, 118-121.

4

肾上腺及肾脏疾病并发症

4.1 肾上腺嗜铬细胞瘤并发高血压危象

【概述】

嗜铬细胞瘤是一种分泌儿茶酚胺的肿瘤,高血压是其主要临床表现。在高血压患者中有 0.05%～0.1% 来自嗜铬细胞瘤。嗜铬细胞瘤 90% 来自肾上腺髓质,来自于肾上腺外的肾上腺素能系统的嗜铬细胞,可发生于自颈动脉窦、盆腔,甚至脑膜,以前曾称异位嗜铬细胞瘤,目前改称为肾上腺外嗜铬细胞瘤。

由于高血压是其主要临床表现,高血压危象的发生率高。本节主要是针对肾上腺嗜铬细胞瘤的高血压危象作一陈述。

【临床表现】

1. 高血压 可表现为持续性(50%)或阵发性(45%),也可在持续性的基础上阵发性发作,约有 5% 的患者为正常血压。所以这些患者在平日出现的高血压症状的基础上出现异常的高(低)血压症状,称为高血压危象。

(1) 阵发性高血压 是嗜铬细胞瘤的一个特征性表现,平日血压正常。发作时骤升,收缩压可一般大于 200 mmHg,发作可有可无诱发原因。临床表现头痛、心悸、出汗或伴面色苍白、恶心、腹痛、胸痛和视力模糊等。严重者可出现高血压脑病直至昏迷,极少的可出现卒中症状。发作时可持续 30 s 至 1 周不等,一般不超过 15 min。发作结束时,血压迅速恢复正常,上述的一些症状也随之消失,因此在就诊时检查可无任何阳性体征出现。发作频率可每天数次或数月1次,间隔时间长的患者病史常被忽视。

患者常因诱发因素而发作,如情绪激动、突然改变体位、大小便、按压腹部、手术插管、分娩,有的甚至在房事时,反复发作,患者常能告诉明显诱因,少数患者也无明显诱因,自发发作。

(2) 低血压 少数患者可出现发作性低血压,或者高血压-低血压交替出现,常可伴发心动过速、心律失常等。这可能与肿瘤主要分泌肾上腺素有关。

(3) 持续性高血压 为嗜铬细胞瘤最常见的表现,也可能在阵发性发作未引起注意,而转入持续性高血压阶段后常作为原发性高血压处理。病程可呈良性或恶性发作,可伴发严重的蛋白尿,继发性醛固酮增多症及视网膜病变等,常对传统的抗高血压治疗不敏感,但可能对α受体阻滞剂特别敏感。

(4) 体位性低血压 高血压患者未经治疗出现体位性低血压,常提示为本病。其原因可能是大量的儿茶酚胺导致的容量不足等因素有关。

2. 心血管表现 由于肿瘤分泌大量的儿茶酚胺,导致心肌耗氧量增加,或导致冠状血管痉挛,因此可出现胸痛、胸闷、心绞痛,甚至出现心肌梗死等症状,也可出现早搏、阵发性心动过速、房室传导阻滞等心律失常。少数患者可表现为心肌病,充血性心力衰竭和非心源性肺水肿等。

3. 消化道表现 大量的儿茶酚胺能使肠蠕动减少,胆囊收缩减弱,可出现便秘、胆囊炎、消化道出血、急腹症等。

4. 代谢改变 基础代谢加快、多汗、怕热、体重减轻、糖耐量异常、血糖升高而胰岛素下降。高钙血症虽不多见,但却是嗜铬细胞瘤的一个并发症。

【诊断】

1. 临床上出现嗜铬细胞瘤症状,尤其伴有持续性或阵发性高血压者。

2. 一开始即出现恶性高血压表现者,尤其是青年患者或有渗出性视网膜病变者。

3. 血压发作波动剧烈,或是高血压与低血压交替发作。

4. 在运动、排便、挤压腹部、麻醉、插管或分娩过程中出现阵发性高血压患者。

5. 一些难以解释的临床症状,如高热、休克、阵发性心律失常,或剧烈腹痛,腹泻,以及糖尿病患者。

以上的一些症状要高度怀疑嗜铬细胞瘤,作进一步的定性定位诊断。

定性诊断

1. 血、尿儿茶酚胺及其代谢产物 24 h 尿儿茶酚胺正常小于 50 μg/24 h(273 nmol/24 h),香草扁桃酸(VMA)正常小于 11 mg/24 h(55.49 μmol/24 h),大多数嗜铬细胞瘤患者,尤其是持续性高血压患者,上述二项指标均高于正常,常在正常值上限 2 倍以上,而对阵发性高血压者,应在发作时即留 24 h 尿测儿茶酚胺。

血儿茶酚胺大于 950 pg/ml 提示本病,大于 2 000 pg/ml 有诊断价值。

2. MN 和 NMN 高效液相色谱电化学法(HPLC)测定血或尿中的 MN(间羟肾上腺素)和 NMN(去甲间羟肾上腺素)结合血浆 CA(儿茶酚胺)可作为筛选实验,能提高嗜铬细胞瘤的符合率。

3. 药物试验 应用药物刺激或抑制的原理,观察其变化,来诊断嗜铬细胞瘤。

(1)刺激试验 应用药物或物理的方法,刺激肿瘤分泌或释放,促使高血压发作,本试验只适合于阵发性高血压患者,尤其是发作少、时间短的患者,且尿儿茶酚胺排量正常或略高,而儿茶酚胺在 400~1 000 pg/ml,血压<170/100 mmHg 者。因为有可能促使血压骤升,出现脑血管意外的可能。一般先行物理刺激试验,再做胰高血糖素或组织胺试验。

1)冷压试验 用手浸入冰水(4℃)中,产生的血压变化,来区别原发性高血压还是嗜铬细胞瘤,帮助确定嗜铬细胞瘤。

2)胰高糖素试验 胰高糖素能促使嗜铬细胞瘤中的儿茶酚胺释放,但对正常肾上腺内的儿茶酚胺无此作用。

(2) 抑制试验 主要包括：

1) 酚妥拉明试验 应用α肾上腺能受体阻滞剂,可阻滞儿茶酚胺的α受体效应。如为嗜铬细胞瘤则血压下降明显,本试验阳性率高,但也有一部分假阳性反应。即无嗜铬细胞瘤患者在应用此药后血压也明显下降。

2) 可乐定试验 可乐定作用于中枢,抑制神经源性因子所引起的儿茶酚胺释放。口服可乐定 0.3 mg 前及 3 h 后测血儿茶酚胺,嗜铬细胞瘤者血浓度不下降,而绝大多数其他高血压患者的血儿茶酚胺降至 500 pg/ml 以下。

定位检查

1. IVU 其阳性率不高,大部分患者无异常发现。

2. CT 敏感性 98%,特异性 70%,肿瘤特点其密度不均,可有液化区或坏死灶。肿瘤相对较大,但对直径<0.8 cm 肿瘤者较难分辨。

3. B 超 敏感性较 CT 低,其准确率约为 66.7%。

4. MRI 敏感性 100%,特异性 67%,因不需要造影剂,故适用于孕妇,并对区别良恶性嗜铬细胞瘤有一定帮助。

5. ^{131}I - MIBG ^{131}I - MIBG 是一种标有放射性碘的肾上腺能阻滞剂,分子结构与 NE 相似,可作为一种假神经递质被瘤组织摄取并贮存。静脉注射^{131}I - MIBG 后,正常肾上腺髓质不显影,只有高功能的嗜铬细胞瘤才显像,因此对嗜铬细胞瘤能同时作出定性,定位诊断,特别是对肾上腺外的多发性及恶性嗜铬细胞瘤的定位比 CT 更准确。

【治疗】

嗜铬细胞瘤是一种可治愈的继发性高血压,症状可用药物控制,但彻底的治疗方法为手术切除肿瘤。不论是术前还是术中均需药物控制高血压,尤其在出现高血压危象时。控制嗜铬细胞瘤高血压的药物有α肾上腺能阻滞剂,Ca^{2+}拮抗剂,血管扩张剂及β受体阻滞剂等。

1. 酚妥拉明 α受体阻滞剂,主要用作静脉注射,5～15 mg 静脉注射或 20～40 mg 加入 5% 葡萄糖 500 ml 中静脉滴注。

2. 酚苄明 α受体阻滞剂,常用口服,作用温和,持续时间长。可从 10 mg 每天 2 次开始,根据血压调整剂量,直至血压控制,一般 30~40 mg/d 即足够。

3. 哌唑嗪 选择性 α_1 受体阻滞剂,可避免非选择性 α 受体阻滞剂的副作用,如鼻塞、心悸、恶心等。以最小剂量 0.5~1 mg 开始口服,以后逐步加量到 1~10 mg,每天 2 次口服。

4. 拉贝洛尔 兼有 α、β 受体阻滞剂作用,50~200 mg,每天 2 次口服。

5. β受体阻滞剂 适用于心动过速和心律不齐。用药前必须先用 α 受体阻滞剂 1~2 天,否则单用 β 受体阻滞剂反使血压升高。

6. 硝苯地平 儿茶酚胺的释放有赖于 Ca^{2+} 进入瘤细胞,因此 Ca^{2+} 拮抗剂对本病有一定作用,一般 10~20 mg,每天 3 次口服。

7. 硝酸甘油 是血管扩张剂,5~100 μg/min 静脉滴注。

8. α甲基酪氨酸 为酪氨酸羟化酶抑制剂,抑制儿茶酚胺的合成。25~1 000 mg,每天 4 次口服,适合于转移性或不能耐受手术的嗜铬细胞瘤。

由于儿茶酚胺的作用,术前需纠正由儿茶酚胺引起的高血压和高代谢症状,通常应用 α 受体阻滞剂,使血压接近正常水平,心律≤90 次/min。术中血压的骤变是最大风险。因此,除术前常规用药外,术中注意降压和升压及控制心律紊乱的抢救准备是成功的关键。因此,术中要开放两根静脉,准备好降压、升压、控制心律的药物,避免措手不及。

儿茶酚胺危象的处理

嗜铬细胞瘤患者在前述种种诱因下可发生危象。

1. 临床表现 血压在原基础上骤升、剧烈头痛、出冷汗、四肢厥冷、面色苍白、胸、腹痛,震颤,或血压骤降、休克等。也可有房室传导阻滞、早搏、室颤等心律失常,EKG、SFT 变化,甚至急性心肌梗死、肺水肿等。患者还可发生脑血管意外、肾衰竭等,出现心、脑、肾综合征。称为"急性嗜铬细胞瘤",病情凶险,死亡率高。

2. 治疗措施 酚妥拉明 1~5 mg 静脉注射,继以 20~

40 mg加入5％葡萄糖500 ml中静脉滴注,1～2 min后若无效再给予该药1～5 mg静脉注射,直至危象控制。心律失常者在应用α受体阻滞剂基础上加用β受体阻滞剂,严重者可给予普萘洛尔1～5 mg静脉缓慢推注,室性心律失常者给予利多卡因。对低血压应补充血容量,静脉滴注酚妥拉明。

【预防】

在无嗜铬细胞瘤病史患者出现上述症状时,要考虑到嗜铬细胞瘤高血压危象的可能,而有嗜铬细胞瘤病史患者出现上述症状时,首先要考虑到嗜铬细胞瘤高血压危象,要采取针对性措施,以免导致严重后果。

(吴瑜璇)

【专家点评】

高血压危象是高血压病的严重并发症,尤其多发于嗜铬细胞瘤,致残及致死率高。高度重视,及时诊断和处理是抢救成功的关键。由于很多患者是在无嗜铬细胞瘤病史的情况下发生,易遭到患者和医生忽略,造成误诊和延迟诊断,处理滞后,望临床医生引起重视,避免误诊或漏诊。

(周文龙)

4.2 肾囊肿并发破裂出血

【概述】

肾囊肿并发破裂出血是指肾脏原有囊肿突然自发破裂出血或是受外力影响下的破裂出血。

【临床表现】

1. 腰痛 腰部疼痛,可表现为急性绞痛,疼痛常为暴力引起(腹部或腰部),自发性破裂者可无明显外力或暴力的病史,自发性破裂疼痛比较轻,以胀痛为主。

2. 休克 由于突然的出血可出现短暂的休克表现,表现为出冷汗,脸色苍白,血压下降。如果无其他脏器的损伤,机体很快会代偿,出现明显的恢复状态。如果病变发生于肾周筋膜内,病情会很快稳定,而发生在肾周筋膜外,病情波动,出现其他并发症状。

3. 腹胀 出血刺激后腹膜出现腹膜刺激症状,出现腹胀等麻痹性肠梗阻症状。

4. 血尿 少数患者,囊肿破裂可能累及肾盏或同时有肾破裂变化,可以出现血尿,这种情况较少发生,但是一个破裂程度严重的表现。

5. 发热 常发生于破裂后 24 h,这常由两种原因引起,一种是由出血后吸收热引起;另一种是如有肾盏损伤者常同时有尿外渗,由继发感染引起。

6. 少尿 这种情况更为少见,一种是休克后的少尿;另一种是肾区局部刺激后反射性尿闭引起。

【诊断】

肾囊肿并发破裂出血依赖过去的囊肿病史以及局部的影像学检查。局部体征可有压痛及叩击痛;少数病人可有皮下瘀血(外伤史病人)。实验室检查可作为参考,如 Hb 下降,WBC 升高,尿常规中可有红细胞或血细胞。

1. B 超检查 失去原有囊肿形态,如果原有肾囊肿史患者,原有的囊肿形态消失,或似乎缩小,且内容出现密度不均的变化,且肾区周围出现"新月形"的液化区,密度呈不均质,且无血供反应。对于无囊肿病史者,可出现肾内或肾周出现异常的低密度灶。

2. CT 和 MR 在病肾周围可出现异常的液化灶,可呈不规则的血块和液化灶混合区。CT 的密度出现呈液体样变化,肾形态可没有多大变化,或呈部分缺损状(囊肿部位),增强 CT 中肾周围部分可无血供。

3. KUB 平片 显示肾区阴影扩大。

4. IVU 肾盂、肾盏可无明显变化,而原肾盏受压之变化,缩小或消失,极少数患者可见病肾显影差或不显影。血肿巨大或进入肾周筋膜外者可出现输尿管推移现象。

5. DSA 检查 疾病早期诊断有困难可作 DSA,可见肾周显影现象，即造影剂进肾周，少数患者造影剂可达髂窝。

6. 实验室检查

(1) 血常规：短期内可出现白细胞升高，一则是机体反应引起，也可能是继发感染引起；血红蛋白在早期可出现短暂的下降，24 h 后血色素可趋稳定，或略有上升。

(2) 尿常规：大部分患者尿常规无变化，少数患者可出现红细胞增多，晚期可出现尿中有白细胞。

【治疗】

治疗方式的选择应依据病变情况及严重程度决定，可分为：

1. 非手术治疗（或称内科治疗）　首先要确定非病理性因素（即肿瘤）引起的自发性破裂。如出血较少，全身情况稳定的可作非手术治疗。

(1) 绝对卧床休息　包括减少搬动，这样可以减少继续或再出血的可能，一般持续 3～4 天，等待出血处的血管栓塞后，可开始适当活动。

(2) 抗生素的应用　一般只作为一种预防性措施，应用广谱抗生素防止血肿的继发感染。如疑有原囊肿感染引起破裂或是破裂引起肾集合系统损伤者，要作为治疗性应用。一般是应用抗革兰阴性菌的抗生素，最好要有细菌学的检查（尿、血培养等），作对症处理。

(3) 定期复查　应用 B 超及 CT 等影像学检查，观察局部的变化。必要时改变治疗方法或是手术引流。

(4) 病情观察　必须观察生命体征，包括体温、脉搏、呼吸、血压等。此外，还要观察血色素、尿常规的变化。

2. 手术治疗　首先是疑有病理性原因引起的囊肿破裂，其次是囊肿出血不止，或是破裂疑有继发脓肿的。

(1) 根治性肾切除　指对疑为恶性病变的，或是无法局部止血者。

(2) 引流　为继发脓肿，或是经局部止血后是否作肾盂引流要观察是否有肾盏肾盂损伤，如有损伤者，在作修补的同时要作肾盂引流。

【预防】

肾囊肿破裂出血的机会很少,如果有,往往首先要考虑到是病理因素(囊性癌)。而外伤引起的机会很少,因为常受腰背部肌肉和肋弓的保护,而暴力引起的常伴有肾实质的损伤,常易引起临床及患者的重视。而囊肿破裂出血,一则由于患者术前不知,或是长年存在而未引起重视,因此就诊时采集病史显得很重要。总之,对患者来说要做到几点:① 正确认识肾囊肿的存在及定期复查的重要性;② 避免暴力受伤,尤其是要避免直接暴力。

正确地正视肾囊肿的存在是预防和诊断肾囊肿破裂出血的关键。

(吴瑜璇)

【专家点评】

肾囊肿破裂出血在临床较为少见,除由于外伤外,多见是病理因素:囊性肾癌,或是囊肿癌变患者。因此,对囊肿患者要进行定期跟踪随访。而当发生囊肿破裂出血时要高度警惕是否有病理因素,以免漏诊及延误诊断。肾囊肿破裂出血的处理与肾破裂出血相似,但在处理前鉴别诊断是重点。

(周文龙)

4.3 外伤性肾破裂并发肾实质感染

【概述】

指患肾由于直接或间接暴力引起的肾破裂,不包括由于病理原因的自发性肾破裂,也不包括由于肾感染引起的病肾自发性破裂。感染与破裂是2个互为因果的关系。因此,本节主要是介绍由于外伤肾破裂并发的肾实质感染。

【临床表现】

1. 疼痛 外伤后患肾区局部疼痛加剧,在原有疼痛的基础上呈持续性加剧。

2. 发热 体温可持续升高,在原有吸收热的基础上持续升高,有时可达39℃以上。

3. 腹胀　腹膜后血肿可引起腹胀,但随着血肿的吸收可逐渐减轻,反之如感染出现的话,会使原来没有腹胀或已有腹胀的患者,再次出现腹胀或腹胀加剧。

4. 尿路刺激症状　可出现尿频、尿急、尿痛等尿路感染的症状。上尿路感染症状与下尿路感染症状不同,症状较轻,常易被忽视或误诊。

5. 休克症状加重　出血性休克,常是肾破裂的早期症状,但如果经输血等抗休克治疗后症状不改善,或是改善后又出现休克症状的,要考虑是否有感染性休克存在。这种症状的出现常在损伤后24～48 h,症状可呈反复或是持续性恶化。如果出现上述症状,要考虑有合并感染性休克症状存在,注意与失血性休克(容量不足)相区别,从而对治疗方法作相应的调整。

【诊断】

1. 有明确的外伤,肾破裂病史。

2. 患侧肾区疼痛加剧,可出现腹部胀气,全腹均有不同程度的压痛,肠蠕动减弱或消失。

3. 出现全身的感染症状,由于损伤后细菌容易进入循环系统,从而导致发热、寒颤,甚至出现感染性休克症状。

4. 血象出现白细胞增多,中性左移。

5. 尿常规中可出现白细胞增多。

6. 少数患者血培养或尿培养可出现阳性。

7. B超检查可见原肾周积液增多,内容浑浊。CT症象中可见积液周围有组织反应变化,使其边缘模糊,积液区域扩大,增强中可见肾盂扩大,或正常,也可无特殊的迹象。

8. 局部穿刺,可抽得脓性液体,或是浑浊的血浆状液体,培养可发现病菌。

9. KUB平片中,腰大肌阴影可变得模糊或消失(需与早期损伤时比较)。在立卧位腹部平片中出现肠麻痹、肠梗阻的现象。

10. IVP或增强CT检查,主要是确定血肿与肾盏是否有相通,以致形成尿源性囊肿,而继发感染。

特别要注意与血肿吸收热的区别,后者可无感染迹象,白细胞不高,局部压痛,随着时间推移而减轻,往往缺失全身感染症状的表现。应用一般广谱抗生素即能控制症状,而血、尿培养均为阴性,因治疗方法的不同要注意鉴别诊断。

【治疗】

首先选择是对肾破裂的处理,而本节主要是应对肾破裂非手术患者的处理原则,手术患者的处理将在另外章节中说明。

首先是非手术处理方式的选择。

单纯肾裂伤,包膜下破裂出血、经非手术处理、病情稳定、血压等生命体征在正常范围的,以后再出现继发感染的处理。

1. 非手术处理

(1) 制动　一般是损伤后 2 周内绝对卧床休息,包括大小便均要在床上进行,必要时可留置导尿。

(2) 抗感染　应用抗生素原则,早期可应用广谱抗生素,且对肾毒性最低的。如果找到感染的病原菌,可应用相对敏感的药物治疗。

(3) 内引流　如疑有肾盏、肾盂裂伤,应放置输尿管支架,可经尿道放入内支架于肾盂内,起到引流和减压的目的。如果同时伴有排尿不畅的患者,在放入内支架的同时要留置导尿,避免膀胱内压过高而导致膀胱输尿管反流。

(4) 局部治疗　可通过局部热敷,加速血肿的吸收,也有利炎症的控制。治疗开始时间要在损伤后 48 h 才能进行。如果怀疑局部出血未控制,目前还有出血可能的不宜作局部治疗。也可应用中药皮硝局部外敷。

治愈要求:① 体温、血象恢复正常;② 局部体征消失,腹胀消失;③ 肾区局部血肿或积液明显减少;④ 停用抗生素 3 天,症状不再复现。

2. 手术治疗　是指经非手术治疗出现以下情况时需改变治疗方案:

(1) 经治疗后局部形成脓肿,继续内科治疗症状加重者。

(2) 经非手术治疗后继发出血不止。

(3) 经非手术治疗患肾无法保留的。

(4) 集合系统损伤,引流后无法纠正的。

以上需要手术治疗。

手术方法

1. 单纯引流　可经腰部穿刺引流,引流管腔需扩大至 F8 以上,否则脓肿、血块及坏死组织将使引流管阻塞。本方法特点损伤小,但常引流不畅,或不完全。也可采用开放引流的方法,置管引流。本方法,创伤较大,但引流容易,且同时可作局部探查。

2. 探查修补　对出血不止,或疑有集合系统损伤者,在开放手术下作止血修补,术后伤口置引流管。此引流管的目的一是观察有无再出血,此外感染后的引流也可通过此管起到作用。对集合系统损伤患者,修补的同时要放置或调整好输尿管的内支架。

3. 肾切除　指对出血不止,或是局部感染控制无法彻底时,如对侧肾功能、肾解剖均在正常者,可考虑作患肾切除,在作出决定前要考虑到两点:① 确定对侧肾功能是好的;② 保留患肾会危及生命的,方可作出此决定,否则应尽量避免。

【预防】

损伤及损伤程度的确定是很重要的。有些患者损伤后没有注意肾局部情况,到出现感染症状后才诊断肾损伤引起,这会加重肾损害。如果在早期诊断肾损伤而未及时诊断出集合系统损伤,那更容易继发感染。因此,早期确诊损伤及肾损伤程度,是预防的重要环节,而及时正确的处理是预防和减少并发症的重要途径。当然预防损伤是根本的,对损伤后病肾的随访检查也很关键。

(吴瑜璇)

【专家点评】

对于外伤性肾破裂,临床上非常重视出血问题,以及其他脏器合并伤。当然这些处理对抢救患者生命是极其重要的,但是千万不要忽视了损伤引起的肾实质感染。而且多脏器损伤会增加肾实质感染的机会,而肾实质感染又是致命的,容易导致继发性出血及全身感染而危及生命。因此,本节主要提醒我们在处理肾损伤的同时要高度警惕发生肾实质感染。

(周文龙)

4.4 泌尿系统感染并发肾功能不全

【概述】

泌尿系统感染并发肾功能不全。可分为三种情况:① 泌尿系本身病变引起感染导致的肾功能不全,如泌尿系统的结石、肿瘤、外伤性尿道狭窄、前列腺增生引起泌尿系统梗阻,使尿引流不畅,导致感染发生,继而引起梗阻加重,导致肾功能不全,也称梗阻性肾病;② 泌尿系感染,其细菌毒素或代谢产物引起的肾功能不全。泌尿系感染或是全身的细菌感染,细菌产生的毒素或是代谢产物,导致肾小球、肾小管的变性改变,从而引起肾功能不全,当然感染性休克也可引起肾功能不全,这种又称肾性肾功能不全;③ 泌尿系感染导致集合系统病变引发的肾功能不全。泌尿系统感染除细菌毒素或代谢产物引起肾功能不全外,感染本身可引起集尿系统形态学上的改变,如黏膜溃疡、瘢痕导致集尿系统的引流不畅,导致出现肾后梗阻,从而使肾功能改变,出现肾功能不全,临床上最多见的是结核和淋菌感染。

实际上感染性肾功能不全,引起之机制,主要是梗阻和感染,两者可互为因果,同时也是肾性和肾后性的两大因素。

【临床表现】

1. 有泌尿系统感染的病史。

2. 感染中或感染后出现肾功能不全的症状　① 血压升高,可出现头晕、乏力,原有的高血压症状加重或原有高血压药物不易控制;② 食欲降低或出现恶心、欲吐、腹胀等症状;③ 水肿,由于水钠潴留可出现下肢水肿(双侧性),抬高肢体将不能缓解;④ 心律失常,由于肾功能不全,出现尿钾减低,出现高血钾症状,导致心律失常、早搏等出现;⑤ 尿少,尿量减少<

1 000 ml/24 h,甚至每天<500 ml/24 h。

【诊断】

1. 有泌尿系感染的病史(病史可近期,也可是>3个月的)。

2. 血清肌酐、尿素氮升高,有时可有血钾升高。

3. 尿路造影。

KUB平片可显示异常钙影,排除输尿管结石引起的肾后梗阻。肾区的多发性钙影,考虑是否有肾结核的可能。

IVU 如果肌酐>200 μmol/L,不宜做此检查,否则会加重肾功能不全。IVU 中常显示双肾显影延迟,或是集尿系统出现梗阻现象,可以初步确定肾功能不全是肾性因素还是肾后性因素。

CT 和 CTU 主要是了解肾实质变化,如肾结核、肾盏梗阻等。但很多患者在 CT 无特殊发现,而 CTU 的目的是排除肾后性梗阻原因。

MRU 最大的优点,检查不受肾功能变化的影响,主要用于排除肾后性梗阻性病变。

同位素肾图是了解肾功能情况及是否有梗阻曲线,可帮助明确肾衰原因的一个方法,但其假阳性率偏高,有一定的误诊率。

B超检查:严重的可出现双肾萎缩,或是出现轮廓不清,皮髓质分界不清,少数患者出现肾盏及肾盂积水、肾血流减少等变化。

泌尿系感染是肾功能不全的常见并发症,而肾功能不全又是泌尿系感染的严重后果,可相互影响。因此,对感染前后肾功能的了解是一个必须的过程,否则会采取不恰当的治疗原则,是感染在前,还是肾功能不全在前,要仔细区分。

【治疗】

治疗原则:一是抗感染,二是保肾(改善肾功能)。

1. 抗感染 如果尿中白细胞增多,大于 10 个/HPF,或是中段尿培养细菌>10 万,要选择对功能影响小,且对细菌敏感的药物处理。

2. 去除引起感染的原因 例如梗阻、前列腺增生、糖尿病引起的神经性膀胱、残余尿增多,这些引起感染的原因要去除或改善,方能控制感染。

3. 中药等治疗 在去除病原的基础上,可采用中药(保肾康、益肾宁等)保护肾功能,但 BUN、Cr 和血钾升高明显的,则要做药物透析,包括包醛氧淀粉等直肠透析方式。

4. 饮食 常用低盐饮水,如血钾升高明显的,要采用低钾饮食,禁忌橘子水、香菇等高钾饮食,否则会加重病情。

5. 腹透或血透 肾功能不全发展致尿毒症期患者,则可采用腹透或血透方法。

总之,治疗上注意以下原则:① 去除引起感染的原因;② 排除引起梗阻性病变的原因;③ 保肾处理;④ 必要时通过血透或腹透,改善肾功能,减轻肾脏负担,以利恢复。

【预防】

泌尿系感染引起的肾功能不全比较少见,但药物(抗生素)引起的肾功能不全则屡见不鲜。因此,在抗泌尿系感染中,一定要牢记多种抗生素可引起肾功能不全,如氨基糖苷类:庆大霉素、西梭霉素、新霉素、第一代头孢(头孢噻啶,头孢噻吩)等。因此,在治疗泌尿系感染时除要考虑药物的敏感性外,不能忽视药物引起的肾毒性,以免顾此失彼。

在引起感染和肾功能不全中,最为多见的是梗阻性病变,如结石、前列腺增生、尿道狭窄等,这些因素是引起感染的原因,也是引起肾功能不全的重要因素。在预防和治疗中一定要排除和解除这些梗阻,方可事倍功半,达到有效的目的。当然明显的梗阻在引起感染和肾功能不全中起关键作用,因此对已有梗阻(完全或不完全)要及早解除,以免发展到严重后果。

(吴瑜璇)

【专家点评】

泌尿系感染并发肾功能不全在临床上屡见不鲜,这类尿路感染常是由于梗阻及引流不畅引起,这些病因除引起反复的泌尿系感染外,也是引起肾后性肾功能不全的原因。总之,反复的抗生素应用也会造成对肾功能损害。因此,一个反复发作的泌尿系感染,我们要仔细寻找诱发因素,并去除之,其次要高度重视长期使用抗生素对肾功能的影响。

(周文龙)

参 考 文 献

1. 王卫庆,周薇薇. 嗜铬细胞瘤的研究进展. 中国实用内科杂志,2006,26(20):1585-1587.

2. 姜辉,孙志熙,宫大鑫,等. 静止型嗜铬细胞瘤和非静止型嗜铬细胞瘤的比较. 临床泌尿外科杂志,2003,18(4):212-213.

3. 罗邦尧. 肾上腺疾病诊断与治疗学. 上海:上海科技教育出版社,1995,217-228.

4. Ilias I, Pacak K. Diagnosis and management of tumors of the adrenal medulla. Honn Metab Res, 2005, 37(12):717-721.

5. 余志贤,夏国萍,胡文豪,等. 自发性肾周围出血的临床诊治分析. 中华医学杂志,2006,86(1):39-41.

6. Welles WG, Woods GL, Jiang Q, et al. Treatment of Complicated urinary tract infection in adults: combined analysis of two randomized, double-blind, muliticentre trials comparing ertapemen ceftiniaxone followed by oral therapy. J Antimicrob Chemoth, 2004, 52, suppl 12, 1167-1174.

5

阴囊及外生殖器疾病并发症

5.1 包茎并发阴茎癌

【概述】

包茎是指包皮不能上翻至阴茎头冠状沟的近侧。阴茎癌中有 70%~90% 的患者有包茎、包皮过长病史,其重要原因就是由于包皮垢长期慢性刺激包皮和阴茎头。有实验证实将马的包皮垢接种于小鼠皮下而导致皮肤癌,人的包皮垢涂于小鼠宫颈及阴道壁可诱发宫颈癌。而在回民聚居的区域,由于信仰伊斯兰教,按教义在幼年即行割礼,回民患阴茎癌极少见。另外,包皮环切术后皮肤瘢痕形成也与阴茎癌有关。

【临床表现】

阴茎癌主要发生在阴茎头和包皮内板,阴茎体部较少见。主要表现为小的硬结、红斑、脓疱、丘疹状或疣状突起,或者是基底部表浅的或深的难治性溃疡,其边缘隆起或卷起。包茎可掩盖病变而易忽视,待肿瘤糜烂,穿过包皮,有血性恶臭分泌物流出后才发现。由于尿道海绵体外的白膜较坚韧,在一定程度上有抵御癌细胞的作用。因此,阴茎癌不易侵犯尿道,如果侵及尿道,可出现排尿困难,尿线变细,血尿。阴茎癌到后期可发生腹股沟转移,腹股沟区可出现肿块,可溃破形成溃疡,脓肿。到晚期可出现全身症状,如消瘦、贫血、食欲不振、恶病质等。

【诊断】

根据阴茎癌的临床表现,结合病理活检可明确诊断,对于包茎的患者,由于有包皮的掩盖,有时很难与包皮垢区别,当表现为反复感染、有脓性特别是血性分泌物时,应当高度怀疑,需要将包皮翻开或包皮坏切显露阴茎头及冠状沟仔细检查。同时要检查腹股沟淋巴结有无肿大,条件许可,应当对肿大的淋巴结进行病理活检。CT检查对肿瘤的分期有一定帮助。

阴茎癌分期 目前最常用的分期法是Jackson分期法(1966)和国际抗癌协会(UICC)的TNM分期法,此外还有Murrell及Williama分期法。

Jackson分期法

Ⅰ期:肿瘤局限于阴茎头和(或)包皮。

Ⅱ期:肿瘤浸润到阴茎体,无淋巴结或远处转移。

Ⅲ期:肿瘤局限在阴茎体,有腹股沟淋巴结转移、可以切除。

Ⅳ期:肿瘤侵犯临近组织,淋巴结转移不能切除和(或)远处转移。

TNM分期法

原发肿瘤(T)

T_X:原发肿瘤不能评估。

T_0:未发现原发肿瘤。

T_{is}:原位癌。

T_a:非浸润疣状癌。

T_1:表皮下组织浸润。

T_2:海绵体浸润。

T_3:尿道或前列腺浸润。

T_4:侵犯到临近组织。

局部淋巴结(N)

N_X:局部淋巴结不能评估。

N_0:没有侵犯区域淋巴结证据。

N_1:单个表浅腹股沟淋巴结转移。

N_2:多个或双侧表浅腹股沟淋巴结转移。

N_3:深腹股沟或盆腔淋巴结转移。

远处转移(M)

Mx：不能评估远处转移。

Mo：未发现远处转移。

M1：远处转移。

Murrell 及 Williama 分期法

Ⅰ期：肿瘤局限于阴茎,无明显淋巴结转移。

Ⅱ期：肿瘤局限于阴茎,有阳性淋巴结转移。

Ⅲ期：肿瘤局限于阴茎,有不能切除的淋巴结转移。

Ⅳ期：肿瘤扩散,侵犯到会阴及身体远处。

【治疗】

早期行包皮环切术是预防阴茎癌的最有效措施。对于已经继发阴茎癌患者的治疗以手术为主,同时配合放疗和化疗等治疗可提高疗效。

1. 手术治疗

（1）包皮环切　对于仅限于包皮的早期肿瘤,如果没有侵润,可以行包皮环切或局部切除。这类肿瘤一般没有淋巴结转移,手术效果较好,但是术后应当密切随访。

（2）阴茎部分切除　适用于 T1 期或者是Ⅰ期的肿瘤,肿瘤局限于阴茎,没有淋巴结转移。手术切除距离肿瘤至少 2 cm 以上,且断端无淋巴管和静脉癌栓。残留阴茎至少 2 cm 以上,这样可以保留部分性功能和直立排尿的功能。

（3）阴茎全切　适用于浸润型阴茎癌,肿瘤较大,已累及阴茎干的大部分,切除后不能保留有功能的残端。手术时要进行会阴部尿道重建。

（4）Mohs 手术（Mohs micrographic surgery, MMS）　是指在对连续切除的新鲜组织做冰冻切片,从而确保完全切除病变的同时,尽量保留正常的组织。旨在保留足够的阴茎长度,有助于生活质量的提高,尤其适合于肿瘤较大或第二次行阴茎部分切除的患者。

（5）区域淋巴结清扫　阴茎癌转移的主要途径是淋巴系统,主要是腹股沟淋巴结,阴茎癌在切除病灶后,腹股沟淋巴结清扫的手术指征还有一定的争议。但一般认为出现以下情况可能需要淋巴结清扫：① 浸润型阴茎癌 T2、T3 期以上,证实有淋巴结转移或高度怀疑淋巴结转移；② 原发肿瘤切除后，经抗炎治疗仍有淋巴结肿大；③ 非浸润型阴茎癌已证实腹股沟淋巴结转移；④ 原发肿瘤切除后，不能定期随访的；⑤ 有阴茎癌病史，腹股沟又出现淋巴结肿大者。

2. 放射治疗　阴茎癌在术前或术后进行局部放射治疗有一定的效果，其优点是在于保存器官的功能和结构，尤其适用于青年患者。一般用于治疗 T1 期的肿瘤。同时对于晚期已不适合手术的患者，姑息性的放射治疗也有助于控制病变的发展，缓解症状。但是放疗可导致尿道瘘、尿道狭窄以及阴茎水肿、坏死和疼痛，同时鳞状细胞癌对于放疗不是十分敏感，而且复发率较高。因此，放疗作为阴茎癌的首选还是有争议的。

3. 化学治疗　阴茎癌对于化学药物的治疗大多不敏感，故仅适用于已经有区域淋巴结广泛转移或已有远处转移的晚期患者。常用的药物有博来霉素（bleomycin）、顺铂（cisplatin）、甲氨蝶呤（methotrexate）、长春新碱（vincristine）和氟尿嘧啶（fluorouracil）。也有报道认为紫杉醇联合顺铂、氟尿嘧啶对于治疗无法手术和复发转移的患者有一定的效果。

【预防】

对新生儿进行包皮环切可以有效降低阴茎癌的发生率，手术应避免在包皮发炎时进行，止血时避免使用丝线或大面积电灼创面以免异物或组织坏死形成瘢痕。但是对于新生儿施行包皮环切是否妥当目前还有争议，有人认为对新生儿行包皮环切有不利的因素和风险。而且大多数男性在发育后包茎现象可以改善，但如果持续有包茎现象还是需要手术治疗，包皮的局部清洁也很重要，也可降低阴茎癌的发病率。早期的阴茎癌在合并有包茎时很容易漏诊，因为包茎时龟头很难外露，不容易发现肿块。因此，医生的仔细体检就尤为重要。

（王浩飞）

【专家点评】

包茎和阴茎癌的的发生有密切联系，包皮垢和炎症刺激是阴茎癌的重要致病因素，因此对于包茎和包皮过长反复感染的患者建议尽早施行包皮环切手术,对于已经继发阴茎癌的患者,手术切除是最佳的选择,是否行腹股沟淋巴结清扫应根据个人的具体情况,但是明确有腹股沟淋巴结转移应尽早行清扫。化疗和放疗作为辅助治疗还是有一定效果的,特别是对于晚期患者。由于肿瘤早期往往因为包皮的覆盖而难以发现。因此,在怀疑有阴茎癌时应当将包皮充分外翻,如果有粘连可将包皮切开,以便尽早发现病变。

(沈周俊)

5.2 精索静脉曲张并发男性不育

【概述】

精索静脉曲张是指精索蔓状静脉丛因各种原因引起回流不畅或因静脉瓣损坏引起血液倒流而形成局部静脉扩张、迂曲、伸长的病理现象。大多发生在左侧,也可发生在右侧或双侧。轻者无症状,重者引起坠胀不适,有部分患者还伴有睾丸缩小、变软和组织学改变以及精液检查异常。精索静脉曲张被认为是男性不育最常见原因之一。

【临床表现】

精索静脉曲张是一种较为常见的男性疾病,约15%的男性患此症,但是绝大多数患有此症的男性并不存在不育问题。但是在男性不育患者中,35%~40%可能存在精索静脉曲张问题。患者主要表现为站立时阴囊胀大,有沉重及坠胀感,可向下腹或腹股沟反射,行走站立时加重,平卧休息后减轻。局部检查可在阴囊部位看到扩张扭曲的蔓状血管丛,用手触诊时可感觉到曲张的静脉像蚯蚓团状。若平卧后按压静脉团可消失,但站立后又出现。

精索静脉曲张在不育男性中的发病率明显高于无不育男性人群,一般认为前者比正常人群的发病率大3倍,其原因可能有以下几点:

1. 睾丸温度提高　由于曲张的精索蔓状静脉丛包绕睾丸,

在精索静脉曲张患者的精索肌筋膜管退化而使提睾肌舒缩障碍,睾丸周围的静脉血液淤滞,精索内静脉血液的反流,使腹腔内较高温度的血液直灌至睾丸而使睾丸温度调节产生障碍,致使睾丸温度增高。

2. 代谢产物影响　左肾静脉的血液通过左精索内静脉逆流至睾丸,于是肾静脉中含有的来自肾脏和肾上腺的激素物质,例如皮质醇,儿茶酚胺以及毒性代谢产物,例如5-羟色胺和肾脏分泌的前列腺素都会随精索静脉血逆流进睾丸进而抑制睾丸生精功能。

3. CO_2 蓄积　由于精索内静脉反流,静脉压增高,睾丸周围的静脉丛血流淤滞,因此设想这种静脉血的淤滞会引起睾丸新陈代谢改变,而这种改变可能是静脉淤血,二氧化碳的积聚和氧的缺乏以及睾丸局部的pH改变引起。

4. 免疫因素　精索静脉曲张可致睾丸附睾的免疫屏障损害,使精子抗原暴露而致抗精子抗体增高,造成免疫性不育。

5. 睾丸内分泌因素　临床和实验表明精索静脉曲张睾丸组织学研究发现睾丸间质细胞出现增生,但也有报道出现退化,这可能是病变的不同阶段所致。

【诊断】

1. 一般检查　典型的精索静脉曲张局部体征明显,可以看到或触到蚯蚓团块状的曲张静脉,站立时明显,平卧时可消失。不典型的精索静脉曲张可以采用 Valsalvas 法检查,临床上根据检查结果一般将精索静脉曲张分为三级。

Ⅰ级:只有采用 Valsalvas 法检查时,才能摸到扩张的精索蔓状静脉丛。

Ⅱ级:精索静脉曲张可以摸到,但不能看见。

Ⅲ级:通过阴囊皮肤可以见到成团扩张的精索蔓状静脉丛。

亚临床型:阴囊内无扩张蔓状静脉丛,但用阴囊热像仪或 Doppler 超声检查发现有异常者。

2. 超声检查

Ⅰ级:表示精索静脉内血液淤滞,但无自发性静脉反流,在做 Valsalvas 试验时出现明显静脉反流。

Ⅱ级：精索内静脉发生间歇性反流。

Ⅲ级：精索内静脉发生持续性反流。

3. 静脉造影　通过股静脉插管到精索内静脉进行造影，观察精索静脉曲张情况。可分为三级：轻度：造影剂在精索内静脉内反流长度达 5 cm；中度：造影剂反流到 $L_4 \sim L_5$ 水平；重度：造影剂反流到阴囊内。

4. 睾丸检查　精索静脉曲张可导致同侧的睾丸体积缩小，质地变软。

5. 精液检查　精索静脉曲张的精液特点是精子数量减少，精子活动率和活动力下降。

【治疗】

1. 手术治疗

精索静脉高位结扎术：精索内静脉高位结扎术在目前仍是世界各国最常采用的治疗精索静脉曲张的手术方法。前面已经讲到精索静脉曲张发病机制，主要是由于精索内静脉瓣膜发育不全或后天性因素引起瓣膜关闭不全造成血流反流。采用精索内静脉高位结扎可有效地阻止这种反流，而睾丸和附睾的血液可通过精索外静脉及输精管静脉回流，静脉内压下降，阴囊内蔓状静脉丛逐渐萎瘪而恢复正常。通常采用经腹股沟途径和经腹膜后途径作精索内静脉高位结扎。

(1) 经腹股沟精索内静脉高位结扎术　作腹股沟斜切口，在精索表面先切开提睾肌及其筋膜，在内环附近仔细解剖和高位结扎精索内筋膜及其分支，并将结扎的静脉切除约 1.5 cm，然后再将二结扎端重叠结扎，其目的是使精索缩短有提高睾丸的作用，使睾丸的血液循环改善，有报道认为通过显微外科手术的方法，能更好地保护睾丸动脉和淋巴管，不但能减少手术并发症，而且手术效果可能更佳。

(2) 经腹膜后精索内静脉高位结扎术　在髂前上嵴前内侧二横指处作腹壁下斜切口，切口下端达腹股沟内环部，切开腹外斜肌后在距腹内环上约 4 cm 处，钝性分裂腹内斜肌和腹横肌到髂部腹膜外间隙，将腹膜用拉钩向上内侧拉开即可暴露精索血管,将精索静脉阻断。

(3) 腹腔镜手术　腹腔镜精索静脉结扎是近十几年来开展的新技术,该手术损伤小,操作比较简单,并发症较少,术后恢复快,并且可以同时处理两侧血管,特别适合于双侧精索静脉曲张的患者。

(4) 精索静脉栓塞　将导管经股静脉、下腔静脉、肾静脉插至精索静脉内,注入栓塞剂,如硬化剂、明胶海绵颗粒、聚乙烯醇微球或各种金属圈。

据统计,手术治疗后的自然怀孕率一般为30%~40%,可能会出现鞘膜积液、睾丸萎缩、局部不适、精索静脉曲张复发等并发症。怀孕率和并发症与手术方式有一定相关,目前认为,经腹股沟的显微外科手术的效果可能更佳,其术后怀孕率更高,手术并发症更低。但是也有学者认为手术对于精索静脉曲张导致的不育无效。

2. 药物治疗　由于精索静脉曲张不育的发病机制尚未完全阐明,即使前面提到的一些发病机制,目前也无特效的针对生殖病理的治疗药物,由此临床上用的一些药物多是凭经验采用的非特异性药物,如绒促性素、氯米芬、维生素E、维生素C或中药的治疗,但是疗效难以肯定,还有待于进一步的探索。

3. 物理治疗　对于轻微精索静脉曲张,临床症状不严重患者,可采用阴囊托带,局部冷敷的治疗。

虽然对于精索静脉曲张导致的不育,已经从发病原因、机制、病理、临床治疗方法及效果等方面都已进行广泛实验和临床研究,并已取得了一定的结果,但是仍有很多问题未能解决,如为何一部分精索静脉曲张患者,精液质量仍正常并具有生育能力? 为何一些患者手术后精液质量未改善,怀孕率并未提高? 我们相信随着研究的不断深入,最终会解决这些问题。

【预防】

由于只有少数精索静脉曲张的男性可能产生不育问题,因此对于青少年精索静脉曲张是否需要预防性手术还有争议,目前认为对青少年精索静脉曲张没有必要手术,除非其存在患侧睾丸萎缩或内分泌异常,但随访是必要的。另外,值得注意的是要排除肾肿瘤、肾积水等病变梗阻肾静脉所致症状性精索静脉曲张。

(王浩飞)

【专家点评】

精索静脉曲张,特别是左侧在男性中的发病率很高,这和其解剖学有很大关系,但是绝大多数精索静脉曲张的男性能够自然生育,只有少数可造成精液的异常导致不育,其机制还不是十分明确,多数学者认为手术治疗精索静脉曲张导致的不育能取得良好治疗结果,但是从临床研究来看,手术后只有30%～40%的患者能够自然生育,也有的学者认为手术无助于精索静脉曲张导致的不育,因此手术与否,需充分考虑。有关这方面的研究还有待于进一步的深入,对于青少年的精索静脉曲张是否需要手术还有争议,没有证据显示对没有同侧睾丸萎缩和内分泌异常的青少年进行精索静脉曲张治疗有任何益处。

(沈周俊)

参 考 文 献

1. 吴阶平. 吴阶平泌尿外科学. 济南:山东科学技术出版社,2005.

2. 郭应禄,胡礼泉. 男科学. 北京:人民卫生出版社,2004.

3. 王益鑫. 男子不育症诊断与治疗. 上海:上海科学技术文献出版社,1998.

4. Swan MC, Furniss D, Cassell OC. Surgical management of metastatic inguinal lymphadenopathy. BMJ, 2004, 329: 1272-1276.

5. Pietrzak P, Corbishley C, Watkin N. Organ-sparing surgery for invasive penile cancer: early follow-up data. BJU Int, 2004, 94: 1253-1257.

6. Lont AP, Gallee MP, Meinhardt W, et al. Penis conserving treatment for T1 and T2 penile carcinoma: clinical implications of a local recurrence. J Urol, 2006, 176: 575-580.

7. Ornellas AA, Nobrega BL, Wei Kin Chin E, et al. Prognostic factors in invasive squamous cell carcinoma of the penis: analysis of 196

patients treated at the Brazilian National Cancer Institute. J Urol, 2008, 180: 1354-1359.

8. Pizzocaro G, Nicolai N, Milani A. Taxanes in Combination with Cisplatin and Fluorouracil for Advanced Penile Cancer: Preliminary Results. Eur Urol, 2008.

9. Leijte JA, Kerst JM, Bais E, et al. Neoadjuvant chemotherapy in advanced penile carcinoma. Eur Urol, 2007, 52: 488-494.

10. Cubilla AL. The role of pathologic prognostic factors in squamous cell carcinoma of the penis. World J Urol, 2009, 27: 169-177.

11. Cayan S, Shavakhabov S, Kadioglu A. Treatment of palpable varicocele in infertile men: a meta-analysis to define the best technique. J Androl, 2009, 30: 33-40.

12. Cayan S, Woodhouse CR. The treatment of adolescents presenting with a varicocele. BJU Int, 2007, 100: 744-747.

13. Mendez-Gallart R, Bautista-Casasnovas A, Estevez-Martinez E, et al. Laparoscopic Palomo varicocele surgery: lessons learned after 10 years' follow up of 156 consecutive pediatric patients. J Pediatr Urol, 2009, 5: 126-131.

14. Evers JL, Collins JA. Assessment of efficacy of varicocele repair for male subfertility: a systematic review. Lancet, 2003, 361: 1849-1852.

15. Dohle GR. Varicocele is a common abnormality found in 11% of the general male population. Eur Urol, 2006, 50: 349-350.

16. Diamond DA. Adolescent varicocele. Curr Opin Urol, 2007, 17: 263-267.

17. Agarwal A, Deepinder F, Cocuzza M, et al. Efficacy of varicocelectomy in improving semen parameters: new meta-analytical approach. Urology, 2007, 70: 532-538.

6

泌尿系肿瘤并发症

6.1 肾肿瘤并发腔静脉瘤栓

【概述】

肾细胞癌占成人恶性肿瘤的2%～3%,起源于肾实质泌尿小管上皮系统,又称肾腺癌。在成年肾脏占位性病变中,肾癌最常见(85%～90%),其中男性、女性发病率之比为2.5:1。根据文献报道,肾癌侵犯肾静脉的发生率为4%～10%。侵犯的程度往往与肿瘤大小、分级和分期密切相关。静脉侵犯起始于肾内微静脉,然后扩散至肾窦静脉、肾静脉、下腔静脉,直至上行至右心房。右肾癌更容易侵犯下腔静脉。据统计,如果瘤栓侵犯下腔静脉达10%时,肾静脉侵犯发生率高达23%～25%,瘤栓延伸至右心房的发生率为2%～16%。

根据2002年AJCC肾癌的TNM分期,将肾肿瘤并发腔静脉瘤栓归为T3期,具体分为T3b和T3c。T3b是指肉眼见肿瘤侵入肾静脉或肾静脉段分支(含肌层)或膈下下腔静脉。T3c是指肉眼见肿瘤侵入膈上下腔静脉或侵犯腔静脉壁。

肾癌在肾脏原发疾病的发生率为85%,其中肿瘤生长延伸至下腔静脉的发生率为5%～15%。根据Robsin分期法,该期分为Ⅲa期。根据Neves和Zinke的分类法,可以将静脉瘤栓细分为4级:1级肾静脉向下腔静脉延伸1～2 cm;2级瘤栓局限在膈下下腔静脉;3级瘤栓位于膈上上腔静脉但未达右心房;4级瘤栓到达右心房。虽然瘤栓延伸的水平对预后的影响没有明显的差异,但对于手术来说还是非常关键的。

【临床表现】

经典的"肾癌三联征"临床出现率较低,不到15%。并发腔静脉瘤栓的肾肿瘤患者部分表现为下肢水肿、精索静脉曲张等。30%的患者同时伴有转移性症状,如骨痛、骨折、咳嗽、咯血等。

曾有个案报道:肾癌转移至锁骨上淋巴结导致上腔静脉(SVC)综合征。据 Mizuaki Sakura 等学者首先报道肾癌远处转移,通过淋巴途径,侵犯上腔静脉系统,导致上腔静脉综合征。SVC 综合征常见症状为上半身水肿或静脉淤血,常伴呼吸系统症状(如咳嗽、咯血、胸痛及呼吸困难等)。该例患者原发灶附近静脉并未见静脉侵犯,可见淋巴转移灶比原发灶更易转移。

肾癌易侵犯静脉系统,文献报道肾癌的远处转移与中央静脉系统密切相关。Strugnell 等报道 1 例椎骨转移的肾癌患者通过奇静脉系统汇入到上腔静脉,导致 SVC 综合征。Davidson 等报道一例甲状腺转移的肾癌患者,癌肿扩散到颈静脉导致 SVC 综合征。

【诊断】

肾癌的诊断主要依靠影像学检查,确诊则需要依靠病理学检查。推荐的影像学检查:腹部彩色多普勒超声、腹部 CT(平扫和增强)、胸部 X 线片(正、侧位)、MRI。按照传统观点来说,CT 对肾癌及其瘤栓的诊断特别有效。CT 肾血管 CT 成像(CTA)对静脉系统内瘤栓的定位有重要意义。

多层 CT(multidetector computed tomography,MDCT)能相对快速、准确地诊断肾静脉、腔静脉内瘤栓,比较精确估计瘤栓的范围。Ranka 等学者使用 MDCT 检查 31 例侵犯静脉系统的肾癌患者,其中 13 例(42%)侵犯局限在肾静脉内,膈下下腔静脉者 14 例(45%),另有 4 例(13%)侵犯至膈上下腔静脉。共有 27 例患者进行了手术。通过与术中对比,术前 MDCT 诊断的准确率达 93%(25/27)。MDCT 具有更高的分辨率,术前能准确提示瘤栓侵犯的范围及管壁的深度,为手术提供了更多有用的信息。

MRI是非侵袭性的检查,避免使用造影剂,对于肾功能欠佳的患者可作为首选检查。如果MRI有异常发现或有MRI反指征的患者,建议采用静脉造影。对于3级和4级瘤栓的患者,经食管的心超不仅有助于术前诊断,而且对术中指导操作亦有帮助。

【治疗】

无论局部还是进展型肾癌,最有效治愈的方法为根治性手术。静脉侵犯或肾静脉癌栓能完整切除,对预后有着非常重要的影响。

建议对临床分期为T3bN0M0的患者行根治性肾切除术和下腔静脉瘤栓取出术,腔静脉瘤栓取出术死亡率约为9%。对T3cN0M0的患者的处理仍存在争论。部分学者提倡联合心脏外科取出膈上下腔静脉和(或)右心房内瘤栓。也有学者认为手术风险极大,预后差,不能明显改善患者的总生存期。有学者建议采用多靶点药物治疗此期的患者,针对血管内皮生长因子(VEFGF)及受体的多靶点激酶抑制剂(如索拉非尼、舒尼替尼)治疗转移性肾癌的有效率在10%~40%,治疗组中约80%的患者病灶稳定,可以延长无疾病进展时间(PFS),但长期疗效需要进一步随访观察。

对于没有淋巴结或远处转移的Ⅲa期患者来说,其预后非常好,5年存活率为50%~68%;反之,则5年存活率低至10%~17%。

【预防】

早期诊断,早期治疗。对有家族史的患者更应重视。术后密切随访,术后每3个月随访1次,维持2年。第3年每6个月随访1次。以后每年随访1次。随访内容包括:血生化检查(肝、肾功能、碱性磷酸酶)、腹部彩色多普勒超声、腹部CT(平扫和增强)、胸部X线片(正、侧位)等。

(王浩飞)

【专家点评】

对肾癌伴下腔静脉癌栓患者,如术前无淋巴结侵犯和远处转移,肾癌根治术及彻底切除癌栓是最有效的治疗手段,成功的治疗取决于术前准确判断病变范围,制订预防肺栓塞和适宜的手术方案。有远处转移者虽生存率很低,也可根据情况手术,术中或二期切除转移灶,为免疫治疗起到减瘤作用,延长存活时间。目前多靶点药物(如索拉非尼、舒尼替尼)已开始在临床上应用,对于无法手术或者手术风险极大的患者不失为一种治疗选择,其临床疗效还有待于进一步的研究。

(沈周俊)

6.2 膀胱肿瘤并发膀胱直肠瘘

【概述】

膀胱癌到晚期,侵犯直肠后可造成膀胱直肠瘘。特别是发生在膀胱后壁的肿瘤,在穿透整个膀胱壁后,可直接侵犯直肠,造成直肠瘘。可表现为尿液浑浊,气尿,尿中带有粪渣,尿频尿急,大便稀薄,呈水样,同时伴有里急后重。

【临床表现】

膀胱癌并发直肠瘘十分罕见,大多数膀胱直肠瘘是由于肠道、盆腔的病变造成,如克隆病、肠憩室炎、直肠癌等,或是手术损伤所致。其临床表现主要有膀胱癌的症状,如肉眼血尿,尿频、尿急、尿痛等和直肠瘘的症状,如尿液浑浊,反复感染,气尿,尿中带有粪渣。如果肿瘤侵犯输尿管开口,可导致肾积水,甚至是肾功能衰竭。

【诊断】

根据临床表现,通过膀胱镜检查可明确膀胱内病变情况,病理活检可确定是否是泌尿上皮来源,以排除直肠肿瘤导致的膀胱瘘。通过直肠指检一般可在直肠前壁触及肿块。如在静脉肾盂造影,膀胱造影看到膀胱内造影剂外泄,可进一步明确诊断。超声检查可能对疾病的诊断也有一定的帮助。CT检查可以了解肿瘤浸润的情况。

【治疗】

在明确是膀胱肿瘤造成直肠瘘,在患者全身条件许可的情况下,可考虑行全膀胱切除,直肠病灶的处理可根据病变的范围采取不同方式,如一期吻合或是横结肠造瘘。如果肿瘤浸润比较严重,无法切除,可考虑膀胱旷置,单纯行回肠膀胱或是输尿管皮肤造瘘+横结肠造瘘,以改善患者的生活质量,肿瘤局部可行放疗或是化疗。

【预防】

膀胱癌并发直肠瘘一般是膀胱癌的晚期表现,因此尽早发现膀胱肿瘤,可有效预防该并发症的发生。

(王浩飞)

【专家点评】

膀胱癌造成膀胱直肠瘘非常少见,可能是膀胱肿瘤到晚期直接侵犯直肠所致,其临床表现与其他原因造成的膀胱直肠瘘相似。由于直肠瘘的发生是在膀胱肿瘤的晚期,因此往往提示预后不佳。在治疗上应尽可能切除原发病灶,行膀胱全切。如果无法切除原发病灶,则在患者全身情况许可的情况下,应该行尿流改道,以改善生活质量,同时也可对原发病灶进行放疗。

(沈周俊)

6.3 前列腺癌并发病理性骨折

【概述】

前列腺癌患者的骨骼 X 线片、MRI、CT 或全身核素骨扫描(ECT)提示有阳性病灶伴有病理性骨折,并经穿刺活检证实为转移性恶性肿瘤。

【临床表现】

病理性骨折常为转移骨癌的首发症状,患者出现严重疼痛和功能障碍。骨折前患者可全无自觉症状带瘤生存长达几个月或几年。骨转移导致病理性骨折、脊髓压迫及恶性高钙血症(hypercalcemia of malignancy, HCM)等并发症,称为骨相关事件(skeletal-related events, SRE)。前列腺癌的骨相关事件通常需接受放疗和(或)手术治疗,出现骨转移患者的生存时间为12~53个月,并与诊断骨转移时的激素状态有着密切联系,骨转移或骨质疏松导致骨折是前列腺癌患者独立的生存预后指标。

1. 骨痛 约90%以上前列腺癌骨转移患者的首发症状是局部疼痛,腰骶部和臀部是疼痛的好发部位,其次是腿部、颈部、肩部和肋骨处。开始为间歇性疼痛,后变为持续性,每天疼痛程度不一,休息和制动不能减轻症状。骨骼受累的主要表现为广泛的关节疼痛,伴明显压痛,严重时不能起床,不能碰撞,甚至在床上翻身也引起难以忍受的全身性疼痛。轻微外力冲撞可引起多发性病理性骨折,牙齿松动脱落,重者有骨畸形,如胸廓塌陷变窄,椎体变形,骨盆畸形,四肢弯曲和身材变矮。

2. 脊髓压迫症状 前列腺癌脊髓转移压迫症状发生率为1%~10%,表现为腰痛、腿痛、脊髓或马尾神经压迫症状并可出现功能障碍、共济失调等。压迫机制:当肿瘤破出骨皮质进入软组织,会压迫神经根,脊髓受侵犯时有癌性脊膜炎症状出现。成骨性病变导致骨质增生,会引起椎管狭窄。溶骨性病变导致脊椎节段性骨破坏和错位,椎体严重破坏会引起骨折致成角畸形,预后不良。多数肿瘤转移灶在椎体后方浸润和破坏椎弓根并蔓延到硬脊膜外腔压迫脊髓。硬脊膜是阻止肿瘤穿透侵入的有效屏障,故硬脊膜和脊髓内转移极罕见,一旦产生预后极差,转移病灶也很少跨越椎间盘。

3. 高钙血症 是晚期前列腺癌骨转移,骨折后致死原因之一。血钙增高原因有:① 患者极度衰弱,蛋白降低,血中游离钙增高;② 骨折与肿瘤病灶可释放钙离子;③ 骨折后患者长期卧床脱钙;④ 病灶内类甲状旁腺素的分泌升高,引起血钙升高。恶性高血钙症可以有神志淡漠、消沉、烦躁、多疑多虑、失眠、腹痛、顽固性呕吐、极度衰弱、严重脱水、诱发肾衰、心律失常、心力衰竭、偶见幻觉、狂躁甚至昏迷的精神症状。

4. 其他症状 贫血、消瘦、食欲不振、体重下降、发热等是骨转移癌的晚期症状。

【诊断】

对已确诊的前列腺癌患者出现骨骼疼痛、脊椎或肢体变形以及骨折征象,做出前列腺癌并发病理性骨折的诊断并不困难。但有些前列腺隐匿性癌患者的临床征象首先是在骨或淋巴结等脏器出现,所以要明确原发病灶,实验室检查、影像学检查和病理学检查就十分重要。

1. 实验室检查

(1) 前列腺特异性抗原(prostate specific antigen,PSA) PSA 是激肽释放酶基因家族中一员,是男性前列腺上皮及尿道周围腺体产生的一种丝氨酸蛋白酶,是重要的前列腺癌表记物。临床上放射免疫法测定 PSA>4ng/ml 为异常,前列腺癌患者 PSA 增高与前列腺癌转移大致成正比,研究发现 PSA 对新诊断前列腺癌骨转移有预测意义。Kasuda 等总结 1 294 例未经治疗的前列腺癌患者资料后认为,当 PSA<10 ng/ml 时,全身核素骨显像的阳性率为 1.33%;Ishizuba 等分析了 709 例经治疗的前列腺癌患者,发现 PSA<10ng/ml 时,全身核素骨显像的阳性率为 0;Haukaas 等分析了 128 例未经治疗的前列腺癌患者,发现 PSA<10 ng/ml 和 PSA<20 ng/ml 时,全身核素骨显像结果的阴性预测值为 100% 和 94%。虽然从单因素分析来看,PSA≤10 ng/ml,骨转移的可能性明显较低,但值得注意的是,伴有骨转移的患者中约 42% 的患者 PSA ≤10 ng/ml。因此,骨转移的风险和 PSA 值 Gleason 分级及临床分期的综合指数相关。此外,目前发现同时服用 H_2 阻断剂的前列腺癌患者骨转移的风险也增加。病理分级也是骨转移的影响因素之一,对临床分期为 $T_3 \sim T_4$ 且病理分化较差的患者,骨转移的可能性明显增加。

(2) 前列腺源致成骨细胞样细胞有丝分裂因子(prostate derived-mitogen for osteoblast-like cell,Pd - Mobc) 是一类雄性激素依赖性表达的蛋白质,分子量介于 6~24 ku,到目前为止只存在成人前列腺中。由于前列腺癌细胞和成骨细胞之间的这种特殊关系,前列腺癌的骨转移也就成了一种独特的临床现象:Pd - Mobc 直接刺激成骨细胞的无节制增生和功能的无节制扩展,表现在组织学上编织状骨化。因此,Pd-Mobc 水平增高对临床诊断前列腺癌的骨转移有重要参考意义。

(3) 骨保素(osteoprotegeri,OPG) 1997 年,Simonet 等发现一种分泌型糖蛋白 OPG,它是一种可溶性肿瘤坏死因子,能调节骨的吸收,其不但可导致严重的骨质硬化,而且可引起破骨细胞在晚期阶段的分化减少。OPG 除了在骨组织中有较高的表达外,在甲状腺、肺、心脏、肝、肠、肾等组织中均有表达。

Klaus 等的研究认为,血清 OPG 可引起骨转移的扩散,可作为骨转移诊断的标记物,血清升高的 OPG 可能来自成骨性改变的骨转移灶。有研究发现,骨转移灶中的前列腺癌细胞可以表达过量的 OPG,因此这很可能是骨转移的前列腺癌患者血清中 OPG 浓度升高的来源之一。Perkel 等也证实前列腺癌细胞可以激活人类成骨细胞,使其分泌成骨性因子,成骨细胞激活也可引起血清 OPG 的升高。因此,可以认为血清中升高的 OPG 来源于骨转移灶中的前列腺癌细胞和被其激活的成骨细胞。故有人尝试用血清 OPG 来发现早期肿瘤骨转移。Jung 等评价 10 种血清肿瘤骨转移指标,发现前列腺癌伴骨转移患者有 7 种指标比无骨转移患者明显增高,其中以 OPG 的灵敏度最高。

2. X 线平片 常规 X 线平片对骨肿瘤的诊断仍然是首选和重要的影像学检查方法,平片能够提供大体影像图像,以估计肿瘤病变的区域,大小,形态及破坏方式。在 X 线平片上骨转移灶的特点是骨膜反应较其他恶性肿瘤少,有花边状、针状,骨膜反应出现在成骨病灶周围,病理骨折与外伤性骨折的鉴别有时相当困难,主要区别是骨折处的骨皮质是否完整,有否溶骨或囊状破坏缺损,骨折线临近部分的皮质有否虫蚀状破坏。

3. CT CT 扫描对骨肿瘤诊断的优点:① CT 图像能较平片更清楚,更早期的显示肿瘤对骨皮质、骨松质、髓腔等部位的侵蚀破坏。肿瘤对骨皮质破坏所形成的溶骨缺损呈低密度,向髓腔内侵入时形成的较高密度区,以及肿瘤突破皮质形成瘤性软组织肿块等表现;② 能较平片更充分地显示病变的解剖位置,范围及临近肌肉、脏器、血管、神经之间的结构关系;③ 由于密度分辨力高,又可以进行窗宽;窗位的调整时观察肿瘤在骨内侵犯和蔓延的范围及软组织外形轮廓,并应用计算机程序对肿瘤进行大小,CT值的测量和分析。另外,CT扫描对椎管内、外肿瘤的定位有帮助,CT横断面图像清楚地显示椎体后缘、椎弓,椎板的骨质破坏及其向椎管内侵犯的形态。

4. MRI 由于骨皮质缺乏氢离子,在 T_1、T_2 加权像上均呈低信号,与 X 线平片、CT 扫描相比较 MRI 对致密骨有较好的空间分辨力,所以对皮质骨破坏的早期诊断比 X 线平片、CT 扫描更为敏感,而对肿瘤的钙化,骨化骨膜反应等改变的显示,MRI 图像不如平片和 CT。

5. 放射性核素检查 应用^{99m}锝-亚甲基二磷酸盐($^{99m}Tc-MDP$)骨显像剂,可显示前列腺及骨转移病灶。应用单光子发射型计算机断层照相机(SPECT)及双核素示踪和计算机减影技术,得到肿瘤定位图像,最佳显像时间为 96 h,T/NT 值为 6.9,阳性率为 95.7%,最小检出肿瘤直径为 0.5 cm,同时可检出盆腔淋巴结及骨转移灶,并确定其来源,检出率比超声波及 CT 更高。原理:$^{99m}Tc-MDP$ 静脉注射后,血液清除很快,2 h 内约 50% 被骨的主要无机盐成分——羟基磷灰石晶体吸附和未成熟的骨胶原结合,其余大部分经尿滤过排出,因此用核素显像仪(r 相机)显示体内的放射性影像,乃为全身骨影像。$^{99m}Tc-MDP$ 在骨内的聚集量随局部成骨活跃程度和血流量改变,因此正常骨骼的干骺端和扁平骨影像较浓,凡有成骨和修复过程的病变,以及局部充血的骨病变,可由于$^{99m}Tc-MDP$ 聚集量增加而得以显影。总的来说,转移骨癌随血流播散,其分布属随机性,但由于躯干骨(包括胸部各骨、脊柱和骨盆)的血运和面积大于四肢骨和颅骨,成为转移癌的好发部位,其发生率依次为 70%、45%、40%、20% 和 10% 左右。距离原发癌较近的骨骼,转移癌发生率较高,这使得不同区域原发癌转移癌的好发部位略有不同,如肺癌骨转移癌在胸部发生率最高,前列腺癌骨转移癌则在盆腔和脊柱最高。

骨转移的放射性核素扫描影像:① 随机多放射性浓聚灶:转移骨癌多为血行扩散,因而病灶常为多发而随机分布。转移癌破坏骨质,除很少数发展极快者外,多伴有局部修复成骨过程,表现为放射性浓聚。经验表明,90%左右的转移骨癌影像表现为浓集灶形状:以点、球状最常见,较小者属较新鲜的病变,多个球状病变可发展融合成条状或片块状影像;② 放射性减低区:这种表现很少见,除骨坏死外,几乎都是转移癌,由于是溶骨过程占优势,修复不及发展迅速的表现,多见于颅骨和椎体。有时可见四周或两端有放射性增高;③ 单发病灶:肿瘤患者全身骨显像很少呈现单发浓聚灶,仅10%左右,而这些病灶确实为转移者也仅10%~20%,多为良性骨折和退行性变,20%左右原因不明。因此,单发病灶是转移瘤的少见类型,需注意鉴别诊断;④ 超级影像:指除骨影浓而清晰外,软组织放射性(本底)很低,泌尿系不显像的一种图像,示骨显像剂几乎全部被骨摄取,是弥漫性骨转移的一种表现。代谢性骨病也可有这种表现,但同时伴有其他特殊征象。

大多数骨病变的早期有充血和成骨活性增加,故放射性核素检查能及时显示病变,远较常规X线片灵敏,因为局部骨盐密度变化达30%~50%时,X线片才能显示异常。但是当病变处于静止期(如瘢痕形成)则X线片仍可显示,而骨显像则无明显异常。基于上述机制,发生放射性浓聚特性缺乏特异性,所以需要其他特殊的影像检查才能有助于对疾病做出诊断。

6. 超声影像诊断 超声诊断优点是无创、方便、直观、可显示骨皮质病变,显示不同程度的骨破坏以及骨破坏周围形成的软组织肿瘤。能观察软组织有无水肿、坏死、出血、肿瘤及周围组织的浸润情况。彩色多普勒血液显像技术能提供血流动力学信息,观察肿瘤与周围血管的解剖关系。转移骨癌表现复杂多变,它与原发癌没有对应关系,而与骨破坏范围的大小、肿瘤内反应性新生骨成分的多少、纤维化、脂肪变性、出血坏死程度等因素有关。根据肿瘤内反应性新生骨的不同,肿瘤可分为强回声型、低回声型及混合回声型。转移骨癌血运丰富的占65.6%,血运少的约占34.4%。

7. 病理活检 病理学检查可获得组织学诊断,明确病变性质,并可以提示原发病灶。病理标本采集方法有切开活检和穿刺活检。

切开活检:优点是可在直视下切取肿瘤组织,获得正确可靠诊断。但切开活检要慎重,因为手术将破坏肿瘤原有的屏障。另外,手术可能引起血肿,损伤周围神经血管影响肢体功能等。切开活检的切口应沿肢体纵轴进行,要求锐性剥离,直达肿瘤尽量少暴露正常组织,避开大的血管神经束,对骨内肿瘤开窗要小,圆形开窗可减少骨折,避免阴性标本的采取。

穿刺活检:优点创伤小,出血少,不易感染和肿瘤较少扩散污染周围组织。缺点是不容易穿刺到病变部位、切取组织少,对诊断有困难。针吸活检在 CT 指导下进行可提高成功率。

【预防和治疗】

1. 内分泌治疗 对已有骨转移的前列腺癌患者应采用去雄激素治疗。目前有几种去雄激素的方法:① 双侧睾丸切除术(手术去势);② 药物去势:雌激素(DES),黄体生成激素释放激素(LHRH)的类似物;③ 靶细胞中的抗雄激素药物:类固醇类抗雄激素药物和单纯性抗雄激素药物;④ 全阻断雄激素治疗;⑤ 5a-还原酶抑制剂。

(1) 手术去势 是治疗晚期前列腺癌的金标准,患者在主观或客观症状均可得到了改善,且具有起效快,无严重并发症,费用低等优点,副作用是性欲丧失,远期副作用有脸红、骨质疏松、疲劳、肌肉萎缩、贫血和体重增加。

(2) 药物去势 ① 雌激素:一般常用剂量为 $1\sim3$ mg/d。另外有注射合成雌激素(双磷酸已烯雌酚)。根据欧美的研究结果雌激素 1 mg,每天 3 次口服为标准雌激素治疗方案。副作用是对心血管的毒副作用,发生机制尚不清楚,可能是直接影响血液凝固系统和水潴留;② 促性腺激素释放激素激动剂(LH-RHa):其可以刺激垂体释放滤泡激素和 LHRH,虽然自然产生的 LHRH 可以刺激 LH 释放和支持其分泌周期,但超活性合成 LH-RHa 药物刺激可导致抑制 LH 的释放和睾酮的产生,使血浆睾酮水平至趋势水平。剂量:LH-RHa 药物有醋酸布舍瑞林 3.6 mg,醋酸戈舍瑞林 3.6 mg,醋酸亮丙瑞林 3.75 mg,醋酸曲普瑞林 3.75 mg 等,有效作用的时间为 $28\sim30$ 天,注射部位为皮下。LH-RHa 药物副作用与趋势术相同。LH-RHa 药物在治疗开始的 2~3 周是可以刺激 LH 和睾酮的分泌并同时伴有 PAP,PSA 水平的增高,这种生物反跳现象可引起前列腺癌的症状加重,影像学检查出现急性肿瘤进展现象,严重者可出现脊髓压迫症状,甚至死亡。预防方法:在治疗前 1 周加用抗雄激素药物治疗,以防止血睾酮升高。

(3) 靶细胞中雄激素阻断剂 分为单纯性抗雄激素药物和类固醇类抗雄激素药物两类药。理论上,这两类抗雄激素药物主要用于对抗来源于肾上腺的雄激素活性,但这两类药物的药理作用不同。

1) 单纯性抗雄激素药物:福至尔或氟他胺,推荐剂量为 250 mg,每天 3 次。康士的(casoder)50 mg,每天 1 次。这是一种非类固醇结构,并没有任何抗性腺激素的作用,但能够阻断靶器官内雄激素的细胞活动,通过抑制细胞核摄取 DHT,单纯性抗雄激素并不造成血清的睾酮下降,故对保存性功能有一定的作用,该方法对垂体没有负反馈作用,所以可引起 LHRH 与 LH 水平增高最终导致血清的睾酮增加,高血清睾酮可以对抗拮抗剂的阻抑作用,所以不宜单独用来治疗转移性前列腺癌。类固醇抗雄激素药物:能阻断促性腺激素垂体释放,抑制前列腺细胞内 DHT 受体复合物的形成,这些与肾上腺雄激素合成有关,它们不导致血睾酮水平升高,而且还能阻滞靶细胞中的少量雄激素活性。若单独应用疗效可能并不比雌激素好,需要加用小剂量 DES(0.1 mg/d)以维持睾酮的趋势水平。

2) 类固醇类抗雄激素药物:醋酸环丙孕酮(CPA)和甲地孕酮。不能手术的前列腺癌,睾丸切除术后为消除肾上腺皮质雄激素的作用 CPA 每次 2 片,每天 1~2 次(即 100~200 mg)。未行睾丸切除术:每次 2 片,每天 2~3 次(即 200~300 mg)。症状改变或减轻后,不应改变或中断治疗剂量。用促性腺激素释放激素激动剂(LH-RHa)治疗时,为减少男性性激素的初始增加:开始时单用 CPA 每次 2 片,每天 2 次(即 200 mg)5~7 天,继之 50~100 mg/d 的 CPA 与任何一种 LH-RHa 同时使用,可以防止 LH-RHa 药物治疗后出现脸红和骨痛加重的反跳现象。

(4) 全阻断雄激素治疗　即同时阻断睾丸和肾上腺雄激素的一线内分泌药物,其疗效明显好于单一内分泌治疗。最常用治疗方法是去势或 LH-RHa 药物加抗雄激素药物。福至尔或氟他胺剂量 250 mg,每天 3 次。CPA 的剂量每天 150～200 mg,副作用有胃肠道反应、肝损害、阳痿和性欲丧失。

(5) 5a-还原酶抑制剂的应用及其临床治疗效果有待进一步研究。

2. **皮质类固醇**　大约 60% 的晚期前列腺癌可应用皮质类固醇,有四大作用:① 特殊作用:如改善高钙血症、上腔静脉阻塞、初发截瘫、呼吸困难、减轻诱导放疗不良作用、上腔静脉阻塞;② 止痛:减轻颅内高压、神经压迫、脊髓压迫、转移性骨痛。上述两类与皮质类固醇的抗炎作用有关;③ 抗癌作用:有报道应用此类药物治疗后,1/3 前列腺癌患者的肿瘤可产生退化或停止生长一年之久;④ 一般作用:改善食欲,增强体力等。副作用:超敏反应,皮质类固醇肌病、缺血性骨坏死、类固醇假风湿病、感染等。

3. **纠正高血钙症**　纠正高血钙后的患者骨痛症状可缓解或完全消失。二膦酸盐类药物是"破骨细胞阻止剂",可应用于纠正骨转移性肿瘤引起的骨痛和高钙血症,延缓前列腺癌引起病理性骨折的发生。另外,普卡霉素、降钙素以及皮质类固醇也有降血钙的作用,可根据情况选择使用。

4. **放射疗法**

(1) 全身性姑息放射疗法　放疗可有效地缓解疼痛症状,目前美国最常用的方案是分 10 次给予 3 000 cGy。脊髓压迫患者在 MRI 定位下采用病灶上下各一椎体的照射范围。多个硬膜外病变可在一个连续的照射野内治疗,也可以分几个照射野,剂量超过 2 500 cGy71% 的患者可获得良好反应。应该注意在所有的患者中应考虑脊髓对放射性的耐受性。

(2) 半身放射疗法　半身放射疗法适用于多处骨转移,骨性疼痛,其他治疗方法无效的晚期前列腺癌患者。一般的照射剂量 400～1 000 cGy。有报道对多发性伴有症状性的骨转移病灶采用单剂量的半身放射剂量为：上半身 600～800 cGy；中下半身为 800～1 000 cGy。并认为上半身 600 cGy 和下半身 800 cGy 的剂量最为合适,骨痛完全缓解率可达 24%～70%,部分缓解率可达 71%。27% 的患者在 24 h 内疼痛解除,50% 的患者在 48 h 内疼痛缓解,平均症状缓解期为 5～6 个月。由于使用半身放射治疗的患者多生存期较短,50%～67% 的患者死前无症状复发。

(3) 全身放射性核素治疗　50 年前已有报道全身使用放射性核素治疗骨转移。其优点是放射性核素被选择性地吸收进骨转移灶,对正常组织照射少。常用放射性核素有 ^{89}Sr(锶)、^{32}P(磷)、^{186}Re(铼)、^{153}Sm(钐)。其中 ^{89}Sr 是 FDA 唯一批准治疗转移性前列腺癌的放射性核素。^{89}Sr 为纯 β 射线,半衰期 50 天,进入体内主要浓聚在骨转移病灶,^{89}Sr 一旦和转移病灶结合就不易被代谢衰减可停留在该处达 100 多天,它对破骨细胞、成骨细胞反应区发射射线,而对正常骨组织吸收极少。1994 年 Poter 等报道 Trans Canadian 研究结果认为, ^{89}Sr 控制疼痛完全有效率可达 20%,可延长疼痛缓解期,与顺铂联合应用可提高主、客观疗效。1995 年 Robinson 等对 310 例乳腺癌或前列腺癌成骨性转移,并且经其他方法治疗失败的患者进行 ^{89}Sr 治疗,其中 50% 以上骨性疼痛明显缓解,疼痛缓解期可达 3～6 个月,需要时还可以重复治疗。^{89}Sr 治疗的主要副作用是血小板减少,一般用剂量 1.5～2 MBq/kg(3～4 mCi)后有 20%～50% 患者出现血小板计数下降,Smeland 报道白细胞和血小板大多在治疗后 2～4 个月逐渐恢复到正常范围,其血液学改变基本上呈可逆性,血液系统毒性反应温和。其他不利反应有短期骨性疼痛加重,这通常预示有好的反应,疼痛一般出现于治疗后几天或几周内,可能是放射性核素治疗后暂时性炎症反应或病灶内压力改变的结果,经激素治疗可缓解症状。

(4) 预防性内固定　转移骨癌如骨破坏范围大,骨的强度就会明显下降,其抗剪式应力和抗扭矩力也减弱,因此早期发现骨破坏,选择合适的时机进行预防病理骨折的治疗,使患者免受骨折之苦十分重要。预防性内固定的指征：① X 线平片

50%骨质被破坏;② 股骨近端病变超过2.5 cm;③ 股骨小粗隆有病理撕脱骨折者;④ 放疗后仍有应力性持续性疼痛者。

预防性内固定原则:① 任何操作都应防止骨折发生;② 为了不破坏外骨膜的血运,尽力减少对骨周围软组织的损伤;③ 骨骼破坏不大者,可用闭合性髓内针技术。破坏广泛者应切开清除肿瘤,填充骨水泥和应用内固定;④ 对肿瘤应尽力进行大块切除;⑤ 血运丰富者术前可行动脉栓塞治疗。

5. 手术治疗

(1) 上下肢病理骨折的治疗 大约有10%的转移骨癌患者会发生病理骨折,主要在下肢,股骨占61%,而粗隆部要占其中80%,但前列腺癌骨转移造成四肢骨折少见。前列腺癌的骨相关事件通常需接受放疗和(或)手术治疗,出现骨转移患者的生存时间12~53个月,并与诊断骨转移时的激素状态有着密切联系,骨转移或骨质疏松导致的骨折是前列腺癌患者独立的生存预后指标。故对病理骨折主张积极手术治疗,内固定治疗可以改善预后,延长寿命。只要能耐受手术,并且预计术后能成活2个月以上者可考虑手术。前列腺癌患者出现骨转移后经过治疗通常还可活12个月,有效的固定可以止痛安定情绪,便于护理,早期活动和进行其他治疗,可预防其他并发症。骨水泥的应用为骨转移的外科治疗扩大了指征,它具有填充不规则空腔和立即承重的优点,尤其是对粗隆部骨折的治疗可以填充内侧皮质缺损,修复内侧压力骨小梁,减少内翻倾向,同时用金属内固定物可以恢复张力骨小梁的作用,并克服旋转距力。

病理骨折较正常骨折愈合困难,其愈合好坏决定以下因素:① 若术者在去除肿瘤时不破坏骨膜,注意保存骨折周围软组织血运,采用金属固定和骨水泥填充使骨折有良好内固定,愈合力可大大提高;② 骨水泥影响愈合是有限的,骨内膜血运可以通过骨膜的纤维层长入,骨外膜完好者愈合过程不受影响,骨水泥可刺激骨愈合;③ 肿瘤的侵袭性生物学行为影响骨折愈合,生长缓慢者愈合率高;④ 术前术后放疗与化疗影响骨折愈合,尤其是化疗。植骨的愈合也受上述影响,放疗后6个月多出现病理骨折,术后不再放疗者可以植自体骨,提高愈合率。

(2) 骨盆转移癌的治疗 对晚期骨盆病理骨折仅做对症治疗即可。髋臼周围和骶髂关节的病变保守治疗无效时,应进行外科治疗。手术目的是获得长时间的疼痛缓解,力求恢复和维持髋关节的正常关系和稳定性,有较好的活动度,可负重走路,双下肢等长无明显跛行等。由于手术复杂,时间长,出血多,危险大,所以术后成活时间应能超过 1 年者才考虑进行手术。

(3) 脊柱转移瘤的治疗 前列腺癌多转移到腰骶椎,当患者出现截瘫或四肢瘫痪,一般在 2 个月内死亡。如经有效治疗,修复神经,患者可望成活 1 年以上。对骨性压迫脊髓或马尾的治疗是姑息性的,只是缓解症状,保存或恢复行动和膀胱功能是治疗成功的标志。大多数病例可行放疗与内分泌治疗,手术治疗应采取谨慎态度,对那些截瘫或进展迅速的严重神经损伤患者可采取外科减压术。Patchell 等于 2005 年发表在欧洲《柳叶刀》杂志的一项多中心Ⅲ期临床试验,将入组的 101 例伴脊髓压迫症的转移性肿瘤患者随机分组后,分别给予单一放疗(总剂量 30 Gy,10 天内分 10 次给予)或行肿瘤切除后给予相同剂量的外放射治疗。分析结果显示患者经联合治疗后神经功能好转较为显著,所有接受手术与放疗联合治疗的患者中约 84% 于治疗完成后可保留行走功能,手术适应证包括出现椎间盘、骨片压迫,最大剂量放疗后复发,放疗不敏感以及出现神经压迫症状者。手术方法有:① 前路减压固定术;② 后路减压固定术;③ 前侧路减压固定术;④ 前后侧路联合固定术。解除疼痛是治疗的主要目的,皮质类固醇能减轻神经症状,通常应用地塞米松 10 mg 静脉注入,继之每 6 h 口服 4 mg。

【病例介绍】

男性患者,77 岁,8 个月前出现反复腰痛,伴下肢皮肤麻木和轻度肌无力,大小便困难,症状呈进行性加剧,入院当天突然下肢肌无力,行走不稳及腰痛加剧。外院 MRI 摄片提示"腰椎$_{2\sim3}$有椎体破坏的异常信号,诊断腰椎转移性癌。查血 PSA>100ng/ml,B 超报告前列腺 41 mm×39 mm×30 mm,前列腺包膜完整,形态饱满,内部回声分布欠均匀。放射性核素骨扫描提示 $L_{1\sim3}$,片块状浓集灶。入院肛检:肛口松弛,前列腺大小正常,中央沟消失,质韧,未及结节。前列腺穿刺活检病理报告为前列腺腺癌,Gleason Score=6分。经药物趋势,口服氟他胺、地塞米松和放射性核素治疗后腰痛症状缓解,下肢皮肤麻木减轻,可下床行走。但2个月后患者腰痛症状复发,又出现行走不稳,查血PSA37.58 ng/ml,再次入院给予双睾切除和腰椎后路减压固定术,术后给予放疗,患者疼痛症状消失并成活了13个月。

(王名伟)

【专家点评】

前列腺癌的发病率在不断增加,但目前临床上发现相当大数量患者为晚期前列腺癌,当PSA>50ng/ml时大部分前列腺癌伴有骨转移,由于前列腺癌骨转移主要是成骨性转移,因而发生骨折相应少些。但不能忽视找老年男性病理性骨折的病因,曾遇1位肋骨和四肢骨多次发生骨折的老年男性盲人,在数家医院诊断骨折为低钙所致,长期补钙,但骨折仍然继续发生,最后通过PSA检测,肛门指检和前列腺穿刺活检确诊为前列腺癌,给予内分泌治疗而症状缓解。当前列腺癌伴有负重部位下肢病理性骨折,如预期术后寿命大于2个月者,骨盆骨折术后预期寿命大于1年者,必须请骨科医生会诊,行外科固定术,有利于控制疼痛和促进愈合,提高前列腺癌患者生活质量。

(刘定益)

参 考 文 献

1. Glazer AA, Novick AC. Long-term follow up after surgical treatment for renal cell carcinoma extending into the right atrium. J Urol, 1996, 155: 448-450.

2. Ficarra V, Righetti R, Damico A, et al. Renal vein and vena cava involvement does not affect prognosis in patients with renal cell carcinoma. Oncology, 2001, 61: 10-15.

3. Bissada NK, Yakout HH, Babanouri A, et al. Long-term experience with management of renal cell carcinoma involving the

inferior vena cava. Urology, 2003, 61: 89-92.

4. Russo P. Renal cell carcinoma: presentation, staging and surgical treatment. Semin Oncol, 2000, 27: 160-176.

5. Montie JE, El Ammar R, Pontes JE, et al. Renal cell carcinoma with inferior vena cava tumor thrombi. Surg Gynecol Obstet, 1991, 173: 107-115.

6. Neves RJ, Zincke H. Surgical treatment of renal cancer with vena cava extension. Br J Urol, 1987, 59: 390-395.

7. Hatcher PA, Anderson EE, Paulson DF, et al. Surgical management and prognosis of renal cell carcinoma invading the vena cava. J Urol 1991, 145: 20-24.

8. Delahaunt B, Eble JN, McCredie MR, et al. Morphologic typing of papillary renal cell carcinoma: comparison of growth kinetics and patient survival ini 66 cases. Hum Pathol, 2001, 32: 590-595.

9. Mizuaki Sakura, Toshihiko Tsujii, Akimasa Yamauchi. Superior vena cava syndrome caused by supraclavicular lymph node metastasis of renal cell carcinoma. Int J Clin Oncol, 2007, 12: 382-384.

10. Davidson BD, Mammen L, Ritchie J, et al. Descending tumor thrombus from renal cell carcinoma metastases with SVC syndrome. Cardiovasc Intervent Radiol, 2006, 29: 687-690.

11. Johnson CD, Dunnick NR, Cohan RH, et al. Renal adenocarcinoma: CT staging of 100 tumors. AJR, 1987, 148: 59-63.

12. Ranka Stern Padovan, Drazen Perkov, Ranko Smiljanic, et al. Venous spread of renal cell carcinoma: MDCT. Abdom Imaging, 2007, 32: 530-537.

13. Sheth S, Scatarige JC, Horton KM, et al. Current concepts in the diagnosis and management of renal cell carcinoma: role of multidetector CT and three-dimensional CT. Radiographics, 2001, 21: 237-254.

14. Kodama K, Mizuno T, Imahori T, et al. Concurrent diagnosis of urothelial carcinoma and squamous cell carcinoma of the bladder in a patient with a vesicorectal fistula from invasive rectal cancer. Int J Urol, 2006, 13: 296-298.

15. Kirsh GM, Hampel N, Shuck JM, et al. Diagnosis and management of vesicoenteric fistulas. *Surg. Gynecol. Obstet.* 1991, 173: 91-97.

16. Dulay AT, Schwartz N, Laser A, et al. Two-and 3-dimensional sonographic diagnosis of a vesicorectal fistula in cloacal dysgenesis sequence. J Ultrasound Med, 2006, 25: 1489-1494.

17. Yoshinaga A, Hayashi T, Ishii N, et al. [Vesicorectal fistula caused by pelvic metastasis of penile cancer: a case report]. Hinyokika Kiyo, 2005, 51: 53-55.

18. Porter AT, Venner PM. The role of cytoreduction prior to definitive radiotherapy in locally advanced prostate cancer. Prog Clin Biol Res, 1990, 359: 231-239.

19. Porter AT, Forman JD. The role of radiotherapy in the management of locally advanced prostate cancer. Urology, 1994, 44 (suppl): 43-46.

20. Robins RG, Preston DF, Schiefelbein M, et al. Strontium 89 therapy for the palliation of pain due to osseous metastases. JAMA 1995, 274: 420-422.

21. Porter AT, Vaishampayan N. Strontium-89 in metastatic prostate cancer. Urology Symposium 1994, 44: 75-80.

22. Rudoni M, Antonini G, Favro M, et al. The clinical value of prostate-specific antigen and bone scintigraphy in the staging of patients with newly diagnosed, pathologically proven prostate cancer. Eur J Nucl Med 1995, 22: 207-211.

23. Fitzpatrick PJ, Rider WD. Halfbody radiotherapy. Int J Radiat Oncol Biol Phys, 1976, 37: 1485.

24. Walsh D, Avashia J. Glucocorticoids in clinical oncolpgy. Cleveland Clinic Journal of Medicines, 1992, 59: 505-515.

25. Tannock J, Gospodarowicz M, Meakin W, et al. Treatment of metastatic cancer with low-dose prednisolone: evaluation of pain and guilty of life as pragmatic indices of respose. Journal of Clinical Oncology, 1989, 17: 590-597.

26. Firooznia H, Colimbu C, Rafi M, et al. Computed tomography of spinal chordomas. J Comput Tomogr, 1986,

10: 45-50.

27. Morinaga T, Nakagawa N, Yasuda H, et al. Cloning and characterization of the gene encoding human osteoprotegerin/osteoclastogenesis inhibitory factor. Eur J Biochem 1998, 254:685.

28. Klans J, Carsten S, Axel S, et al. Serum osteoprotegerin and receptor activator of nuclear factor-KB ligand as indicators of disturbed osteoclastogenesis in patients with prostate cancer. J Uml, 2003, 170: 2302-2305.

29. Brown JM, Corey E, Lee ZD, et al. Osteoprotegerin and osteoclast differentiation factor expression in prostate cancer. Urology, 2001, 57: 611-616.

30. Perkel VS, Mohan S, Herring SJ, et al. A human prostatic cancer cells, PC3, elaborate mitogenic activity which selectively stimulates human bone cells. Cancer Res, 1990, 50: 6902-6907.

31. Jung K, Lein M, Stephan C, et al. Comparison of 10 serum bone turnover markers in prostate carcinorma patients with bone metastatic spread: diagnostic and prognostic implications. Int J Cancer, 2004, 111(5): 783-791.

32. Kosuda S, Yoshimura I, Aizawa T, et al. Can initialprostate specific antigen determinations eliminate the need for bone scans in patients with newly diagnosed prostate carcinoma [J]. Cancer, 2002, 94: 964-972.

33. Ishizuka O, Tanabe T, Nakayama T, et al. Prostate-specific-antigen, gleason sun and clinical T stage for predicting the need for radionuclide bone scan for prostate cancer patients in Japan [J]. Int J Urology, 2005, 12: 728-732.

34. Haukaas S, Roervik J, Halvorsen O J, et al. When is bone scintigraphy necessary in the assessment of newly diagnosed, untreated prostate cancer [J]. Br J Urology, 1997, 79: 770-776.

35. Smeland S, Erikstein B, Aas M, et al. Role of Strontiumr-89 as adjuvant to palliative external beam radiotherapy is questionable: results of a doubleblind randomized study. Int J Radiat Oncol Biol Phys, 2003, 56 (5): 1397-1404.

36. Johnson JR, Williams G, Pazdur R. End points and United

States Food and Drug Administration approval of oncology drugs[J]. J Clin Oncol. 2003, 21 (7): 1404-1411.

37. Coleman RE. Metastatic bone disease: clinical features, pathophysiology and treatment strategies [J]. Cancer Treat Rev, 2001, 27: 165-176.

38. Weinfurt KP, Li Y, Castel LD, et al. The significance of skeletal-related events for the health-related quality of life of patients with metastatic prostate cancer [J]. Ann Oncol. 2005, 16 (4): 579-584. Epub 2005 Feb 25.

39. OefeleinMG, Ricchiuti V, Conrad W, et al. Skeletal fractures negatively correlate with overall survival in men with prostatecancer [J]. J Urol. 2002, 168 (3): 1005-1007.

40. Salonia A, Gallina A, Camerota TC, et al. Bone metastases are infrequent in patients with newly diagnosed prostate cancer: Analysis of their clinical and pathologic features [J]. Urology, 2006, 68: 362-366.

41. Bruwer G, Heyns CF, and Allen FJ. Influence of local tumourstage and grade on reliability of serum prostate-specific antigen in predicting skeletal metastases in patients with adenocarcinoma of the prostate [J]. EurUrol, 1999, 35: 223-227.

42. Patchell RA, Tibbs PA, Regine WF, et al. Direct decompressive surgical resection in the treatment of spinal cord compression caused by metastatic cancer: a randomized trial [J]. Lancet, 2005, 366: 643-648.

43. 谢志宏. 前列腺癌的诊断与分期. 前列腺外科. 北京: 人民卫生出版社 2001, 353-355; 326-329.

44. 邵强. 前列腺癌的药物治疗. 前列腺外科. 北京: 人民卫生出版社, 2001, 363-367.

45. 上海第一医学院. X线诊断学编写组. X线诊断学. 上海: 上海科学技术出版社, 1983, 528-563.

46. 康莱, 等译. 体部CT. 武汉: 湖北科学技术出版社, 1990, 379-403.

47. 杨广夫. 磁共振诊断学. 西安: 陕西科学技术出版社, 1991, 1-37.

48. 徐万鹏.骨转移瘤的诊断与治疗.香港：长城文化出版公司，1992,15-21.

49. 潘中允.现代核医学诊疗手册.北京：北京医科大学中国协和医科大学出版社,1995,7-9.

7

肾上腺手术并发症

7.1 无功能肾上腺肿瘤手术并发症

【概述】

无功能肾上腺肿瘤(nonfunctional adrenal tumor)指无内分泌生化检查异常且无相应的内分泌功能紊乱的症状及体征的肾上腺肿瘤,但可以有某些与肿瘤增大或出血、坏死有关的非特异性症状如腰痛、食欲不振、消瘦、发热等。大部分肿瘤呈良性改变,极少部分为恶性。

对于无功能肾上腺肿瘤的手术指征,一般认为大于 3 cm 需要手术切除,小于 3 cm 的良性肿瘤可以进行随访。

随着腹腔镜技术的发展,许多无功能肾上腺肿瘤都能在腹腔镜下进行手术。本节除阐述无功能肾上腺肿瘤切除的常见并发症之外,还包括了腹腔镜下手术切除肿瘤的并发症。

【临床表现和处理】

(一) 开放性手术

1. 出血　肾上腺血供丰富,供血有多个来源,尤其是巨大的或者恶性的肿瘤,其供应的血管往往是怒张的,因此手术视野的暴露必须清晰,手术切口足够大,充分暴露能使血管损伤降至最小。游离肾上腺以及肿块时动作必须轻柔,尽量能够直视下暴露供应血管。一旦出血,先吸尽创面的血液,再用无损伤线缝合止血。应避免盲目钳夹,否则会导致严重的大出血。右侧肾上腺,由于中央静脉直接汇入下腔静脉,手术时在处理中央静脉进入腔静脉深处时很容易损伤腔静脉和中央静脉,造成破裂出血,因此应该在此处先暴露腔静脉,再处理中央静脉。万一腔静脉损伤,应先置 Satinsky 钳,或让助手用 2 把海绵钳在血管破口处上下方压迫腔静脉控制出血,术者用组织钳夹起裂口边缘,然后用血管缝线连续缝合。在分离左侧肾上腺腺体下缘时,小心勿损伤肾血管。在摘除肿瘤后,低血压的情况下可能未发现出血点,而术后血压回升,可引起继发性出血,故必须待血压回升后再复查创面,根据情况使用电凝器、金属夹和不吸收缝线结扎等方法止血。如无出血再关闭切口。

2. 胸膜、腹膜损伤　肾上腺手术时进入胸腔、腹腔不会引起严重的并发症,有时还必须打开胸腔或腹腔才能获得更好的显露。但意外进入胸腹腔时,必须及时发现并进行适当处理,以免出现术后并发症。腹膜修补一般应使用可吸收丝线缝合。修补胸膜前应插入一细导尿管缝合胸膜,在缝最后一针时鼓肺,同时通过导尿管抽出胸腔内气体,再打结并拔出导尿管。一般不需放置胸腔引流管。术后通过胸片了解肺复胀的情况,若胸腔内残存气体较多,肺膨胀不全,需行胸腔穿刺抽气,如出现张力性气胸,则需作胸腔闭式引流。所以进行腰部径路时,推移胸膜是关键,用力不当或者未紧贴肋骨,容易引起胸膜损伤,还有切口牵拉不当,用力不均,也可造成胸膜损伤。如果适当保留少部分的肋间内肌,只要将腰肋韧带切断,就容易推开胸膜了。

3. 内脏损伤　在摘除巨大无功能肾上腺肿瘤尤其是怀疑恶性时,还有损伤邻近脏器的可能。

右侧肾上腺肿瘤手术时,拉钩过分牵拉可致肝裂伤,需用细的可吸收线缝合,创面用生物胶水喷洒。若术中十二指肠损伤未发现,将导致十二指肠瘘,可引起严重后果,需长期鼻胃管吸引和胃肠外营养。

左侧肾上腺肿瘤手术时,可发生脾和胰腺损伤。胰腺有时较难识别,尤其是胰尾比较大且位于脾脏下方,在分离时可能被损伤。继发性的局部创伤,腺体的剥离,这会导致术后严重的外伤性胰腺炎或胰腺假性囊肿形成。脾质地较脆,放置拉钩或牵拉时,非常容易引起脾损伤。如果其发生损伤后,可根据损伤程度行脾修补术或脾切除术。

4. 肾上腺皮质功能不足　肾上腺皮质功能不足可分为急性和慢性两类。急性肾上腺皮质功能不足一般发生于术后24～72 h内,可因感染或其他术后并发症而诱发。典型症状包括发热、恶心、呕吐、腹泻、腹痛,继而出现脱水和低血压,进一步发展可出现明显的倦怠、虚弱和休克。

实验室检查可发现血钠逐渐降低,血钾升高,并有轻度酸中毒。可有血尿素氮、肌酐升高,血糖降低。

发生于肾上腺切除手术多天以后,出现类固醇撤退综合征的症候群,表现为虚弱、头痛、发热、抑郁、恶心、呕吐、腹泻、肌痛、关节痛及皮肤脱屑等。病因尚不清楚,但与术后激素减量过快有关,前列腺素可能起某种作用,增加激素的用量后可缓解症状。

慢性肾上腺皮质功能不足主要见于双侧肾上腺切除术后或皮质腺瘤行一侧肾上腺切除术后,由于残余的腺体因缺血而致功能受损或萎缩。虽然大部分病例无症状,但其皮质的储备功能很弱,一旦在应激情况下即出现急性肾上腺皮质功能不足的表现。即患者易疲倦、表情淡漠、纳差、皮肤脱屑、瘙痒及皮炎,甚至可出现Addison病样色素沉着,血及尿中皮质醇测定显示在正常水平以下。

在术后头几天内以及以后激素减量过程中若出现急性肾上腺皮质功能不足的征象时,应及时处理。处理方法如下:

(1) 补充皮质激素　氢化可的松 100～200 mg 加入 5%葡萄糖盐水 500 ml 中静脉滴注。

(2) 纠正电解质紊乱　静脉滴注盐水或增加钠的摄入,可用 5%葡萄糖盐水 2 500～3 000 ml 静脉滴注。

(3) 纠正低血压　可于 5%葡萄糖 500 ml 中加入去甲肾上腺素 4～5 mg,静脉滴注。

(4) 改善脱水　如虚脱严重,脱水失盐明显,在补充激素和输液的同时,可输全血或血浆。

(二) 腹腔镜手术

腹腔镜手术由于其创伤小,术中、术后并发症的发生率较

7 肾上腺手术并发症

低,术后患者恢复较快。目前腹腔镜下肾上腺切除术逐渐取代开放性肾上腺切除术,成为治疗大小不超过 6~8 cm 肿瘤的首选手术方式。腹腔镜下肾上腺切除术的并发症可以发生在手术操作的许多时间点上。打开手术空间和剥离可能是手术并发症的根源,但一些显著的并发症只在术中瞬间发生,例如出血和肠管损伤。此外,每一种径路和每一个手术面都有各自的相关并发症。

1. 神经、肌肉损伤　腹腔镜肾上腺手术时多采取侧卧位,并抬高腰桥,应注意如长时间过伸位可造成腰部肌肉或坐骨神经牵拉损伤,患者术后出现腰痛、下肢麻木、疼痛及运动障碍;上肢长时间过伸位可造成尺神经损伤,术后出现尺神经支配区域麻木、疼痛或运动障碍。

2. 后腹腔镜手术时腹膜破损　经腹膜后径路行腹腔镜肾上腺手术时,如损伤腹膜造成腹膜破损,会使 CO_2 进入腹腔内,腹膜膨胀向腹膜后腔膨隆,使得后腹膜本来不大的操作间隙更加狭小,增加手术难度。此时常需增加 1 支腹腔镜套管,用腹腔镜拉钩或其他腹腔镜器械推开腹膜帮助显露,保证手术的进行。腹膜破损处还要注意检查有无腹腔内脏器的损伤,尤其是电凝或电切操作时造成的损伤更要仔细检查。预防腹膜破损的措施包括术中要清楚了解腹膜的解剖位置,切开 Gerota 筋膜时应靠近腰大肌;腋前线腹腔镜套管穿刺时应先推开腹膜返折线,以避免损伤腹膜。

3. 实质脏器的损伤　腹腔镜手术中可以发生肝脏、脾脏、胰腺、肾脏和膈肌的损伤。主要见于在行肾上腺手术时牵拉暴露造成的误伤,术中需要推开肝脏或脾脏帮助显露时,应使用腹腔镜牵开器,使力量均匀分布作用于质地脆弱的肝脏或脾脏,不宜使用普通腹腔镜手术器械,以免较细的器械作用于肝脏或脾脏某一点,造成脏器损伤出血。需要较长时间牵开肝脏或脾脏时,可用生理盐水浸湿的纱布块垫在腹腔镜牵开器与肝脏、脾脏之间,以避免损伤。术中发现膈肌损伤应注意有无气胸或纵隔气肿。膈肌的破损可试行腹腔镜下修补术或开腹手术。术中发现胰腺损伤时,应改行开放手术处理。肾脏的损伤视其损伤的程度,可试行腹腔镜下修补术,出血较多或腹腔镜下处理有困难时,应果断行开放手术。

4. **血管损伤** 血管的损伤多发生于开展腹腔镜手术的初期,也发生于进行较大、较复杂手术时。① 下腔静脉损伤:右肾上腺手术中最严重的并发症是下腔静脉损伤出血。由于右肾上腺中央静脉很短,并直接汇入下腔静脉侧后壁,术中游离肾上腺、分离中央静脉及牵引下腔静脉时,均可能撕破或撕断肾上腺中央静脉或损伤下腔静脉。当发生中央静脉出血时,如不能迅速控制出血,则会因出血造成手术视野不清,在血泊中盲目使用电凝和钛夹止血难以奏效,此种情况下试图用腹腔镜进行止血并继续完成手术是危险的,应立即用纱布压迫出血部位,果断地中转开放手术止血;② 肾血管损伤:左肾上腺下极有时可接近肾门血管,切除肾上腺下极肿瘤或行左肾上腺全切时应注意避免损伤左肾血管;③ 脾或胰腺血管损伤:当左侧肾上腺肿瘤较大时,游离范围较大,手术涉及到胰腺上缘后方,此时需注意避免损伤脾或胰腺血管。大血管损伤常引起失血性休克,处理不及时容易导致死亡,腹腔镜手术过程中一旦发生大血管的损伤,往往需要立即中转开放手术止血。对腹腔镜手术中难以控制的出血也应及时中转开放手术,因在出血的情况下,腹腔镜视野往往不清楚,盲目止血会增加腹腔镜下脏器损伤的危险。某些静脉损伤在气腹压力下仅表现为轻微出血,而当腹压降低后出血会更明显,因此,当手术结束时,将气腹压力降低后再仔细检查所有手术部位,避免腹壁血管损伤。术后应常规放置引流管,以便严密观察出血情况。术后延迟出血经过输血、补液等保守治疗无效时也应及时果断行开腹手术止血。

5. **胃肠道损伤** 在游离结肠、十二指肠以及牵拉胃大弯时,注意不可粗暴地钳夹肠管或用力撕扯,避免损伤造成胃肠破裂。在行腹膜后腹腔镜手术时,发生腹膜破损时应注意检查有无腹腔、胃肠道的损伤;遇到出血视野不清时,切忌不能盲目电凝止血,以免损伤肠管。一旦发生胃肠道损伤,应严格按照胃肠道外科手术的原则及时处理。术中发现小的、表浅的烧灼伤可密切观察保守治疗。多数肠道烧灼伤在术中很难发现,一般在术后3～7天会出现腹痛、恶心、低热和白细胞增多,腹部平片可显示肠管胀气或麻痹性梗阻,腹腔镜手术后胃肠道损伤常发生在进入手术视野的径路中,或肾上腺区暴露过程中,也可发生在腺体剥离过程中。

【预防】

术前充分了解肾上腺肿瘤的内分泌功能,排除亚临床性原发性醛固酮增多症、库欣综合征和静止性嗜铬细胞瘤,同时需要鉴别肿瘤的良、恶性,排除转移性肿瘤。CT、MRI等影像学检查对于估计肿瘤的邻近器官关系、选择手术径路和术中器械,以及术者的匹配是非常关键的。以上这些措施对预防术中出血、血管损伤、内脏损伤以及其他并发症是非常有益的。

在行双侧无功能肾上腺肿瘤切除时,为预防肾上腺皮质功能不足,病人必须在术前、术中及术后使用皮质激素。用药的具体方案各医院不尽相同。一般于术前静脉给予100～200 mg氢化可的松,术后24～48 h每间隔4～6 h给予氢化可的松100 mg,以后逐渐减量,直至能改用口服剂量维持,一般是在术后5～7天内。也可连续静脉输注氢化可的松,10 mg/h,从手术开始时输注,持续至术后24 h,以后逐渐减量,至术后36～48 h再改用肌内注射或口服给药的方法。然后再逐步减量至维持剂量。

(孙福康)

【专家点评】

无功能性肾上腺肿瘤手术的并发症除考虑到常规肾上腺肿瘤的并发症外,还要注意其特殊性。所谓的"无功能性腺瘤",其实其中一部分为隐匿性,可能为亚临床的肾上腺皮质功能性肿瘤,所以术中及术后注意是否有肾上腺皮质功能不足的表现。对无功能性肾上腺肿瘤,不能忽视可能存在的功能性变化。

(吴瑜璇)

7.2 原发性醛固酮增多症手术并发症

【概述】

原发性醛固酮增多症的典型表现为高血压、醛固酮水平升高、肾素水平降低、低血钾及代谢性碱中毒。原发性醛固酮增多症包括特发性醛固酮增多症、皮质腺瘤、单侧结节样增生、糖皮质激素依赖型以及皮质癌等亚型。其中肾上腺皮质腺瘤和原发性单侧增生手术效果最好。

【临床表现和诊断】

1. 高血压 摘除醛固酮瘤通常发生选择性低醛固酮症,即醛固酮分泌降低,对低钠、血管紧张素或外源性促皮质激素的刺激无反应。术前螺内酯治疗可增加血浆肾素活性至正常水平或正常。尽管如此,加上术后血浆肾素活性升高,仍有选择性低醛固酮症发生。推测其原因可能是螺内酯除了在醛固酮受体部位的拮抗作用外,它可抑制肾上腺产生醛固酮。原发性醛固酮增多症患者长期的高血压,导致了血管不可逆性的改变,加上麻醉作用消失,疼痛的刺激,术后 2 天内可以出现很高的血压。

2. 低血钾 术后一般不会出现低血钾,即使病理提示肾上腺皮质结节样增生,血压控制不理想,出现低血钾的机会也不多。如果出现低血钾,要警惕:① 单侧双腺瘤,尚有腺瘤残留;② 结节样增生,只是切除部分结节;③ 腺瘤未暴露,只是切除了部分肾上腺组织。

3. 其他并发症 见无功能肾上腺肿瘤。

【治疗】

1. 高血压 术后血压较正常稍高,一般不需要进行抗高血压治疗,如果血压很高,一定要及时治疗,必要时静脉微泵使用降压药物,否则可能招致严重创面渗血。

2. 低血钾 ① 经过 B 超、CT 等辅助手段,证实手术切除不全,或未切除的,需再次手术;② 术后补钾,但应谨慎,经常复查血清电解质。如出现高钾血症,可采用氢化可的松或胰岛素治疗,直到醛固酮的分泌恢复正常,醛固酮分泌异常可持续至术后3个月,6~12个月可完全恢复。

【预防】

1. 高血压　术前常规使用螺内酯作为准备,剂量100~400 mg,每天2~4次。术后即进行血压监护,及时发现高血压状态。

2. 低血钾　手术中充分游离肾上腺及肿块,完整切除整个肾上腺,是防止肿瘤或结节残留的关键,也是防止低血钾的关键。

(孙福康)

【专家点评】

原发性醛固酮增多症的手术并发症,要注意预测患者的预后。因为有不少特发性醛固酮增多症患者做醛固酮瘤手术,其预后是不同的。因此,术前的明确诊断尤为重要。例如,近年推崇的分侧肾上腺静脉取血(AVS),可以较明确帮助定性定位。这样可避免手术的盲目性。

(吴瑜璇)

7.3　嗜铬细胞瘤手术并发症

【概述】

嗜铬细胞瘤是发生在肾上腺或肾上腺外嗜铬组织引发的肿瘤。由于该肿瘤细胞内富含儿茶酚胺颗粒,间歇性或持续性地分泌大量儿茶酚胺进入血液循环,引起全身性病理生理改变和临床症状。手术切除肿瘤是唯一有效的治疗方法。随着对本病的认识加深,围手术期药物使用、麻醉及手术操作的进步,手术死亡率已降至1%。但是术中探查及对肿瘤操作时,肿瘤释放大量儿茶酚胺进入血液中,极易出现术中及术后并发症。此外,摘除肿瘤后,儿茶酚胺突然降低,又会引起血液动力学及代谢改变。

随着微创器械的发展和技术的提高,腹腔镜下嗜铬细胞瘤切除术已逐步得到了开展并趋于成熟,但是鉴于条件的限制和肿瘤本身的特点,嗜铬细胞瘤开放性切除术仍是非常重要的治疗手段。本节将先着重说明开放性手术切除嗜铬细胞瘤的手术并发症,再分述腹腔镜下手术切除嗜铬细胞瘤的并发症。

【临床表现和诊断】

1. 高血压 嗜铬细胞瘤患者肿瘤切除后,部分患者高血压持续存在。可能的病因:① 未发现对侧肿瘤或多发性肿瘤:术中摘除肿瘤后如发现血压未立即下降,应疑有多发性肿瘤的可能,有必要探查对侧肾上腺或进行腹腔内探查。探查时监测血压,注意有无血压急剧波动;② 肾性高血压:嗜铬细胞瘤患者因长期高血压可引起肾脏损害,术后继续存在高血压,测定血及尿儿茶酚胺或其代谢产物有助于鉴别术后高血压是由第二肿瘤引起还是肾性高血压;③ 肾血管性高血压:不常见,因术中损伤肾动脉继而出现高血压,可于术后1周内出现,也可于数月后出现,属于技术性并发症。在切除位于肾门附近的肾上腺外或巨大嗜铬细胞瘤易发生这种损伤。

2. 低血压 发生于肿瘤摘除后,有时很严重,原因是多方面的。摘除嗜铬细胞瘤后,血中儿茶酚胺水平快速下降,血管顺应性增加,如血容量补充不足,则会发现低血压。尽管术前已使用α受体阻滞剂及扩容治疗,在某种程度上可降低术后低血压的严重性,但低血压仍有可能出现。此外,因α受体阻滞的效果在术后持续存在,以及因手术野广泛分离引起第三间隙液体丢失,也会引起低血压。手术中及术后患者血容量需求是相当大的。

3. 低血糖 有些嗜铬细胞瘤患者在摘除肿瘤后出现低血糖,尤其见于麻醉苏醒慢或麻醉拔管后仍嗜睡的患者。个别患者的低血糖非常严重,并伴有脑病,导致永久性神经损害。低血糖的原因与儿茶酚胺及肾上腺能受体阻滞剂对糖代谢的影响有关。儿茶酚胺通过对α受体的刺激作用可抑制胰岛素的释放,促进糖原分解及脂肪分解代谢,减少组织对糖的利用。这些改变使嗜铬细胞瘤的患者术前处于高血糖状态,糖原储存减少。通过测定 C 肽水平还发现胰岛素分泌也减少。当肿瘤摘除后,由于儿茶酚胺分泌突然降低,对 β 细胞的抑制解除,β 细胞很快对高血糖作出反应,胰岛素及 C 肽分泌增加。这种高胰岛素症反跳即可产生低血糖。

4. 支气管痉挛 患者术前并无类似病史,术后不久即出现支气管痉挛,并需要支气管扩张剂治疗以缓解症状。

5. 其他并发症 见无功能肾上腺肿瘤。

【治疗】

1. 高血压 术前应充分地进行影像学检查,明确定位诊断,可行 ^{131}I-MIBG 或 PET-CT 检查。排除多发性肿瘤和肾上腺外的肿瘤,如果经探查发现对侧肿瘤或多发性肿瘤,应及时判断是否行切除手术;如为肾性高血压应按常规方法进行抗高血压治疗;如为肾血管性高血压,通过肾动脉血管造影明确后可进行经皮腔内血管成形术或肾血管修复手术。

2. 低血压 低血压治疗的主要措施是补充液体,持久低血压应使用升压药物,去甲肾上腺素以维持血压。

3. 低血糖 治疗方法是静脉补充葡萄糖,并根据血糖水平调整用量。

4. 支气管痉挛 在治疗上,肾上腺素是一种有效的支气管平滑肌松弛药。

【预防】

1. 高血压

(1) 术前 嗜铬细胞瘤围手术期处理主要是控制高血压、改善心功能、扩张血容量和避免激发高血压危象及低血容量性休克。患儿茶酚胺心肌病尤其是并发心力衰竭的患者,给予充分的护心治疗,采用含镁极化液静脉输注 7~15 天,对增加心脏储备功能,及提高术中对病理生理骤变的承受力有很大帮助,待病情稳定才考虑手术。由于肿瘤长期释出儿茶酚胺,使外周微循环长期处于收缩状态,血容量减少,血压增高。

术前精神紧张、麻醉过程、术中触动肿瘤等可诱发高血压危象。阻断肿瘤血流、切除肿瘤后,可致血压骤降,导致严重的低血压,甚至低血压性休克或死亡。因此,术前需要控制高血压及扩张血容量。临床常用的方法是使用α受体阻滞剂阻断儿茶酚胺对血管的收缩效应,使外周微循环血管床扩张,血容量增加,血压稳定,增加手术的安全性。常用的药物为多沙唑嗪缓释片(可多华)或乌拉地尔。可多华 4 mg,每天 1 次,或乌拉地尔 30 mg,每天 3 次,根据血压情况调整剂量,可多华可使部分患者心动过速,乌拉地尔疗效肯定,大剂量还有抗心律失常作用。使用α受体阻滞剂后,若心率>100 次/min,给予普萘洛尔 10 mg,每天 3 次,控制心率在 80~85 次/min。较新的β受体阻滞剂阿替洛尔、梅托洛尔或艾司洛尔,疗效优于普萘洛尔。

注意要点:① 扩容准备至血压正常、体重增加、轻度鼻塞、四肢末端变暖,甲床由苍白变为红润,微循环灌注良好,提示术前准备已经充分,可以施行麻醉及手术;② 备血或红细胞600~1 200 ml;③ 低压生理盐水灌肠;④ 采用静吸复合麻醉,经锁骨下静脉插入中心静脉压导管,另插入桡动脉导管,连续测定中心静脉压及动脉压;⑤ 留置导尿管观察尿量;⑥ 搬动患者、气管插管和触动肿瘤时尤其注意血压骤变,随时准备从静脉输注硝普钠或酚妥拉明,直接扩张血管使血压下降,必要时可加用硝酸甘油。

(2) 术中 ① 术中从静脉持续滴注生理盐水,以纠正因麻醉、手术致血管扩张所需的容量扩张,尤其是于结扎肿瘤的主要静脉及切除肿瘤时血压突然下降,应加快输入量。使用晶体、胶体溶液,以维持毛细血管楔压至 15 cmH$_2$O,或中心静脉压达 12 cmH$_2$O,若仍未能将血压提升,则应使用升压药物,如多巴胺、去甲肾上腺素、麻黄碱或去氧肾上腺素,随时调整剂量。遇心律不齐,使用普萘洛尔或利多卡因。艾司洛尔(esmolol)是较适宜的β受体阻滞剂,比普萘洛尔好,可迅速起效,作用时间短。术中液体输入量因病情而异,取决于血管床扩张状态及尿量,往往需要输入 2 000 ml 或更多。对比术前使用或不使用阻滞剂的患者术中血压变化幅度、术中及术后输注量均无显著差异;② 心血管并发症的防治,包括肺水肿、充血性心力衰竭和脑血管意外。

(3) 术后 ① 密切注意血压、脉搏、呼吸改变,记录每 2 h

尿量以及24h的出入水量；②双侧肾上腺手术或因手术应激致肾上腺皮质功能低下，宜补充肾上腺皮质激素；③术后禁食2～3天，按需补充液体及营养物；④注意观察及防治并发症如肺不张、肺炎、胸积液、肺水肿、心律改变、心功能不全、深部静脉血栓、伤口感染等。

2. **低血压** 停用升压药后，应注意液体的补充，必要时应给予输血治疗。

3. **低血糖** 对于术前存在高血糖及使用α或β受体阻滞剂的患者，或是苏醒后长时间嗜睡的患者应高度警惕低血糖。

4. **支气管痉挛** 儿茶酚胺水平突然降低可能是引起支气管痉挛的原因，所以检测血儿茶酚胺浓度是预防支气管痉挛的方法。

(孙福康)

【专家点评】

嗜铬细胞瘤手术是高危手术，充分的术前准备，其中包括药物和手术方案的制订，是减少手术风险，平稳度过围手术期的关键。术中抢救措施的准备可以保证手术安全。尤其要指出的是，近年来静止型嗜铬细胞瘤的增多，增加了手术风险。因此，疑为嗜铬细胞瘤的患者，同样要作嗜铬细胞瘤的术前准备，以避免出现术中血压的剧烈波动而造成严重的血液动力学改变。

(吴瑜璇)

7.4 肾上腺源性的库欣综合征手术并发症

【概述】

肾上腺分泌过量皮质醇，而致脂肪代谢和分布异常；蛋白质合成代谢下降，分解代谢加速，负氮平衡；糖原异生增加，对葡萄糖的摄取和利用减少等物质和电解质代谢异常。不同患者临床表现各异，部分可呈周期性变化，其临床特点为库欣综合征(CS)的症状反复周期性发作与缓解,发作间歇期持续时间短者2~3个月,长者可达6个月以上。体重增加和向心性肥胖是最常见的体征。多血质和肌病也是CS一个主要特征。高血压和糖尿病常见。部分患者可能以月经紊乱和精神心理异常为首诊主诉,少数甚至可出现类似躁狂、忧郁或精神分裂症样的表现。严重的骨质疏松可使患者丧失行走和劳动能力。儿童CS以全身性肥胖和生长发育迟缓为特征,其中65%是肾上腺疾病来源,多数是恶性的。亚临床CS占肾上腺偶发瘤的5%~20%。双侧肾上腺分泌皮质醇的肿瘤罕见。不到2%的CS是由肾上腺大结节性增生(AIMAH)和原发性色素性结节性肾上腺病(PPNAD)引起。CS患者的免疫功能低下,易合并细菌或真菌感染,进展迅速,可致命。

55%的肾上腺皮质癌具有内分泌功能,其中53%表现为CS,21%男性化,10%CS和男性化,8%女性化,5%醛固酮增多症。CS进展迅速,并可有腰腹部疼痛、体重下降、发热、肿块等。CS治疗的基本内容和目标是:① 原发肿瘤的切除;② 高皮质醇血症及其并发症的及早有效控制;③ 减少永久性内分泌缺陷或长期的药物替代。

【临床表现和诊断】

1. 肾上腺危象 非ACTH依赖型CS患者,术后可能出现急性肾上腺危象,表现为厌食、腹胀、恶心、呕吐、精神不振、疲乏嗜睡、肌肉僵痛、血压下降和体温上升。一般根据患者的临床表现就可以诊断,必要时可以检测血浆皮质醇或唾液皮质醇。在ACTH依赖型CS患者,在一侧全切除,对侧部分或全切除患者中也可发生。

2. 骨折及皮肤损伤 CS患者处于分解代谢状态下,蛋白质合成减少,结缔组织存在异常,胶原合成受到抑制,导致肌肉薄弱及特征性的皮肤菲薄和紫纹。由于蛋白基质合成受抑制及对维生素D的拮抗作用使肠钙吸收减少,患者可有明显的骨质脱钙。手术体位的变化,可能导致骨折和皮肤的损伤。

3. 伤口不愈合和感染 在CS的患者,伤口愈合差或不愈合及伤口感染,与胶原合成障碍、蛋白质分解代谢及皮质激素的抗炎效果有关。据报道创口感染率可达 4%～21%。

4. 血栓栓塞　CS 患者术后有较高的深静脉血栓栓塞和肺静脉栓塞发生率,推测其原因可能与高皮质醇症时患者血液中第Ⅷ因子升高有关,后者可导致高凝状态。第Ⅷ因子升高的程度与 CS 的严重程度一致。此外,患者向心性肥胖及术后活动晚也是原因之一。患者术后出现下肢水肿或疼痛、呼吸困难、心动过速或胸膜炎样胸痛都应考虑有血栓栓塞可能。

5. 高血压　CS 患者常存在高血压。因长期高血压可引起动脉粥样硬化性心脏病、脑血管疾病及其他器官损害,这些使得 CS 患者围术期并发症率和死亡率增高。

6. 应激性溃疡　CS 患者血液中皮质醇水平增高,在经受如手术这样的打击时,易出现应激性溃疡。目前尚无确切的证据证明两者之间的关系。

【治疗】

1. 肾上腺危象　诊断后应该在最初 1～2 h 内迅速静脉滴注氢化可的松 100～200 mg,最初 5～6 h 内达到 500～600 mg,第 2 天、第 3 天可给予氢化可的松 300 mg,然后每天减少 100 mg;患者可能有血压下降和离子紊乱,应予以补液、应用血管活性药物纠正离子紊乱。

2. 骨折及皮肤损伤　对症治疗骨折及皮肤损伤。

3. 伤口不愈合和感染　术后使用免疫支持疗法,加快伤口愈合;如有感染,合理使用抗生素,控制感染。

4. 血栓栓塞　抗凝治疗。

5. 高血压　抗高血压治疗。

6. 应激性溃疡　采用 H_2 受体阻滞剂。

【预防】

1. 肾上腺皮质功能不全　肾上腺源性的 CS 肿瘤切除;库欣病、AIMAH、PPNAD 行双侧肾上腺全切或一侧肾上腺全切、对侧次全切者;亚临床 CS,肾上腺偶发瘤术后肾上腺皮质功能减低者。以上这些患者在围手术期都需要糖皮质激素的治疗。给药方案:术前 1 天口服泼尼松 15 mg 或地塞米松 2 mg 肌注或静脉滴注氢化可的松 100 mg。手术日术前地塞米松 2 mg 肌注或静脉滴注氢化可的松 100 mg。术中给予氢化可的松 100～200 mg 静脉滴注。术后当天再静脉滴注氢化可的松 100～200 mg，术后第 1 天静脉滴注氢化可的松 200 mg，第 2 天静脉滴注氢化可的松 100 mg，从术后第 1 天开始口服泼尼松，每天 3 次，每次 15 mg，每 3 天减量 1/3，出院时每天早晨口服泼尼松 5～7.5 mg，以后根据情况逐渐减量，直到经血清皮质醇和 ACTH 检测证实肾上腺皮质分泌功能恢复正常。可能需要 9～24 个月。出现肾上腺皮质功能减退症状时应及时增加激素的剂量，可增加 0.5～1 倍，然后逐渐减量。

需要指导患者在遇到疾病和生理应激因素时调节糖皮质激素的剂量，以免出现肾上腺皮质功能减退的症状。基础和 ACTH 刺激后的血浆皮质醇浓度可以估计是否需要停止激素替代。

2. 骨折及皮肤损伤 在术前安放患者的体位时，应特别注意避免皮肤损伤及骨折，尤其是在患者取侧卧位时，患者身体勿过度屈曲，皮肤接触床面的部分应用床垫垫好。尽量少加力于脊柱、关节及长骨。术中使用牵开器时勿过度张开切口，以免肋骨骨折。尽量少用带子捆绑，松带子时要慢，以免撕裂皮肤。

3. 伤口不愈合和感染 术前应常规预防性使用抗生素，关闭切口之前彻底冲洗术野。肾上腺手术一般放置橡胶引流管，24 h 内拔除。

4. 血栓栓塞 术前和术后应采取一些预防血栓栓塞的措施，包括穿一种可间歇挤压的长腿袜或使用小剂量肝素。

5. 高血压 术前对心血管系统进行全面内科检查和治疗是减少心血管并发症及其重要的措施。

6. 应激性溃疡 在围术期应采用 H_2 受体阻滞剂预防应激性溃疡。

(孙福康)

【专家点评】

对肾上腺源性库欣综合征，要时刻牢记极大部分患者对侧肾上腺是萎缩的,手术后最大的并发症是肾上腺皮质功能不足。因此,术后的密切观察、及时处理是关键,对一些亚临床库欣综合征患者也不例外。当然,对临床上偶见酷似肾上腺肿瘤的大结节增生以及肾上腺皮质的小结节增生,虽可表现为典型的库欣综合征,但术后的激素变化不同于典型的肾上腺源性库欣综合征,还是应该密切观察,随机应变。

(吴瑜璇)

参 考 文 献

1. 吴阶平. 泌尿外科. 济南:山东科学技术出版社. 1993,950 - 1101.

2. 孙福康,周文龙,刘定益,等. 肾上腺肿瘤影像学诊断的评价等. 中华泌尿外科杂志,2004,25:224 - 226.

3. Angermeier KW. Perioperative complications of adrenal surgery. Urol Clin North Am, 1989, 16:598.

4. Hinman F Jr. Atlas of Urologic Surgery. Philadelphia: W B Saunders Co, 1989, 842 - 864.

5. Bergman SM. Postoperative management of patients with pheochromocytoma. J Urol, 1978, 120:109.

6. Delaney JP. Surgical management of Cushing's disease. Surgery, 1978, 84:465.

7. Pezzulich RA. Immediate complications of adrenal surgery. Ann surg, 1970, 172:125.

8. 李汉中,臧美孚,徐大华,等. 腹腔镜肾上腺肿瘤切除. 中华外科杂志,1994,32:345 - 347.

9. 那彦群,吴刚,郝金瑞,等. 泌尿外科腹腔镜手术 141 例分析. 中华外科杂志,1998,36:143 - 145.

10. 丘少鹏,谭敏,吴志棉,等. 后腹腔镜手术治疗肾上腺疾病. 中华泌尿外科杂志,1998,19:643 - 645.

11. 李黎明,林毅,朱军,等. 后腹腔镜手术治疗肾上腺疾病. 中华泌尿外科杂志,2002,23:387 - 391.

12. 张旭,叶章群,宋晓东,等. 腹腔镜和后腹腔镜肾上腺手术与开放肾上腺手术的疗效比较. 中华泌尿外科杂志,2002,23:332 - 334.

13. 李黎明, 林毅, 朱军, 等. 腹腔镜手术治疗嗜铬细胞瘤. 中华泌尿外科杂志, 2004, 25: 438-441.

14. 陈羽, 陈炜, 邱少鹏, 等. 腹腔镜手术治疗肾上腺嗜铬细胞瘤安全性评价. 中华泌尿外科杂志, 2005, 26: 154-156.

15. 李黎明, 林毅, 朱军, 等. 既往有肾或肾上腺手术史者再行腹腔镜肾上腺手术的可行性. 中华泌尿外科杂志, 2005, 26: 163-164.

16. 张晓春, 那彦群. 腹腔镜肾上腺手术中转开放手术及合并症分析. 中华泌尿外科杂志, 2002, 23: 329-331.

17. Gagner M, Laeroix A, Bolte E. Laparoscopic adrenalectomy in Cushing syndrome and pheochromocytoma. N Engl J Med, 1992, 327: 1033-1035.

18. Gill IS. Thoracoscopic transdiaphragmatic adrenalectomy: the initial experience. J Urol, 2001, 165: 1875-1878.

19. Vaughan ED Jr, Blumenfeld JD, Pizzo JD, et al. The Adrenals. In: Walsh PC, Retic AB, Vaughan ED, Wein AJ, eds. Campbell's Urology. 8th ed. Philadelphia: Saunders, 2002. 3507-3569.

20. Moinzadeh A, Gill IS. Laparoscopic radical adrenalectomy for malignancy in 31 patients. J Urol, 2005, 173 (2): 519-525.

21. Tsuru N, Ushiyama T, Suzuki K. Laparoscopic adrenalectomy for primary and secondary malignant adrenal tumors. J Endourol, 2005, 19 (6): 702-708.

22. Terachi T, Matsuda T, Terai A, et al. Transperitoneal laparoscopic adrenalectomy: experience in 100 Patients. J Endourol, 1997, 11 (5): 361-365.

23. Hamilton BD. Transperitoneal laparoscopic adrenalectomy. Urol Clin North Am, 2001, 28: 61-70.

24. 孙福康, 刘定益, 吴瑜璇, 等. 嗜铬细胞瘤手术前后血糖浓度分析(附105例报告). 临床泌尿外科杂志, 2001, 16: 252-254.

25. Gill IS, Hobart MG, Schweizer D, et al. Outpatient adrenalectomy. J Urol, 2000, 163 (3): 717-720.

26. Chee C, Ravinthiran T, Cheng C. Laparoscopic adrenalectomy: experience with transabdominal and retroperitoneal approaches. Urology, 1998, 51 (1): 29-32.

27. Gill I, Kavoussi L, dayman R, et al. Complications of laparoscopic nephrectomy in 185 patients: A multi-institutional review. J Urol, 1995, 154: 479-481.

28. Bishoff J, Allaf M, Kirkels W, et al. Laparoscopic bowel injury: Incidence and clinical presentation. J Urol, 1999, 161: 887-891.

29. 孙福康, 周文龙, 吴瑜璇, 等. 影像学诊断在原发性醛固酮增多症手术治疗中的价值. 上海交通大学学报(医学版), 2007, 2: 216-217, 220.

30. Magill SB, Raff H, Shaker JL, et al. Comparison of adrenal vein sampling and computed tomography in the differentiation of primary aldosteronism. J Clin Endocrinol Metab, 2001, 86(3): 1066-1071.

31. Gutmann DH, Geist RT, Rose K, Wallin G, Moley JF. Loss of neurofibromatosis type I (NF1) gene expression in pheochromocytomas from patients without NF1. Genes Chromosomes Cancer, 1995, 13(2): 104-109.

32. 张卫东, 李虹. 特殊类型的嗜铬细胞瘤. 中华泌尿外科杂志, 1996, 17: 143-145.

33. Lauriero F, Rubini G, D'Addabbo F, et al. I-131 MIBG scintigraphy of neuroectodermal tumors. Comparison between I-131 MIBG and In-111 DTPA-octreotide. Clin Nucl Med, 1995, 20(3): 243-249.

34. Pacak K, Ilias I, Adams KT, et al. Biochemical diagnosis, localization and management of pheochromocytoma: focus on multiple endocrine neoplasia type 2 in relation to other hereditary syndromes and sporadic forms of the tumour. J Intern Med, 2005, 257(1): 60-68.

35. 孙福康, 周文龙, 吴瑜璇, 等. 巨大肾上腺肿瘤手术方法探讨(附35例报告). 临床泌尿外科杂志, 2007, 22: 570-573.

8

肾脏手术并发症

尽管各种肾脏手术技术和方法已经不断发展和完善,但仍然存在着种种难以预测的并发症。多种因素可能影响肾脏手术并发症的发生,如患者的全身情况,病变肾脏或周围的一些器官、组织具有先天的解剖变异,病变本身使肾脏或周围的一些器官出现了解剖上的改变等。无论是术者的主观原因还是患者病变的客观原因,当术者辨别这些先天解剖变异和病理解剖变异状况与肾脏、肾蒂、以及周围组织的关系出现困难或障碍,就可能出现某些手术并发症。此外,还有一些因素如由于采用了肾脏手术的特殊路径,或者是采用了特殊的手术操作过程而出现的意外情况。

各种肾脏手术方法设计和操作,都与解剖密切相关,为了更好地理解开放性肾脏手术的原理及减少或避免并发症的发生,必须先熟悉肾脏的解剖知识。

肾脏手术解剖要点:

肾脏位于脊柱两侧的腹膜后间隙。右肾在 $T_{12} \sim L_3$ 横突之间,左肾在 $T_{11} \sim L_2$ 之间,右肾比左肾约低 2 cm。

肾脏内侧的肾门为肾蒂的出口,肾门处脂肪血运丰富,手术分离时易出血。其排列关系为:肾静脉在最前,肾动脉居中,肾盂居后。肾蒂周围包绕有淋巴、结缔组织和脂肪。肾上腺血管,精索(卵巢)血管出或入端也包括在内。

肾动脉在 $L_1 \sim L_2$ 腰椎水平发自腹主动脉,于肾静脉的后上方经肾门入肾,肾动脉常有变异,上极段肾副动脉虽多但较细,下极段肾副动脉往往较粗。据统计,70%~80%的肾动脉主干在肾门处分为前、后2支，2支间无侧支循环。前支走行于肾盂的前方，分出上段动脉、上前段动脉、下前段动脉和下段动脉。后支较细，走行于肾盂的后方，延续为后段动脉。进一步的分支按一定的次序分成8～12支叶间动脉，叶间动脉在近肾髓质处发出进入肾髓质的动脉，在肾盏杯口处进入肾髓质。叶间动脉成对出现，穿过肾髓质通过乳头间的间隙到达肾皮质，形成弓状动脉发出分支进入肾皮质。

根据肾动脉的分布将肾脏分成4个外科段：上段、下段、前段和后段。肾动脉主干的第一个分支约50%为后支，供应肾脏的后段；约1/3的第一个分支供应肾脏下极。后支动脉供应肾脏后段不再继续发出分支。前支动脉作为肾动脉的延续，是较大的分支，又分成3支或4支。前支动脉主要供应肾脏上段、下段和前段。供应肾下段的动脉斜行向下达到肾门下缘，然后跨过肾盂分成前后2支。各段动脉在肾实质内几乎没有吻合支，当1支段动脉阻塞时，其供应的肾段便缺血坏死。在肾部分切除术中，要注意不能随意结扎它，以免引起肾组织坏死。

肾盂直接延续为输尿管。在肾内多数肾盂分为2个和3个主要部分，称为主肾盏。进一步分为二级或三级部分称为肾小盏。肾盏的总数为4～12个，平均为8个。肾盏的数目和分布是肾脏解剖中变异最多的。肾极的肾盏变化最多，尤其是上极的最复杂。从额状面看前部的肾盏以70°～75°不规则排列，而后部的肾盏以额状面20°有规律地排列。

肾脏的被膜分为肾外筋膜、肾脂肪囊和肾纤维膜三层。肾纤维膜由结缔组织和弹力纤维构成，紧贴于肾实质表面，薄而坚韧并有一定的弹性，易于剥离。肾脂肪囊（或称肾周围脂肪），对肾脏具有保护和稳定的作用。肾外筋膜（亦称肾周围筋膜或Gerota筋膜）为一坚韧的纤维组织，在肾脂肪囊的表面自肾外侧分前后两层包围肾脏及肾上腺，前后两层肾筋膜在肾上腺之上闭合，并与膈下筋膜相连，下端开放，因此肾脏可随呼吸而上下移动。自肾筋膜发出的一些索状组织穿过脂肪囊与肾纤维膜相连，是固定肾脏的主要结构。

肾脏受腹壁和部分胸廓的保护。肾的上端有肾上腺覆盖，肾脏后部由脂肪囊附着在腰部肌肉上,前部与腹腔脏器接触。右肾与横结肠、升结肠、十二指肠、胰腺的头部有部分相接触。左肾与横结肠、降结肠、脾脏、胰腺的尾部有部分相接触。这些脏器有的直接附于肾前面的裸区,有的只是与肾相邻,可以移动。各种肾脏手术的路径都必须分离这些周围的器官。

8.1　根治性肾切除手术并发症

【概述】

根治性肾切除术是治疗局限性肾细胞癌的标准术式,1969年由 Robson 提出。主要用于局限性肾癌(T1、T2)和局部进展性肾癌(T3、T1N1、T2N1)。经典的根治性肾切除范围包括:肾周筋膜、肾周脂肪、患肾、同侧肾上腺、肾门淋巴结及髂血管分叉以上输尿管。现代观点认为:如临床分期为Ⅰ或Ⅱ期,肿瘤位于肾中、下部分,肿瘤<8 cm,术前 CT 显示肾上腺正常,可以选择保留同侧肾上腺的根治性肾切除术。肾癌伴发肾静脉、下腔静脉癌栓,如无淋巴转移或远处转移,多数不会影响预后,故应于根治性肾切除术同时积极摘除静脉癌栓。根治性肾切除术可通过开放性手术或腹腔镜手术进行。

手术入路直接影响手术野的显露及处理意外情况的足够空间,因此合理选择手术入路十分重要。

肾门的分离是根治性肾切除术的关键步骤,应尽量先分离出肾蒂控制肾脏的血供,先结扎肾动脉,然后结扎肾静脉。术前应向患者及家属告知手术风险及可能发生的并发症。肿瘤体积越大,手术难度明显增加,直径>7 cm 的肿瘤,因游离肾周难度加大、肿瘤压迫或肾门淋巴结肿大使主干血管走行发生改变、浸润严重或合并静脉癌栓、邻近淋巴结转移、肾周静脉怒张等因素,术中并发症也相应增多。

切除肾脏前必须确认对侧肾脏的正常存在,肾功能正常并足以负担患肾切除后的全部功能。术前必须进行 B 超、放射性核素肾图或静脉肾盂造影检查。因不了解对侧肾脏情况,如先天性肾缺如、肾发育不良并功能不全或后天性肾萎缩等,切除

8 肾脏手术并发症

肾脏后将导致尿毒症的发生。

为避免和减少手术并发症,术前详细阅读影像学资料,合理选择手术入路,术中细致耐心的操作有助于顺利完成手术。

【临床表现和诊断】

根治性肾切除术的死亡率在2%左右,大都是由于发生并发症所致。

1. 出血

(1) 术中渗血、出血 由于根治性肾切除手术创面大,而肾癌又是多血管肿瘤,术中出血、渗血很难避免。广泛的出血或渗血,常使手术野显露不佳,增加手术操作的困难,甚至引起失血性休克。

术者的手术熟练程度及操作经验是出血的重要原因,也常与手术切口暴露不佳有关。

术中出血的主要原因是在显露肾脏时误伤、误断肾脏的异位血管、肾脏肿瘤表面迂曲扩张的侧支静脉。患肾体积大、表面血管增多、有癌栓存在或与周围组织粘连较重时常有较多的出血。淋巴结清扫时显露腹主动脉或下腔静脉,如操作不当可引起大出血。

(2) 肾蒂血管损伤 处理肾蒂是肾切除术的关键步骤,操作不当可能发生难以控制的大出血导致失血性休克,甚至危及生命。

肿瘤压迫或浸润常使肾蒂血管的正常解剖位置发生变化,肾动脉常有变异,在肾上极或下极常可能遇到异位血管。在分离肾蒂和肾周粘连过程中,常可能因撕裂肾静脉或切断肾蒂血管、肾蒂结扎线滑脱等引起大出血。右肾静脉比左肾静脉短,距下腔静脉较近,故右肾蒂血管滑脱时,肾静脉更易回缩,重新控制有难度。

(3) 下腔静脉损伤 右肾静脉短,右肾切除比左肾切除容易损伤下腔静脉,所以对右侧手术应保持高度的警惕。下腔静脉损伤的主要原因有:① 粗暴地分离肾蒂周围粘连撕裂下腔静脉;② 钳夹和结扎肾蒂时过度牵拉肾脏使下腔静脉成角导致下腔静脉被部分结扎、撕裂;③ 牵拉动作过大撕裂下腔静脉的属支如膈下静脉、腰静脉、右肾上腺静脉、右精索内（或卵巢）静脉等；④ 不慎损伤可能存在的多支肾静脉。

2. 肾周脏器损伤　术野暴露不佳、肿瘤体积较大、肿瘤直接侵犯脏器的情况下，分离时有可能损伤周围脏器。如为肿瘤直接浸润，脏器损伤将不可避免。

（1）肝脏损伤　右肾根治性切除术中，分离肾上极粘连时，可能撕裂与右肾前上部相邻的肝右叶下面。此外，术时助手过度牵拉也可能撕裂质地脆弱的肝脏表面。

（2）脾脏损伤　左肾根治性切除术时如周围粘连较重，术中相关系膜和韧带游离不充分，拉钩用力过大可直接撕裂毗邻左肾且质地脆弱的脾脏边缘。

（3）胰腺损伤　肿瘤体积较大、肿瘤浸润会改变胰腺的正常解剖位置，肾周粘连明显分离有困难时可能造成胰腺损伤。切除左肾要考虑到胰腺尾部和脾脏的损伤。胰腺损伤的特点是小损伤不易被发现。术中过度挤压胰腺还可能导致胰腺水肿、急性胰腺炎。

（4）十二指肠损伤　右肾门到肾盂输尿管交界的内侧紧邻十二指肠降部，术中分离粘连时，有可能撕裂或误伤。术中如发现有胆汁样液体，应考虑到十二指肠损伤。术中若过度牵拉也可能造成误夹、误扎部分十二指肠肠壁，如未及时发现，术后可能发生肠瘘。十二指肠瘘是一种严重并发症，它引起一系列全身和局部病理生理紊乱，处理上十分棘手。至今病死率仍高达25%以上。

（5）肾上腺损伤　肾上腺部分或大部被切除，一般对身体无影响，但切除过多，有可能发生慢性肾上腺皮质功能不全。游离肾上极时，可能撕裂肾上腺腺体，肾上腺中央静脉损伤可能出现比较凶猛的出血。

（6）结肠损伤　肾周粘连严重会改变结肠正常解剖位置，术中分离时可能造成结肠损伤。结肠破裂后，可闻及粪臭味，有黄色肠液外溢，肠黏膜外翻。因结肠内含菌量多，结肠破裂后易致严重感染。另外，由于结肠愈合能力差，创口缝合后易破裂，一旦破裂即可造成严重的腹腔感染。

结肠瘘多在术后 4～5 天发生,可由于术中结肠修补的裂口感染溃破,或被钳夹的结肠壁坏死,若结肠系膜血管损伤,结肠会大段坏死,使切口裂开。术后开始有腹痛减轻,后又出现持续性腹痛加重,往往伴有毒血症,如体温升高,腹部压痛、反跳痛与腹肌紧张也日渐加重,这时应首先考虑腹腔感染,或有形成肠瘘的可能。腹部切口引流口内有肠内容物流出,是肠瘘的可靠证据。

3. 胸部并发症　胸膜损伤:患者胸膜位置过低、做高位手术切口时切开肋间肌、分离肋骨膜、切除部分第 12 肋骨、切断部分膈肌角时操作过程不够细心、切口后部切开不充分、术中过分牵拉、关闭切口缝合肋间肌时都可能损伤胸膜引起气胸。胸膜损伤一般为撕裂或分离出小的洞孔,使密闭的负压胸膜腔开放形成气胸,压迫肺脏。临床表现为呼气时可听到气体从胸腔进出的噗噗响声。患者常感胸闷气短、呼吸困难。纵隔及气管向健侧移位、患侧叩诊鼓音、呼吸音减弱或消失,X 线检查可见纵隔移位和患侧肺被压缩。

4. 腹膜损伤　较常见。肾周有粘连时往往和腹膜粘连在一起,剪开肾筋膜时,常误切腹膜。有时患者腹膜较薄,稍用力分离就可能撕裂腹膜。

破裂的腹膜如缝合不严,腹膜后腔的渗液可污染腹腔,引起腹膜炎,从而加重术后腹胀。过大的腹膜缺损可能形成腹膜裂孔疝。

5. 切口感染与窦道　切口感染大多在术后 7～10 天发生,与患者体质和病变性质有一定关系。主要原因是患肾原有严重感染,或术中创面污染。主要致病菌有金黄色葡萄球菌、粪链球菌、铜绿假单胞菌和大肠杆菌等。表现为术后 3～4 天体温上升,如同时出现切口胀痛、肿胀、发红、有明显的压痛,甚至有脓性分泌物溢出,说明已发生感染。少数患者可伴全身症状。窦道的形成是切口内有坏死组织、异物使感染反复发作造成的,窦道形成后经久不愈。

6. 肾动静脉瘘　为肾切除术后期典型的并发症。集束结扎肾蒂后出现不明原因高血压者应考虑肾动静脉瘘的可能。

小的动静脉瘘一般没有症状,不易诊断。大的动静脉瘘产生影响血流动力方面的症状,临床上根据血尿、蛋白尿、高血压及上腹部或肾区血管性杂音,结合影像学检查可明确诊断。多普勒(Doppler)超声检查是诊断该疾病的一种准确而无损伤方法。数字减影血管造影则是最有效而直观的手段。

7. 肾功能衰竭 术后出现少尿、无尿和全身水肿等急性肾功能衰竭症状,是肾切除术后的严重并发症。有两种情况,一种是术前入量控制、术中失血失液导致的肾前性肾功能衰竭或因结石阻塞输尿管所致肾后性肾功能衰竭,此种肾功能衰竭是可治的。另一种是误切除了先天性孤立肾或对侧肾发育不良与萎缩,此种肾功能衰竭可致患者死亡。

【预防和处理】

1. 出血

(1) 术中渗血、出血 术前行 CT 等影像学检查充分了解正常或变异血管的解剖位置是防止术中出血的重要措施。对病变较大、侧支循环丰富多者,术前采用选择性肾动脉栓塞术可有效阻断患肾血供、缩小肿瘤体积。可明显减少术中分离时出血量。

手术切口选择要慎重,瘤体较大的应选择经腹切口或胸腹联合切口,确保在显露良好的直视下操作。

术时应先找到正确的解剖层次游离肾脏,一般先从肾脏的后面沿脊柱外侧及腰大肌前面找出输尿管,沿输尿管向上分离,切开肾下极脂肪囊,沿肾脏表面游离,最后游离肾上极和上内侧。钝性分离过程中遇到条索状组织时均应先钳夹控制之后再切断、结扎,肾脏表面表浅的静脉侧支循出血可缝扎或盐水纱布垫压迫止血。若渗血或出血明显时,先用盐水纱布垫压迫或填塞暂时止血。然后尽可能地显露术野,在直视下寻找、钳夹出血点。止血处理有困难时,可在快速输血的配合下先压迫止血后尽快处理肾蒂、切除肾脏后再处理出血部位。

对于肾周围粘连严重,估计分离困难者,亦可用包膜下肾切除,可防止损伤周围器官和防止下腔静脉等大血管损伤造成的大出血。

(2) 肾蒂血管损伤 分离有粘连的肾蒂易撕裂壁薄的肾静脉。肾蒂未完全断裂时,可立即用手指或盐水纱垫压迫或填塞肾蒂近端,暂时控制出血,然后在患者生命体征稳定的条件下,充分暴露术野,直视下钳夹、缝扎出血部位。如止血失败,估计有严重血管撕裂,切忌盲目钳夹,以防误伤邻近器官或使血管裂口扩大。而应以盐水纱布垫填压暂时止血,经补液、输血后扩大切口进入腹腔完成手术。如肾蒂周围粘连紧密时,可采用包膜下肾切除术。

肾蒂滑脱主要是由于肾蒂钳放置不当、结扎不牢或肾蒂血管被切割断裂造成。部分滑脱时,因有残留的结扎线做标志,可以找到肾蒂,控制出血较为容易。如果是动、静脉一起的肾蒂血管完全滑脱,应迅速用手指或盐水纱布向脊柱方向按压肾蒂出血部位或其近心端,以压迫止血,吸尽术野的积血,在良好的显露下确定肾蒂的位置后钳夹控制出血。若不能成功控制出血,则立即用盐水纱布垫填压压迫止血,等待病情平稳后扩大切口进入腹腔按上述方法处理。

预防肾蒂血管滑脱,首先是提高警惕。手术切口不宜过小,大的肾肿瘤可以采用胸腹联合切口。尽可能在充分游离后放置肾蒂钳,以免肾蒂控制不确切。肾蒂结扎线不宜太细,结扎时要均匀用力并应注意结扎与放松肾蒂钳的协同动作,以免造成切割肾动脉。

(3) 下腔静脉损伤 肾静脉入口处上、下的下腔静脉主干之间,有着丰富的侧支循环。肾静脉水平以下结扎下腔静脉,除可引起短期的下肢和会阴部水肿外,一般不引起严重的临床后果。肾静脉水平以上结扎或切除腔静脉,虽已有不少成功的报道,但仍要慎重考虑。

误扎下腔静脉多为部分性结扎,除术中患者血压一过性下降外,一般不需进一步处理。

术中完全结扎下腔静脉表现为血压突然下降,远端下腔静脉迅速扩张增粗。此时,应在充分显露下找到被结扎的部位,在结扎部位上、下方游离一段下腔静脉,用无损伤血管钳分别钳夹,然后切除被结扎的部位行下腔静脉端端吻合。

下腔静脉撕裂或切断发生大出血时,不要盲目牵拉和钳夹止血,以免扩大损伤。而应立即用手指或盐水纱布压向内下方的脊柱上。小的出血点压迫 10 min 后可自行停止。若指压无效或血管裂口较大可用纱布垫压迫暂时控制出血,同时积极补液输血,待患者血压稳定后,迅速吸净术野积血,在充分暴露下找到静脉裂口,用无损伤血管缝合针线作连续外翻缝合修补。如仍不能控制出血者,用盐水纱布垫填压暂时止血后尽可能先切除患肾获得操作空间,必要时延长切口或进入腹腔处理。

下腔静脉损伤是可以预防的,术者首先应熟悉解剖关系。术中操作要小心,如术中发现肾蒂周围组织粘连严重时,切勿盲目粗暴分离。可先从肾下极腹侧向后分离,自粘连较轻处显露输尿管。沿输尿管外膜层向上仔细分离至肾盂。结扎肾蒂时,不要过度牵拉肾蒂使下腔静脉成角,以防误扎下腔静脉。如粘连紧密时,不要强行分离,可考虑行包膜下肾切除术。

2. 肾周脏器损伤

(1) 肝脏损伤 右肾根治性切除术中,贴近肝脏的拉钩应包绕盐水纱垫保护且牵引拉钩不要过分用力。分离粘连的肾上极时应在肾脏表面进行。表浅的损伤可先用盐水纱布压迫止血,较深的裂口需用无创伤缝线缝合。

(2) 脾脏损伤 小的脾脏破裂可以应用盐水纱布垫压迫处理。如不能止血,可试用氩气刀、激光止血或用无创伤缝线缝合,并填加脂肪垫或止血纱布并轻轻结扎。保守处理失败或损伤严重时应该行脾脏切除。

为防止脾脏损伤,术中分离脾结肠韧带或脾肾韧带时一定要动作轻柔,当左肾上极粘连严重时,最好用锐性分离为主,应充分游离胃结肠系膜、脾结肠韧带、脾肾韧带。为了增加胰脾向上的游离度,应在靠近脾静脉处,结扎离断肠系膜下静脉。

(3) 胰腺损伤 胰腺损伤后易发生胰瘘,因此左侧肾根治性切除术结束后应认真检查胰腺。如发现有小的撕裂伤,未伤及胰腺导管,可用不吸收的丝线将胰腺裂口和包膜缝合修补。

伤及胰腺导管的严重损伤,如损伤部位在胰尾,应选择胰尾切除,留置确切的引流管。术后药物抑制胃液、胰液分泌。

预防措施：在处理肾门时必须认清胰腺的结构，小心分离。术后认真检查是否有损伤。怀疑损伤者术后应禁食、胃肠减压及静脉补液。定期监测脂肪酶和淀粉酶，尤其是进食以后出现上腹部疼痛时应警惕胰腺损伤。

(4) 十二指肠损伤　处理原则是越早越好，超过 12 h 的缝合裂口是比较危险的，超过 24 h 以上的愈后较差。术中如能早期发现误夹或误扎十二指肠，可立即施行单纯十二指肠两层间断内翻缝合修补。

由于十二指肠位置深且固定，显露比较困难，术中发现十二指肠损伤后应尽可能先将患肾切除，在充分的暴露下，仔细查找十二指肠裂口。裂口较小、边缘整齐的可用丝线做两层横行间断内翻缝合修补，以横形缝合为宜以免狭窄。严重的损伤，应延长切口，进入腹腔，游离升结肠，切开十二指肠右外侧缘的腹膜，并向内侧分离，充分游离降部。按肠吻合的原则，仔细修补破裂的十二指肠。在修补附近放置引流管，在术后 8～10 天内拔除。有效的十二指肠减压，对伤口的愈合极为重要，术后应持续胃肠减压，禁食 3～5 天。如术后发现十二指肠瘘，可先试做保守治疗。如行胃肠减压、静脉高营养，或空肠造瘘，补给营养。同时注意创口护理，持续负压吸引等。一般瘘口多能愈合，经长期治疗不愈的瘘口可考虑手术治疗。必须根据瘘口的部位、程度以及合并多发脏器损伤的情况来决定行何种手术，但必须是简单、安全的手术方法，可视术中情况行瘘口修补、腹腔引流、十二指肠及远端空肠造瘘或十二指肠瘘口修补＋胃肠吻合术等。早期诊断，及时手术及转流术；抗生素的应用，肠外和肠内营养支持是治愈十二指肠瘘必不可少的条件。

预防的关键是分离右肾上极时，应紧靠肾包膜侧分离。当粘连甚紧不易分离时，可在肾包膜下剥离，留下靠十二指肠的一部分肾包膜，就可避开十二指肠。右肾门处分离困难时也可以经脂肪囊内分离或肾包膜下分离。处理肾蒂时，用手指将十二指肠推向内侧，在手指的引导下上肾蒂钳，以免误夹十二指肠。

(5) 肾上腺损伤　撕裂部分肾上腺腺体引起的出血，可先用盐水纱布垫压迫暂时止血,肾脏切除后再寻找出血部位,结扎或缝扎止血。应注意肾上腺组织脆,缝合结扎时力度要适中。如果肾上极粘连严重时撕脱肾上腺中央静脉引起的严重出血,可行部分的包膜下肾切除,留下上极粘连的一块包膜。

预防措施:分离肾上极粘连应紧靠 Gerota 肾筋膜进行,操作要仔细。不同时切除肾上腺的病例在处理肾上极时可以在 Gerota 筋膜内游离肾上极,可以减少损伤肾上腺的机会。

(6) 结肠损伤　术中发现结肠破裂,应立即清洗,用细丝线内翻缝合关闭破裂口,对结肠损伤的部位做彻底的清创,早期给予腹腔大量冲洗及术后通畅引流。术中用网膜或脂肪垂对吻合口进行覆盖可减少吻合口瘘的发生率。术后用大量抗生素控制感染。

肠瘘发生后,应根据不同阶段给予相应的治疗:初期(瘘发生后 7～10 天)腹腔内感染严重,局部炎症水肿,如手术修补肠瘘口往往失败,而且会导致感染扩散;应及时扩大引流口彻底引流腹腔感染灶,并将肠内容物彻底引流出腹腔(伤口暴露、及时清除或插管引流);应用有效抗生素控制感染;禁食,胃肠减压,并给予胃肠外营养支持提高机体抗病能力,结肠瘘口多能愈合或稳定。超过 3 个月未愈合的患者,腹腔感染控制,瘘口局部情况好,可考虑择期手术,在结近侧做暂时性结肠造口,并扩大瘘口使引流通畅,一般能很快自行愈合。患者身体情况较好,瘘孔远端又无梗阻者,亦可进行经腹修补肠瘘或作肠切除吻合术,一期切除瘘管。如瘘口远端梗阻应解除后再修补瘘口。

预防措施:术前仔细阅读影像学资料,充分了解肿瘤的部位、程度。术前如估计可能发生结肠损伤,应给患者服用肠道消毒剂做肠道准备。手术当天进行清洁灌肠,万一术中损伤结肠,也不致造成严重感染。术中分离解剖应该由尚正常或比较正常的部位开始,找到正常的解剖标志、层次进行分离解剖。肾周粘连严重时,应先从肾脂肪囊的下后部开始打开肾脂肪囊,用手指在肾表面沿肾外侧钝性分离,如粘连过紧无法分离,可剪开腹膜,将手指伸入腹腔内作引导进行分离,或扩大腹膜切口,在直视下将结肠从粘连游离出来。肾切除后,修补好腹膜破损。如果肾周围亦粘连成瘢痕,可行包膜下肾切除术。

3. 胸部并发症 胸膜破裂需要及时修补并将空气抽出,恢复胸膜腔的负压状态使肺部膨胀。术中一旦发现破裂,应立即压住裂口,将破口周边的胸膜稍加分离以减少张力,在无张力下用丝线连续缝合胸膜裂口。应选用小圆针,紧接裂口边缘或连同周围软组织一并缝合。恢复负压可以在缝合最后一针时,向胸腔插入4号导尿管1根,后接注射器,反复抽出胸腔内气体,令患者深吸气后,拔除导尿管,收紧缝线打结。如为全身麻醉时,请麻醉师充气使肺膨胀,收紧缝线扎结闭合裂口。术后发现的轻度气胸且不再继续发展者不作处理,严重者或进行性加重者需胸腔穿刺抽气或放置胸腔闭式引流。气胸经正确处理后均能很快恢复,不会留下后遗症。

预防胸膜损伤主要靠手术者术中仔细操作,对肿瘤切除切口的选择应尽量避免经胸途径,做第11肋间切口时不要切得过高,隔肌为一层薄的肌束,在其上方可见白色光滑的胸膜反折部,尽量靠近切口下缘横行剪断部分隔肌脚,胸膜反折部会松弛上移,这样即可避免术中损伤胸膜。如果不能看到胸膜反折处,应该向上托起膈肌,靠下横行剪断膈肌角。

4. 腹膜损伤 当腹膜撕裂或剪开后要及时缝合修补即可,不要遗漏。但缝合应在腹膜充分游离,张力不大的状态下进行,以避免出现边缝边裂开的现象。肾周有广泛粘连者,可将手指伸入腹腔引导粘连的分离,腹膜和患肾粘连紧密不易分离时,可将粘连腹膜和患肾一并切除。肾脏切除后,再仔细检查和缝合破裂的腹膜。

预防措施:术中操作要细心,充分游离切口处的腹部肌肉,尽量将腹膜囊向前推,分离时沿肾表面进行一般不会伤及腹膜。

5. 切口感染与窦道 切口感染的早期,应及时进行物理治疗,促进炎症的吸收。术后发现有血肿或积脓时,应立即拆除缝合线,扩开切口充分引流,并剪去已经坏死的皮下组织、肌膜和腱膜。脓汁应进行需氧菌和厌氧菌两种培养及药敏试验,为选用有效抗菌药物提供依据。为缩短愈合时间,肉芽新鲜的创面可行二期缝合。窦道长期不愈者,要扩大引流并清除脓腔内影响愈合的因素。

严格无菌操作技术、预防性应用有效抗生素是预防和治疗切口感染的重要措施。术中尽量勿使患肾的感染尿液外溢。术毕彻底冲洗创面,术中分离的创面大,估计有较多的渗血可放置引流管,对切口感染和窦道形成的预防有重要意义。

6. **肾动静脉瘘** 治疗目标是消除症状和血管畸形导致的血流动力学异常,同时尽可能保留肾实质功能。常根据具体情况选择超选择性肾动脉栓塞、再次手术分别结扎肾动静脉切除瘘管、肾切除、部分切除等方法进行治疗。

预防肾动静脉瘘形成的最好方法是在术中处理肾蒂时将肾动静脉分别结扎。

7. **急性肾功能衰竭** 术后防治急性肾功能衰竭对术后患者恢复极为重要,一旦发生,预后较差。肾前性肾功能衰竭、对侧肾反射性无尿或患有结石阻塞输尿管所致肾后性肾功能衰竭是可以治疗的。早期补充足够血容量及应用利尿剂、加强抗感染、预防性血液透析能达到早期预防急性肾功能衰竭和治疗的目的。

误切除孤立肾先天性缺如或对侧肾发育不良与萎缩致无尿会直接造成患者死亡。只能依靠血液透析与肾移植手术救治。

预防主要是要提高医生的责任心。无论在任何情况下,当确定要切除患肾时一定要确定对侧肾脏确实存在。术前必须进行超声波、静脉肾盂造影、放射性核素肾图或扫描、CT 等有关检查在对侧肾功能确实正常的情况下才能切除患肾。

(袁 涛)

【专家点评】

肾肿瘤是泌尿外科常见病,外科手术是目前唯一得到公认可能治愈肾癌的方法,根治性肾切除术并发症的发生率约20%,手术死亡率约 2%,局部复发率 1%~2%。根治性肾切除术是高风险手术,随着肿瘤体积增大,手术难度明显增加,术中并发症相应增多。

手术径路选择十分重要,良好的暴露是手术操作能否顺利进行的先决条件,也是减少手术并发症的重要因素。预防术中并发症的发生,首先是要提高警惕性,术前做好充分准备,熟悉解剖关系。

术前详细阅读影像学资料,合理选择手术入路,细致而耐心的操作有助于顺利完成手术。

(夏术阶)

8.2 肾部分切除手术并发症

【概述】

肾部分切除术的目的是切除患肾的病变部分,最大限度地保留正常肾组织、维持肾脏功能。根据肾脏病变范围大小,决定切除肾组织的多少。由于方法和技术的不断改进,肾部分切除术并发症和死亡率已明显降低。

肾部分切除术适用于:局限于一极或一个肾盏,而肾盏的漏斗管狭窄,不可能自行排出的肾结石;肾良性肿瘤或囊肿;局部肾盏积水或肾积脓。近年来,随着CT、超声等诊断手段的发展和普及,早期无症状小肾癌(肿瘤直径<4 cm)的检出率得到显著提高,由于保留肾单位肾部分切除手术可获得与根治性肾切除术相类似的长期生存率,它的应用价值和安全性已经被肯定。因此,近年来小肾癌行肾部分或肾肿瘤切除术已被广泛接受。对孤立肾或双肾癌;对侧肾功能虽暂时正常,但患者有严重威胁肾功能的疾患,在行根治性肾切除后将导致肾功能丧失的肾癌。术后保留的肾组织应该有充分的动脉供应、静脉回流和通畅的尿液收集和流出系统。因此,需要术前应用CT、MRI扫描和血管造影等影像学方法对肾脏及其周围的病变、肾血管进行充分的评估。其适应证为:① 孤立肾、单个肾癌;② 对侧肾功能不全;③ T1~T2 期,直径≤3 cm 的周边型肾癌而对侧肾正常者;但须注意肿瘤的多灶性,直径≤3 cm 的肿瘤约有

10%为多灶性,双侧小肾癌或一侧小肾癌,对侧需施行根治切除者,孤立肾或对侧肾功能不全患者肿瘤直径≥3 cm,若估计术后有足够功能的肾实质存留,亦可施行肾部分切除或肿瘤切除术。目前国内外通常采用的切除范围为包膜外 1 cm 的正常肾实质。

手术要点:① 准确评估切除病变组织后残留肾皮质情况,保证病变切除完全而保留部分无残留病变;② 阻断肾蒂时间一般不要超过 30 min,以免热缺血时间过长,造成保留的肾组织功能损害。可实施保护肾脏功能的各项措施,包括肾局部降温法,静脉给药(如利尿剂、血管活性剂、膜稳定剂、能量合剂等);③ 术前必须明确肾盂连接部有无梗阻,保留的部分肾盂壁缝合严密,以免术后漏尿;④ 为预防术后出血,术中充分止血、肾实质缝合松紧适当,保留足够的肾被膜以覆盖创面,在观察证明断面彻底止血才可移去肾蒂钳。

【临床表现和诊断】

肾部分切除术的主要并发症与肾切除相同,但是更容易出现术中或术后出血、术后漏尿、尿瘘及肾功能衰竭等并发症。

1. 出血 术后立即出血较少见,主要原因是术中肾实质断面止血不彻底或血管缝扎线脱落。术后应密切观察心率和血压的变化、引流液和尿液的量和性状。若心率加快,血压下降,尿液颜色变为血性,引流液流出速度加快且为血性时,应考虑手术肾出血。此外,还应注意手术侧腰腹部情况,如局部胀痛、饱满或出现包块,压痛较明显,应考虑到手术肾出血或腹膜后血肿,需及时使用止血药物,加快输液速度并做好再次手术的准备。

术后继发性出血是该术式的主要术后并发症,一般多发生在术后 5~7 天,可反复发作。原因多为创面止血不彻底,尤其是动脉出血未被有效的控制。继发感染、肾组织或肾断面覆盖物坏死、残余结石或引流不畅也是出血的重要因素,过早下床活动亦可引起继发性出血。

肾内形成假性动脉瘤并破裂出血,是比较少见的严重并发症。发生原因可能是肾切面动脉回缩或缝合不完善所致。

8 肾脏手术并发症

2. 漏尿及尿瘘　肾部分切除术后较为常见,发生短期伤口漏尿的有15%～20%。常见的原因为:残余结石或血块堵塞输尿管,原发性梗阻未纠正或肾盂输尿管交界处手术创伤性或炎性狭窄,肾盂或肾实质切口缝合不严密。

留置导尿管内尿液减少,而引流管内引流液增多,且颜色变为淡红色时应考虑漏尿的可能,可留取尿液做尿素氮定量以确诊。肾脏缝合是否严密固然重要,但肾盂引流管或输尿管的通畅与否,是尿瘘形成的重要因素,只要引流管或输尿管保证通畅,即使肾盂漏尿,常可慢慢自愈。如果肾断面有组织坏死或感染,肾盏的漏尿多形成长久的尿瘘。

尿瘘和感染多同时存在。如果有出血和尿瘘发生,则感染常难以避免。感染的严重后果是造成肾脏呈炎症改变或积脓。出血、尿瘘和感染三者之间有着密切的关系,常互为因果,互相影响,最后使肾脏不能保留。

3. 术后急性肾功能衰竭　主要原因是术中肾脏热缺血时间过长、再灌注损伤和肾单位的减少,或对侧肾缺如、发育不全、肾功能严重受损或肾无功能。肾功能的损害与热缺血的时间和阻断的方式有关。

【治疗和预防】

1. 出血　术中一般采用压迫、缝扎处理出血的血管残端。肾实质创面或断面可以应用生物蛋白胶粘合剂和粗的可吸收缝线缝合,一般可以控制出血。注意肾实质创口的边缘不要缝合过宽,以免有过多的肾实质缺血坏死。处理完毕后,在血压正常的情况下观察肾脏手术部位的情况,如有出血应该进一步处理。

术后继发性出血处理上非常棘手,往往需要再次手术或行介入治疗。该并发症对于孤立肾或对侧肾功能受损的患者是致命性的。

小量出血多可用保守疗法治愈。患者应绝对卧床,从肾盂造瘘管冲洗,加强抗感染治疗,使用止血药物,间断性输血,保持伤口引流通畅。经过积极处理,出血一般可逐渐停止。如果有明显的出血可以考虑行血管造影和选择性动脉栓塞。必要时行手术探查。如果出血反复发作,或出血较显著,伤口内存留大量血块,则必须施行再次手术重新打开伤口止血并清除血块。若经上述处理仍不能制止的严重出血,对侧肾功能良好者可将患肾切除。

肾部分切除术后,肾内形成假性动脉瘤并破裂出血,是比较少见的严重并发症,尤其当双肾功能衰竭或为孤立肾时处理甚为困难。可采用超选择性肾动脉分支栓塞术治疗。

预防出血的关键是术中缝扎止血一定要牢靠,保证肾断面没有坏死的组织。肾断面处理完毕后,应短暂放松一下血管阻断钳或肾蒂钳,观察有无明显动脉性出血。术后积极防治感染,保证肾脏及伤口引流通畅;术后绝对卧床2周,保持大便通畅也是防止出血的重要措施。因此,术后一定要周密地观察病情变化,如体温持续增高,可能发生感染,要及时调整抗生素种类和用量。换药时尽量少搬动患者,保证患者绝对卧床的效果。伤口引流管要保留5天以上,肾盂造瘘管要维持10~14天。视患者全身情况,少量多次输新鲜血,增加机体抵抗力也是重要措施之一。

2. **漏尿及尿瘘** 发生后应及时处理。术后早期出现少量伤口漏尿,首先检查引流管的通畅情况,只要腹膜后引流管通畅,伤口不发生感染,漏尿多能在5~7天后自然停止。必要时可在膀胱镜下行双J管置入,以保证肾盂引流通畅。若插管失败,应急诊拍摄腹部平片、B超检查、静脉肾盂造影或逆行肾盂造影检查了解有无输尿管阻塞的原因,如血块、残留结石或坏死组织等,如有梗阻因素存在,需采取措施去除,同时行肾盂造瘘,以保证引流通畅。如果已有感染,应用有效抗生素防治感染,伤口内安放合适的引流管进行负压吸引,使尿液不积存于腹膜后腔内,以减轻感染,大多数尿瘘仍可自愈。长期不愈的尿瘘,局部可能有影响漏尿处愈合的因素存在,再次手术修补,因感染局部炎症水肿难以成功,应考虑切除肾脏。

预防方法主要是术前充分了解肿瘤与集合系统的关系;术中在直视下用可吸收线严密缝合肾盂肾盏,术中可以静脉注射美蓝试验肾盏是否漏尿。如果肾盏创口较大可以术中放置双J

管内引流,手术区应该放置引流管,位置要适当,确保肾内外引流通畅。术后应用有效抗生素控制感染。肾盂造瘘管或肾周引流管应待无液体流出时拔除。

3. 急性肾功能衰竭　术后的急性肾功能衰竭一般是暂时性的,治疗上以血液透析为主。

对于孤立肾或患侧肾脏功能已经受损的患者,应该在无瘤安全性和手术安全性方面做出权衡。一般对于此类患者做到肿瘤完整切除,切缘阴性即可,不能也不必要过多强调切缘的距离,大量临床资料表明,只要切缘为阴性,肾部分切除术和贴近肿瘤剜除术的预后是相同的。尽可能多地保留正常肾实质,至少需保留仅存肾的3/5,才可能有足够肾功能维持机体生存,否则应行全肾切除加血液透析或肾移植术。

肾脏血运丰富,对热缺血非常敏感,常温下肾缺血20 min,肾功能将减退40%~50%,需要6~7天才能恢复功能;缺血30 min,肾功能减退60%~70%,需要2~9天才能恢复;肾缺血120 min,肾功能仅部分可恢复,甚至不能恢复。因此,术中阻断循环(即热缺血)时间不应超过30 min。必要时压住创面开放循环5~10 min后再进行手术。术中阻断肾血管的同时采用局部低温,能最大限度使肾脏在缺血时减少氧耗,抑制能量代谢,保护肾脏。包括肾脏表面降温,肾实质冰水灌注等。有实验表明,20℃~25℃可以保证肾实质在90 min内不受损害。术后还可继续使用保护肾脏功能药物,观察并记录尿量,定时检测肾功能,如发现肾功能衰竭或尿量明显减少时,应予保护肾功能措施。孤立肾在部分切除后出现无尿,首先应考虑血块引起的梗阻性无尿,应及时行B超检查,确定梗阻存在后行经皮肾穿刺引流或置双J管引流。

(袁　涛)

【专家点评】

肾部分切除术是一种技术难度较高的手术方式,优点是仅切除部分病变的肾组织即可达到切除全肾的作用,保留了该肾部分肾功能。因肾部分切除术时肾断面极易出血,术中控制出血是肾部分切除术成功的关键,术中暂时阻断肾蒂,出血量将减少,术野干净能够准确辨认病变组织,有利于准确切割,特别是在缝合集合系统时显得更为有利,但由于热缺血的影响,手术时间将有所限制,术中肾功能不可避免地会有所损伤,尤其是对于孤立肾或功能性孤立肾肿瘤患者。因此,该术式术中切面的止血和肾功能的保护是主要的技术难点。要在较短的时间内,在保留肾功能的前提下完成手术,并尽量减少术中的出血,这就需要术者有熟练的手术技巧和充分的术前准备。术前充分了解肿瘤与集合系统的解剖关系,术中缝扎止血牢靠,保留的部分肾盂壁缝合严密,术后确保肾内外引流通畅,有助于预防并发症的发生。

(夏术阶)

8.3 肾盂切开取石手术并发症

【概述】

近年来,由于 ESWL、输尿管镜、经皮肾镜等新技术在临床上的推广应用,90%以上的结石患者免除了过去传统的开放手术。但这些新的治疗方法虽能解决大部分问题,但仍有一定的限度,开放手术仍有重要的价值。肾盂切开取石方法简单、损伤小、合并症少,是目前肾结石手术中最为常用的方法之一。对于鹿角状、铸状、多发性结石及直径>3 cm 和伴有肾盂肾盏狭窄需要重建的复杂性肾结石处理相对较为困难,开放手术仍然是其主要的治疗方法,或者采用手术加这些新技术的其中一种联合治疗,可以减少出血,缩短手术时间,提高结石清除率。有文献报道肾结石手术适应证为:KUB 提示肾内单发结石面积≥2.5 cm,或多发结石面积≥2.5 cm×2.5 cm 者;反复发生患肾感染或严重积水,患肾功能已明显受损者;肾盂出口或输尿管存在先天性或继发性梗阻因素者;孤立肾大结石者。

术前全面检查、确定诊断是为拟定正确的治疗方案、防止手术并发症的关键一步。为使手术进行顺利,减少并发症的发

8 肾脏手术并发症

生,各种开放性肾结石手术的技术和有关的并发症必须引起重视。

手术要点:一般选用第 11 肋间切口入路,打开 Gerota 筋膜后,游离肾脏及上段输尿管,于背侧分离肾盂,显露肾门后面,触及结石部位后,在肾盂背面缝丝线 2 条作牵引,其间纵形切开肾盂,切口下端不能过于靠近肾盂输尿管连接部,以免缝合后引起狭窄。在直视下应用取石钳分离结石与肾盂黏膜的粘连,钳夹住结石向外拉同时左右转动取出结石。若鹿角形结石嵌顿于肾盏内,可缓慢转动结石,一边钳扭结石,将结石整块取出,或将结石分支咬断后分别取出。切忌粗暴操作,撕裂肾盏颈造成大出血。如结石较大,而且又是肾内肾盂或鹿角状结石者,结石从肾盏颈取出困难,可考虑行经肾窦肾盂切开取石术或结合腔内泌尿学技术将结石击碎后取出。

肾窦肾盂切开取石术的方法:暴露肾盂背侧后,先在输尿管上段找到肾窦脂肪包膜的平面,在肾窦脂肪包膜下沿肾盂外间隙用剥离子或长弯剪刀细心地向肾门方向分离,再切开肾门包膜隔。扩大肾门后,用手指钝性分离到达肾窦深部及肾盏漏斗部,分离范围要够大。然后根据结石的大小、形状、位置,选择适当的肾盂切口,切开肾盂,轻巧地取出结石。

取净结石后常规用 8 号导尿管从肾盂切口向下插入输尿管,注水检查输尿管有无梗阻,术后留置双 J 形导管作内支架。可防止残留结石下移造成输尿管梗阻、伤口漏尿,并可防止吻合口狭窄。

【临床表现和诊断】

1. 胸膜损伤　肾结石取石手术多采用硬膜外麻醉,经第 11 肋间切口入路,有可能损伤胸膜,造成气胸。

2. 下腔静脉损伤　右肾结石因结石长期刺激致肾脏及输尿管上段周围炎症有广泛粘连时,粗暴的分离可将下腔静脉撕裂造成大出血。

3. 十二指肠损伤　多发生在右肾结石手术中。原因为右肾结石并感染、脓肾、肾周围炎、肾周围脓肿致肾周广泛粘连,周围解剖关系不清,强行钝性分离或锐性剪割右肾内侧上极

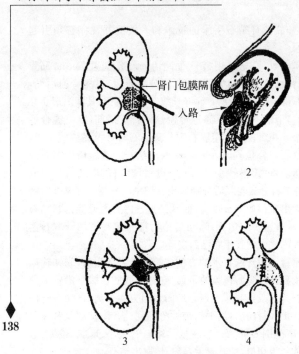

图1 肾盂切开取石术

1. 手术入路示意；2. 切开肾盂取石；
3~4. 缝合肾盂切口。

时，可撕破或剪破十二指肠。

4. 出血 肾结石各种开放手术取石后都会有不同程度出血，表现为血尿和血性引流液，一般不需处理，数日后会自行消失。开放性肾脏手术后肾脏大量出血的发生率<10%。出血速度快且量多的，引流袋内血液可很快凝固成块。患者可出现血压降低、脉搏增快、少尿等失血性休克的表现。常伴有术后肾区胀痛、发热、尿频、尿痛、尿急等尿路刺激症状。出血可反复发作。B超和CT检查可发现肾内病变：如有无残石、有无局限性或弥漫性脓肿、有无积水积脓等，以及肾周有无血肿。

术中出血可由以下原因所致：① 钝性游离肾脏上极或下

极时,损伤副肾动脉;② 在需阻断肾蒂的取石手术中,分离肾蒂血管时损伤肾动、静脉或下腔静脉;③ 行肾盂切开取石或经肾窦肾盂切开取石术时,剥离间隙不正确,误伤肾后段动脉或肾窦内血管;④ 取出巨大鹿角形结石时撕裂肾盏,伤及肾段血管;⑤ 嵌顿结石与黏膜的粘连,取石时损伤肾盂黏膜。

术后出血可分为近期出血和延期出血。前者多出现在术后 2～3 天内,后者出现多在术后 5～10 天。

术后近期出血多为术中止血不完全所致。

术后延期出血多为继发性出血。常见的有关因素:① 合并严重的感染。因肾结石伴有不同程度的梗阻和引流不畅,术前常有反复尿路感染发生。手术可使术前原有的感染扩散,加之手术创伤使肾盂充血水肿、抗细菌力降低,易遭细菌侵犯;同时较大的鹿角状结石长期压迫,可使黏膜脆弱或致肾盂黏膜浅表溃疡形成。术后感染,使溃疡面加深加大,以致侵蚀血管壁。感染扩散蔓延至肾实质可形成局限甚至弥漫性小脓肿,亦使血管壁破裂而出血。当大量的出血致肾盂输尿管堵塞造成引流不畅,感染无法控制而进一步扩散蔓延,而使出血反复发作不止;② 残留结石。术后残留结石移动引起梗阻或结石刺激局部炎症均可引起出血;③ 过早活动;④ 排便等急剧增加腹压。

5. 术后感染　切开取石术中尿液不可避免地会污染伤口,因此伤口感染发生率高于其他无菌手术。此外,肾结石患者术后还可能发生肾内、肾周围的感染,而出现急性肾盂肾炎、局限性或弥漫性肾皮质化脓性炎症、肾积脓、管周围脓肿等,严重时可致败血症及脓毒血症。

复杂性肾结石术前就存在严重炎性反应,术中手术创伤较大,术后极易并发感染。

发生的原因多数是由于感染性结石术前未有效控制感染、术后有尿液外渗而引流管引流不畅、尿路存在梗阻性因素、术后肾组织坏死合并感染、肾或切口术后出血形成血肿等引起的。

表现为术后发热、肾区疼痛、切口红肿等症状。引流液为脓性混浊液体,化验血 WBC 增高。严重时可出现败血症及脓毒血症的表现。B 超可较清楚地显示肾内肾周有无积液积脓的声像图。开放手术后一般都会有轻中度发热,持续3～5天,逐渐转入正常,这种情况属正常术后反应,不应视为感染的表现。

6. 尿瘘　开放手术取石术后都会有不同程度尿外渗,一般持续3～5天后自行停止,个别情况下尿外渗时间可能较长或外渗停止后再发尿外渗,长期不能愈合者形成尿瘘。

发病原因包括:术中缝合不严密、术后过早拔除引流管、尿路存有梗阻因素、残留结石移动堵塞输尿管或术前合并有输尿管结石及其他引起输尿管梗阻的病变、合并感染引起组织愈合不佳等。

尿外渗早期表现为患者出现肾区胀痛、发热,随着尿液渗漏不断增加,尿液可渗至腹膜后,引起腹膜后及肾周围的感染,患侧有压痛。进一步可形成脓肿,切口裂开或经久不愈的窦道。

7. 结石残留　复杂的多发性肾结石,尤其是肾盏内小结石往往不易取净,会残留少量结石。多发性肾结石取石术后残留结石的发生率各家报道不一,高达10%～40%。长期以来,很多泌尿外科医生做了多方面的尝试,例如术中应用X线、B超、内窥镜、凝固取石等均未能解决残留结石的问题。

此种情况多合并有慢性肾盂肾炎、肾盏颈狭窄。取出肾盂内的较大结石后,多块的小结石或成堆的小结石仍留在扩张的小盏内。由于盏颈口的狭小,术者很难探及到,或即便探到因小结石太多,取石时亦难以取尽。

8. 结石复发　肾结石的复发率很高,没有预防干预的患者5年复发率高达50%。结石复发是肾结石术后极待解决的一大难题。据统计:第一次复发的时间距手术取石的时间平均为9.5年。如果是痛风所致的尿酸结石,复发率远远高于草酸钙和磷酸钙结石。故在治疗上不仅重视于取石和排石还应重视预防肾结石的复发。

结石的复发机制仍未完全阐明,目前已知结石的复发与气候、饮食习惯,物质代谢异常、尿液成石物质的浓度、尿路梗阻、感染等诸多因素有关。特别是术中残留小的结石碎屑或术中梗阻性因素未解除、术后并有感染等,极易在短时间内造成结石复发。

9. 术后肾积水　各种肾结石患者均可有不同程度的肾积水。清除结石后梗阻解除，多数肾积水逐渐得到改善或恢复。但有少数患者术后可再度出现肾积水，且逐渐加重，造成肾盂扩张，肾皮质菲薄，严重损害肾功能。

术后肾积水发生的原因多为术后肾盂输尿管连接部狭窄或输尿管狭窄梗阻所致。可能原因：肾盂切口处理不当或取石时损伤肾盂输尿管交界处，在术后修复过程中，肾盂或输尿管切口及其周围形成瘢痕组织，引起局部管腔狭窄；先天性肾盂输尿管交界处狭窄未能解除或成形术后瘢痕收缩；肾内残留结石移动阻塞；合并感染造成肾盏颈炎性狭窄。

临床表现可仅有患侧腰区不适，甚至毫无症状，待就诊时患肾已无功能，个别严重者上腹部可扪及巨大囊性肿块。有的可出现肾绞痛，这是术后残留结石移动至输尿管所致。如合并感染，可有高热、寒战、谵妄、白细胞增高等全身中毒表现。行肾脏 B 超检查、静脉肾盂造影、逆行肾盂造影检查可明确诊断。

【治疗和预防】

1. 胸膜损伤　处理和预防胸膜损伤的方法同肾切除手术。

2. 下腔静脉损伤　处理和预防下腔静脉损伤的方法同肾切除手术。

3. 十二指肠损伤　处理和预防十二指肠损伤的方法同肾切除手术。

4. 出血　术中发生出血时要保持镇静，迅速分析判断出血的原因并采取相应的处理措施，切忌盲目钳夹。对游离肾脏时损伤副肾血管引起的出血，需观察肾脏有无明显缺血区，估计对肾血供无严重影响时可将其结扎；反之，应考虑行血管吻合术。肾动静脉撕裂所致的出血，先立即用手指夹住肾蒂控制出血，再钳夹后用血管缝合线缝合裂口。误伤肾后段动脉时应在控制肾蒂的情况下修补肾动脉裂口。取石造成的肾内出血，有时处理困难，甚至要切除肾脏来止血。可尝试采用以下措施止血：持续握持压迫肾脏止血。将示指自肾盂切口内伸入肾盂盏内压迫止血。反复用冷盐水低压冲洗。1.5% 过氧化氢溶液 5 ml 低压冲洗。肾造瘘并置带气囊的肾盂造瘘管，气囊注水

5 ml左右放在肾盂内,向外牵拉压迫肾脏止血。

一旦发生术后出血,无论是近期出血或延期出血都应积极处理,包括采取输血、补液、应用止血药物,积极控制感染,经造瘘管用冰盐水反复行低压冲洗肾盂等措施。轻的出血一般不超过24 h即可控制。对肾实质严重出血、有肾周围血肿或严重血尿者,经保守治疗无效,可行选择性肾动脉栓塞。如出血继续加重,应及时手术止血。如术中肾内出血止血不满意,对侧肾功能正常,必要时行患肾切除术。

预防:为防止术中出血的发生,术中游离肾脏如发现条索状物时,应警惕是否有副肾血管,避免随意撕断,尤其在肾上极因止血较难时应更要当心。在行肾盂肾实质切开取石时,分离紧窦内肾盂平面要正确,沿肾盂外间隙进行分离,至肾门水平时,因肾后段动脉多跨过肾盂上方进入背侧肾实质,应向肾下极方向分离。大的肾盂结石取出困难可能引起肾内大出血时,不要强取,可配合超声或激光碎石将结石击碎,后再用取石钳夹出。

继发性出血多发生在术后5~10天,术中彻底止血是预防继发性出血的关键。术中严密缝合收集系统,修复肾内血管和仔细闭合肾脏被膜可减少继发性出血的发生。对由于取石而造成的肾盂肾盏黏膜轻微损伤出血可局部应用凝血酶。肾内渗血较多者,最好行暂时性肾或肾盂造瘘,术后加强抗感染治疗。

对有可能发生术后继发性出血的患者,应让患者术后绝对卧床至少3周,保证肾创面愈合。术前、后应用有效的抗生素防止感染。术后注意保持引流管通畅,同时注意通便,避免因排便所致急剧腹内压增高。

5. 术后感染 一旦发现感染需及时引流和积极应用抗生素。发生感染后,除先选用肾毒性小、疗效可靠的抗生素。然后可根据血培养或引流液的细菌培养加药物敏感试验结果选用抗生素。同时予以支持疗法,包括输液、少量多次输血及注意水电解质紊乱、酸碱平衡,纠正低蛋白血症、肾功能衰竭,控制好血糖。另外还应注意:① 保持引流管的通畅,做好引流管的护理;② 行肾脏 B 超检查,如显示肾盏肾皮质、肾周围有清晰的液性暗区时,可行穿刺或切开彻底引流。如肾周围脓肿破溃形成慢性窦道时,除全身应用抗生素外,还要注意使瘘道引流通畅、根据窦道分泌物细菌培养及药物敏感加用抗生素行窦道冲洗。如长期不愈有持续性低热或全身中毒症状,应采取肾造瘘引流或逆行插管引流。

预防感染的办法主要是无菌技术、仔细止血和充分引流三点,具体措施为:① 术前有感染者应根据尿培养和药敏试验选择有效的抗菌素彻底控制感染后再手术。一般多需静脉用药 2 周至体温正常、肾区肿痛消失;② 术中对肾盏漏斗部的狭窄应给予整形彻底解除梗阻。术中要避免损伤过多的肾实质,引流管位置放置适当;③ 严格无菌技术操作。做好引流管的护理,保持其通畅。每天更换引流袋。保持切口敷料干燥,发现渗血、渗液及时更换;④ 术后适当应用抗生素对预防感染亦有一定帮助。

6. 尿瘘　发生尿瘘后应及早处理。① 术后早期可拆去切口处 1～2 针缝线,置入引流管引流漏至肾周围的尿液;② 必要时行患侧输尿管逆行插管或肾盂穿刺造瘘引流肾盂尿液,减轻肾盂内压;③ 行腹部平片、B 超等检查,如确诊为输尿管结石,应处理以解除梗阻;④ 合并其他输尿管梗阻病变,如息肉、肿瘤等,应考虑手术治疗;⑤ 因重复肾并结石手术切除上位肾或下位肾不彻底而出现尿瘘时,残留的部分肾组织,仍能分泌少量尿液,需再次手术将残余肾切除;⑥ 应用足量、高效的抗生素抗感染。

预防措施:① 术前应全面检查,除了解肾结石的情况外,还应注意输尿管有无结石或其他梗阻性疾病;采用有效的抗菌药物抗感染;② 术中对合并的肾盏狭窄或输尿管狭窄梗阻彻底解除;③ 术后保持各引流管通畅,避免引流管扭曲、折叠、脱落和堵塞;④ 肾盂造瘘和肾周引流管通常在肾周无液体引出后 1～2 天再拔除,一般需在 1 周以上的时间,不要拔除过早;拔除肾盂或肾造瘘管时,一般先夹闭造管观察证明患侧尿路通畅后方可拔除。

7. 结石残留 小的残留结石一般不需处理,等待自行排出,较大残留结石可在手术 2 周后采用 ESWL、药物排石或输尿管肾镜取石等技术处理。

减少术后残石率的措施:① 术中将手指经肾盂切口伸于盂盏内进行触摸探查或用细针在怀疑结石处肾脏表面探刺;② 取石后常规用导尿管插入肾盏内和自肾盂向膀胱内插入输尿管导管用生理盐水冲洗,小的结石碎屑可被冲出;③ 术中 B 超或 X 线检查有无残留结石是诊断有残留结石的最理想的方法;④ 通过肾盂切口,用可弯性肾镜检查肾盂、肾盏。

8. 结石复发 肾结石复发率高,为减少术后结石复发,尽量消除复发因素的存在是预防结石复发的重要步骤。

术中应尽量避免肾内结石的残留;对肾下极多发结石并肾盏囊状扩张积水时,最好行肾部分切除术;对狭窄的肾盏颈进行整形解除梗阻。

结石的形成经常与代谢性疾病有关,同时受生活、饮食习惯、职业、气候、家族史等因素影响。对患者作代谢评估及取出的结石成分进行分析对防治结石复发有重要价值。感染性结石患者应进行多次尿细菌培养以指导正确的治疗。

生活中最重要的预防措施是多饮水。大量饮水不但可降低尿盐浓度、预防结石晶体的形成,还可促使排出已形成的小结石。24 h 液体摄入量应大于 1.6 L,对防治结石有重要意义。

9. 肾积水 治疗上应针对不同的原因及肾积水程度进行处理。发现狭窄后可行逆行输尿管插管扩张或内切开,同时输尿管内应放置双 J 管,可起到支架及内引流作用,可大大减少吻合口的狭窄及肾内感染。严重狭窄者如经扩张治疗无效或扩张失败,肾积水逐渐加重,则需先行肾穿刺造瘘引流和保护肾脏,待 3~6 个月后再次手术。行狭窄段切除再吻合或 Y-Y 切开成形及其他肾盂成形术、输尿管下肾盏吻合术等。如已发现肾积水严重,肾皮质菲薄、失去功能,对侧肾功能正常时,应行肾切除术。

预防:① 行肾盂或经肾窦切开取石时,切口最好在肾盂结石扩张处切开;② 术中应注意纠正存在的梗阻因素;③ 预先留置输尿管支架管可以预防狭窄和残留小结石梗阻;④ 术后应给予足量有效的抗生素,防止术后肾盏颈炎性狭窄;⑤ 术后定期行B超检查随访,早期诊断肾积水及判断患肾功能状况。

(袁　涛)

【专家点评】

近年来,随着微创泌尿外科的发展,尤其是经皮肾镜取石术(PNL)的广泛开展,给肾结石的治疗带来了新的选择,开放性手术在肾结石治疗中的运用已经显著减少。但是,对于具体的患者来说,应该根据结石在肾脏内的具体位置,选择损伤相对更小、并发症发生率更低的治疗方式。对于一些复杂的肾结石,像大鹿角状结石、多发结石或有肾盂、肾盏内腔狭窄的结石,开放性手术取石仍具有极其重要的临床应用价值。

肾盂或肾窦切开取石术手术较简单,出血与并发症较少。对有肾盂输尿管连接处狭窄伴发肾结石者,可在取石同时行肾盂成形术。缺点是不易取出肾小盏内的结石,需结合其他的方法。

术前全面检查、确定诊断是为拟定正确的治疗方案、防止肾盂切开取石术手术并发症的关键。

(夏术阶)

8.4　肾实质切开取石手术并发症

【概述】

肾实质切开取石术适用于无法经肾盂切开取石或不易取净的肾盏内多发结石,尤其是肾内型肾盂或肾盏漏斗部狭窄者。手术旨在完整取出结石,修整漏斗部狭窄,尽量保留有功能的肾组织,防止感染及结石的复发。无萎缩性肾切开取石术是根据肾血管分布及肾盂、肾盏的解剖而设计的。其含义是经肾实质切开取石而不影响肾脏血流供应,能最大限度地保留功能肾组织。手术前作血管造影检查有助于选择肾脏切口部位。

无萎缩肾切开是根据肾动脉前后2支动脉由肾门进入肾实质后极少互相吻合交通,在前后2支血管交界处为末稍血管区,即相对无血管区。在此区切开肾实质不但能最大限度地减少术后肾破坏萎缩,最大程度保护肾功能,同时还能进行肾盏狭窄整形,纠正肾内异常,改善引流。此术式的解剖学基础:肾动脉主干在肾门附近肾盂上缘分为前后2支,前支较粗,在前侧肾窦内继续分为上中下3支,上支又发生顶支,供应肾的腹侧上、中、下和背侧顶区及下区。占全肾血运的3/4以上;后支较细,供应肾侧中区,仅占全肾血运的1/4。上述5支动脉各供应一个肾段,各肾段动脉之间在肾内没有吻合,各肾段之间的交界线称为段间线,在各段间线上切开肾实质损伤最小,肾下段与后段交界的后下段间线约在肾背部中下1/3,于此处切开肾实质,损伤肾血管最少。肾后段与上中段间的乏血管带,在肾后面的中后1/3交界处,距肾外侧缘1 cm,若在此平面纵切开肾,则出血较少。

肾实质切开取石术操作要点:手术一般常经第12肋或第11肋间切口入路。打开Gerata筋膜后,游离肾脏及肾蒂,显露肾门后侧,取肾盂至下肾盏处弧形切口,应避开肾后段动脉。如切开处肾实质较厚时,阻断肾蒂血管以控制出血。在肾背侧相对无血管区纵行切开肾实质直抵结石,用取石钳夹住结石轻轻摇动,取出整块结石,取石后用可吸收细线缝合肾盂肾盏,缝扎肾实质处活动出血,最后用粗肠线间断或褥式缝合肾实质并直接将此肠线结扎。

无萎缩肾实质切开取石术方法:游离肾脏显露肾蒂后,在肾门后上层处分出肾后段动脉,用无损伤血管夹或手指挤压阻断血流,可显示后肾缺血界限,在肾包膜上用丝线缝结标出前后段间线。放开肾后动脉,心耳钳阻断肾蒂血流,肾局部低温,据结石形态、大小、分布状况与前后血管间线确定肾切口,沿段间线切开肾包膜,刀柄对肾门中点方向分离肾实质即可到达肾窦显露肾盂。漏斗部有狭窄者切开成形,分层缝合肾盂肾盏及肾实质切口。

无萎缩肾实质切开取石术在操作时注意事项:① 若肾周

广泛粘连,分离避免损伤撕破肾包膜,影响肾实质缝合和止血;② 肾切开根据肾段血管分布段间线切开,肾实质用刀柄分离,避免叶间肾动脉损伤,切口规则;③ 取石时先取出短一侧,以免撕裂肾窦内血管,引起不可控制的出血;④ 肾盏漏斗狭窄,应切开整形扩大缝合,防止术后再狭窄积液结石形成;⑤ 缝合肾实质前缝合肾盏外缘,使肾实质与集合系统相隔,防止肾实质出血渗入形成血尿。

【临床表现和诊断】

肾实质切开取石术后的主要并发症有出血、尿瘘、感染。出血、梗阻、感染常互为因果。

1. 出血 术中出血可由以下原因所致:① 取鹿角状结石时,用力过猛或用力方向不正确将肾盂撕裂,划破肾盂,伤及肾段血管;② 肾实质切开位置选择不当,切断肾段动脉;③ 切开肾实质时,缝扎血管不彻底。

(1) 术后早期出血 指发生在术后 1~7 天,系因术中肾内操作、创伤、缝合方法不当所致。特别是在摘取肾盏结石,当切口过小,勉强拉出结石会撕裂盏颈损伤盏颈弓状动脉,或肾切口一次全层缝合损伤肾乳头及肾盂、肾盏切口缝合错位,术后易并发出血;切口选择不当,暴露不全,止血不彻底;引流管口径太小,引流不畅,血凝块阻塞管腔,造成肾盂内压力变化;结石残留并感染。表现为术后肾盂造瘘管引流液血色加深,并迅速引流出大量新鲜血液。

(2) 术后继发出血 通常为肾盂内出血,发生于术后 7~14 天。主要成因:① 术中肾实质、肾盏切开处止血不彻底;② 术中低血压时出血点暂时止血,术后血压恢复后再出血;③ 术中过多地缝扎肾组织或损伤段血管导致过多的肾组织缺血坏死或梗死后再出血;④ 肾内感染、结石残留。结石本身是有菌的,杀菌或抑菌药只能作用于结石表面,不能进入结石内部。因此,残存的结石或碎石是肾内反复感染的基础。特别是术前合并尿路感染者,肾脏手术创伤及缝合方法不佳等均可诱发术后肾内感染。文献报道感染的尿液能使肾内肠线在 8 天左右完全溶解。创面的血凝块可因尿激酶的作用而脱落。所以,结石及残留感染可导致严重的继发性出血;⑤ 肾实质切口缝合方式不当或实质切口缝线脱落。由于肾切口髓质部分对合不紧密,术后可形成假性动脉瘤或炎性肉芽肿而致反复出血,也可能是血栓堵塞的小血管因血栓脱落而出血。此外,肾内动静脉瘘形成也是引起继发性出血的重要原因。感染尿液能使肠线在8天左右完全溶解,因而出现继发出血;⑥ 凝血机制障碍及组织修复能力差。多见于肾功能衰竭及老年患者,其肾实质缝合的针孔或穿刺处均可出现较长时间的出血现象;⑦ 留置导管失当。留置导管粗硬、断裂或拔管不当,同样可导致肾内血管损伤而严重出血。表现为术后出现寒战高热,术侧肾区胀痛,肉眼全部血尿和膀胱内大量血凝块致尿潴留。

2. **尿瘘** 肾切开取石术后3~4天伤口渗尿是正常现象,当超过7~12天仍有伤口渗尿,则应摄X线平片,了解是否有残石梗阻并按术后尿瘘处理。

常见原因:① 残余结石造成输尿管梗阻;② 输尿管狭窄;③ 取石时手术损伤或肾实质切口缝合局部肾组织坏死。

3. **术后感染** 发生的主要原因有:术前尿路感染未有效控制;术时肾内冲洗压力过高易引起有菌的尿液在肾实质内逆流污染;术后引流管引流不畅或冲洗时污染等。表现为术后发热、肾区疼痛、腰痛和持久与顽固的脓尿。

【治疗和预防】

1. 出血

(1) 术后出血的处理 一般先保守治疗,包括绝对卧床、输血、补液,应用止血剂、插管冲洗血块、加强引流和选用敏感抗生素抗感染等综合处理。经过积极非手术治疗,患者仍血压不稳,出现休克或休克加重;引流液血色明显,持续性血尿无减轻趋势;肾区肿块增大;或发生膀胱血块填塞或反复出血不能控制时,则需外科处理。依据临床实际选用治疗方式:可先经膀胱镜清除血块,再经输尿管逆行插管或肾造瘘管作肾内药物灌注止血。也可考虑用肾镜或输尿管镜处理。进一步则可考虑用选择性肾动脉栓塞治疗,对小的血管可用明胶海绵或自体血块等暂时性栓塞剂,以减少肾功能的损害,如有假性动脉瘤、动静脉瘘或较粗的血管出血时,需用永久性栓塞剂,如钢丝弹簧圈或组织黏合剂栓塞。经过上述处理,如仍无法止血才考虑作开放手术或切除患肾,如为双肾病变或孤立肾,则患肾切除更应慎重。

(2)术后出血的预防 肾实质切开取石术后,应严密观察各引流管的量和色以及术后肾功能的恢复情况;绝对卧床2周以上、禁止不必要的活动、保持大便通畅,以防止继发出血。选择适当的手术方式、根据肾血管在肾内的走向和结石的形状、部位、大小和数目选择适当的肾脏切口是保证取出结石、防止出血的关键;肾实质切口应有选择性并要避开主要血管(如作段间肾实质切开)、切口要规则,便于缝合止血。因肾实质较脆,良好的缝合可防止出血,缝合要均匀,打结时用力要适当,采用褥式缝合肾切口的止血效果较好。为了减少术中出血,术者要熟悉肾内血管解剖,亦可采用肾脏低温和阻断肾蒂血管。切忌在切口小、暴露差的情况下盲目用力钳取结石。如结石大取石困难,可用咬石钳将结石咬碎,或结合采用超声碎石器将结石击碎使结石分解取出。此外,还应注意减少结石残留、术后留置合适的肾造瘘管及防治感染等。

2. 尿瘘 尿瘘发生后,应及时引流漏至伤口的尿液,使瘘管局限;输尿管狭窄所致尿瘘者,经膀胱镜置入双J管引流肾盂尿液;及时处理残留结石所致的输尿管梗阻。

梗阻及感染是导致肾内压增高及肾功能损伤的主要原因,因此,解除梗阻的同时需积极地抗感染治疗,既可促进肾功能的恢复,又可减少尿瘘的发生。

3. 术后感染 充分引流尿外渗。根据术前尿培养及药敏报告,应用对肾功能无损害或肾功能损害轻的敏感抗生素。随时保持伤口敷料干燥。严格无菌操作,保持尿道外口清洁,以避免或减少尿道外口细菌的上行感染。

(袁 涛)

【专家点评】

一般中小鹿角状肾结石采用肾盂或肾窦内肾盂切开取石术,即可达到理想的取石效果,而复杂性巨大鹿角状肾结石的手术治疗较为困难,需切开肾实质取石。肾实质切开取石术需切开肾实质,术中术后出血较多,手术操作有一定的难度。应做好术前各种检查和准备,在减少出血的同时保护好肾功能。通常采用局部低温阻断肾蒂情况下行肾实质切开取石。复杂性肾结石治疗复杂,很难以一种术式去解决所有的病例,肾实质切开取石术作为治疗复杂性肾结石的手术方法之一,具有显露充分、结石取净率高的优点。

(夏术阶)

8.5 肾盂输尿管成形术手术并发症

【概述】

肾盂输尿管成形术多用于治疗肾盂输尿管连接部狭窄(ureteropelvic junction obstruction, UPJO)。手术包括输尿管狭窄段切除、扩张肾盂裁减缩小和肾盂-输尿管吻合。吻合口尿漏是肾盂输尿管成形术后最常见的并发症。由于输尿管口径较小,肾盂输尿管吻合口狭窄是肾盂输尿管成形术手术的另外一个常见并发症。

【临床表现】

1. 尿漏　术后患者尿量减少,引流液量持续增多,呈淡黄色,引流液检测肌酐明显升高。如引流不畅,患者可出现发热、手术侧腰部胀痛不适、尿外渗、肾周尿液囊肿,甚至肾周脓肿。

2. 肾盂输尿管吻合口狭窄　如术后肾周引流液不见减少或术后患者腰部不适症状未见好转,B超发现肾积水仍然明显,应考虑肾盂输尿管吻合口狭窄可能。

【诊断】

1. 尿漏　如果术后患者出现尿量减少,淡黄色引流液增多及术侧腰部不适等情况应考虑尿漏可能。进一步检查包括引流液肌酐检测和B超等。同时应排除输尿管远端有无梗阻,检查包括CT尿路成像(CTU)或静脉尿路造影(IVU)。腹部平片(KUB)检查可明确输尿管双J管有无移位。

2. 肾盂输尿管吻合口狭窄　IVU、泌尿系统磁共振尿路造影(MRU)或经皮肾穿刺造影可明确诊断。

【治疗】

1. 尿漏　如术中未留置输尿管双J管,应立即放置双J管。双J管有移位者,可在输尿管镜下调整其位置或者重新放置双J管;保持肾周引流通畅;必要时于肾周引流管内放入细导尿管低压持续吸引;加强抗感染治疗。经过上述处理后,吻合口漏尿一般可自行愈合,少数仍不能愈合者,可考虑开放修补。

2. 肾盂输尿管吻合口狭窄　术后早期梗阻可能与手术局部水肿、感染相关,加强抗感染措施和保留引流即可。术后远期吻合口狭窄多因为缝合过紧或周围瘢痕形成所致,首先可考虑行球囊扩张或输尿管镜下狭窄段切开治疗,必要时再次开放手术。

【预防】

1. 尿漏　术中应常规放置输尿管双J管并确保其位置正常。注意吻合口两端大小匹配,黏膜对位齐,缝合均匀严密。缝合完毕后冲洗创面清除血凝快,检查吻合口缝合是否严密、有无漏尿。选用28F多孔肾周引流管。术后留置导尿管,保持膀胱低压引流,防止尿液逆流。拔出肾周引流管前,先确认双J管位置是否正常。

2. 肾盂输尿管吻合口狭窄　应合理选择术式;术中不必切除过多肾盂;肾盂输尿管吻合时对位正确,切忌输尿管扭转;吻合口缝合要严密,防治尿液渗漏引起肾周粘连。

(王　翔)

【专家点评】

离断式肾盂成形术是治疗肾盂输尿管连接部梗阻的理想术式。近年来,随着微创技术的发展,越来越多的单位开展后腹腔镜下肾盂输尿管成形术。但若术中操作不当,术后可发生尿漏或肾盂输尿管吻合口狭窄等并发症,其原因可能与吻合口血供差、有张力,缝线嵌合组织过多,吻合口对合不良等因素有关。为防止术后这类并发症的发生,手术中应注意以下几点:

① 输尿管断面呈斜形并纵行剖开以加大吻合口口径,确保成形后的肾盂输尿管连接部成漏斗状;② 吻合前先放置双 J 管,一方面有利于吻合,另一方面有利于尿液引流,减少尿外渗,避免吻合口狭窄、成角;③ 输尿管斜行吻合口要正对肾盂内侧,肌层断面要对合整齐以利输尿管蠕动波的传递和尿液引流;④ 吻合口的缝线应选用 5-0 可吸收缝线,以减少组织反应,缝合针距以不漏尿液为原则。打结时注意肌层应对合整齐,避免内翻或外翻;⑤ 在分离肾盂输尿管上段时,不宜过多剥离或切除其周围组织,避免损伤输尿管外膜及供应血管,以保证肾盂输尿管上段和吻合口有良好的血供;⑥ 裁剪后的肾盂应在最低位与剪开的输尿管最低处吻合使吻合面恰好相对,避免输尿管扭转,最初数针距切口缘要近,以防缝入过多组织造成吻合口狭窄;⑦ 对狭窄段较长,吻合口可能张力较大者,可采用使修整后的肾盂下端呈舌状下垂的方法,同时游离肾脏,以减少吻合口张力,有利于吻合口愈合。

(张元芳)

8.6 肾囊肿去顶术手术并发症

【概述】

出血是腹腔镜下肾囊肿去顶减压常见的并发症,主要包括腹壁穿刺出血、肾静脉小分支出血或囊肿切除过多导致的肾实质出血。集合系统损伤也是肾囊肿去顶减压手术常见并发症之一,发生原因包括:对肾囊肿囊壁过度裁剪,特别是对肾盂旁肾囊肿囊壁裁减损伤肾盂;肾囊肿基底部损伤累及邻近集合系统。其他较严重的并发症包括肾脏周围脏器、组织损伤。

【临床表现】

1. 出血　术中即可发现术野持续渗血,术后血性引流液量较多或者出现肉眼血尿。

2. 集合系统损伤　术中发现手术野漏尿或术后发现引流液量持续增多,后期引流液呈淡黄色,引流液检测肌酐升高。

3. 周围脏器损伤　术中如果腹膜破裂,出现腹部胀气,会影响手术操作。右侧肾囊肿手术,若损伤十二指肠,术后早期即可出现急腹症表现。

【诊断】

1. 出血　根据术中所见或术后引流液量增多可明确诊断。

2. 集合系统损伤　根据患者术中所见和术后引流液量、性质可作出诊断。

3. 肾脏周围脏器损伤　如果右侧肾囊肿,术后出现腹部压痛、反跳痛伴发热,提示有十二指肠损伤的可能。诊断方法有:① 腹腔穿刺或灌洗,若腹膜后穿刺出肠内容物,则多数为十二指肠损伤;② CT检查,尤其是增强CT,对十二指肠损伤的判断非常重要;③ 血清酶检查。血清淀粉酶升高,尤其是持续升高对诊断胰腺合并十二指肠损伤有帮助,结合CT检查时可进一步明确;④ 腹部平片,如见到腰大肌轮廓模糊、右上腹腹膜后积气、十二指肠侧方和右肾轮廓显影,提示十二指肠损伤破裂。

【治疗】

1. 出血　少量的出血可使用压迫止血,如果囊肿边缘的肾实质出血较多,电凝效果不佳时,可使用钛夹钳夹止血。严重的活动性出血,腹腔镜下不能止血时,应及时中转开放手术。

2. 集合系统损伤　如果术中发现集合系统损伤,可用5-0可吸收线修补集合系统。如果术后发现,需留置输尿管双J管和导尿管,保持膀胱低压引流,经过一段时间后多可自行愈合。

3. 肾脏周围脏器损伤　一旦确诊十二指肠破裂,应立即行十二指肠破裂缝合修补术,术中仔细而全面的探查、充分的十二指肠减压、彻底的腹腔引流,并使用有效的胰酶抑制剂。

【预防】

1. 出血　在肾蒂附近游离肾囊肿时,应仔细操作,避免盲目分离。切除囊壁时,应与肾实质边缘保持5 mm距离,避免切除过多导致切缘肾实质出血。尽量避免电灼囊肿壁基底部,以防损伤肾实质血管。

2. 集合系统损伤　术中避免对囊肿基底部过度电灼;处理肾盂旁囊肿时勿切除过多囊壁;术中如果需要对囊肿基底部取

活检,避免钳取过深。

3. 肾脏周围脏器损伤　术中注意解剖,避免出血影响视野。操作轻柔,不要过度使用电刀或超声刀切割或电凝靠近十二指肠组织。

(王　翔)

【专家点评】

在50岁以上人群中约有1/3的人有肾囊肿。大多数单纯性肾囊肿不需要外科治疗,但在某些情况下需要做肾囊肿手术探查或切除,如出现出血、疼痛、感染、梗阻症状或怀疑恶变等情况。B超定位下肾囊肿穿刺抽吸并注入硬化剂是常用的一线治疗,但是也存在肾囊肿复发以及硬化剂外渗到囊肿周围引起的严重纤维化。腹腔镜肾囊肿去顶减压术已成为目前较大或非单纯性肾囊肿手术治疗的常用方法。熟练的腹腔镜技术和对肾脏解剖的掌握是避免出血的最有效方法。术前应该常规行 IVU 或 MRU 检查,排除容易与肾囊肿混淆的重复肾或肾盏扩张。处理肾盂旁囊肿时勿切除过多囊壁。对怀疑有恶变的肾囊肿,应该术中做快速病理,若确诊可立即改肾癌手术。右侧巨大的肾囊肿,尤其是腹侧囊肿应该注意避免十二指肠损伤。

(张元芳)

8.7　肾移植手术并发症

【概述】

肾移植手术出血可分为术后早期出血和延迟性出血。术后早期出血多发生在术后24~48 h内,延迟性出血则见于术后数天甚至数年。

肾动脉血栓形成、肾动脉栓塞多见于肾移植术后1~2周,可因为肾动脉内膜损伤、动脉吻合不良、动脉粥样硬化、排斥反应、高凝状态等原因导致的移植肾动脉主干或分支血栓形成或栓塞。移植肾肾静脉血栓形成、肾静脉栓塞常因为供肾静脉吻合不良、扭曲、外界压迫或排斥反应等各种原因造成。

由于移植肾动脉损伤或吻合技术不佳等原因可导致术后移植肾动脉狭窄。移植肾动静脉破裂原因多因为血管缝线松脱发生血管吻合口裂孔、继发感染或腹压增加。

肾移植手术中，淋巴管和淋巴结被切断导致淋巴液漏出，即为淋巴漏，漏出的淋巴液积聚则形成淋巴囊肿。

尿漏是肾移植术后泌尿系统最常见并发症。发生部位多见于移植肾输尿管及输尿管-膀胱吻合口。输尿管漏可因为取肾、修肾过程中发生的输尿管损伤或过度损伤输尿管血供。输尿管-膀胱吻合口漏多因手术吻合所致。

输尿管梗阻多发生在输尿管口，在吻合输尿管膀胱壁时，如果缝合过紧、黏膜对合不良会导致输尿管口狭窄。如果输尿管保留过长，术后因为各种原因导致输尿管扭曲或外在压迫均可引起梗阻。此外，输尿管血供受损、输尿管损伤或排斥反应均可引起输尿管梗阻。

移植肾自发性破裂是肾移植术后早期严重并发症，主要原因有严重排斥反应、肾小管坏死、尿路梗阻、肾静脉栓塞、突然腹压增加、动脉分支被结扎导致局部缺血、移植肾穿刺活检造成的肾损伤。

肾移植术后由于免疫抑制剂的使用尿路感染发生率较普通人群高，女性较男性多见。

肾移植术后切口并发症包括切口裂开、感染、愈合不良等。

肾移植术后出现的细菌感染，常见有尿路感染、肺部感染、切口感染和全身感染，多见于术后1个月内，细菌感染常与病毒、真菌感染并存。

巨细胞病毒是肾移植受者最为常见的病毒感染之一。器官移植受者因为接收了大量免疫抑制剂，原本潜伏在体内的巨细胞病毒激活而引起巨细胞病毒感染。原发性CMV感染是指既往未曾感染过CMV的血清阴性的宿主发生的感染，可无任何症状。CMV疾病有症状的或侵袭组织的急性CMV感染，可以引起病毒相关并发症。继发性CMV感染指既往曾经感染过CMV、血清阳性的宿主，因内源性潜伏病毒的激活或外源性病毒的再感染或二重感染而发生的 CMV 感染。

肾移植术后 HSV 感染大部分是复发感染,对移植肾功能一般无明显影响。

移植物在血液循环恢复后 24 h 内发生的不可逆性体液排斥反应。常出现于术中血管吻合开通后几分钟或数小时内,患者既往有反复妊娠、反复输血或再次肾移植,受者血清中存在抗体,并通过黏附在供肾的内皮细胞和活化补体而损害移植肾。目前由于淋巴毒试验及配型技术的进步,超级性排斥反应已很少见。

加速性排斥反应指术后 3~5 天内发生的剧烈排斥反应,是介于超急性和急性排斥反应之间的一类排斥反应。以体液免疫为主导,细胞免疫参与其中,多见于反复输血、反复妊娠和再次移植导致体内产生预先致敏抗体的患者。

急性排斥反应是各类型排斥反应中最为常见的一种,一般发生于术后 1 周~3 个月,机制主要是细胞免疫反应,抗体也参与其中。

慢性排斥反应大多发生在肾移植术后 6 个月以上,病情进展缓慢,目前尚无有效治疗方法,是影响移植物长期存活的重要因素。

【临床表现】

1. 出血　术后早期少量出血可表现为手术切口渗血、切口周围皮下瘀斑、引流血性液体异常增多等。大量活动性出血时,患者主要表现为移植肾区疼痛、触痛和急性失血性休克征象,如面色苍白、烦躁不安、脉搏骤速、四肢厥冷、血压进行性下降、血红蛋白或血细胞比容进行性减少等。

发生延迟性大出血时,患者可突觉移植肾区疼痛,疼痛可放射临近多个部位。也有部分患者无疼痛,仅表现为移植肾区突然肿胀,逐渐出现失血性休克表现和腹膜刺激症状。

2. 肾动脉血栓形成、肾动脉栓塞　术后早期移植肾功能良好,1~2 周后患者突然出现移植肾区疼痛、无尿、移植肾变软、体积减小、肾功能减退等表现。

3. 肾静脉血栓形成、肾静脉栓塞　临床表现常不典型,表现为移植肾明显肿大、移植肾区压痛、少尿、无尿、血红蛋白尿等。

4. 移植肾动脉狭窄　术后患者可出现渐进性或顽固性高血压,移植肾区听诊可及血管杂音。

5. 移植肾动静脉破裂　移植肾区骤然疼痛,可波及下腹部、盆腔等部位;移植肾区隆起,患者有肿胀感;出现各种失血性休克表现,如脉搏细速、血压下降、烦躁不安等。

6. 淋巴漏、淋巴囊肿　术后早期如果负压引流液量多,且多呈淡黄色或乳糜样颜色,就提示可有出现淋巴漏。如果淋巴液积聚形成淋巴囊肿,则出现各种压迫症状,主要表现为移植肾区肿胀;如果淋巴囊肿压迫移植肾肾盂或输尿管,可出现肾积水;如淋巴囊肿压迫髂血管,则可能出现手术侧下肢水肿。

7. 尿瘘　主要包括发热、移植肾区疼痛、肿胀、尿性尿液囊肿形成、尿液外渗、少尿或无尿,如尿液进入腹腔可引起腹腔积液或肠麻痹。

8. 输尿管梗阻　患者可出现移植肾区胀满感、肾功能减退、尿量减少等表现,一般无明显疼痛。

9. 移植肾破裂　移植肾破裂时患者一般表现为突发性移植肾区肿胀、疼痛、局部肿块、移植肾轮廓不清、切口出血、尿量减少、肾功能减退,以及各种重症失血表现。

10. 尿路感染　膀胱刺激症状、发热、畏寒、尿常规发现白细胞、尿液细菌培养有阳性发现。

11. 切口并发症　切口感染的主要表现为:切口出现红肿、疼痛、血肿或脓肿等炎症反应;移植肾区肿胀、疼痛;部分患者出现畏寒发热等症状;常出现引流液量增多或伴有脓性液体。

12. 感染

(1) 细菌感染　主要表现为发生感染的部位,如尿路、肺部、切口或全身细菌感染的临床表现。

(2) 巨细胞病毒(CMV)感染　多发生自肾移植术后第1个月。临床上主要表现为不明原因高热、不适、血常规异常(如白细胞、血小板降低等)、氨基转移酶异常。严重者可出现巨细胞病毒肺炎出现呼吸系统症状,如呼吸困难、低氧血症、间质浸润等。巨细胞病毒也可引起消化道疾病,如胃十二指肠溃疡、食管炎、胆囊炎、肝炎、结肠炎等。

(3) 单纯疱疹病毒(HSV)或带状疱疹病毒感染 移植后1个月内可发生皮肤、黏膜的局限性成簇小水疱,随后出现结膜炎、角膜炎、生殖器水疱等,极少累及内脏。

13. 排斥反应

(1) 超急性排斥反应 多在手术当中发现,血管吻合接通后移植肾立即表现出色泽变暗红、青紫、质地变软、输尿管断端无尿液流出。若发生于术后,则患者会出现发热、烦躁不安、移植肾区触痛等表现。

(2) 加速性排斥反应 术后3~5天移植肾逐渐恢复功能时,突然出现移植肾肿胀压痛、移植肾功能迅速减退。患者可有高热、畏寒、胃纳差、恶心呕吐、少尿或进展为无尿、血肌酐迅速上升,如移植肾肿胀明显时可出现肾破裂,表现出移植肾破裂相关症状。

(3) 急性排斥反应 主要表现为体温突然升高,常伴全身不适、乏力、腹胀、头痛、心动过速、关节胀痛及情绪不安等。早期会出现移植肾肿胀、疼痛、触痛明显、质地变硬,当移植肾肿胀明显时,可发生移植肾破裂。急性排斥反应发生时,移植肾功能突然减退,表现为少尿、水钠潴留、血压升高、血肌酐上升。尿液检查可发现蛋白尿、淋巴细胞尿、集合管细胞等。

(4) 慢性排斥反应 临床表现为逐渐出现的移植肾功能减退、蛋白尿、血肌酐升高、高血压、进行性贫血和移植肾体积缩小。放射性核素肾图显示灌注减少。活检病理表现并非特异性,主要表现为动脉硬化、肾小球损害和肾小球硬化、管周毛细血管多层样改变、间质纤维化及小管萎缩等。

【诊断】

1. 出血 早期出血是外科手术最为常见的并发症。出血可能来自肾血管吻合口出血、血管破裂、肾包膜或肾盂周围血管漏扎,少数患者因为长期尿毒症致凝血功能障碍引起手术野广泛渗血。术后延迟性出血多发生于患者病情已经稳定的时候,由于感染、各种类型的排斥、外伤或使用抗凝剂而导致出血,其中感染为主要原因。

根据患者在术后早期和病情稳定期的症状、体征、血常规等实验室检查、负压引流液量及性质,可帮助鉴别少量渗血或活动性出血的诊断。

2. **肾动脉血栓形成、肾动脉栓塞** 肾动脉血栓形成或栓塞发生于术后1～2周后,甚至数周后。患者突然出现移植肾区疼痛、无尿,查体可发现移植肾质软、体积减小。实验室检查可发现患者血肌酐呈进行性升高。彩色多普勒超声提示移植肾体积减小、动脉无血流等结果。

3. **肾静脉血栓形成、肾静脉栓塞** 根据上述患者临床表现,结合彩色多普勒超声检查,有助于提高诊断准确率。应注意与排斥反应鉴别。

4. **移植肾动静脉破裂** 如果术后患者出现高血压伴肾功能进行性减退,即应怀疑移植肾动脉狭窄的可能性。听诊可闻及移植肾区血管杂音。彩色多普勒超声可发现动脉口径减小、阻力增大。移植肾动脉造影、MRI可协助诊断。

5. **移植肾动静脉破裂** 根据患者的临床表现,结合B超提示盆腔积液,穿刺抽液可抽出血性液体做出诊断。

6. **淋巴漏、淋巴囊肿** 如患者出现淡黄色或乳糜样引流液增多及各种压迫症状,即应怀疑淋巴漏、淋巴囊肿可能。患者行移植肾区B超或CT可发现移植肾区局限性或包裹性积液。可通过B超引导下经皮穿刺抽液,如果穿刺液乳糜试验阳性,可帮助明确诊断。

7. **尿瘘** 早期少量尿瘘较难诊断。漏尿较多时患者可出现上述临床表现,通过B超发现肾盂输尿管扩张,肾周、盆腔或腹腔积液增加。穿刺抽液肌酐值明显高于血肌酐值。

8. **输尿管梗阻** 诊断主要依靠病史和体征,B超、CT、放射性核素肾图可有肾盂扩张、输尿管增粗、肾实质变薄等表现。静脉肾盂造影可协助明确梗阻部位。

9. **移植肾破裂** 除了上述临床表现外,B超可提示移植肾区血肿或积液,并能观察肾脏大小、血流状况和阻力指数等。局部穿刺可协助明确诊断。临床上一旦出现移植肾区骤然疼痛、血压进行性下降、少尿或无尿等情况,应考虑移植肾破裂,尽早手术探查。

10. 尿路感染　根据患者临床表现及尿常规、尿培养可确诊。

11. 发生切口感染时,患者常有畏寒、发热、移植肾区疼痛等临床表现,查体可发现移植肾区压痛,血、尿白细胞计数增多,引流液培养可确定感染细菌种类,结合 B 超、CT 等辅助检查不难诊断。

12. 感染

(1) 细菌感染　根据患者的临床表现,结合血常规、血培养、尿常规、尿培养、胸片等辅助检查可明确诊断。

(2) CMV 感染　通过患者的上述临床表现,结合各种实验室手段,如 CMV 抗原检测、CMV 抗体检测、PCR 检测 CMV 病毒 DNA 等方法证实 CMV 感染。

(3) HSV 或带状疱疹病毒感染　根据 HSV 感染的典型临床特征结合病毒分离、PCR 等方法,可明确诊断。

13. 排斥反应

(1) 超急性排斥反应　术中发现移植肾色泽变暗红、青紫、质地变软应高度怀疑超级性排斥反应,必要时做移植肾活检。若发生于术后,应与急性肾小管坏死、肾动脉血栓形成、肾动脉痉挛、输尿管梗阻相鉴别,可行彩色多普勒超声检查,必要时行血管造影或移植肾活检。如果难以确立诊断,或不能排除外科并发症时,应立即手术探查。

(2) 加速性排斥反应　术后 1 周如出现下列情况时应考虑到加速性排斥反应的可能:不伴感染的持续高热;排除尿路梗阻,给予补液利尿治疗无效的少尿或无尿;腹胀、移植肾区疼痛、移植肾肿大、触痛、质地变硬;短期内移植肾功能明显减退或丧失;彩色多普勒超声提示移植肾肿胀、血供不良、血管阻力指数增高;肾组织活检提示血管炎和肾小管坏死;手术探查发现移植肾明显肿胀、出现暗红色梗死灶。

加速性排斥反应须与急性肾小管坏死、肾动脉栓塞等鉴别。

(3) 急性排斥反应　目前诊断急性排斥反应主要依靠临床

表现、实验室检查和免疫学检查。随着强有力免疫抑制剂的应用,急性排斥反应的典型临床表现越来越少。当患者移植肾功能减退时,常表现为血清肌酐快速增加,都应怀疑有急性排斥反应发生的可能。影像学检查包括 B 超、放射性核素扫描等可以帮助排除合并的外科并发症。确诊需要依靠移植肾活检,组织学病理显示血管周围及间质单核细胞浸润,主要是 T 细胞及巨噬细胞,发现淋巴细胞是早期急性排斥反应的典型特征。

(4) 慢性排斥反应 肾移植术后 6 个月左右出现蛋白尿、高血压、尿量减少、血肌酐升高等。如伴有术后早期发生多次急性排斥反应、CMV 感染有助于支持诊断。移植肾穿刺活检有助于鉴别原发病复发、环孢素肾毒性所造成的肾功能减退及伴有急性排斥反应等情况。

【治疗】

1. 出血 术后早期少量渗血或出血,可加强引流措施、补充血容量、应用止血药物。如有凝血功能异常,需一并纠正。大量出血患者经上述处理如无明显好转,即认为有急性活动性出血,应立即手术探查,术中彻底清除血凝块,探查并处理出血点。如果术中发现移植肾血管破裂,应重新吻合血管,必要时切除移植肾以挽救生命。

一旦出现延迟性大出血的各种临床表现,应尽早手术探查,根据出血原因控制出血,如仍无法止血,必要时可考虑切除移植肾。

2. 肾动脉血栓形成、肾动脉栓塞 如出现移植肾动脉血栓形成或栓塞,手术取栓以挽救移植肾功能的成功率不高,一般考虑行移植肾切除术。如果为栓塞早期,移植肾色泽尚正常,则可试行移植肾动脉切开取栓术或行栓塞动脉切除再吻合术。如果术中发现是移植肾分支栓塞,肾缺血范围较小者,可行移植肾部分切除术。溶栓治疗成功率低,易延误治疗时机,不推荐作为常规治疗方案。

3. 肾静脉血栓形成、肾静脉栓塞 肾静脉血栓形成、栓塞常可导致移植肾丧失功能,并且常常伴有肾动脉栓塞。早期患者可行静脉切开取栓再吻合术。但大部分情况下,在诊断为移植肾血栓形成或栓塞后,移植肾内多已出现广泛栓塞,应立即手术切除移植肾。

4. **移植肾动脉狭窄** 应根据患者全身状况和移植肾功能状态决定治疗方法。目前多选用经皮腔内血管成形术治疗移植肾动脉狭窄。也可通过手术切除狭窄段动脉并再吻合治疗,但有时会因为肾动脉周围粘连严重而导致手术失败。排斥反应和术后早期血管内膜水肿引起的动脉狭窄可通过药物治疗。

5. **移植肾动静脉狭窄** 一旦确诊,引进及手术探查。如果为单纯移植肾动静脉破裂,血管吻合处有裂孔,可行修补术。如发现有严重感染,则应切除移植肾。

6. **淋巴漏、淋巴囊肿** 淋巴漏经过一段时间引流后大多可自行愈合。淋巴囊肿的治疗需要看囊肿大小,较小的、未出现压迫症状的淋巴囊肿可在密切观察下自行吸收;较大的或出现压迫症状的淋巴囊肿可行B超引导下穿刺抽液或切开引流。

7. **尿瘘** 留置输尿管双J管和导尿管后先行保守治疗,经短时间观察治疗无效或漏尿有增加趋势者,应尽早行手术修补,否则长期尿瘘及输尿管梗阻易引起感染及肾功能损伤。术中应注意探查全长输尿管。输尿管下端尿瘘时,充分切除坏死输尿管段,再行输尿管膀胱再吻合;输尿管节段性坏死时可行供者输尿管与受者输尿管吻合;输尿管全段坏死时,行供肾肾盂与受者输尿管吻合。术后应放置输尿管双J管,保持引流通畅,加强抗感染措施及全身支持治疗,积极防治各种排斥反应。

8. **输尿管梗阻** 肾移植术后输尿管梗阻可通过经皮或开放手术治疗。输尿管口狭窄者可在输尿管镜下或膀胱镜下行输尿管口切开,置入单J管。必要时行开放手术,如果输尿管梗阻在远端,输尿管有足够的长度,则行输尿管膀胱再植术。如果输尿管梗阻位置较高或长度不够,则行同侧自体输尿管与移植输尿管吻合或自体输尿管与移植肾盂吻合。

9. **移植肾破裂** 肾脏保留手术限于裂口较浅、范围局限、肾功能尚正常的患者。单纯缝合肾脏效果不佳,不能防止移植肾再次破裂。使用明胶海绵、纤维蛋白胶等止血物质,自体肌肉、筋膜、脂肪压迫修补,同时联合有效抗排斥治疗可能会提高肾脏保留机会。如果出现移植肾裂口较深、顽固性出血、多处破裂、肾静脉血栓、肾功能丧失等情况,应及时切除移植肾。

10. 尿路感染　根据尿培养及药敏结果,使用敏感抗生素。如果患者原来肾脏存在慢性感染造成肾移植术后反复尿路感染者,可考虑手术切除患者原来肾脏。

11. 切口并发症　按照血培养和引流物培养、药敏结果应用抗生素;如已形成局限性脓肿,应做切开引流;如感染已明显影响移植肾功能或出现肾脏严重感染时,应视病情做移植肾切除。

单纯切口裂开可直接缝合;若合并感染,应敞开引流,加强抗感染治疗。

12. 感染

(1) 细菌感染　针对感染的细菌选用敏感抗生素;加强全身支持治疗;使用有效免疫抑制剂,控制排斥反应;如感染难以控制,应考虑切除移植肾。

(2) CMV 感染　对于活动性的 CMV 感染,应降低免疫抑制剂的强度,联合更昔洛韦、CMV 免疫球蛋白等药物进行治疗。

(3) HSV 或带状疱疹病毒感染　无症状的 HSV 感染无需治疗。但如果出现皮肤黏膜的多处病损或内脏感染,应使用抗病毒药物。

13. 排斥反应

(1) 超急性排斥反应　目前尚无有效地治疗方案,确诊后应立即行移植肾切除。

(2) 加速性排斥反应　治疗可选用大剂量激素冲击治疗,有可能逆转加速性排斥反应。如疗效不佳,应使用多克隆抗体、单克隆抗体或血浆置换治疗。加速性排斥反应的最终治疗效果不佳,如治疗无效或已确定为不可逆肾功能损害时,必须尽早切除移植肾。

(3) 急性排斥反应　急性排斥反应如能早期发现、早期治疗,大多数均能被控制或逆转。可使用激素冲击治疗及单克隆抗体 OKT3 具有良好效果。此外,多克隆抗体、抗淋巴细胞球蛋白、血浆置换等均能起到治疗作用。

(4) 慢性排斥反应 一旦发生慢性排斥反应,基本上无任何药物可以逆转。诊断明确后,应尽早调整免疫抑制方案,尽可能减缓移植肾丧失功能过程。如移植肾功能无逆转可能,应切除移植肾。

【预防】

1. 出血 术前需评估患者凝血功能状态。术中仔细操作、严格止血,术者应熟练掌握血管吻合技术,认真检查肾包膜、肾盂周围血管及输尿管残端有无活动性出血。

术后延迟性出血的预防措施,包括积极预防感染、采取有效抗排斥治疗、避免外伤或腹压增加,如需要使用抗凝剂,应注意抗凝药物剂量。

2. 肾动脉血栓形成、肾动脉栓塞 尽量减少取肾和修肾过程中对肾动脉内膜的损伤,避免过度牵拉及摩擦动脉内膜。对于动脉粥样硬化的患者,应完全清除动脉内膜斑块或选用无动脉粥样硬化的血管。吻合动脉时避免动脉成角、扭曲。术后积极防治感染和排斥反应。

3. 肾静脉血栓形成、肾静脉栓塞 避免供肾静脉过长或吻合技术不佳导致吻合后静脉扭曲、成角的发生。减少移植肾周血肿、淋巴囊肿压迫的机会。术后注意排斥反应及血液高凝状态。

4. 移植肾动脉狭窄 取肾及修肾时避免损伤肾动脉。减少因吻合不良或移植肾放置位置异常导致的吻合口狭窄、成角。避免选用的供肾动脉或受体髂内动脉有粥样硬化斑块导致管腔狭窄。积极防治各种排斥反应。

5. 移植肾动静脉狭窄 注意血管吻合技术,防治感染、尿瘘、淋巴漏等。

6. 淋巴漏、淋巴囊肿 修肾和肾移植手术中应仔细处理肾门及血管周围淋巴管,避免漏扎。

7. 尿瘘 在取肾、修肾时保护肾门脂肪组织、输尿管周围组织及肾门处肾动脉分支,减少输尿管血供的破坏。保持输尿管足够的长度。切断手术侧精索,防止精索压迫输尿管引起输尿管积水或坏死。术后常规放置输尿管双J管。

8. 输尿管梗阻　肾移植手术缝合输尿管膀胱时,避免缝合过紧、过密;输尿管保留合适长度,避免术后输尿管扭曲或粘连;术中避免损伤输尿管;术后防治排斥反应。

9. 移植肾破裂　术后早期应尽量卧床休息,减少增加腹压的动作,保持大便通畅。使用有效抗排斥药物。

10. 尿路感染　取肾、修肾时应注意无菌操作;患者有慢性尿路感染者应用抗生素控制;输尿管膀胱吻合时应使用抗反流措施;防治尿瘘、淋巴漏;缩短术后留置导尿管及输尿管双J管时间。

11. 切口并发症　肾移植术前应尽量改善患者身体状况,纠正贫血、低蛋白血症等;取肾及肾移植手术时做到严格无菌操作、减少组织损伤;术中彻底止血、结扎淋巴管避免术后出现血肿、淋巴漏、淋巴囊肿;术后保持引流通畅;术后如发现感染或积液,应尽早处理。

12. 感染

(1) 细菌感染　术前纠正患者贫血、低蛋白、免疫力低下等状态;及时有效治疗术前感染;合理使用免疫抑制剂;预防性使用抗生素。

(2) CMV感染　减少CMV严重感染的一个有效途径是避免将CMV阳性的肾脏移植给CMV阴性的受者。同时对肾移植受者预防性应用抗病毒药物或CMV免疫球蛋白。

(3) HSV或带状疱疹病毒感染　术前纠正患者免疫力低下的状态,合理使用免疫抑制剂。

13. 排斥反应

(1) 超急性排斥反应　最好的预防措施是术前进行严格的组织配型。如PRA阳性,须进行血浆置换和输注免疫球蛋白。同时进行补体依赖的淋巴细胞毒性试验,如果试验阳性则发生超急性排斥反应概率增加。供受体ABO血型须相容。

(2) 加速性排斥反应　与超急性排斥反应预防措施类似,此外须注意使用有效抗排斥药物。

(3) 急性排斥反应　选择组织相容性抗原尽可能相同的供

受者；合理使用免疫抑制剂；治疗各种可能的诱发因素,如感染等；使用抗 IL-2R 单克隆抗体预防急性排斥反应。

(4) 慢性排斥反应 尚无良好的预防措施,目前认为严格的组织配型、减少缺血再灌注损伤、合理使用免疫抑制剂、减少急性排斥反应发生的频率和程度、及时治疗感染等并发症、控制高血压、防治高脂血症、定期检测肾功能等措施均能减少慢性排斥反应的发生。

(王 翔)

【专家点评】

肾移植是当前器官移植中应用最普遍和最成功的手术,使许多尿毒症患者恢复了正常生活。肾移植的成功,除了手术技巧之外,更多的并发症出现于肾移植术后。除了移植肾各类排斥反应之外,肾移植术后并发症还可能涉及多个学科领域及全身多个系统,具体包括：① 感染：移植受者容易发生感染的原因有：患者承受了一个较大的血管及泌尿系手术,抵抗力暂时下降；尿毒症患者本身存在着的免疫力下降；免疫抑制药物的应用,常见感染部位有：肺部感染、尿路感染、切口感染等；② 心血管并发症：肾移植后心血管并发症是导致死亡的第二原因。包括高血压、心力衰竭、高脂血症等；③ 消化系统并发症：包括肝功能异常、上消化道出血及急性胰腺炎；④ 内分泌和代谢异常：包括高钙血症、低磷血症、肾小管功能异常、糖尿病、高尿酸血症、骨病、性功能异常；⑤ 血液系统并发症：红细胞增多症、血液流变学的变化(术后有不同程度全血黏度增高和血浆黏度增高)、骨髓抑制；⑥ 肿瘤：肾移植后患者肿瘤的发生率为2%～25%,肿瘤的来源有三种：来自供肾(肾细胞癌、转移至肾的肿瘤),较罕见；受者术前已存在的肿瘤复发；新发生的肿瘤。后者很常见；⑦ 肾病的复发：肾移植后移植肾发生的肾病,亦有三种来源：供肾早已存在的疾病,多为 IgA 肾病,此种情况较罕见；与原发病不同的新发生的肾病,如感染后肾小球疾病、膜性肾病、局灶性节段性肾病等；原发疾病复发,较常见。由上可见,肾移植术后患者的管理及并发症的预防,必须有多学科及多临床科室的协作,在处理出现的某个并发症时,也要统筹兼顾,切忌顾此失彼。

(张元芳)

参 考 文 献

1. Robson CJ. Radical nephrectomy for renal cell carcinoma. J Urol, 1963, 89: 37-42.

2. Sugao H, Matsuda M, Nakano E, et al. Comparison of lumbar flank approach and transperitoneal approach for radical nephrectomy. Urol Int, 1991, 46: 43-45.

3. Sansoni B, Irving M. Small bowel fistula, World J Surg, 1985, 9(6): 897.

4. Coon WW. Iatrogenic splenic injury. Am J Surg, 1990, 159: 5852.

5. Novick AC. Partial nephrectomy for renal cell carcinoma. Urol Clin No rth Am, 1987, 14: 419-433.

6. Fergany AF, Hafez KS, Novick AC. Long-term results of nephron sparing surgery for localized renal cell carcinoma: 10-year follow-up. J Urol, 2000, 163: 442.

7. Schefft P, Novick AC, Stewart BH, et al. Renal revascularization in patients with total occlusion of the renal artery. J Urol, 1980, 124: 184.

8. Walsh PC, Retik AB, Vaughan ED, et al. Campbells urology, 8th ed. New York: Elsevier Science, 2003, 3003, 3015.

9. Rocco F, Case M, Carmignani L, et al. Longterm results of intrarenal surgery for branched calculus: is such surgery srill valid. Br J Urol, 1998, 81: 796-798.

10. Paid ML, Resnick MI. Is there a role for open stone surgery? Urol Clin N Amer, 2000, 27: 323-331.

11. 凌韶军,林瑜,潘伟民,等. 开放手术治疗复杂性肾结石. 现代医药卫生, 2009, 25(1): 14.

12. 麦国健. 肾结石手术治疗. 见:梅华,主编. 泌尿外科手术学. 第2版. 北京:人民卫生出版社, 1996, 67-70.

13. Gonzalez R, Schimke CM. Ureteroplevic junction obstruction.

Pediatr Clin North Am, 2001, 48: 1505-1518.

14. Braga LH, Lorenzo AJ, Bgli DJ, et al. Risk factors for recurrent ureteropelvic junction obstruction after open pyeloplasty in a large pediatric cohort. J Urol, 2008, 180(4 Suppl): 1684-1687.

15. Basiri A, Behjati S, Zand S, et al. Laparoscopic pyeloplasty in secondary ureteropelvic junction obstruction after failed open surgery. J Endourol, 2007, 21(9): 1045-1051.

16. Rassweiler JJ, Subotic S, Feist-Schwenk M, et al. Minimally invasive treatment of ureteropelvic junction obstruction: long-term experience with an algorithm for laser endopyelotomy and laparoscopic retroperitoneal pyeloplasty. J Urol, 2007, 177(3): 1000-1005.

17. Moon DA, El-Shazly MA, Chang CM, et al. Laparoscopic pyeloplasty: evolution of a new gold standard. Urology, 2006, 67(5): 932-936.

18. Wyler SF, Bachmann A, Casella R, et al. Retroperitoneoscopic pyeloplasty for ureteropelvic junction obstruction. J Endourol, 2004, 18(10): 948-951.

19. 李炎唐. 泌尿外科手术并发症预防和处理. 北京:人民卫生出版社,2004.

20. Iwamura M, Nishi M, Soh S, et al. Efficacy and late complications of laparoscopic pyeloplasty: Experience involving 125 consecutive ureters. Asian J Endosc Surg. 2013, 6(2): 116-121.

21. Tan HJ, Ye Z, Roberts WW, et al. Failure after laparoscopic pyeloplasty: prevention and management. J Endourol. 2011, 25(9): 1457-1462.

22. Hemal AK. Laparoscopic management of renal cystic disease. Urol Clin North Am, 2001, 28: 115-126.

23. Na Y, Li X, Hao J, Guo Y. Treatment of simple renal cysts with small incision. Zhonghua Wai Ke Za Zhi, 2002, 40(12): 916-917.

24. 张旭. 泌尿外科腹腔镜手术学. 北京:人民卫生出版社,2008.

25. Agarwal M, Agrawal MS, Mittal R, et al. A randomized study of aspiration and sclerotherapy versus laparoscopic deroofing in management of symptomatic simple renal cysts. J Endourol. 2012, 26

(5): 561-565.

26. Nozaki T, Watanabe A, Komiya A, et al. New technique for laparoscopic management of potentially malignant and complex renal cyst. Surg Laparosc Endosc Percutan Tech. 2011, 21(4): e159-162.

27. Hernández D, Rufino M, González-Posada JM, et al. Predicting delayed graft function and mortality in kidney transplantation. Transplant Rev (Orlando), 2008, 22(1): 21-26.

28. Kee TYS, Chapman JR, O'Conell PJ, et al. Treatment of subclinical rejection diagnosed by protocol of kidney transplants. Transplantation, 2006, 82(1): 36-42.

29. Haberal M, Karakayali H, Sevmis S, et al. Urologic complication rates in kidney transplantation after a novel ureteral reimplantation technique. Exp Clin Transplant, 2006, 4(2): 503-505.

30. Rizvi SJ, Chauhan R, Gupta R, et al. Significance of pretransplant urinary tract infection in short-term renal allograft function and survival. Transplant Proc, 2008, 40(4): 1117-1118.

31. Akalin E, Ames S, Sehgal V. Intravenous immunoglobulin and thymoglobulin induction treatment in immunologically high-risk kidney transplant recipients. Transplantation, 2005, 79(6): 742-743.

32. Senger SS, Arslan H, Azap OK, et al. Urinary tract infections in renal transplant recipients. Transplant Proc, 2007, 39(4): 1016-1017.

33. Englesbe MJ, Dubay DA, Gillespie BW, et al. Risk factors for urinary complications after renal transplantation. Am J Transplant, 2007, 7(6): 1536-1541.

34. Dinckan A, Tekin A, Turkyilmaz S, et al. Early and late urological complications corrected surgically following renal transplantation. Transpl Int, 2007, 20(8): 702-707.

35. Nair MP, Nampoory MR, Said T. Early acute rejection episodes in renal transplantation in relation to immuno-suppression protocals: an audit of 100cases. Transplant Proc, 2005, 37(7): 3029-3030.

36. Yigit B, Tellioglu G, Berber I, et al. Surgical treatment of

urologic complications after renal transplantation. Transplant Proc, 2008, 40(1): 202-204.

37. 李黔生,曹伟,靳凤烁. 临床肾移植围手术期治疗学. 北京:军事医学科学出版社,2006.

38. 李炎唐. 泌尿外科手术并发症预防和处理. 北京:人民卫生出版社,2004.

39. 郑克立. 临床肾移植学. 北京:科学文献技术出版社,2006.

40. Silva C, Afonso N, Macário F, et al. Recurrent urinary tract infections in kidney transplant recipients. Transplant Proc. 2013, 45(3): 1092-1095.

41. Celtik A, Alpay N, Celik A, et al. Kidney transplant recipients with functioning grafts for more than 15 years. Transplant Proc. 2013, 45(3): 904-907.

9 输尿管手术并发症

9.1 输尿管切开取石手术并发症

9.1.1 输尿管切开取石术后结石残留或逃逸

【概述】

造成结石残留或逃逸的原因：① 取石前对结石的位置和数目了解不清楚，盲目取石；② 术中将大块结石取出后，对结石的完整性未查情，致使结石碎片遗留；③ X线平片及B超上的结石因相互重叠现象造成数目不可靠，取石后未仔细查输尿管；④ 对于光滑的梭形结石，输尿管切开后钳夹时，未能夹持结石上端，而是夹住了结石下端、取石时将结石挤向近端。

【临床表现】

1. 取石术后术侧肾区仍有间歇性疼痛不适，部分患者有阵发性绞痛及向同侧下腹部放散；个别患者因结石位置固定，可无任何症状，而是在腹部体检或其他检查时才被发现。

2. 绞痛发作可突然自行消退，然后有1天或数天的钝痛。疼痛发作后可出现肉眼血尿或镜下血尿。

3. 个别患者于疼痛发作后，尿液中可有晶体及沙石或小结石存在。

【诊断】

X线腹部平片、B超及CT扫描可显示患肾或输尿管有密影存在。

【治疗】

1. 术中结石如数目不清,可疑未能取干净或结石逃逸者可采用C臂X线透视或术中B超检查输尿管结石是否取完。

2. 术后如发现结石残留,又无法取尽,可用体外冲击波碎石、中药排石或输尿管肾镜取石。

【预防】

1. 术中一定要检查结石数目是否与术前一致,术中探查输尿管时操作要轻柔,防止过度挤压输尿管导致结石逃逸。

2. 疑有结石残留时,术中可用B超或X线确定是否有残留结石。

9.1.2 双J管回缩上移

【概述】

双J型输尿管支架管又称双猪尾支架管,是目前国内外临床应用最广泛的支架管,长度一般为25~28 cm(不算两端卷曲的环状部分长度),依其直径不同有F4、F6、F8等多个型号。输尿管取石术后常规放置双J管作为内引流,有时双J管上移可致输尿管内医源性异物。

造成双J管上移的原因:① 应用双J管后膀胱输尿管抗反流机制减弱或消失,膀胱内尿液随着膀胱与输尿管肾盂压力差而反流,排尿期膀胱与肾盂压力差更大,尿液反流极易进入肾盂,此时膀胱肾盂反流严重,加上肾盂积水,可使上端已卷曲较多的导管顺反流尿液倒流上移;② 双J管的质量问题,尤其是双J管的弯曲度和弹性不好。理想的双J管应有良好的弹性,留置后能保持原形,两端的弯曲度在放置后应自然弯曲;③ 膀胱段双J管放入过短或根本未置入膀胱内。开放手术中上段双J管少许弯曲在肾盂口上1~2 cm即可,尽量满足膀胱段的要求,尤其是肾盂重度扩张情况下更应如此;④ 双J管的留置时间应视病情而定,一般术后留置4~6周为宜;⑤ 经膀胱镜置管时置入过高,末端未在膀胱内有效卷曲,膀胱收缩、扩张时可上移。

【临床表现】

1. 患者可有发热。

2. 患侧肾区胀痛不适,如合并感染者更甚。

3. 可有肉眼血尿,主要是双 J 管对输尿管及膀胱壁刺激致黏膜损伤有关,运动可加剧血尿的发生和程度。

4. 体格检查患侧肾区可有明显叩痛。

【诊断】

1. 尿常规白细胞可增多。

2. X 线腹部平片可显示双 J 管在输尿管中的位置,膀胱内的卷曲段可被拉直,个别患者可完全缩回上段甚至卷曲成盘状。

3. B 超:可显示双 J 管不在膀胱及在输尿管内的位置。

4. 膀胱镜检查:膀胱内无双 J 管存在。

【治疗】

1. 输尿管镜下拔除。但须注意以下几点:① 术前须有影像学检查,了解双 J 管上移的位置;取管时用钳夹持双 J 管头部,防止双 J 管扭曲断裂;② 对垢石较大较多的双 J 管取管时,向外拔时如遇阻力,不能强行拔管,应上镜至输尿管内碎除双 J 管周围的垢石再拔管。

2. 如经输尿管镜取管确有难度,可经皮肾造口取出;亦可通过套石篮及输尿管扩张囊、经逆行插管法取出,简单易行,只需膀胱镜及一般插管技术即可。

3. 如因双 J 管周围垢石较大、较多,经上述方法均无法取出时,亦可考虑行开放性手术。

【预防】

1. 术中应根据患者的输尿管长度(结合身高情况),综合分析放入适当长度的双 J 管。

2. 双 J 管回缩上移最常见原因就是双 J 管未放入膀胱。开放手术置管时除术中见尿液自双 J 管侧孔溢出,证明该管已进入膀胱内,这是临床常用有效的方法。最好还要应用 C 臂 X 线定位较好,双 J 管下端进入膀胱内要有足够的长度盘曲于膀胱内。

3. 经膀胱镜、输尿管镜置管者应在膀胱内留 5 cm 以上的长度。

4. 患者留置后须反复向患者交代来院取管的时间及置管

后注意事项。

5. 严格掌握双J管放置适应证,放置双J管期间应严密随访,定期复查,及时发现,注意有无上尿路梗阻症状和体征。

9.1.3 输尿管切开取石术后尿漏

【概述】

输尿管切开取石术后尿漏多由于以下几种原因:① 输尿管周围感染,管壁水肿,缝合切口愈合不良;② 缝合切口处张力太大;③ 术者缝合技术欠佳,缝合不严密;④ 切口缝合处远端梗阻或狭窄;⑤ 体外冲击波碎石术后远期又行开放性手术等。

【临床表现】

1. 切口周围皮肤红肿,术后局部有压痛及反跳痛,有尿液漏出。

2. 部分患者有发热、畏寒等全身症状。

【诊断】

1. 白细胞总数及中性粒细胞可有不同程度升高。

2. B超可见输尿管缝合口周局部液性暗区存在。

3. 切口穿刺可抽出尿液成分。

4. 逆行输尿管穿刺造影可见造影剂流入输尿管周围形成片状密影。

【治疗】

1. 首先要消除梗阻因素,如术中未留置双J管,可经尿道逆行向患侧输尿管置入双J管引流或行经皮肾穿刺造瘘并顺行向患侧输尿管置入双J管,只要解除梗阻,充分引流,尿漏会很快停止。非梗阻性尿漏一般在4～7天停止,10天左右愈合,极少超过1个月,这类尿漏预后好。

2. 瘘口置引流管。

3. 抗感染,加强营养。

4. 外科治疗:经长期保守治疗无效,考虑外科手术治疗。

① 若局部炎性反应较严重,不易缝合修补,可连同缝合口处一段输尿管切除,重新行输尿管端端吻合,如切除段较长,

可将肾脏游离使之下垂,以减少吻合的张力。② 如输尿管缺损段超过共全长的 1/2 时,可行肠代输尿管术式;或自体肾移植术。

【预防】

1. 完善术前检查,注意纠正尿路感染,明确输尿管内病变的性质及部位,术中一定要同期处理结石下方的梗阻因素。

2. 术者须充分了解输尿管与周围组织或病变的解剖关系,避免在手术中的盲目带来的损伤。

3. 注意手术操作技巧,应在直视下钳夹小出血点,避免因暴露不清而钳夹大块组织,造成输尿管缺血坏死。

4. 对结石长期固定、周围肉芽组织较多、空间较少的病例,更应注意输尿管壁的损伤,必要时可将肉芽组织较多的输尿管段切除,重新行输尿管端端吻合术。

5. 游离输尿管时应在输尿管浆膜层外进行,注意保留其血液供应。

9.1.4 输尿管切开取石术后尿瘘

【概述】

尿瘘明显影响患者的工作与生活。另外,尿液的积聚容易引发输尿管周围炎,导致输尿管狭窄。

发生尿瘘的原因:① 瘘口下端尿路梗阻,这是长期尿瘘的主要原因;② 尿路感染,延长了输尿管移行上皮修复时间。③ 术中过度分离输尿管,损伤了输尿管浆膜下血管网等;④ 取石、电灼止血或电切息肉时输尿管黏膜过度损伤。⑤ 输尿管切口缝合过紧,张力过大或缝合不严密、缝线松脱。

【临床表现】

1. 术后长期于切口引流管或瘘口处引流出尿液。

2. 瘘口周围皮肤多有红肿,肉芽组织增多,个别患者有脓性分泌物流出。

【诊断】

1. 经皮肾穿刺造影(患侧)可见造影剂从输尿管瘘口经皮下窦道溢出,患侧皮下及软组织内有造影剂填充。

2. 窦道造影可见造影剂涌入肾盂及膀胱内。

【治疗】

1. 扩张输尿管　作用机制：① 扩大了瘘口处的输尿管的管径，以便尿液顺利通过；② 冲洗出输尿管瘘管处的杂质；③ 有助于瘘口以下输尿管内小的结石及血块能随输尿管蠕动排入膀胱内；④ 瘘口处狭窄，被扩张后留置适合的双 J 管，有利于输尿管上皮组织沿支架管快速爬行生长。

2. 其他治疗　经上述处理仍有窦口者，时间超过 3 个月可考虑再次开放性手术，但术前一定要查清楚引致窦口原因及部位，根据不同部位与原因采用不同手术方式。一般采用窦道切除及窦管口切除，充分游离输尿管窦口两端，切除该段输尿管组织，重新行输尿管端端吻合，术中置双 J 管引流，切口处留置引流管，术后应用有效抗生素，注意伤口清洁，预防伤口感染。

【预防】

1. 术前必须控制尿路感染。

2. 取石时动作要轻，尽量减少对输尿管的损伤。

3. 输尿管切口缝合张力不能太大，术中用小指轻拨输尿管吻合处出现轻度弯曲，松紧适中。

4. 输尿管开放性手术，术中须在切口附近留置引流管。

9.1.5　输尿管切开取石术后输尿管狭窄

【概述】

输尿管是一个由三层不同组织所构成的管状器官。内层为上皮细胞组成的黏膜，中层为平滑肌，外层为结缔组织。理想的输尿管取石切口应为：① 避免尿外渗、尿漏及狭窄；② 取石容易；③ 不改变输尿管口径和尿流动力学。输尿管切口缝合后，应以脂肪组织遮盖，不要让切口和腰大肌筋膜接触，因为输尿管切口和筋膜接触后，上皮生长差，肌肉再生不完全。盖以脂肪组织能显著地使纤维组织增生减少到最低程度。所用组织以带蒂腹膜后脂肪组织最合适。必要时也可采用带蒂的大网膜组织。

【临床表现】

1. 拔除双J管后患者可有发热。
2. 患侧肾区胀痛不适。
3. 体格检查患侧肾区可有明显叩痛。

【诊断】

1. B超：近端输尿管及肾盂扩张，远端显示不清。
2. 静脉肾盂造影可显示狭窄部位及长度、程度；重度肾积水可不显影。
3. 逆行插管时输尿管导管不能正常通过，逆行造影显示：输尿管缝合口处有狭窄现象。
4. CTU或MRU多可显示输尿管狭窄部位。

【治疗】

1. 输尿管球囊扩张管或输尿管镜下内切开术 适合于输尿管狭窄<1.5 cm者，有效率在50%左右。输尿管镜下用导丝引导，保持视野清晰及保持正确的切割方向，保持输尿管远端、近端的连续性，即沿一条线形切开。一般选用10点或2点用冷切刀或钬激光将狭窄环切，避免输尿管外器官及血管的损伤，切开的关键在于把狭窄段输尿管全层切开，若切开不全则狭窄难以消除。内切开后常规留置双J管，目的是保持切开输尿管的连续性，有利于黏膜的修复，预防瘢痕组织再狭窄。肌层的修复常需要6~8周才能跨过裂孔愈合，切开输尿管后蠕动的恢复功能需2~3个月，因此双J管留置的时间以6~8周为好。

2. 开放性手术

(1) 如狭窄段过长(>2 cm)、重度肾积水、肾功能严重受损、输尿管壁外粘连或压迫所致的狭窄可将狭窄段切除后再行输尿管端端吻合手术。

(2) 如输尿管狭窄段较多或较长(>10 cm)，如在上段应考虑将肾脏游离后下移，充分游离输尿管远端再行吻合，如在中下段可用膀胱黏膜瓣代替输尿管，亦可考虑在充分肠道准备情况下行肠代输尿管术。

(3) 如输尿管多处狭窄、同时存在肾重度积水、肾皮质<0.5 cm，而对侧肾功能良好者，可考虑行病侧肾切除术。

【预防】

1. 输尿管手术时应注意缝合口血运情况。
2. 切口缝合的针距要适当,缝针应与输尿管纵轴垂直,不宜斜缝及骑跨缝合。
3. 手术前后预防尿路感染。
4. 根据输尿管切口的直径选用适宜的双J管。
5. 双J管位置须恰当,上端盘曲于肾盂内防止滑脱,下端盘曲于膀胱内防止上移回缩。

(张志伟)

【专家点评】

自从20世纪80年代初体外震波碎石机治疗尿路结石以来,已取得举世公认的良好效果,而且近20年来,内镜手术的广泛应用,输尿管结石手术取石已大为减少,文献报道仅占输尿管结石的10%左右。但对一部分滞留在输尿管腔内时间较长的结石常导致输尿管壁炎性水肿、息肉形成,使结石嵌顿于充血水肿的黏膜或息肉中,有时结石下方合并输尿管严重弯曲,输尿管先天性畸形、狭窄和难以控制的尿路感染,输尿管切开取石术仍是行之有效的方法。术前应放射影像学定位确定结石的位置,以选择适当的切口。术中在输尿管结石上方放置Babcock钳防止结石上移。取石后要确认结石下方通畅,术后留置双J管时,一定要见到双J管内有尿液漏出,才能保证双J管放入膀胱,以减少术中和术后的并发症。

(刘定益)

9.2 输尿管吻合术后并发症

9.2.1 术后肋间神经痛

【概述】

选择肋缘下切口时,切开腹外斜肌后未注意游离肋下神经缝合切口或结扎止血时误将肋下神经结扎，均可能导致术后神经痛。

【临床表现和诊断】

1. 术后出现切口周围或下方灼痛伴麻木感。
2. 于疼痛区注射10%利多卡因5 ml后疼痛迅速缓解。

【治疗】

1. 早期疼痛较轻者可用镇静剂及镇痛药，疼痛剧烈者可用长效局部麻醉剂行肋间神经封闭，顽固疼痛者可用氢化可的松加局麻药肋间神经近端注射，多数患者疼痛可在术后3～6个月缓解。

2. 经上述处理后症状未缓解可考虑行手术，行肋间神经松解术。

【预防】

1. 术中注意解剖层次，分辨出血管、神经，切开腰背筋膜及腹横肌时注意保护肋下神经。

2. 缝合第12肋间外肌与骶棘肌时注意避开肋下神经，切勿缝扎。

9.2.2 术后引流管脱落、断裂、拔出困难

【概述】

术中输尿管吻合口周围留置引流管，以减少外渗尿液和创面渗血对吻合口愈合的不利影响，有助于吻合口的愈合。

【临床表现和诊断】

1. 引流管松动、滑脱一般在手术后当天或3天后发生，主要表现为手术区胀痛不适，个别患者切口处溢尿，皮肤红肿。

2. 引流管被意外缝住，向外拔管受阻，此时用力拔除引流管可致引流管断裂，引流管断端欠规则。

【治疗】

1. 如是手术当时或次日引流管滑脱或完全拔除者，可立即回手术室尽可能重新置管。

2. 如引流管在缝合肌层时被丝线缝扎，可在靠近引流管一

侧扩张手术切口 1.5～3 cm,示指伸入切口内探查,向外轻拉引流管保持张力并呈持续状态,当触摸到引流管缝合处用组织剪缓慢伸入,在手指引导下剪断缝线,切记不可剪断引流管壁。缝线剪断后引流管能轻松拔除。

3. 用输尿管镜由引流管腔进入,用钬激光切割缝线。

【预防】

1. 术中操作要认真仔细,缝合肌层时防止缝合引流管。

2. 术中妥善固定引流管,加强术后宣教,防止患者自行拔除引流管。

3. 拔管时要做好患者的思想工作,消除恐惧感。同时不用暴力拔管。

9.2.3 双 J 管引流无效

【概述】

Fine 等认为膀胱内尿液通过双 J 管促进输尿管蠕动,尿液经双 J 管周围引流至膀胱。Mardis 等认为双 J 管的侧孔形成短路,尿液循环触发输尿管蠕动,增加输尿管的尿流率,因此双 J 管引流取决于双 J 管内外间隙的通畅性和输尿管蠕动能力。

双 J 管引流无效发生率在 0.48%,下面几种情况可引起双 J 管引流无效:① 输尿管腔外病变引起输尿管及双 J 管严重牵拉成角,双 J 管内外间隙被阻塞;② 恶性肿瘤、腹膜后纤维化或闭缩等严重病变,压迫双 J 管腔;③ 密集的输尿管结石、大量血块、感染坏死的物质、增生的纤维瘢痕组织堵塞双 J 管内外间隙;④ 双 J 管未能跨过梗阻段;⑤ 双 J 管过期留置,以双 J 管为核心形成新的结石、堵塞双 J 管内外间隙。

【临床表现】

1. 患者可有发热。

2. 患侧肾区胀痛不适。

3. 体格检查患侧肾区可有明显叩痛。

【诊断】

1. B 超显示 患侧肾盂积水无改善或加重。

2. 静脉尿路造影显示 患侧肾积水无改善或加重。

3. MRU 或 CTU 提示　患侧肾积水较术前无改善或有所加重。

4. 肾小球滤过率　患侧肾功能进一步受损下降。

【治疗】

1. 如为输尿管血块、脓胎、细小结石阻塞双J管,重新留置双J管。

2. 如为腹膜后纤维化及肿瘤压迫致双J管无效引流者,可试行置入2根口径较小的双J管便于引流。

3. 如为多发结石所致,在拔除双J管同时,行输尿管镜下钬激光或气压弹道碎石,将结石碎掉后再置双J管引流。

4. 如为成角牵拉造成的双J管内外间隙被堵塞。

5. 如为双J管未能跨越梗阻段,可行经皮肾穿刺造瘘并顺行向患侧输尿管置入双J管。

【预防】

1. 应严格掌握输尿管内置双J管的适应证,对反复发生的输尿管狭窄者,在条件允许的情况下选用开放性手术或者金属网状支架,金属网状支架的引流近期效果较双J管好。

2. 放置双J管期间须严密随访,定期复查,注意有无上路梗阻症状和体征,可行B超及肾动态显像检查进行评估。

3. 在多发输尿管结石和严重输尿管狭窄时,可试放置2条双J管,以加强引流。

4. 对严重上尿路出血或感染者,可选用口径大的聚乙烯内支架管,据报道,硬性内支架比软性内支架的引流效果好,但>7天后其引流效果会减弱,应注意拔管时间。

5. 嘱患者按时拔出双J管,不能遗忘。同时对需要定期更换引流管者,要交代更换的日期,避免双J管长期滞留引起相应的并发症。

9.2.4　输尿管内医源性异物

【概述】

随着双J管的广泛使用,而内支管上移滞留的并发症随之而来,虽然其发生率甚少(4.7%),但若不及时处理容易引起继发性感染及结石的形成,并给患者造成不必要的痛苦及经济损失。

造成双J管上移的原因:① 双J管下段插入膀胱少,下段弯曲度不够;② 放置好双J管下端,退钢丝时将导管上提过多;③ 放置好双J管后作肾固定时,抓住肾脏、输尿管上提,使双J管随之上移;④ 材料质量差或双J管反复使用,弹性差,膀胱内一段弯曲不够;⑤ 双J管长度不够;⑥ 膀胱充盈时,膀胱内尿液沿双J管向肾盏方向反流的力量使之缓慢向上回缩;⑦ 双J管放置后,尿液不断引流,肾盂输尿管圆锥失去了充盈刺激,致使输尿管蠕动明显减弱或消失,而膀胱受双J管刺激发生痉挛,频繁收缩上推双J管。

【临床表现】

1. 患者可有发热。

2. 术后初期,患者即可感到同侧肾区胀痛不适,如合并感染者更甚;多因双J管管腔堵塞,引起同侧肾积水。

3. 可有肉眼血尿。

4. 体格检查患侧肾区可有明显叩痛。

【诊断】

1. 尿常规常有白细胞增多。

2. X线腹部平片可显示双J管在输尿管中的位置,膀胱内的卷曲段可被拉直,个别患者可完全缩回上段甚至卷曲成盘状。

3. B超可显示双J管不在膀胱。

4. 膀胱镜检查膀胱内无双J管存在。

【治疗】

应首选输尿管镜取之。在无输尿管镜或输尿管镜取管失败后,才考虑开放手术。手术切口的选择有下列几点要注意:① 避开输尿管的三个生理狭窄处;② 尽量避开原手术切口,以免增加手术难度;③ 选择对组织损伤小的部位做入路,如做腹部小切口,于腹膜外输尿管中段切开取管;④ 输尿管切口尽量选在原有扩张处,减少术后输尿管狭窄的可能。切开输尿管时,用输尿管钳提起输尿管呈"V"形,在顶部切一个小切口,即可看见双J管,将其夹出。

【预防】

1. 根据不同的输尿管内径选择双J管的外径。
2. 插双J管前常规用输尿管导管探查输尿管有无狭窄。
3. 取专用导丝,以充分伸直双J管前端的弯曲。
4. 术前测准输尿管长度,术中估切口到膀胱的长度。
5. 导管下送入膀胱有落空感后再插入 3~5 cm。
6. 插管顺序先下后上。
7. 插双J管不宜反复用坚硬的输尿管导管反复试插,这样容易引起输尿管膀胱连接处水肿。
8. 双J管表面涂石蜡油。

术中证实双J管下端在膀胱内的方法:① 拔除导丝后向下送双J管无阻力;② 按压膀胱见导管侧孔有尿液流出;③ 从导尿管向膀胱内注入亚甲蓝,双J管侧孔有蓝色液体流出;④ 有条件的医院,摄术中X线片。

9.2.5 吻合口狭窄

【概述】

输尿管切断后使神经肌肉连接断离,造成输尿管两断面的非同步性蠕动而易致吻合口功能性梗阻,即使最良好的端端吻合亦易形成输尿管的环形收缩,而形成狭窄。输尿管手术后引致输尿管狭窄的病例并不少见,各家报道不等,占输尿管开放手术的 4%~45%。

造成吻合口狭窄的主要原因如下:① 手术吻合技巧问题:泌尿外科的管道吻合要求端端吻合,而黏膜外翻、内翻均不妥。有些没有完全按照解剖对位吻合,缝合时针距忽大忽小、斜向缝合、甚至扭曲缝合;② 支架管选择不合适,过粗或是过细;③ 血供差,使吻合口部分黏膜溃烂坏死;④ 吻合口张力过大,使吻合口口径小等;⑤ 感染:吻合口炎性存在。

【临床表现】

1. 患者可有发热,多因吻合口狭窄、肾盂积水后诱发感染。
2. 患侧肾区胀痛不适,合并感染者更甚。
3. 体格检查患侧肾区可有明显叩痛。

【诊断】

1. B超：患侧吻合口以上肾盂输尿管扩张积水。

2. 静脉造影：吻合口处狭窄或中断或造影剂通过不畅。

3. 逆行插管时导管不能正常通过，逆行造影显示输尿管缝合口处狭窄。

4. CTU或MRU多可显示输尿管狭窄部位。

【治疗】

1. 如果能用斑马导丝通过狭窄段，可用输尿管球囊扩张、冷刀切开或钬激光治疗。

2. 如经内镜治疗不能痊愈者，可考虑再次开放性手术，切除狭窄段后重新行输尿管端端吻合，但间隔时间须在3个月以上。

【预防】

1. 吻合口的直径最好在0.6 cm以上或置入F6～F8号双J管。

2. 吻合口血运应有保证。

3. 吻合口不宜有张力，如张力过大可将肾脏充分游离下移。

4. 术中不可过度分离输尿管周围组织以免缺血坏死。

（张志伟）

【专家点评】

输尿管疾病可分为先天性和获得性两大类，输尿管先天性疾病主要包括输尿管闭锁、腔静脉后输尿管、输尿管肾盂连接部位梗阻、巨输尿管等；输尿管获得性疾病为输尿管结石、输尿管肿瘤、输尿管壁的慢性炎症病变等。这些疾病大多需要行输尿管吻合术解除局部的梗阻。输尿管任何一种吻合术式均需要遵循吻合处无张力，吻合近端和远端均为正常输尿管组织的斜行吻合原则。为正确吻合，应在吻合开始前缝线标志出输尿管之前、后壁部位，以避免吻合对位不良，在保证切除病变段情况下，勿过多游离输尿管及其外膜，以减少对吻合口血供的影响。用4-0或5-0可吸收缝合线，吻合在3～4 mm。术后留置合适输尿管支架管有利于吻合口愈合。

(刘定益)

9.3 输尿管膀胱吻合术并发症

【概述】

输尿管下段损伤及损伤后输尿管狭窄、输尿管阴道瘘、靠近输尿管膀胱连接部的膀胱阴道瘘,以及输尿管下段的先天性、炎症性或结核性狭窄,输尿管口异位、输尿管囊肿、膀胱输尿管反流、膀胱肿瘤或憩室手术须切除输尿管口周围的膀胱壁者均为输尿管膀胱吻合术的手术适应症。输尿管膀胱吻合术并发症常见有:血尿、尿量减少、尿外渗及感染、膀胱刺激症状、肠梗阻等。

【临床表现】

1. 血尿 输尿管膀胱吻合术后,可有数周尿色变红,尿检红细胞增多。上述症状可以反复出现,血尿严重者可堵塞尿道而致尿潴留,并可出现贫血貌。

2. 排尿量减少 输尿管膀胱吻合术后排出尿量减少,小于 1 ml/(g·h)。最常见原因是术后局部水肿造成轻度输尿管梗阻,加之术前禁食有轻度脱水及对手术的反应,分泌抗利尿激素致相对尿量减少。

3. 尿外渗及感染 主要表现为手术切口引流管中的引流量增多,颜色类似于尿液(可通过检测引流液中的电解质、肌酐、尿素氮而明确)。部分患者可出现切口周围皮肤红肿并伴有发热,尿中脓细胞增多,且尿培养有细菌生长。

4. 膀胱刺激症状 输尿管膀胱再植术后拔除导尿管,患者主诉有尿频、尿急现象,甚者在排尿时有尿痛症状出现。输尿管再植术后因膀胱炎症及膀胱痉挛可出现白天尿频、尿急甚至尿失禁及夜间遗尿。待炎症消退后自愈。也有可能由于尿液排空时,留置的双J管刺激膀胱三角区所致刺激症状。少数患者(特别是女性患者),双J管会滑脱至尿道口而导致尿频、尿急等膀胱刺激症状。

5. 肠梗阻　抗胆碱能制剂、镇痛剂、输尿管梗阻、败血症、后腹膜血肿、输尿管通过腹膜腔及肠管间等都可导致肠梗阻的出现。

临床上可出现腹痛、呕吐、腹胀和停止自肛门排气排便症状，体检发现肠鸣音减弱或消失。腹部立卧位平片可见肠道积气、液平面及气胀肠袢。以麻痹性肠梗阻居多。

6. 严重的排尿困难　术后发生排尿困难，尤其于拔除导尿管后出现。由术中膀胱周围广泛的分离引起，导致膀胱周围末梢神经损伤，膀胱收缩无力，或膀胱逼尿肌与尿道括约肌不协调引起排尿困难。有时甚至可出现尿潴留，多可经留置导尿管解决。

7. 术后一过性尿中白细胞升高　根据患者年龄的不同，术后可持续数周或1~2个月时间的尿中白细胞增多。

8. 术后输尿管狭窄梗阻和输尿管扭曲　术后早期输尿管梗阻，吻合口水肿是其主要原因。若由于梗阻导致严重的肾积水可并发种种的相关症状，甚至出现无尿。若术中输尿管导管能十分顺利地从输尿管口置入输尿管内，则术后输尿管内不留置双J管亦可。

术后晚期出现的输尿管梗阻与输尿管过度分离导致的缺血，膀胱周围瘢痕组织形成，输尿管扭曲，膀胱壁肥厚、纤维化等多种因素有关。在分离输尿管的过程中，注意勿损伤输尿管血供，注意辨认输尿管系膜情况，保存好输尿管血供。输尿管入膀胱处若宽度太窄亦可导致输尿管狭窄。

如果新的输尿管开口置于位置比较固定的膀胱后壁，在膀胱充盈时会使输尿管扭曲，而将新输尿管开口置于靠近膀胱颈部的位置时，可保证黏膜下隧道的长度。在输尿管通过黏膜下隧道时注意勿使输尿管扭曲。

9. 膀胱输尿管反流　由于新输尿管口的位置不合适，或新输尿管口的固定不理想，导致黏膜下隧道的长度不够所引起。因此，在输尿管膀胱再吻合时输尿管必须有足够的黏膜下隧道长度，新输尿管口须固定于活动度较小的膀胱三角区。

可根据排尿期膀胱尿道造影结果了解是否存在膀胱输尿

管反流及其程度。重度膀胱输尿管反流者于排尿期间可出现腰背部酸胀感。

【诊断】

1. 诊断性膀胱冲洗可以作为辅助诊断,必要时膀胱镜检查可以明确出血的具体部位。

2. 在排除肾前性和肾性少尿的前提下,应用 B 超探测输尿管下端有无血块堵塞征象可作为辅助诊断肾后性梗阻。但急性梗阻时输尿管、肾盂扩张往往不明显。

3. 彩超可对膀胱输尿管吻合口局部的形态改变、盆腔内有无积液作准确诊断(大量液体积聚于手术切口周围,超声检查局部可见液性暗区),而且快捷方便,可反复检查。增强 CT 可进一步辅助诊断,静脉尿路造影(IVU)或 CTU 可显示严重尿外渗程度及范围。若非紧急情况,IVU 不失为一种重要的检查方法。

4. 通常作中段尿常规检查可提示尿中白细胞增多,必要时可作中段尿培养、药物敏感试验。

5. 对于膀胱输尿管反流的患者,其诊断依据以下几点:① 排尿期出现腰部胀痛、酸痛;② 继发感染时表现为尿频、尿急、尿痛甚至脓尿;③ 放射性核素肾图呈梗阻性肾图,肾功能损害严重时,呈无功能肾图;④ 超声波检查可提示肾、上段输尿管积水征象;⑤ 影像学检查:排泄性尿路造影或 CTU 显示:患肾、输尿管积水,肾实质变薄,显影淡,甚至不显影;膀胱镜检查:输尿管开口向外侧移位,管口关闭不全,见一圆形"黑洞";膀胱造影:是诊断反流的主要方法。

【治疗】

血尿多能自行消失。术后保证充足的补液量,保持一定尿量,减轻血尿以防导尿管堵塞,必要时术后作膀胱持续冲洗以清除残存于膀胱内的血块。如果膀胱镜检查确诊膀胱内有活动性出血,则需急诊手术探查,缝扎出血点。

非手术疗法治疗尿外渗多可获良好效果。过早拔除引流导管及膀胱缝合不当可发生尿外渗,故输尿管膀胱再吻合术后应置耻骨后引流,常规留置至术后 5 天。出现尿外渗时须再次置入 Foley 导尿管。即便是成功的输尿管膀胱再吻合术,术后亦可出现膀胱炎,发热甚至尿路败血症,须用抗生素控制。术中安放的双J管可减少该并发症的发生,早期内引流保守治疗是多数尿外渗患者的理想处理方法。

对于膀胱刺激症状,应用镇痛剂及抗胆碱能制剂有效。新输尿管膀胱吻合口越靠近膀胱颈部越容易出现膀胱刺激症状。出现在拔除导尿管后的膀胱刺激症状,不必用药物去控制症状,1周左右症状会逐渐消退。

麻痹性肠梗阻一般以非手术治疗为主。纠正水电解质紊乱和酸碱失衡、胃肠减压、口服或胃肠道灌注生植物油、针刺疗法等手段一般能取得良好的效果。

出现排尿困难的现象,几乎多为一过性的情况,可短期予以留置导尿管解除,并作排尿训练。

大量摄取水分,应用抗生素至术后尿检正常后1~2周。对顽固性的尿中白细胞增多者,停用3天抗生素后行中段尿培养和药敏试验,根据结果使用敏感的抗生素。

输尿管梗阻程度轻时可随访观察,严重的输尿管梗阻可术后早期予以肾造瘘,或予以内支架植入术,长期梗阻会导致肾功能损害,可采用内窥镜下输尿管口切开、水囊扩张,再手术作重新吻合疗效确切。

轻度反流多在一年内消失,可予以观察,可行膀胱造影,若发现严重的持续性反流须再次手术治疗。

【预防】

熟悉局部解剖,术前制订周详的手术计划,避免术中膀胱周围的广泛分离。

术中细致游离输尿管远端,及时止血可防止术后血尿和腹膜后血肿所造成的输尿管梗阻。术后留置导尿管,保持导尿管通畅。常规在输尿管内留置双J管,可有效预防肾后性梗阻引起的少尿。

术中输尿管膀胱吻合及膀胱缝合须仔细严密,输尿管内留置双J管,同时切忌过早地拔除导尿管,术后加强营养支持,加强抗感染治疗。

术后在能够进食后可多饮水,并口服抗胆碱能制剂可减缓膀胱刺激症状。

术前常规行中段尿培养和药敏试验,并根据结果使用足量、敏感的抗生素进行治疗。

输尿管膀胱再吻合术要点:① 无张力吻合;② 游离输尿管时注意保护输尿管血供;③ 良好固定输尿管远、近端;④ 关闭输尿管进入膀胱的肌肉间隙;⑤ 避免输尿管成角或扭曲。

在输尿管膀胱再吻合时输尿管必须有足够的黏膜下隧道长度,新输尿管口须固定于活动度较小的膀胱三角区。

(祝 宇)

【专家点评】

输尿管膀胱再吻合术在泌尿外科中的应用范围较广,其适用范围包括:输尿管下段损伤及损伤后输尿管狭窄、输尿管阴道瘘、靠近输尿管膀胱连接部的膀胱阴道瘘,以及输尿管下段的先天性、炎症性或结核性狭窄,输尿管口异位、输尿管囊肿、膀胱输尿管反流、膀胱肿瘤或憩室手术须切除输尿管口周围的膀胱壁者。其具体的手术方式包括:① 输尿管膀胱壁潜行抗逆流吻合术;② 乳头状输尿管膀胱吻合术;③ 膀胱悬吊再吻合术;④ 膀胱顶部纵形劈开输尿管膀胱吻合术;⑤ 管状膀胱瓣输尿管吻合术等诸多方式。熟练掌握各式手术的手术适应证及相关手术技巧,对于一位泌尿外科医生在日常工作中从容应对各种情况、尽可能完美地完成临床业务是十分必要的。

(沈周俊)

9.4 膀胱瓣输尿管成形手术并发症

【概述】

对输尿管下段损伤或狭窄,由于缺损或病变段较长,不能做输尿管膀胱吻合术者可采用膀胱瓣输尿管成形术。一般适用于输尿管下段缺损在 8 cm 范围内的对象。成形手术取得成功的关键是吻合口血循环良好、没有张力,并重建抗反流机制。

术后可能发生的问题,包括尿漏、术后吻合口狭窄梗阻。

【临床表现】

1. 尿漏　多由于膀胱瓣或瓣的基部裂开所致,与膀胱瓣太窄,缝合后张力太大有关。在膀胱过度伸张状态下取瓣,退缩后必然过于狭窄。从导尿管中引流出的尿量减少,而引流管中的引流量增多。

2. 术后吻合口狭窄梗阻　术后早期吻合口梗阻,吻合口水肿是其主要原因。若由于梗阻导致严重的肾积水可并发多种的相关症状,甚至出现无尿。

术后晚期出现的输尿管梗阻与输尿管过度分离导致的缺血,膀胱周围瘢痕组织形成,输尿管扭曲,膀胱壁肥厚、纤维化以及膀胱瓣太窄,缝合后张力太大有关。在膀胱过度伸张状态下取瓣,退缩后必然过于狭窄等多种因素有关。在分离输尿管的过程中,注意勿损伤输尿管血供,注意辨认输尿管系膜情况,保存好输尿管血供。膀胱瓣应呈梯型,基底较宽。若膀胱壁比较厚,膀胱瓣要相应宽一些。

【诊断】

如果静脉注射靛胭脂后,伤口引流管中的引流液变蓝即可作出尿漏的诊断。

静脉尿路造影可显示梗阻部位及其程度,以及肾积水、输尿管扩张情况,CTU亦可提供相关信息,肾功能欠佳者可采用MRU检查。

【治疗】

术后保持膀胱引流通畅,加强抗感染治疗是防止尿漏的重要措施。尿漏形成后,留置导尿管持续引流膀胱,并应用抗生素治疗,尿漏有可能于2个月内自行愈合,否则于术后3个月再施行手术修补。

输尿管梗阻程度轻时可随访观察,严重的输尿管梗阻可术后早期予以肾造瘘,长期梗阻会导致肾功能损害,再手术做重新吻合疗效确切。

【预防】

膀胱瓣应呈梯型,基底较宽。若膀胱壁比较厚,膀胱瓣要相应宽一些。

膀胱瓣输尿管成形手术要点：① 无张力吻合；② 游离输尿管时注意保护输尿管血供；③ 膀胱瓣应呈梯型，基底较宽。④ 避免输尿管成角或扭曲。

（祝 宇）

【专家点评】

膀胱瓣输尿管成形手术从本质上讲应属于输尿管膀胱吻合术的一种，实际上它不单纯是吻合，也是一种替代性输尿管成形术。本章节根据编辑部的要求将其单独列为一章，尤可见该术式的重要性。对输尿管下段损伤或狭窄，由于缺损或病变段较长，不能做输尿管膀胱吻合术者可采用膀胱瓣输尿管成形术。一般适用于输尿管下段缺损在 8 cm 范围内的对象。如果膀胱是健康的，则整个盆段输尿管都可采用该术式进行替代。正确设计的膀胱壁瓣是该手术成功的重点所在，瓣的基底应比顶端稍宽。正常的膀胱其壁瓣可达 10~15 cm，成形手术取得成功的关键是吻合口血循环良好、没有张力，并重建抗反流机制。对在未采取抗逆流措施患者，经术后多年随访的结果来看，患者虽显示有输尿管反流存在，但对肾功能并无影响。总体而言，在输尿管膀胱吻合术中，与膀胱输尿管反流相比而言，吻合口狭窄对患者肾功能的影响更大。

（沈周俊）

9.5 输尿管囊肿手术并发症

【概述】

输尿管囊肿又称输尿管膨出，指膀胱内黏膜下输尿管的囊性扩张，是少见的泌尿系统畸形。其病因尚不完全清楚，可能为：① 胚胎发育时输尿管口不同程度的狭窄或梗阻；② 膀胱壁内的输尿管过长或过度斜行、弯曲；③ 输尿管或周围组织炎症；④ 输尿管不同程度的梗阻加上尿流的不断冲击；⑤ 膀胱炎造成输尿管的局部瘢痕形成。

按输尿管囊肿的位置可分为单纯性输尿管囊肿和异位输尿管囊肿。单纯性输尿管囊肿位于膀胱内,多见于成人,又称成人型,异位输尿管囊肿则位于膀胱颈或尿道,多见于儿童。输尿管囊肿的治疗目的是消除感染、梗阻及反流,以维持正常排尿,保护肾功能。传统的手术方法是经膀胱切除囊肿,修补膀胱壁薄弱处并行输尿管口移植。若输尿管明显扩张或有膀胱输尿管反流,则须在行输尿管裁剪或折叠后再行有效的抗反流的输尿管口成形术。

目前的观点认为:若囊肿直径<3 cm,合并有肾盂输尿管轻中度扩张积水的单纯性输尿管囊肿,经尿道输尿管囊肿部分切除术应为首选;囊肿直径>3 cm 合并有重度肾盂输尿管扩张积水的单纯性囊肿、异位型输尿管囊肿及内镜手术后仍有反流者可行开放手术。

【临床表现】

1. 输尿管梗阻 患侧腰部在术后仍有不适,酸胀感。术后4周内轻度上尿路扩张是因局部水肿所致,不会引起严重梗阻。术后4~6周后仍持续有显著梗阻则需进一步诊治。

2. 膀胱输尿管反流 自觉患侧腰部不适,尤其在排尿时腰部酸胀加剧。

【诊断】

术后通过做静脉尿路造影、肾核素扫描了解肾功能及尿路引流情况。

用超声波检查上尿路扩张积水情况,排尿性膀胱尿道造影了解膀胱输尿管反流程度。严重的反流用非手术治疗的危险是反复尿路感染致反流性肾病,远期可有高血压和肾功能不全出现。

【治疗】

再次手术须在首次手术后3~6个月以后,以便重建输尿管远端血供。

在行开放手术的患者中,持续反流最常见于黏膜下隧道不够长,也可继发于黏膜下隧道持续有炎症;在行经尿道输尿管囊肿切除术的患者中,应保留部分囊壁,并使残余囊壁呈倒口袋状,这样不仅可保证输尿管下段引流通畅,同时残留囊壁起到活瓣作用,在膀胱充盈时能关闭输尿管下端,从而有效地减少膀胱输尿管反流发生率。但手术时应注意开口最下方不留残缘,囊肿不宜过度切开,更不能完全切除囊壁。同时一定要连同囊肿内层黏膜全层切开,术中膀胱不能过度充盈,要使囊肿能最大程度扩张。

【预防】

输尿管远端缺血或扭转可致梗阻,故在用电刀游离输尿管时要小心细致,在输尿管口缝1针牵引线做标记可防止扭转,做黏膜下隧道要够宽大,避免多量出血以减少对输尿管的压迫导致早期梗阻和纤维化。输尿管口须用较长时间才能吸收的缝线固定于逼尿肌以防回缩。

在行开放手术的患者中,要保证黏膜下隧道有足够的长度,在行经尿道输尿管囊肿切除术的患者中,应保留部分囊壁,并使残余囊壁呈倒口袋状,从而有效地减少膀胱输尿管反流发生率。

(祝 宇)

【专家点评】

输尿管囊肿又称输尿管膨出,是少见的泌尿系统畸形。其病因尚不完全清楚,某些单侧的单纯输尿管口囊肿很少有严重的病理改变,而是在体检时被发现,伴有其他泌尿系畸形的输尿管囊肿常因合并症而被早期发现。成人输尿管囊肿多为单纯性病变,一般在输尿管末端有较典型的增粗扩张,但病变以上肾及输尿管积水扩张一般并不明显,如果症状不明显、肾功能良好且无感染、结石等合并症可暂不处理。小儿输尿管囊肿常合并上尿路其他先天性畸形,治疗较复杂,有时需多种情况同时处理,对此类患者需根据年龄、全身情况、病变是单侧还是双侧,合并双肾畸形者上半肾功能情况进行全面综合考虑,作出周详计划分期或同期予以解决各种问题。

(沈周俊)

9.6 巨输尿管裁剪手术并发症

【概述】

巨输尿管症是由 Caulk 于 1923 年首先描述的,病因至今不明,实际上包括了大量的各种各样的解剖学病变,它可以是原发性或继发性病变,也可以是反流性巨输尿管、梗阻性巨输尿管或非反流非梗阻性巨输尿管症。儿童常见的巨输尿管症多半是梗阻性的。多数学者认为原发性巨输尿管症是由于输尿管远端局部动力学失调所致。根据梗阻后输尿管扩张和肾积水的程度,Bearton 将其分为三型:输尿管下段或中下段扩张为Ⅰ型;整个输尿管扩张为Ⅱ型;整个输尿管严重扩张、迂曲合并肾积水为Ⅲ型。对巨输尿管的整复手术最重要的是切除末端的病变输尿管后再移植,并建立抗反流措施。对于过度扩张的输尿管,由于输尿管壁肌层不能良好接合,输尿管失去正常蠕动功能,导致输尿管无法有效地引流和输送尿液,因此,当扩张输尿管直径超过 1.5 cm 时需进行裁剪。

【临床表现】

1. 梗阻与坏死 术后拔除内支架管后患者可出现患侧肾区胀痛,可伴有发热。

2. 尿外渗 主要表现为手术切口引流管中的引流量增多。超声检查局部可见液性暗区或有大量液体,积聚于手术切口周围。

3. 尿路感染 患者可出现尿频、尿急、尿痛等严重的尿路刺激症状并可伴有发热。

【诊断】

静脉尿路造影可显示梗阻部位及其程度,以及肾积水、输尿管扩张情况,CTU 亦可提供相关信息,肾功能欠佳者可采用 MRU 检查。

尿检白细胞增多或脓细胞增多,尿培养可有细菌生长。

【治疗】

术后可能出现输尿管膀胱吻合口水肿,术中应选择亲水性双 J 管置入，术后 6～8 周拔管。若拔除内支架管后患者出现上述症状，并经影像学检查发现梗阻程度较术前更甚，可选择再次置入内支架管，若置管困难而患肾功能损害又进一步加重者可暂时行患肾穿刺造瘘，以最大限度地保护患肾功能，若经过一段时间观察后再次拔除内支架管或夹闭肾穿刺造瘘管后肾积水无改善，可考虑再次做输尿管膀胱吻合术。

若出现尿外渗，让患者半卧位，保持腹腔引流管、导尿管引流通畅。加强营养支持，加强抗感染治疗，如输尿管未裂开，尿外渗数天内消失。

尿路感染问题应引起术者高度重视。术后常规应用足量、敏感抗生素，最好选择针对铜绿假单胞菌的药物。另外，应注意预防念珠菌感染。

【预防】

最关键预防措施是输尿管膀胱吻合口必须无张力，缝合又满意无狭窄，输尿管末端血供必须良好，游离输尿管时须防止剥离过度，输尿管移植时注意不要扭曲，术毕仔细止血，避免吻合口附近血肿形成，检查输尿管位置，不要与膀胱形成不良角度。

游离输尿管时要考虑输尿管的血供，特别是扩张输尿管与周围组织粘连较重时。游离至输尿管上段时，注意保留肾下极处脂肪组织和筋膜的血供。裁剪输尿管的程度视个体的不同而定。输尿管炎症明显，与周围组织粘连紧密，裁剪后保留的输尿管周径应≥2 cm，输尿管裁剪应在输尿管外侧进行，长度不超过输尿管全长的 1/3。输尿管膀胱吻合后若张力较大，需适当增加输尿管上段游离长度，减少张力，必要时游离膀胱后侧壁做膀胱腰大肌固定。

术后当天拔除胃管，如无尿外渗术后第 3 天拔除腹腔引流管、术后第 7 天拔除导尿管，术后 6～8 周拔除输尿管内支架管。术后至拔除输尿管内支架管期间，口服针对大肠杆菌和铜绿假单胞菌的抗生素。保持输尿管支架管引流通畅是防止术后尿外渗的重要环节，连续缝合裁剪输尿管时应注意缝合质量。

输尿管裁剪的重点在于小心保存其血液循环，游离时不切断中段的供应血管，只剥离裁剪部分的输尿管外膜，剥离及裁剪长度不超过输尿管长度的一半,裁剪后的管径不宜太窄,以免造成管壁缺血及难以纠正的输尿管梗阻;输尿管进入膀胱处不应成角,黏膜下隧道应有足够的长度和宽度,隧道的长度应达到输尿管直径的 5 倍。

术前常规行尿液细菌培养,若有细菌生长,应控制感染后再行手术。

(祝 宇)

【专家点评】

巨输尿管症从临床表现来看可表现为全程或部分输尿管呈巨型扩张,且其各自的致病因素也不尽相同。具体的病理变化多样,有的为膀胱输尿管交界处狭窄,有的则为功能失调且伴有反流;亦可能是输尿管壁缺乏副交感神经分布,临床表现为巨输尿管和巨膀胱征。在巨输尿管患者中,应对儿童及成人区别对待。因为真正的巨输尿管巨膀胱征外科手术效果不佳。巨输尿管裁剪手术仅是处理巨输尿管多种手术方式中的一种。输尿管裁剪的重点在于小心保持其血液循环,只剥离裁剪部分的输尿管外膜,剥离及裁剪长度不超过输尿管长度的一半,裁剪后的管径不宜太窄,以免造成管壁缺血及难以纠正的输尿管梗阻;输尿管进入膀胱处不应成角,黏膜下隧道应有足够的长度和宽度,隧道的长度应达到输尿管直径的 5 倍。只有遵循相应的手术原则,才能使手术结果达到令医患双方都满意的结果。

(沈周俊)

9.7 肾输尿管全切手术并发症

【概述】

肾输尿管全切除术是治疗肾盂及输尿管恶性肿瘤的标准手术方式,手术时须将肾、输尿管全长及肾周筋膜内的脂肪组织作整块切除,同时须将输尿管与膀胱连接部的膀胱壁作袖口状切除。在输尿管肿瘤侵犯膀胱壁时,须同时行膀胱部分切除术。手术径路包括经腹腔手术和经后腹腔手术两种。为提高肿瘤根治的手术效果,可首选经腹腔手术径路并行淋巴清扫术,至于淋巴清扫的范围目前尚无统一的要求。对于高龄及高危的病例可采用经后腹腔的手术径路。

肾输尿管全切手术相关并发症包括:术中并发症(如下腔静脉、肝、胰、脾、胸膜、肠道等脏器的损伤)和术后并发症(尿漏和尿液性囊肿、淋巴瘘和淋巴囊肿、肠梗阻、切口疝)。

【临床表现】

1. 术中并发症的临床表现

(1) 下腔静脉损伤　术中发现手术野中忽然有大量血液涌出,探查并确定出血源自于已破损的下腔静脉。

(2) 肝损伤　在分离右肾上极与肝脏粘连处,发现肝脏分离面上有破损。

(3) 胰腺损伤　左肾肿瘤与胰腺相邻,在分离、切除左肾肿瘤过程中可能对胰腺组织的挤压、牵拉与损伤。

(4) 脾损伤　左肾上极肿瘤往往与脾脏粘连,如左肾肿瘤体积较大,术中解剖、分离时发现脾脏表面有破损或在切除肾肿瘤,移除肿瘤标本后发现脾脏有损伤。

(5) 胸膜损伤　术中发现胸膜出现裂口,并伴随着患者的呼吸运动能听见有气体排出的声响。

(6) 肠道损伤　术中发现有肠管破裂,并有粪汁样物流出。

2. 术后并发症的临床表现

(1) 尿漏和尿液性囊肿　在行输尿管膀胱连接部膀胱壁袖口状切除时,有从经膀胱外手术入路和经膀胱内手术入路,近来尚有经尿道电切等手术方式。尿漏是由于膀胱壁切除后缝合不佳所致。术中可行膀胱测漏试验,术后保持留置导尿管引流通畅极为重要。

(2) 淋巴瘘和淋巴囊肿　手术中当淋巴管受到损伤产生淋巴液外漏时称其为淋巴瘘。一般在经腹手术径路时很少发生,而在经后腹腔手术时发生较多。淋巴囊肿是在发生淋巴瘘时拔除了引流管后产生的。淋巴囊肿增大后可产生尿频、便秘等压迫症状,在超声导引下行囊肿穿刺并测定囊液中肌酐的含量对区分尿液性囊肿和淋巴囊肿有帮助。

(3) 肠梗阻 在经腹腔入路的手术中,患者术后可产生麻痹性肠梗阻,表现为腹胀膨隆、排气排便延迟,部分患者还可出现恶心呕吐的症状。

(4) 切口疝 在经后腹腔入路的手术中,必须切断腹外斜肌、腹内斜肌及腹横肌三层肌肉,在缝合切口时,若出现对腹内斜肌的漏缝,会导致切口疝的出现,同时由于切断了肋间神经,部分患者会出现下腹壁松弛、手术切口处膨隆等情况。

【诊断】

1. 术中并发症的诊断

术中发现腹部血管或脏器有各自不同程度的损伤,如破损的下腔静脉、肝脏表面有裂口伴渗血、胰腺表面有裂口并伴有不同程度的出血或渗液,以及术中发现脾脏表面包膜或脾脏实质有裂口,并伴有不同程度的出血,或术中发现脾动、静脉受损并大量出血。

术中可通过已破损的胸膜裂口看见随患者的呼吸上下活动的肺脏。若胸膜破口小,不便于确认,可在手术野中局部放入一定量的无菌生理盐水,并嘱麻醉师通过使患者加压呼吸以排出进入胸腔内的空气,若看到局部有大量的气泡生成,则胸膜损伤的诊断成立。

肠道损伤通常根据术中有无与肠道粘连,以及分离后肠道内容物有无外溢来判断。

2. 术后并发症的诊断

发生尿漏的患者,从导尿管中引流出的尿量减少,而引流管中的引流量增多。如果静脉注射靛胭脂后,伤口引流管中的引流液变蓝即可作出尿漏的诊断。

引流液及囊肿穿刺液做乳糜试验结果阳性即可明确诊断为淋巴瘘或淋巴囊肿。

体检发现肠鸣音减弱或消失,腹部立卧位平片可见肠道积气、液平面及气胀肠袢,则提示肠梗阻。

切口疝患者在手术切口处可触及裂隙样改变,该处柔软无肌肉样组织存在。

【治疗】

1. 术中并发症的治疗

一旦发生下腔静脉损伤致较严重的出血,切忌盲目地在血泊中胡乱钳夹。首先用手指压迫出血部位,吸尽创面周围的积血,若下腔静脉上损伤的裂口较小,可直接用无损伤的 Allis 钳提起下腔静脉裂口,用 5-0 或 6-0 无损伤血管缝线予以缝合止血。若发现损伤的破口较大时,可在该部位用心耳钳或 Satinsky 钳将破损血管壁夹起控制出血后,再用无损伤血管缝线连续缝合,予以修复。由于静脉血管壁较脆,故缝合时须掌握好运针的力度和进针的角度。

若肝表面的损伤较浅,可用明胶海绵或止血纱布压迫止血,一般能得到比较满意的结果,若肝表面的损伤较深,采用上述方法止血困难时,可采用较大号的血管缝针予以缝合止血。注意进针时应稍远离裂伤部位的边缘进针,并可用脂肪组织或止血纱布填塞于裂伤部位。

左肾上极与胰腺相邻,若在分离过程中出现较浅的胰腺损伤,可采用局部缝合予以修复,若出现 5~10 mm 深度的损伤,则术后胰漏的可能性较大,必须用非可吸收线精心地进行胰腺实质部缝合修补,术毕局部予以充分引流,并应用抑制胰液分泌的药物,在出现主胰管受损伤时,须请外科医生帮助,行胰-空肠吻合术。

在分离脾-肾韧带时,可因外力作用致脾脏损伤,如仅是脾包膜损伤,可采用明胶海绵或止血纱布压迫止血即可,亦可用生物蛋白胶局部予以喷洒止血。止血困难时可行脾切除术。

若在术中发现胸膜损伤,可在麻醉师的帮助下予以损伤部位胸膜缝合(加压呼吸排除进入胸腔的空气),因胸膜脆薄,容易撕裂,须先游离后再做无张力缝合,可将胸膜连同膈肌一起缝合。术后若发现肺复张不满意时可行胸腔穿刺抽气,若胸膜破损大,修补困难,缝合不紧密,必要时可行胸腔闭式引流,1~2天后拔除引流管。

在游离广泛粘连的右肾时会损伤十二指肠,若术中及时发现，则立即予以修补缝合，术后胃肠减压，一般能愈合。若术后出现十二指肠瘘，可先试行保守治疗，包括补给营养、充分引流和局部创口护理等，部分患者可治愈，如长期保守治疗无效，应手术处理。术中亦可能损伤结肠，也分为即时处理和后期处理两种方法。

2. 术后并发症的治疗

对于尿漏患者，通常保持引流管和导尿管通畅，同时加强抗感染和营养支持，经过一段时间后尿漏会得到治愈。如果有尿液性囊肿形成，则可行穿刺乃至开放手术引流。

在淋巴囊肿内插入导管进行引流，若引流后淋巴囊肿液不减少时可局部予以注入硬化剂治疗，或行淋巴囊肿腹腔开窗术可解决上述问题。

麻痹性肠梗阻一般以非手术治疗为主。纠正水电解质紊乱和酸碱失衡、胃肠减压、口服或胃肠道灌注生植物油、针刺疗法等手段一般能取得良好的效果。

情况严重的切口疝患者需行修补术，若切口疝未对患者产生严重的影响可暂不予以处理。

【预防】

1. 术中并发症的预防

手术医生必须具备良好的局部解剖知识，术前对影像学资料进行详尽地分析，术中谨慎仔细操作，良好的外科解剖学概念是避免术中腹部血管、脏器损伤的基础。

对较晚期的右肾盂恶性肿瘤患者，在分离右肾上极与肝面的粘连或恶性肿瘤侵犯肝脏时，须时刻警惕肝脏损伤的发生和予以及时修复。

分离胰腺时需谨慎操作，避免对胰腺组织的挤压、牵拉与损伤，术中发现有胰腺损伤须及时处理，术后应用抑制胰液分泌的相关内科治疗。

在分离脾-肾韧带时应谨慎仔细操作，避免暴力及过度牵拉。注意脾脏血管，尤其是脾静脉的走向，避免误伤。

在术中推移及分离胸膜的过程中手法要轻柔，用力要得当，同时须适当保留部分肋间内肌，并及时离断膈肌脚。

2. 术后并发症的预防

术前改善患者的全身状况及营养状态,纠正泌尿系感染;术中精心操作、仔细严密的缝合膀胱壁,并做膀胱测漏试验,术中及时发现情况及时处理;术后保持各引流管的通畅引流,及时清除导尿管中的血块和组织残片均十分重要。

术中充分结扎淋巴管是减少和预防淋巴瘘的关键。

术中仔细操作、彻底止血,以防后腹膜血肿形成,术后尽可能减少抗胆碱能制剂、镇痛剂的应用,这可有效预防术后肠梗阻。

杜绝切口疝出现的要点主要是对腹壁各层肌肉进行确切而严密的缝合。

(祝 宇)

【专家点评】

输尿管疾病在整个泌尿男生殖系疾病中占有相当大的比重,且按病因分类其涵盖的种类多、涉及面广。许多输尿管疾病须进行手术干预才能最终得以解决问题。在输尿管的手术当中属于切除一类的破坏性手术所占比例不多,而重建及整形手术占有重要的地位。因此,在处理这些问题时,需要对输尿管的生理病理活动情况,以及输尿管的解剖,输尿管与周围脏器组织间的毗邻情况应当有深入的了解,使得手术后患者的输尿管无论在形态上甚至在生理上都能接近于正常状态,以减少术中及术后并发症,减少再次手术给患者带来的精神上、肉体上的痛苦,以及经济上的负担。

(沈周俊)

参 考 文 献

1. 梅骅. 泌尿外科手术学. 第 2 版. 北京:人民卫生出版社,1996.
2. 吴阶平. 泌尿外科. 第 7 版. 济南:山东科学技术出版社,2004.
3. 叶章群. 泌尿系结石. 北京:人民卫生出版社,2003.
4. 江鱼. 输尿管外科. 北京:人民卫生出版社,1983.
5. 施国伟. 输尿管疾病临床诊治. 上海:上海科学技术文献出版

社,2004.

6. Alexander Greenstein, Vernoon Smith MJ, Koontz WW. Surgrey of the utreter. In: Walsh PC, Retik AB, Stamey TA, et al. Campbell's urology. Philadelphia: Saundevs, 2002.

7. 胡毅,乔保平,蔡宪安,等.泌尿外科围手术期处理.第1版.郑州:河南医科大学出版社,1997.

8. 黄德欣.输尿管抗漏尿手术的临床应用.中华泌尿外科杂志,1992,13(2):129.

9. 何尚志,杨荣,等.输尿管切开取石手术操作的几点改革.中华泌尿外科杂志[J],1982,3(2):96.

10. 吴登龙,金三宝,陈曾德,等.双J管异位5例报告.中华泌尿外科杂志[J],21(8):512.

11. 刘军,等.双J管内引流在尿路手术中的应用.中华泌尿外科杂志,1996,17(9):551.

12. 金锡御,俞天麟.泌尿外科手术学.第2版.北京:人民军医出版社,2007.

13. 吉野薫,谷風三郎.尿管膀胱新吻合術.臨床泌尿器科,2001,55(4):222-225.

14. 塚本哲郎,福井厳.尿管尿管吻合術.臨床泌尿器科,2001,55(4):125-127.

15. 森義則.経尿道的尿路内視鏡手術.臨床泌尿器科,2001,55(4):39-52.

16. 布施秀樹,奥村昌央.腎尿管全摘除術.臨床泌尿器科,2001,55(4):104-107.

17. 大西哲郎.創感染症.臨床泌尿器科,2001,55(4):321-323.

18. 西沢理,水野秀紀,柏原剛,他.排尿障害.臨床泌尿器科,2001,55(4):317-317.

19. 松本哲朗.尿路感染症.臨床泌尿器科,2001,55(4):318-320.

20. 飯泉達夫.術後イレウス.臨床泌尿器科,2001,55(4):296-298.

21. 内藤克輔.血管損傷.臨床泌尿器科,2001,55(4):245-250.

22. 西岡伯,秋山隆弘.腸管損傷.臨床泌尿器科,2001,55(4):240-244.

10

膀胱手术并发症

10.1 膀胱部分切除手术并发症

【概述】

膀胱部分切除术是泌尿外科最古老的手术方式之一。现今,该术式在治疗膀胱本身疾病,以及其他累及膀胱的疾病时仍有应用价值,因而各级临床泌尿外科医生必须很好地掌握这一基本技能,同时应学会膀胱部分切除术相关并发症的预防和治疗。

【临床表现】

1. 术中腹膜及腹腔内脏器损伤　腹膜损伤未伤及腹腔内脏器,一般不会造成不良的后果。但腹腔内脏器损伤未被及时发现,会造成肠漏、弥漫性腹膜炎等严重后果。

2. 术中出血　多发生在游离膀胱后侧壁、底部时损伤静脉丛或结扎线滑脱,膀胱黏膜损伤引起的出血则表现为黏膜面广泛渗血。

3. 术中输尿管开口、壁段损伤　伤侧输尿管开口变形难以找到,输尿管开口无喷尿。患者术后肾区胀痛不适,双侧输尿管损伤术后即发生无尿。

4. 术后出血　多发生在术后 12 h 内,血尿可持续性或间歇性加重。血凝块堵塞导尿管时,患者膀胱区剧烈胀痛、膀胱极度充盈,甚至导致膀胱切口崩裂,血性尿液从腹壁切口中溢出。短期内大量失血,可使患者心率加快、血压下降,出现失血性休克的临床表现。

5. 术后膀胱痉挛　患者尿道、膀胱区阵发性疼痛伴有强烈的尿意、便意感,轻者一天发作数次,重者数分钟发作一次。每次发作持续时间数十秒至数分钟不等,膀胱痉挛发作会加重膀胱内出血。

6. 术后切口感染及耻骨炎　表现为切口及周围组织红、肿、热、痛,患者感觉伤口有灼痛。浅层感染是最常见的切口感染,位于皮下,可局限于部分切口也可波及整个切口,并发耻骨炎时患者感觉耻骨联合部位疼痛并伴有低热。

7. 术后切口裂开及漏尿　浅层裂开是指切口皮肤和脂肪层裂开,深层裂开时可深达肌层。膀胱切口裂开较少见,切口各层裂开并累及膀胱,常合并严重的切口感染,伤口内有大量尿液渗出。

8. 术后腹壁瘘管形成　瘘口表面皮肤愈合后又反复溃破有尿液溢出,当瘘管内有肿瘤种植时,瘘管内会反复流出脓血性坏死组织,同时长出质脆、易出血、菜花样新生物。

9. 术后膀胱肿瘤腹壁种植　手术 3 个月后,膀胱切口下出现不明原因逐渐增大、边界不清、局部无明显炎症反应的肿块,以及腹股沟区出现肿大、质硬、固定、无明显压痛的淋巴结。

10. 术后膀胱结石形成　典型症状为排尿突然中断并伴有下腹部和会阴部的疼痛,变换体位后又能继续排尿,继发感染时膀胱刺激症状更加明显。膀胱部分切除术后结石多位于膀胱切口的缝线上,有时被称为"悬挂结石",该类结石多数无明显症状。

【诊断】

1. 术中腹膜及腹腔内脏器损伤　手术后患者对腹腔内感染的反应较正常人弱,易造成延误诊治。患者腹痛症状常被伤口疼痛所掩盖,且由于伴发热易被误诊为切口感染,直至伤口有肠内容物、粪便流出才会被诊断为肠漏。对术后腹腔内不明原因的深部脓肿,可采用 B 超引导下的脓肿穿刺检查,口服稀钡或泛影葡胺造影了解漏的部位、大小。对已形成瘘管的肠外漏,可采用瘘管造影的方法了解瘘管的形态及长度。

2. 术中出血　深部的出血当暴露不良时应扩大切口,在良好的暴露下用纱布垫暂时压迫,迅速移去纱布垫认清出血部位后止血。有时后侧壁、底部的深部出血,难以看清具体出血部位,可采用暂时阻断髂内动脉控制出血量,再寻找出血部位的方法。膀胱黏膜面的广泛渗血,应用热盐水纱布轻压,在清除表面血块后再寻找出血点。

3. 术中输尿管开口、壁段损伤　术中输尿管开口长时间无喷尿,应及时寻找原因,输尿管插管受阻多提示输尿管被缝扎或切断后结扎。术后切口引流管内持续有尿液流出者,应及时行静脉尿路造影检查。肾区胀痛不适或出现无尿,血尿素氮、肌酐急剧升高者,应及时行 B 超或 MRI 检查,明确输尿管梗阻的部位。

4. 术后出血　术后导尿管内尿液持续呈鲜红血色,甚至形成血凝块堵塞导尿管的应诊断为术后出血。术后出血在保守治疗无效的情况下,应及时在麻醉状态下运用电切镜将膀胱内填塞的血块吸净,并仔细寻找膀胱内活动性出血的部位。

5. 术后膀胱痉挛　根据患者的临床表现一般不难诊断,最具特征性临床表现的是膀胱痉挛发作时,膀胱冲洗受阻、膀胱内血性尿液反流入冲洗袋内或血性尿液自导尿管边上溢出。

6. 术后切口感染及耻骨炎　术后第 2 天应仔细检查切口,切口蜂窝组织炎常在术后 2～3 天出现。当切口持续有分泌物流出时,应用镊子轻轻分开有分泌物流出部位的切口,检查是否存在浅层感染。若术后 1 周左右患者仍觉得伤口疼痛,体温再度升高,即使伤口无明显红肿也应注意有无深层切口感染的可能。必要时可给予 B 超检查或在伤口压痛最为明显的部位用针抽吸,探查筋膜下肌肉切口间隙有无积脓。术后耻骨联合部位疼痛,大腿内收时疼痛加重,患者低热不退者,应给予 X 线片或 CT 检查。

7. 术后切口裂开及漏尿　腹部切口裂开可发生在术后 5 天至术后 3 周,最多见于 1 周左右的拆线前后。腹部切口裂开诊断并不困难,应正确判断切口裂开的深度以及是否发生合并感染。当切口内有大量尿液渗出,按压切口尿液加速溢出时,应诊断为膀胱切口裂开。

8. 术后腹壁瘘管形成　术后腹壁瘘管长期不愈应行膀胱造影检查,明确瘘管的部位和形态。膀胱肿瘤术后若瘘管长期不愈,应取瘘管内组织送病理检查,排除肿瘤种植的可能。

9. 术后膀胱肿瘤腹壁种植　膀胱肿瘤开放手术后,切口下出现不明原因的肿块,应考虑切口肿瘤种植的可能。根据已有的统计,膀胱肿瘤术后切口肿瘤种植的中位期为术后7个半月。由于膀胱肿瘤切口种植多位于腹直肌的深面,早期不易发现。因此,当患者术后腹股沟区出现肿大、质硬、固定、无明显压痛的淋巴结时,即使切口部位未发现明显肿块也应怀疑有切口转移的可能。CT、B超检查可见切口转移肿瘤及腹股沟肿大淋巴结,应及时取组织送病理检查。

10. 术后膀胱结石形成　B超检查常作为首选方法,尿路平片则能较好地显示膀胱内结石数目、大小和形状,膀胱镜检查可见结石悬挂在膀胱壁缝线上或结石内包含有尚未融化的缝线。

【治疗】

1. 术中腹膜、腹腔内脏器损伤　消化道浆肌层损伤应及时修补,小肠损伤可一期给予修补。乙状结肠损伤应视术前肠道准备及损伤情况决定,一期修补有发生结肠漏的可能,必要时需行高位结肠造口术。术中发生消化道损伤者,在关闭腹腔前应冲洗被污染的腹腔,术后腹腔内放置引流管。术后发生肠外漏的患者应加强营养支持,同时积极控制腹腔感染,3个月后行瘘口段肠段切除和端-端吻合术。

2. 术中出血　在游离膀胱底部尤其是近输尿管末端部位时,由于部位较深暴露不良,膀胱壁外小动脉、小静脉撕裂引起的出血,止血困难。此时,切忌在血泊中盲目钳夹止血,应先用纱布垫暂时压迫,充分暴露后迅速移去纱布垫,认清出血部位,直视下钳夹后缝扎。当膀胱黏膜炎症、严重水肿时,术中操作应轻柔,可用热盐水纱布轻压清除表面血块,认清出血部位后电灼止血。

3. 术中输尿管开口、壁段损伤　膀胱部分切除所致的输尿管开口、壁段损伤的处理原则是尽早恢复输尿管正常的排尿通道和保护肾功能,减少由此引起的各种并发症。具体处理方式应根据确诊的时间、损伤的部位和程度、局部病理改变和患者全身情况进行选择。常采用的方式有:置双J管引流、输尿管膀胱再植、经皮肾盂穿刺造瘘后二期手术等。

4. 术后出血 先用生理盐水反复冲洗膀胱,冲净血块保持导尿管通畅,当导尿管被血块堵塞时应及时更换内径较大的导尿管,同时加大冲洗流量防止新的血凝块形成。经上述处理后尿色逐渐转清的轻度出血患者,在确保导尿管通畅的同时可继续观察。术后24 h内发生的出血在上述处理无效的情况下,应及时在麻醉状态下运用电切镜将膀胱内填塞的血块吸净,并仔细寻找膀胱内活动性出血点电凝止血,同时做好再次开放手术止血的准备。而手术72 h以后发生的膀胱内出血,原则上采用电切镜下止血为主的方法。黏膜广泛出血,在电切镜下难以止血的患者,可选择髂内动脉栓塞治疗。应合理使用止血药物,对凝血因子缺乏的患者及时补充凝血因子。膀胱内继发感染引起的出血应选择细菌敏感抗生素治疗,对长期使用抗生素及糖尿病的患者,应行尿真菌检查。

5. 术后膀胱痉挛 导尿管被血块堵塞造成的膀胱痉挛,应及时冲洗导尿管清除血块以保持导尿管通畅。在冬季膀胱冲洗液应适当加温,使冲洗液温度控制在20℃~25℃,冲洗速度根据洗出液的颜色及时调整,冲洗速度不宜过快。膀胱造瘘管位置过深者应及时调整,并安抚患者紧张、焦虑的情绪。对有便秘的患者酌情给予缓泻剂保持大便通畅,有慢支咳嗽的患者给予止咳化痰药物治疗。疼痛明显的应及时给予解痉镇痛药物治疗,吗啡控释片口服、布桂嗪肌注或吲哚美辛栓塞肛、山莨菪碱静脉滴注等。

6. 术后切口感染及耻骨炎 浅层感染切口下有分泌物自切口缝隙流出的,可用镊子轻轻分开后放置纱条引流。深层感染仅表面有轻度红肿征象,应试行穿刺检查,在抽的脓液部位拆除1~2针距,撑开切口引流脓液,并送细菌涂片和培养,每天换药更换敷料。有厌氧菌感染者尚需用过氧化氢溶液冲洗伤口,根据细菌培养结果选择敏感抗生素。膀胱手术后切口长期不愈可能存在下列因素：① 存在瘘管；② 肿瘤种植；③ 有线头等异物存在；④ 耻骨骨髓炎；⑤ 存在结核等特殊病原菌感染。

7. 术后切口裂开、漏尿　浅层裂开仅限于皮肤、皮下组织，伤口内干净、肉芽组织新鲜者，可用呋喃西林冲洗伤口，再用粗丝线一层缝合。合并感染的切口一期缝合难以愈合，应敞开伤口用呋喃西林或过氧化氢换药，待创面干净、长出新鲜肉芽组织后二期缝合。深层裂开，同样依据是否合并感染给予一期或二期缝合，缝合应在肌肉松弛较好的麻醉状态下进行，采用粗丝线全层间断缝合或间断全层减张缝合。切口裂开累及膀胱切口，切口大量尿液外渗者，应留置导尿管，减少尿液对切口的浸渍。若留置导尿管后，伤口内仍有较多尿液溢出，伤口内应置多侧孔双套引流管引流，同时每日用凡士林纱布创面换药，待清除坏死组织、创面肉芽组织新鲜后，在麻醉状态下进行二期缝合。切口裂开后应嘱患者卧床休息以减轻腹部张力，控制血糖，纠正贫血和低蛋白血症，保持导尿管通畅，给予患者止咳祛痰药物和缓泻剂等。

8. 术后腹壁瘘管形成　首先应留置导尿管转流尿液以减少尿液对瘘管的刺激，分析不同原因给以相应处理。膀胱造瘘管留置时间过久，膀胱黏膜长入腹壁瘘管腔内，瘘管周围纤维瘢痕组织增生、上皮化的患者，应反复刮除长入腹壁瘘管腔内的膀胱黏膜及瘘管周围纤维瘢痕组织以促进愈合。2个月以上的腹壁瘘管局部炎症不明显的，可考虑手术切除瘘管。腹壁切口感染未控制的患者，应选择细菌敏感的抗生素控制膀胱内感染，加强伤口换药清除坏死组织和线头等异物。留置导尿管后瘘管内仍然有较多尿液溢出的患者，可在瘘管内置多侧孔引流管引流尿液保持伤口干燥。存在下尿路梗阻的患者，应在腹壁瘘管痊愈后才能去除导尿管。糖尿病患者控制血糖，营养不良、肝硬化患者加强营养支持纠正低蛋白。膀胱肿瘤行膀胱部分切除术，术后原则不留置膀胱造瘘管。肿瘤患者腹壁瘘管久不闭合，应及时取瘘管内组织送病理检查，瘘管内有肿瘤转移的应手术切除，术后加以放疗。

9. 膀胱肿瘤腹壁种植　术后发生肿瘤切口种植多为高级

别尿路上皮肿瘤,一旦确诊应尽早积极手术切除。行根治性膀胱切除术的同时切除腹壁种植的肿瘤,切除范围至少距肿瘤边缘 2 cm 以上,操作过程仍应坚持"无瘤"原则,腹直肌的缺损可用人工补片、腹直肌前鞘翻转或大腿阔筋膜修复,同时清扫双侧腹股沟淋巴结,术后放疗或全身化疗。

10. 术后膀胱结石形成　可通过膀胱镜用钬激光、气压弹道、超声等碎石方法粉碎结石。如果膀胱结石过大、多发或合并尿道狭窄、骨盆畸形难以进行腔内治疗的,可行耻骨上膀胱切开取石术。

【预防】

1. 术中腹膜、腹腔内脏器损伤　术前膀胱内灌注生理盐水充盈膀胱,采用头低位,依解剖层次逐层切开。切开腹直肌后鞘弓状线前,先将其下方的腹膜推开,避免损伤腹膜、腹腔内器官,术中发生消化道浆、肌层损伤应及时修补。

2. 术中出血　切断膀胱外侧、后侧韧带供应膀胱血管时,应采用缝扎方法防止结扎线滑脱。切除肿瘤时将肿瘤部位的膀胱壁充分游离,术中操作轻柔,避免吸引器、拉钩损伤膀胱黏膜。

3. 术中输尿管开口、壁段损伤　术前详细了解既往手术史,尤其是否有输尿管再植手术史。膀胱镜、静脉肾盂造影、CT 等检查,明确膀胱肿瘤的位置、大小及与输尿管开口的关系,了解是否存在输尿管畸形。切除肿瘤前应看清输尿管开口部位,保持术野清晰,对有可能损伤输尿管开口的情况,先预置输尿管导管。游离膀胱侧壁时,勿损伤输尿管下段的血供。关闭膀胱前应再次确认双侧输尿管开口喷尿状况,输尿管开口长时间无喷尿可给予呋塞米 10~20 mg 静脉注射,若输尿管开口仍然无喷尿则应及时探查。

4. 术后出血　术前停用抗凝药物,纠正凝血酶原时间,凝血因子缺乏的患者及时补充凝血因子。术中关闭膀胱切口应对齐黏膜缝合,膀胱壁止血应牢固,防止结扎线滑脱。关闭膀胱后应反复冲洗确认无活动性出血,由手术室转运病房的过程中应保持膀胱冲洗通畅。术后保持导尿管通畅,减少膀胱痉挛的发生,避免膀胱过度充盈,切口撕裂引起的出血。

5. 术后膀胱痉挛 术前做好健康教育、心理护理消除患者紧张情绪,有慢支咳嗽的患者给予镇咳化痰药物治疗,多食粗纤维食物保持大便通畅。选用敏感抗生素控制膀胱内感染,术中尽量减少对膀胱黏膜不必要的刺激,术后保持导尿管冲洗通畅,膀胱冲洗液温度不过低,冲洗速度不过快,减少导尿管牵拉时间及时调整气囊大小等。术后用硬膜外镇痛泵维持 48～72 h 能有效缓解术后膀胱痉挛。

6. 术后切口感染及耻骨炎 术前有尿路感染的,应根据尿培养细菌敏感试验控制膀胱感染,预防性使用抗生素可选用针对革兰阴性菌的广谱抗生素,如左氧氟沙星,第一、第二代头孢菌素等抗生素。预防性使用抗生素在血和组织中的高浓度期应与术中污染高危期同步,一般以手术开始前 15～20 min 静脉输注为宜。提高患者的抵抗力、纠正贫血、低蛋白血症、控制血糖及电解质平衡,严格遵守外科无菌操作,术中注意切口保护,仔细止血不留死腔,术后保持导尿管及耻骨上引流管通畅,防止膀胱痉挛发生。

7. 术后切口裂开、漏尿 术前控制糖尿病,纠正贫血及低蛋白血症,对有慢性咳嗽、便秘的患者给予止咳化痰及口服缓泻剂治疗。术后切口裂开约 60% 由切口感染引起,围手术期应选用敏感抗生素控制感染。术中应正确使用电刀,减少脂肪液化等并发症的发生。关闭膀胱后,膀胱内灌注生理盐水,如遇漏尿应用可吸收线加缝,术后保持耻骨后引流管、导尿管通畅,避免膀胱痉挛的发生。

8. 术后腹壁瘘管形成 术前控制血糖,加强营养支持,纠正低蛋白血症。膀胱造瘘管术后不宜留置时间过长,选用敏感抗生素控制膀胱内感染,防止切口感染。有前列腺增生、尿道狭窄等下尿路梗阻的患者,应待造瘘口完全愈合后再拔除导尿管,拔除膀胱造瘘管后应用凡士林纱布卷成筒状填塞瘘口 2～3 天,填塞的凡士林纱布不宜过深、过紧。

9. 膀胱肿瘤瘘壁种植 术前膀胱内灌注化疗药物可减少切口种植的发生率。术中妥善保护切口,避开肿瘤部位切开膀胱。切除肿瘤时勿钳夹瘤体,避免肿瘤细胞脱落。关闭膀胱切口后用灭菌蒸馏水浸泡 10~15 min、丝裂霉素 20 mg＋生理盐水 100 ml 浸泡或 1％~2％氮芥盐水浸泡反复冲洗,膀胱肿瘤行膀胱部分切除术,原则上不放置膀胱造瘘管。

10. 术后膀胱结石形成 关闭膀胱使用的可吸收缝线不宜过粗,一般用 3-0 可吸收线较为合适。使用丝线缝合肌层时,丝线不可穿透黏膜,并积极治疗前列腺增生、尿道狭窄,以及甲状旁腺功能亢进、肾小管性酸中毒、肾上腺皮质功能亢进等伴发疾病。

【病例介绍】

患者男性,64 岁。因"反复肉眼血尿 3 月余加重 1 天"入院。门诊 B 超检查:膀胱左侧壁可见 2 cm×3 cm 占位,左肾盂分离 14 mm,右肾盂正常。2003 年 9 月 22 日膀胱镜检查:膀胱左侧壁 3 cm×3 cm 菜花样肿块、广基,肿瘤累及左输尿管开口。活检病理:"尿路上皮乳头状癌Ⅰ级"。

入院后辅助检查:尿常规检查 RBC 满视野,肝、肾功能检查正常,血糖、电解质、凝血酶原时间正常。B 超:肝、胆、胰、脾未见异常。膀胱 CT 平扫＋增强:膀胱左则壁占位 2.5 cm×3.0 cm,累及输尿管开口、侵犯肌层可能,盆腔淋巴结未见异常。KUB＋IVU:左侧肾盂轻度积水,左输尿管全程显影,膀胱左侧壁占位可能。

2003 年 10 月 5 日硬膜外麻醉下行"膀胱部分切除加左输尿管下段切除,输尿管膀胱再植术"。术后患者反复发作膀胱痉挛,期间给予布桂嗪、山莨菪碱治疗无明显好转,晚 10 点导尿管被血块堵塞,经反复用膀胱冲洗针筒冲洗及更换导尿管等方法处理仍不通畅,患者膀胱高度充盈并出现心率加快、寒颤、心悸症状。当晚再次在全身麻醉下行膀胱镜检查,检查发现:膀胱内有大量血块,用艾力克吸净血块,见膀胱手术切口附近二处活动性出血,用电切镜电凝止血膀胱内出血停止,继续留置导尿冲洗,术后 12 天患者出院。

(王 健)

【专家点评】

膀胱癌是泌尿系统常见的恶性肿瘤之一,近年来发病率有上升的趋势,严重威胁到人类的生命、健康。但经过多年努力,膀胱癌的治疗效果已有明显提高,膀胱癌的死亡率正在呈现逐渐下降的趋势。在 TUR 技术还未得到广泛开展之前,膀胱部分切除术是膀胱癌治疗的常用术式。虽然近几十年来,其在膀胱癌治疗中的地位已发生了明显的变化,但是作为临床泌尿外科医生尤其是年轻医生,仍然应很好地掌握泌尿外科这一最基本的术式,正确处理术后可能出现的各种并发症。

膀胱开放性手术后膀胱痉挛是术后较常见的并发症,一旦发生会给患者带来不必要的痛苦,应及时寻找原因给予正确的处理。该病例术后由于未能很好地控制膀胱痉挛的频繁发作,导致膀胱内出血导尿管堵塞,造成二次手术。术后出血是膀胱部分切除术后二次手术的主要原因,应引起医护人员的高度重视,关键是术中预防同时也要加强术后的观察和护理。

(刘定益)

10.2 膀胱全切手术并发症

【概述】

膀胱全切术可分为单纯性膀胱切除术和根治性膀胱切除术,单纯性膀胱切除术是将整个膀胱切除而周围的组织和器官不切除。对性功能正常、无前列腺疾病的男性患者可不切除前列腺和精囊腺,以保存术后性功能及生育能力,否则应将前列腺和精囊腺同时切除;对于女性患者,单纯性膀胱切除术时可保留阴道前壁。根治性膀胱切除术不仅要切除整个膀胱,而且还包括盆部腹膜、男性前列腺、精囊腺及女性的尿道、子宫、阔韧带和阴道壁的前 1/3,同时还需行盆腔淋巴结清扫术。由于膀胱全切除术后还需进行尿流改道,因而手术时间长,术中和术后可能产生各种并发症。本节主要讨论膀胱全切可能引起的并发症,未涉及与尿流改道相关的并发症。

【临床表现】

1. 术中出血、血管损伤 术中血管损伤以静脉血管多见，多发生在盆腔淋巴结清扫、处理前列腺尖部时，有时累计出血量可达上千毫升。

2. 术中神经损伤 闭孔神经一侧损伤，可导致伤侧大腿内侧感觉消失、髋内收肌无力；双侧闭孔神经损伤可导致行走困难；股神经损伤时，患者股四头肌肌力下降、大腿前面感觉异常；生殖股神经损伤时，患者阴囊、阴唇、大腿内侧感觉异常。

3. 术中尿道外括约肌损伤 尿道外括约肌损伤是正位可控肠道代膀胱术、术后发生尿失禁的原因之一。对全膀胱切除术后拟选择正位可控肠道代膀胱术的患者，术中应保留尿道外括约肌的功能。

4. 术后继发出血 术后引流管内持续有新鲜血流出，患者术后血压不稳需急诊输血维持血压者应诊断为术后出血。而手术5天后发生的盆腔内出血，多与盆腔内继发感染有关，患者引流管内反复出血，同时伴有低热、下腹部坠胀、里急后重等症状。

5. 术后肠瘘、腹膜炎 肠道吻合口瘘是膀胱全切手术后肠瘘的主要原因。因直肠损伤发生肠瘘的较少见，直肠损伤破口常较小，由于渗出物稠厚多表现为直肠周围感染症状，患者有排便困难、下腹部疼痛、脓血便、发热等症状。

6. 术后深静脉血栓形成、肺栓塞 下肢深静脉血栓形成常见的临床表现是一侧肢体突然肿胀，小腿肌肉、腘窝、内收肌管等处压痛，Homans征阳性。肺栓塞症状轻微时常被误诊为呼吸道、肺部感染，当突然的大块栓子脱落，患者会出现胸痛、呼吸困难、呛咳等症状，常因来不及抢救而死亡。

7. 术后切口感染、切口裂开 术后切口感染、切口裂开多发生在术后5~10天，患者术后1周仍感伤口疼痛，体温再度或继续升高不降，切口有压痛、有脓血性分泌物流出，膀胱全切术患者，切口裂开仍然以切口的上段多见。

8. 术后淋巴漏、下肢淋巴水肿 术后盆腔引流管内持续有清亮或淡血性液体引出，在排除尿漏后应考虑淋巴漏的可能。

盆腔淋巴囊肿早期症状较隐蔽,患者偶感下腹部胀,当囊肿巨大时可出现尿频、盆腔静脉受压回流障碍等症状。另外,广泛的盆腔淋巴结清扫以及术后放疗,会导致下肢淋巴回流障碍,发生下肢淋巴水肿。

9. 术后盆腔、腹腔感染 盆腔感染时患者全身症状轻而局部症状相对明显,体温一般在38.5℃左右,发热不退或体温下降后再度升高,有明显下腹部坠胀、里急后重、便意频数等症状。肠祥间脓肿则表现为低热、腹部压痛,较大的脓肿可扪及痛性包块,全身中毒症状相对较重。

10. 术后性功能障碍 由于支配阴茎勃起的神经和血管遭到损伤,男性患者术后丧失勃起功能。女性患者,因术后阴道容量变小和阴道狭窄也会造成性交疼痛、性交困难。

【诊断】

1. 术中出血、血管损伤 盆腔淋巴清扫时髂总静脉或髂内外静脉损伤,以及分离膀胱、精囊、前列腺与直肠间隙时造成的出血,由于位置浅,直视下易找到出血部位。Santorini静脉丛损伤出血,当出血量大、显露困难时可采用暂时阻断髂内动脉,控制出血量后再寻找出血部位的方法。

2. 术中神经损伤 依据周围神经和肌肉功能检查结果以及必要时神经-肌电图的检查,患者术中周围神经损伤多能得到诊断。

3. 术中尿道外括约肌损伤 选择正位可控膀胱的患者发生尿失禁时,术后代膀胱尿流动力学检查可发现尿道闭合压降低。

4. 术后继发出血 术后引流管内持续有新鲜血流出,患者术后血压不稳需紧急输血维持血压者应诊断为术后出血。手术5天后发生的盆腔内出血的患者,应取引流物送细菌培养。

5. 术后肠瘘、腹膜炎 对术后腹腔内不明原因的深部脓肿可采用B超引导下脓肿穿刺检查,口服稀钡或泛影葡胺造影可了解瘘的部位、大小,对已形成瘘管的肠外瘘可采用瘘管造影了解瘘管的形态及长度。

6. 术后深静脉血栓形成、肺栓塞 根据患者的临床表现以及下肢血管多普勒超声检查、血浆 D-二聚体检测、胸部螺旋 CT 增强扫描及肺动脉 CT、MRI 三维成像可进一步确诊。

7. 术后切口感染、切口裂开　术后更换伤口敷料时应加强伤口检查,对怀疑有深部感染的切口,必要时应进行 B 超检查。发生切口裂开时,应正确判断裂开的深度以及是否合并感染,必要时可取切口内渗出物送涂片及细菌培养。

8. 术后淋巴漏、下肢淋巴水肿　怀疑淋巴漏时,应收集流出物行乳糜试验。广泛的盆腔淋巴结清扫以及术后放疗的患者发生下肢肿胀时,应排除下肢深静脉血栓形成,下肢淋巴水肿时淋巴管造影可见患肢淋巴管主干回流障碍侧支循环形成。

9. 术后盆腔、腹腔感染　腹腔感染肠襻间脓肿形成时,X 线片可发现肠壁间距增宽局部肠襻积气,B 超、CT 可确定脓肿的部位及大小,当 B 超引导下穿刺抽得脓液即可确诊。

10. 术后性功能障碍　外周神经损伤时患者肛指反射、海绵体肌反射减弱或消失,通过神经电生理测试、药物性阴茎双功能超声检查(PPDU)、海绵体造影可进一步鉴别诊断。女性患者可通过测定生殖道血流、阴道 pH、阴道顺应程度,以及患者生殖器官对震动知觉等方法来判定术后性功能障碍。

【治疗】

1. 术中出血、血管损伤　髂内静脉出血可给予缝扎,而髂外静脉损伤应用 5-0 血管缝线修补。难以修补和端端吻合的,可用人造血管或大隐静脉行桥接术。分离膀胱、精囊、前列腺与直肠间隙时造成广泛渗血,应在认清出血部位后电凝或缝扎止血。膀胱侧韧带、前列腺血管蒂出血,应用纱布压迫止血,充分显露后取出纱布,准确钳夹出血部位作 8 字缝合。一旦 Santorini 静脉丛损伤出血时应避免盲目缝扎,可用纱布压迫暂缓出血后采用"集束钳夹技术"止血,用集束钳钳夹前列腺耻骨韧带、阴茎背深静脉后缝扎。

2. 术中神经损伤　术中一旦发现神经被切断,应在手术放大镜下用 8-0 单丝尼龙线采用神经外膜缝接法进行一期修复,术后给予地巴唑、复合维生素 B、甲钴胺等治疗。

3. 术中尿道外括约肌损伤　术后因括约肌损伤长期尿失

禁的患者,可采用人工括约肌植入治疗。

4. 术后继发出血 术后需急诊输血维持血压者应手术探查止血,动脉性出血应采取缝扎的方法止血,而弥漫性出血难以缝扎的可用纱布卷填塞 2～3 天后再逐步取出纱布卷,合并盆腔感染时应积极控制感染。

5. 术后肠瘘、腹膜炎 术后肠漏导致的弥漫性腹膜炎,应及时手术探查。肠道吻合口瘘一期修补不易成功,可将原吻合口拆开分别造口,同时冲洗腹腔放置引流。直肠损伤小的渗漏全身症状较轻,经抗生素治疗仍有愈合的可能。若局部感染难以控制,必要时行乙状结肠造口转流粪便,同时经会阴部切开引流脓腔。

6. 术后深静脉血栓形成、肺栓塞 术后深静脉血栓形成应卧床休息,抬高患肢并给予抗凝治疗,深静脉血栓形成的 1～2 周内栓子最不稳定,易脱落导致肺栓塞的发生。术后肺栓塞一经确诊应给予呼吸、循环支持,皮下注射低分子肝素、口服华法林等抗凝药物,发生大面积肺栓塞时应行溶栓治疗。

7. 术后切口感染、切口裂开 术后切口感染应每天更换敷料,根据细菌培养结果选择敏感抗生素治疗,有厌氧菌感染者尚需用过氧化氢溶液冲洗伤口。切口裂开无感染的伤口,可在麻醉状态下一期缝合。合并感染的伤口,则应在创面清洁后再给予缝合。

8. 术后淋巴漏、下肢淋巴水肿 术后淋巴漏,经腹膜吸收和盆腔引流管引流多数会逐渐自愈,当淋巴漏聚集在腹膜后、盆底时,若引流不畅会形成淋巴囊肿。小的囊肿可采取抽吸腔内注入硬化剂的方法治疗,而大的、有分隔的囊肿应给予手术引流。对下肢淋巴水肿的患者,应加强下肢锻炼、应用弹力绷带以及结合其他的物理方法治疗。

9. 术后盆腔、腹腔感染 对盆腔脓肿,在加强抗生素治疗的同时,可 B 超引导下穿刺置管引流或经直肠前壁切开引流。肠襻间小脓肿经抗生素治疗常可自行吸收,较大脓肿则需切开引流。

10. 术后性功能障碍 对于术后勃起功能障碍的患者,可给予 PDE5 抑制剂、海绵体内血管活性药物注射、阴茎假体植入等治疗。女性患者补充雌激素,因术后阴道容量变小、阴道狭窄造成性交困难的,可进行阴道扩张治疗。

【预防】

1. 术中出血、血管损伤　在处理膀胱侧韧带、前列腺血管蒂时,应先钳夹后切断缝扎。切开双侧盆内筋膜不宜过深,切口应偏向筋膜返折的盆壁侧,靠近前列腺部位。用手指钝性推开肛提肌暴露前列腺侧面时,应避免损伤 Santorini 静脉丛。切断阴茎背静脉前,先用集束钳钳夹前列腺耻骨韧带、阴茎背静脉,缝扎后近前列腺尖部切断。分离膀胱直肠间隙,应在 Denonvillier 筋膜的前后层之间进行。

2. 术中神经损伤　淋巴结清扫时遇弥漫性渗血时,应用纱布压迫出血点后准确钳夹,切忌盲目钳夹大块缝扎。避免游离淋巴结时过度牵拉神经,未暴露神经时不盲目使用电刀止血。术中使用拉钩、切口牵开器,牵拉力量应适度,勿直接牵拉、压迫神经。

3. 术中尿道外括约肌损伤　术中离断背静脉及游离切断尿道时应仔细操作。阴茎背深静脉出血时,勿盲目钳夹、过度牵拉或使用电刀伤及外括约肌。使用直角钳在尿道前方潜行分离,易造成尿道外括约肌损伤。

4. 术后继发出血　膀胱供应血管、前列腺血管蒂及阴茎背深静脉切断结扎应牢固。正确放置盆腔引流,保持引流管通畅,全身应用抗生素减少术后盆腔继发感染。

5. 术后肠瘘、腹膜炎　术前进行充分的肠道准备,积极改善患者的全身情况,提高手术操作技术,加强术后的护理,能减少术后肠瘘、腹膜炎的发生。

6. 术后深静脉血栓形成、肺栓塞　预防术后深静脉血栓形成的方法包括:术中拉钩不要直接压迫髂血管,淋巴结清扫剥离血管鞘时,操作应轻柔勿误夹血管,加强术后早期的下肢主动和被动锻炼,避免术后小腿下垫枕影响小腿深静脉回流。对有高凝状态的患者早期使用肝素、阿司匹林等抗凝药物。

7. 术后切口感染、切口裂开　术前充分的肠道准备,糖尿病患者控制血糖、纠正低蛋白血症。术中严格遵守外科无菌操作、注意切口保护、术后加强营养支持等措施,能大大降低切口感染、裂开的发生率。

8. 术后淋巴漏、下肢淋巴水肿 术中脂肪和淋巴组织切除后,应仔细结扎淋巴管的远近端,保持盆腔引流管的通畅,应用小剂量肝素抗凝时应避免在下肢进行皮下注射。术后需进行辅助放疗的患者,盆腔淋巴结清扫时,应保留髂内动脉及其与生殖股神经间的淋巴干。

9. 术后盆腔、腹腔感染 术中盆腔内止血应彻底。正确放置引流管,保持术后盆腔引流管通畅,避免术后尿瘘、肠瘘的发生。

10. 术后性功能障碍 按 Walsh 前列腺癌根治术的方法进行手术操作,避免神经血管束的损伤。据文献报道,按该方法进行改良后,根治性膀胱切除术后 60%～82%的患者能保存术后性功能。

【病例介绍】

患者男性,79 岁。因"膀胱癌 TUR-BT 术后 4 年,反复肉眼血尿 10 余天"入院。患者于 2003 年 2 月初,无明显诱因下出现无痛性肉眼血尿,膀胱镜检查:膀胱右侧壁 2 cm×3 cm 菜花样肿块,带蒂,肿块距右输尿管开口 2.5 cm。活检病理:低度恶性潜能乳头状尿路上皮肿瘤伴部分坏死。患者当月行 TUR-BT 术,术后病理:尿路上皮乳头状癌Ⅱ级。出院后患者定期膀胱灌注化疗 0.9%NS40 ml+MMC40 mg,连续 1.5 年,并定期膀胱镜复查,末次膀胱镜复查为 14 个月前,均未见异常。

入院后辅助检查:尿常规检查 RBC45～60/HP,肝、肾功能检查正常,血糖 10.8 mmol/L,电解质、凝血酶原时间正常。心电图检查:频发房性早搏。胸片:两肺纹理增粗。B 超:肝、胆、胰、脾未见异常,膀胱占位,双肾盂无分离。膀胱 CT 平扫+增强:膀胱右侧壁近颈部占位 2.5 cm×2.5 cm,侵犯肌层,盆腔淋巴结未见异常。膀胱镜检查及活检:膀胱右侧壁近颈部可见 2.5 cm×3 cm 菜花状广基肿块,双侧输尿管开口喷尿正常,活检病理:高级别尿路上皮癌。

2007 年 3 月 5 日患者在硬膜外+全身麻醉下行"根治性全

膀胱切除术乙状结肠 Roux-Y 代膀胱术"。术后双侧输尿管留置单"J"支架经肛门引出,留置肛管、盆腔引流管、胃管,术后常规抗感染、补液及对症支持治疗。术后病理:高级别尿路上皮癌伴部分磷化,肿瘤侵及深肌层,淋巴结未见转移。术后第 8 天患者左侧输尿管单"J"支架内无尿引出,患者左侧肾区胀痛并出现发热,体温在 38℃左右。检查发现左侧输尿管单"J"支架打折,解除打折部位后,左输尿管又有尿液引出,患者热退。术后第 12 天、第 15 天左右输尿管支架自行脱落,患者于术后 20 天出院。术后第 6 周起给予 MVAC 方案化疗,共 3 次。每 6 个月门诊复查血常规、肝肾功能、电解质、胸部 X 线片和 B 超,至今未见异常,患者无尿失禁、体温正常。

(王 健)

【专家点评】

根治性膀胱切除术是治疗浸润性膀胱癌的首选术式,由于术中尚需进行尿流改道,因而手术时间长、创伤大、对患者术后的生活质量影响也大。减少手术创伤、提高尿流改道后的生活质量,一直是泌尿外科医师努力追求的目标。自从 20 世纪 80 年代初,Kock 报道可控回肠代膀胱术后的 30 多年中,经过世界各国泌尿外科医师的共同努力,数十种异位可控膀胱和正位可控膀胱替代术被不断推出,多种术式在长期的临床应用中取得了令人满意的疗效。由于我国人口老龄化的加快,高龄浸润性膀胱癌患者的治疗一直是临床工作中的一个难点。在 20 世纪 90 年代初期,我们为此进行了"低张力抗粪尿逆流乙状结肠 Roux-Y 代膀胱术"的积极探索,该术式手术时间短(3~4 h)、手术创伤小、术后通过肛门排尿,无需佩戴尿袋。近年来,我们用该术式已为 30 例 75 岁以上高龄患者进行了手术治疗,随访最长者已 10 余年,患者术后能完全自控排尿,无高氯性酸中毒及严重感染发生,取得了较为满意的疗效。

根治性全膀胱切除术,术中、术后有多种并发症,本节仅罗列了其中的一部分,但是上述并发症一旦发生,尤其是在高龄患者身上发生,会造成不可逆的后果,应引起临床泌尿外科医生的高度重视。

(刘定益)

10.3 膀胱阴道瘘手术并发症

【概述】

女性生殖道与泌尿道间形成的异常通道,统称为膀胱(尿道)阴道瘘。膀胱阴道瘘是最常见的女性生殖道瘘,在发达国家82%~90%的膀胱阴道瘘是由于医源性损伤造成。膀胱阴道瘘的修补,原则上应尽可能达到解剖和功能上的修复。术式选择应根据患者的具体情况,多采用经阴道、经腹部或经腹阴道联合途径,不同的术式会发生不同的并发症,但许多并发症仍存在共同的特点。

【临床表现】

1. **膀胱阴道瘘术后瘘管复发** 膀胱阴道瘘修补术后瘘管复发率在4%~17%,膀胱阴道瘘术后修补创面裂开,多发生于术后5~10天。早期因导尿管还未拔除,患者无明显症状或阴道内偶有少许脓血性分泌物,当导尿管拔除后阴道内又有尿液流出。部分患者在术后再次妊娠的过程中,修补的伤口重新裂开造成瘘管复发。

2. **膀胱阴道瘘术中输尿管损伤** 输尿管膀胱连接部靠近瘘孔边缘时,易导致输尿管被误缝、切断,术后伤侧肾积水、输尿管阴道瘘。当采用经腹膀胱外途径修补时,游离膀胱底部损伤输尿管下段血供,有时也会造成输尿管损伤,发生输尿管瘘。

3. **膀胱阴道瘘术中出血、血肿形成** 术中血肿形成多发生在分离瘘孔周围阴道黏膜与膀胱黏膜时,血肿形成可导致缝合处裂开,修复的瘘管复发。当采用经腹途径修补时,会损伤子宫动脉等重要血管,造成术中严重的出血。

4. **膀胱阴道瘘术后尿潴留** 膀胱阴道瘘修补术后,需留置导尿管以减少尿液对新修补创面的刺激,但部分患者术后拔除导尿管后仍不能自行排尿。

5. 膀胱阴道瘘术后尿失禁　膀胱阴道瘘修复术后压力性尿失禁的发生率为 7%～27%，修复尿瘘的同时纠正压力性尿失禁可以避免二次手术治疗。轻度和部分中度尿失禁患者，术后通过盆底肌训练，多数在 6 个月内能得到恢复，而重度患者则需手术治疗。

6. 术后性功能障碍　长期的尿漏所造成的精神压抑以及反复的感染导致阴道黏膜萎缩，多次的修补造成阴道瘢痕缩窄，会造成患者性欲减退、性交疼痛、性交困难。

【诊断】

1. 膀胱阴道瘘术后瘘管复发　术后瘘管复发患者应行亚甲蓝试验，仔细观察蓝色液体流出的部位，必要时再次膀胱造影检查。静脉尿路造影可了解术后双侧肾功能、有无上尿路梗阻以及排除输尿管瘘的存在。膀胱镜检查应了解膀胱及尿道内复发瘘口的数目、大小、位置，以及与输尿管开口的关系。

2. 膀胱阴道瘘术中输尿管损伤　术中输尿管开口被误缝时，术后 B 超可发现伤侧肾积水。输尿管被切断者，术后静脉注射靛胭脂 5 ml，10 min 内见瘘孔内流出蓝色尿液。

3. 膀胱阴道瘘术中出血、血肿形成　分离瘘孔周围阴道黏膜与膀胱黏膜时黏膜面广泛渗血，术后血肿造成的局部隆起，直视下都能清楚地发现。采用经腹途径修补造成重要血管损伤引起术中严重出血时，应在良好暴露下迅速找到出血部位。子宫动脉的损伤，常发生在其跨越输尿管后的部位。

4. 膀胱阴道瘘术后尿潴留　术后患者尿液积滞在膀胱内未能完全排出，B 超检查可发现存在较多的残余尿。

5. 膀胱阴道瘘术后尿失禁　术后尿失禁患者应测定尿道长度，女性正常尿道长度在 4 cm 左右。存在压力性尿失禁时膀胱颈抬举试验阳性，膀胱尿道造影可见尿道膀胱连接部向后移位。应注意鉴别膀胱过度活动与压力性尿失禁。膀胱过度活动患者尿道压力正常、膀胱逼尿肌压增高、反射亢进而压力性尿失禁患者，尿道闭合压降低。

6. 术后性功能障碍　对术后性功能障碍的患者，应详细询问病史包括服药史，并进行认真的体检以及相关的内分泌检查,包括 FSH、LH、睾酮、雌激素等。运用光体积描记器检测阴道充血情况,排除患者存在性唤起异常。

【治疗】

1. 膀胱阴道瘘术后瘘管复发　修补术后仍存在小的瘘管,可采用电灼瘘管,留置导尿管等保守治疗方法。保守治疗期间,在应用抗生素的同时补充雌激素有助于瘘管的愈合。再次修补应在局部感染控制,水肿消退后的 3 个月进行。

2. 膀胱阴道瘘术中输尿管损伤　输尿管阴道瘘,输尿管缺损的应行输尿管膀胱再植术。术中、术后发现的输尿管损伤,应根据损伤的情况和确诊的时间予以不同处理。

3. 膀胱阴道瘘术中出血、血肿形成　术中采用锐性、钝性交替分离。当瘢痕组织严重,剥离瘢痕组织造成渗血时,应用可吸收线缝扎以及止血纱布、蛋白胶等帮助止血,避免过多的电凝止血。采用经腹途径时损伤子宫动脉造成术中出血时应予以妥善缝扎。

4. 膀胱阴道瘘术后尿潴留　对术后拔除导尿管后仍不能自行排尿的患者,应继续留置导尿 5～7 天。其间每 3～4 h 开放尿管 1 次以锻炼膀胱功能,拔管前给予 α 受体阻滞剂口服,多数患者能恢复自行排尿。若仍不能自行排尿,可行尿道扩张术。膀胱颈部瘢痕严重者,必要时可经尿道电切治疗。

5. 膀胱阴道瘘术后尿失禁　尿道完整的术后尿失禁患者,可在手术 1 年后行耻骨后膀胱颈、尿道悬吊术。

6. 术后性功能障碍　对阴道萎缩的患者可局部或全身应用雌激素,术后发生阴道瘢痕缩窄可进行阴道扩张治疗,术后甲基睾酮霜局部运用,或西地那非与其他血管活性物质并应用可改善性唤起异常。

【预防】

1. 膀胱阴道瘘术后瘘管复发　良好的手术暴露、应用健康组织修复、无炎症感染存在、无张力分层缝合以及术后通畅的尿液引流是膀胱阴道瘘修补手术成功的关键。目前一般主张分三层缝合,即膀胱壁两层、阴道壁一层。手术完毕前,可在膀胱内再次灌注亚甲蓝,排除残留的瘘管也是一个重要步骤。

2. 膀胱阴道瘘术中输尿管损伤　输尿管开口靠近瘘口附近的,术前应预置输尿管导管。沿输尿管半周做 U 型切口,将输尿管游离 1.5 cm,并用可吸收线缝合黏膜,使输尿管乳头状突入膀胱内。

3. 膀胱阴道瘘术中出血、血肿形成　瘘孔周围阴道黏膜与膀胱黏膜剥离,要求操作准确、解剖层次应清晰,血肿形成可导致缝合处裂开,修复的瘘管复发。切开阴道黏膜前,黏膜下注射生理盐水,能帮助较快找到所需的分离层面,剥离范围一般至瘘孔边缘 2 cm 即可。当采用经腹途径修补,应仔细解剖避免损伤子宫动脉等重要血管。

4. 膀胱阴道瘘术后尿潴留　术后尿潴留可能与膀胱颈部瘢痕挛缩、患者需进行尿道重建等因素有关,术中多难以预防。

5. 膀胱阴道瘘术后尿失禁　在修复尿瘘时,常难以预测术后是否会发生尿失禁。膀胱颈部、尿道上段的瘘孔修补时游离相对要广,第二层缝合完毕后可横向折叠缝合 3~4 针以抬高膀胱颈部。对于尿道明显缺损的患者,术中采用各种组织瓣延长尿道技术,可减少术后尿失禁的发生。

6. 术后性功能障碍　术前应明确患者将来对性生活的要求,注意保留性生活活跃患者的阴道功能。术中缺损严重的可用阴唇皮瓣来覆盖瘘口,减少术后阴道瘢痕缩窄的发生。

【病例介绍】

患者女性,42 岁。"膀胱阴道瘘修补术后复发 1 年"入院。患者因患子宫肌瘤,2006 年 4 月 12 日患者在全麻下行腹腔镜全子宫＋右附件切除术,术后 7 天出现阴道漏尿,当时给予持续导尿及抗生素治疗 20 余天未愈。妇科检查发现:阴道断端正中处有 1.0 cm 大小瘘孔向外漏尿液,亚甲蓝液试验证实为膀胱阴道瘘,后患者带导尿管出院。3 个月后患者在硬膜外麻醉下,膀胱截石位行经阴道尿瘘修补术。术后持续导尿 10 天,拔尿管后无漏尿出院,但在出院后 4 天又发生阴道漏尿。

入院后辅助检查:膀胱镜检查发现膀胱三角区左上方见 1 cm 瘘孔,双侧输尿管开口喷尿正常。

2007 年 8 月 7 日双侧输尿管插管后,在硬膜外麻醉下,经阴道行尿瘘修补术。术中修补该瘘孔后经膀胱内灌注亚甲蓝发现仍有漏尿，后经阴道用探针探查发现另有一瘘管，由右向左的斜行进入阴道，瘘孔约 0.3 cm 大小，同时给予修补。修补术后 12 天拔除导尿管，患者排尿正常无阴道漏尿后出院。随访至今近 2 年，患者排尿正常。

(王　健)

【专家点评】

膀胱阴道瘘在泌尿外科临床工作中并不少见，多数患者需手术治疗，但术中如果处理失当，常发生再次漏尿。结合本文分析该病例，手术失败主要有两个原因：一是瘘孔周围阴道壁游离范围太小，瘘孔缝合时张力过大影响血供；二是瘘孔侧角处缝合不严密，瘘孔不能充分愈合，术后尿液从瘘孔修补后的侧角流入阴道，造成瘘管复发。上述两个原因是导致修补失败较常见的原因，为了能更好地解决这些问题，我们在修补此类膀胱阴道瘘的过程中采用了显微外科技术，在手术放大镜的帮助下解剖，使得组织层次更清晰、组织对合更好。同时术中采用 5-0 可吸收线分层缝合，组织反应小，成功率高。

(刘定益)

10.4　膀胱破裂修补手术并发症

【概述】

膀胱破裂按损伤与腹腔的关系可分为：腹膜内膀胱破裂、腹膜外膀胱破裂和混合型膀胱破裂。由于常合并腹腔、盆腔其他脏器的损伤，不同类型的膀胱破裂修补术后的并发症会有所不同。在本章节中则主要讨论膀胱破裂修补术后几种常见的并发症，包括盆腔出血、尿外渗、盆腔脓肿、膀胱颈瘢痕挛缩、膀胱直肠瘘等。

【临床表现】

1. 术中、术后出血　术中出血多发生在分离耻骨后间隙以及膀胱两侧与盆腔间隙时。术后盆腔内活动性出血、膀胱内出血会造成耻骨后、盆腔引流管以及导尿管内持续有鲜血流出。膀胱颈部破裂伤口出血,由于盆腔内有大的血肿存在,术中直视下难以见到膀胱颈部出血部位。膀胱破裂口创缘的出血,断裂的血管退缩血肿内,此时创缘会有较大的血肿存在。

2. 术中输尿管损伤 由于盆腔内有大的血肿存在,修补膀胱颈部时易损伤输尿管开口。术中输尿管开口长时间无喷尿,应考虑输尿管开口损伤的可能。膀胱直肠瘘修补时,游离膀胱直肠间隙有可能切断或缝扎输尿管下段,术后发生伤侧肾积水、输尿管瘘。

3. 术后膀胱颈瘢痕挛缩 在拔除导尿管或正常排尿数天后,患者出现尿线变细、排尿费力,严重者不能自主排尿,发生急性尿潴留。

4. 术后尿外渗、会阴部感染 尿外渗一旦发生,阴囊部位的肿胀往往最为明显。少量外渗的尿液会自行吸收,但当大量外渗的尿液未得到充分的引流发生继发感染时,患者可持续39℃上的高热伴寒战,尿外渗部位红肿,甚至发生组织坏死、败血症、感染性休克等临床表现。

5. 术后腹腔、盆腔感染 患者术后肠道功能一般3~5天逐渐恢复。若患者持续发热、腹胀、肠麻痹、腹部广泛压痛伴肌卫、反跳痛等体征,应考虑腹腔内感染可能。腹膜外膀胱破裂并发盆腔感染多发生在伤后5~10天,患者出现下腹部疼痛、发热、腹胀、白细胞计数升高并出现膀胱、直肠刺激症状,肛指检查可发现肛管括约肌松弛,直肠前壁膨隆、触痛。

6. 术后膀胱直肠瘘 直肠损伤时,由于直肠内容物稠厚、弥散慢,早期症状不明显,患者同时多伴有合并伤,故腹部症状易被其它症状掩盖。术后膀胱直肠瘘一旦形成,患者会出现下腹部疼痛、发热、腹胀、白细胞计数升高,以及尿液中有粪便、气体,大便中有尿液等临床表现。

7. 术后小膀胱、瘘管形成 患者会出现严重的尿频,每天排尿数十次不等,严重影响患者的日常工作和生活。并且由于长期的膀胱造瘘、膀胱内感染、膀胱颈瘢痕挛缩等因素,膀胱造瘘口往往持续数月不愈,瘘口内持续有尿液流出。

【诊断】

1. 术中、术后出血　术中、术后盆腔内持续性出血,患者血压不稳需紧急输血维持血压者应诊断为术中、术后出血。骨盆骨折出血量大,有 24%～45% 患者会发生失血性休克。髂内动脉造影有时可见到盆腔内出血部位膀胱破裂口伤缘的出血,应在清除伤缘血肿后再寻找断裂退缩的血管。

2. 术中输尿管损伤　术中输尿管开口长时间无喷尿,输尿管导管插管受阻,应考虑输尿管开口损伤的可能。术后肾区胀痛不适、少尿或无尿,血尿素氮、肌酐异常升高者,应及时行 B 超、MRI 检查。当发生输尿管瘘时,静脉尿路造影可见造影剂外渗。

3. 术后膀胱颈瘢痕挛缩　膀胱尿道造影及膀胱镜检查可发现膀胱颈部瘢痕缩窄,严重者膀胱镜于膀胱颈部受阻不能进入膀胱。

4. 术后尿外渗、会阴部感染　根据患者的临床表现,不难诊断术后尿外渗、会阴部感染。术后高热的患者,应行血培养及药物敏感试验。

5. 术后腹腔、盆腔感染　根据患者临床表现以及腹部盆腔 B 超、CT 检查,不难发现腹腔和盆腔内脓肿的存在,B 超引导下经腹壁、直肠或阴道后穹窿穿刺抽到脓液即可确诊。

6. 术后膀胱直肠瘘　术前肛指检查指套带血是直肠损伤的重要证据,术中发现膀胱、腹腔内有粪便时,直肠损伤多能得到诊断。术后膀胱直肠瘘一旦形成,尿常规检查白细胞持续增高,膀胱造影可见造影剂流入肠道。

7. 术后小膀胱、瘘管形成　术后膀胱容量小于正常的 1/3 时,应诊断为术后小膀胱。膀胱造影可见膀胱瘢痕挛缩,造影剂经瘘管流向体外。

【治疗】

1. 术中、术后出血　术中遇到盆腔内难以控制的出血,可用纱布填塞或髂内动脉结扎,术后出血不止可行双侧髂内动脉栓塞治疗。膀胱颈部破裂口出血时,由于盆腔血肿伤口不易暴露难以缝合,术后可采用牵拉气囊压迫的方法止血。膀胱破裂口创缘出血,应切除破裂口创缘的不健康组织、清除血肿、寻找到活动性出血点后缝扎,关闭膀胱时应对齐黏膜缝合。

2. 术中输尿管损伤 术中输尿管损伤应根据确诊的时间、损伤部位、程度、局部病理改变和患者全身情况选择不同的处理方法(见本章第一节)。

3. 术后膀胱颈瘢痕挛缩 术后膀胱颈瘢痕挛缩排尿困难的患者,可采用经尿道电切或膀胱颈部切开 Y-V 成形术治疗。

4. 术后尿外渗、会阴部感染 阴囊、阴茎、大腿内侧、前腹壁少量尿外渗会自行吸收,肿胀明显的应充分切开引流,同时加强换药及抗生素治疗。

5. 术后腹腔、盆腔感染 术后发生腹腔感染的,在加强抗生素治疗的同时,对腹腔内较大的脓肿应及时切开引流,盆腔脓肿可在 B 超引导下穿刺置管引流或经直肠前壁、阴道后穹窿切开引流。

6. 术后膀胱直肠瘘 膀胱直肠瘘一旦形成,应行乙状结肠造瘘转流粪便,留置导尿管冲洗膀胱,全身应用广谱抗生素控制感染。应在局部感染控制 3 个月后,采用经腹或经直肠途径的瘘管修补术。

7. 术后小膀胱、瘘管形成 术后发生小膀胱的患者可行膀胱扩大术,膀胱腹壁瘘管长期不愈者应手术切除瘘管。

【预防】

1. 术中、术后出血 骨盆骨折所导致的膀胱破裂,修补时应在膀胱顶部切开,避免过多分离耻骨后间隙以及膀胱两侧和盆腔间隙。关闭破裂口时,应分层缝合做到黏膜对齐。术后保持膀胱冲洗通畅,防止膀胱痉挛发生。

2. 术中输尿管损伤 对膀胱颈部的裂伤难以修补的,可采用留置导尿管气囊压迫的方法止血,强行修补可能损伤输尿管开口。游离膀胱直肠间隙时,应避免长段游离输尿管,尤其应保留输尿管的血供。

3. 术后膀胱颈瘢痕挛缩 骨盆骨折导致的腹膜外膀胱破裂,破裂的部位几乎全在膀胱前壁近膀胱颈部,有时合并尿道断裂及碎骨片嵌入。遇上述情况时,应尽可能复位或取出嵌入的骨片,同时行尿道会师术。由于膀胱颈部的裂口一般难以修补,行尿道会师术时应避免假道形成,术后留置导尿管3周以上。

4. 术后尿外渗、会阴部感染 术后保持膀胱造瘘管、导尿管的通畅,防止尿液继续外渗,加强切开部位换药,根据细菌培养结果选择敏感抗生素控制感染。

5. 术后腹腔、盆腔感染 膀胱开放性损伤诊断一般不难,而合并多器官损伤的膀胱闭合性损伤易漏诊。预防术后腹腔、盆腔感染的关键在于及时的诊断和术中正确的处理,应仔细探查腹腔排除存在其他重要器官的损伤。

6. 术后膀胱直肠瘘 合并直肠破裂一期修补发生瘘的可能性在7%～30%,选择正确的修补方式可减少术后膀胱直肠瘘的发生。腹膜返折上的直肠破裂,当破口小、边缘整齐、污染轻的可一期修补。当裂口大、受伤时间长,应先行乙状结肠皮肤造口转流粪便,二期行端-端吻合。对腹膜返折下的直肠破裂,同样需行二期手术治疗。

7. 术后小膀胱、瘘管形成 术中在切除严重感染、不健康的膀胱组织时,应尽可能保存尚有存活能力的组织。术后保持引流管通畅,加强抗感染治疗,及时处理膀胱颈部瘢痕挛缩、避免长期留置膀胱造瘘管。

【病例介绍】

患者男性,53岁。因"酒醉后骑自行车跌倒,车把撞击腹部剧烈腹痛1h"来院急诊。

入院后辅助检查:尿常规检查:RBC满视野,血常规:Hb134 g/L,红细胞4.1×10^{12}/L,白细胞12.0×10^9/L,红血球比容41%,血糖、电解质、凝血酶原时间正常。心电图、胸片检查正常。B超:肝、胆、胰、脾未见异常,腹腔内少量液体,膀胱无尿。导尿试验阳性,膀胱造影发现造影剂流入腹腔内。

入院后急诊行剖腹探查。术中发现膀胱顶部破裂,腹腔内大量尿液,回肠壁及系膜有血肿,肝脾未见异常。给予"膀胱破裂修补、腹腔引流术"。术后3天,患者出现腹胀、持续性腹痛、呕吐。腹部立卧位X线片提示小肠梗阻,置胃管后患者腹痛无好转,腹部出现广泛压痛反跳痛伴肌卫。术后第5天再次剖腹探查。术中见回肠约 20 cm 坏死穿孔,腹腔被肠内容物污染,小肠、膀胱与腹膜、大网膜均有广泛粘连。切除坏死肠段后回肠端-端吻合,松解粘连冲洗腹腔,腹腔内留置引流管。术后抗感染、禁食、胃肠减压,第 14 天拆线后患者出院。

(王 健)

【专家点评】

因腹部或盆腔受到直接或间接暴力所导致的膀胱破裂,在膀胱破裂的同时多数患者往往还合并有其他脏器的损伤。遇到此类患者时,临床泌尿外科医生既要有丰富的本专业知识,又要有扎实的腹部外科基础。在抢救复合性外伤的患者时能制定出周到而全面的方案,首先处理危及生命的重要脏器损伤,避免术后可能出现的各种并发症。

本病例由于泌尿外科医生缺乏腹部外科的经验,未能正确认识肠系膜血管损伤肠段缺血可能出现的严重后果,以致术后发生肠穿孔、弥漫性腹膜炎,应引以为鉴。

(刘定益)

10.5 膀胱颈楔形切除术并发症

【概述】

随着经尿道电切技术的日益成熟,单纯膀胱颈挛缩已很少需要通过开放手术的方式进行治疗。当膀胱颈挛缩合并膀胱多发、巨大结石或膀胱憩室、膀胱输尿管反流时,在处理上述病变的同时,应行膀胱颈楔形切除。手术首先应处理并发的膀胱病变,后在膀胱颈 5 点至 7 点间作楔形切除,切除深度应达膀胱颈肌层的全层。

【临床表现】

1. 术中、术后出血　手术操作误伤前列腺是术中出血的重要原因。由于膀胱颈楔形切除部位止血不彻底,膀胱切口黏膜缝合不紧密,血块堵塞导尿管,膀胱痉挛等因素也会引起术后继发出血。

2. 术中输尿管开口损伤　因暴露不佳或膀胱内感染黏膜水肿，缝合时缝针距过宽，将一侧或双侧输尿管开口缝闭，会引起术后患者肾区胀痛或发生尿闭。

3. 术后排尿困难　由于导尿管气囊压迫造成膀胱颈水肿，膀胱颈肌层未完全切开或采用连续锁扣缝合时过度缩紧，术后发生膀胱颈感染，拔除导尿管后患者仍排尿不畅或正常排尿数天后又出现排尿困难。

4. 术后附睾、精囊炎　术前膀胱内感染未得到控制，术中使用较粗的导尿管易引起尿道炎和附睾炎。患者术后高热、一侧或双侧附睾肿大疼痛、精索增粗，合并精囊炎时，直肠指诊精囊肿大有压痛。

5. 术后逆向射精　由于手术使膀胱颈无法关闭，患者术后精液逆向射入膀胱，TURP术后逆向射精的发生率高达80%以上。

6. 术后尿外渗　膀胱颈后唇楔形切除后尿道内口仍狭小者，需同时切开膀胱颈前唇或行Y-V成形术。当前唇切开过深或Y-V成形部位缝合不紧密，同时术后导尿管引流不畅时，尿液会持续外渗至耻骨后引起耻骨后感染。

【诊断】

1. 术中、术后出血　对于术后导尿管内持续有鲜血流出，采用气囊牵拉、加速膀胱冲洗出血情况仍不能在短期内有所好转的患者，应行膀胱镜检查寻找具体的出血部位。

2. 术中输尿管开口损伤　术中伤侧输尿管开口长时间无喷尿应怀疑输尿管开口损伤，术后B超可发现伤侧肾盂、输尿管扩张。当损伤累及双侧输尿管开口时，患者术后尿素氮、肌酐急剧升高。

3. 术后排尿困难　术后患者排尿困难尿潴留时，体检可发现下腹部膨隆、耻骨上区可触及充盈的膀胱，B超检查可计算出残余尿量。

4. 术后附睾、精囊炎　根据患者临床表现及B超检查结果，术后附睾、精囊炎多能得到确诊。彩色多普勒超声能更好地鉴别急性附睾炎与睾丸扭转。

5. 术后逆向射精 患者术后性生活虽有快感但无精液射出。性生活后尿常规检查,尿液中可见大量精子。

6. 术后尿外渗 术后发生尿外渗时,耻骨后引流管内持续有尿液流出,膀胱造影检查可见造影剂流向耻骨后。

【治疗】

1. 术中、术后出血 术中切除膀胱颈后唇时,应在5点、7点处用7号丝线各缝合一针作为牵引,将后唇提起显露膀胱颈部,采用间断缝合,边切边缝的方法减少术中出血。对TURP术后膀胱颈部瘢痕挛缩同时伴有腺体残留的患者应切除残留的腺体,切开膀胱颈前唇或行Y-V成形术时出血部位应仔细缝扎。术后出血可采用牵拉气囊压迫,若保守治疗无效可在电切镜下止血。

2. 术中输尿管开口损伤 术中发现输尿管被误缝者,拆除缝线后应留置D-J管2周,以防发生输尿管开口狭窄。输尿管开口被误切者,则应行输尿管膀胱再植术。

3. 术后排尿困难 术后因膀胱颈水肿引起的排尿困难,除给患者适当的解释外,可继续观察待其自行缓解。长期尿潴留导致逼尿肌收缩无力的患者,拔除导尿管前应间断夹管锻炼膀胱功能,同时口服抗胆碱能制剂,如:卡巴胆碱、溴吡斯的明等增加膀胱逼尿肌收缩功能的药物。因膀胱颈肌层未完全切开或采用连续锁扣缝合、膀胱颈感染再次造成瘢痕挛缩的患者,可采用经尿道扩张或电切治疗。

4. 术后附睾、精囊炎 术后附睾炎一旦发生应全身使用抗生素,同时局部冷敷、托起阴囊减少疼痛,一旦形成脓肿应及时切开引流。

5. 术后逆向射精 可给予交感神经兴奋药物伪麻黄碱口服,但疗效并不确切。对术后有生育要求的患者,可通过导尿管收集精子,采用试管孵育、人工受精的方法。

6. 术后尿外渗 术后保持导尿管、膀胱造瘘管及耻骨后引流管的通畅。耻骨后脓肿一旦形成应及时切开引流,长期不愈的瘘管应手术切除。

【预防】

1. 术中、术后出血　术前停用阿司匹林等影响凝血功能的药物。凝血因子缺乏者术前应补充凝血因子。术中勿误伤前列腺,出血部位应仔细止血,术后保持导尿管通畅,防止膀胱痉挛的发生。

2. 术中输尿管开口损伤　切除膀胱颈后唇前,应认清输尿管开口,必要时预置输尿管导管。缝针跨度不可过大、过深,关闭膀胱前应确认双侧输尿管开口喷尿正常,长时间无喷尿可给予呋塞米 20 mg 静脉注射,必要时应手术探查。

3. 术后排尿困难　膀胱颈楔形切除,切除深度应达膀胱颈肌层的全层,术后尿道内口应能容纳示指指节。若仅能容纳指尖,则应同时切开膀胱颈前唇或行 Y-V 成形术。

4. 术后附睾、精囊炎　术前控制膀胱内感染、术中结扎双侧输精管、使用硅胶气囊导尿管、减少导尿管留置时间,能减少术后附睾炎的发生。

5. 术后逆向射精　与 TURP 术相似,膀胱颈楔形切除术后发生逆向射精是术后预期的结果,应提前告知患者。

6. 术后尿外渗　膀胱颈前唇切开不宜过深,Y-V 成形部位缝合应紧密,关闭膀胱前膀胱内注水检查是否仍然存在漏尿,术后保持导尿管通畅。

【病例介绍】

患者男性,73 岁。因"膀胱颈楔形切除术后 4 个月,排尿困难渐加重 1 周"来院就诊。患者 2002 年曾因前列腺增生行耻骨上经膀胱前列腺摘除术,2005 年 8 月再次出现排尿困难并逐渐加重,2006 年 1 月 B 超检查发现:双侧肾盂轻度分离,膀胱内多发结石,前列腺 45 mm×32 mm×35 mm,残余尿 120 ml。尿流率检查:Q_{max} 6.7 ml/s,膀胱尿道造影:膀胱颈部瘢痕挛缩,膀胱内多发结石,膀胱憩室形成,诊断为"膀胱颈部瘢痕挛缩"。当月患者在硬膜外麻醉下行膀胱切开取石+膀胱颈楔形切除术,术后留置导尿管 8 天拔管后出院。但患者出院后仍反复尿路感染,8 个月后再次出现排尿困难。

入院后辅助检查:尿常规检查 WBC 满视野、RBC25~30/

HP,膀胱尿道造影检查:膀胱颈部瘢痕挛缩,膀胱憩室形成。尿流率检查 Q_{max} 8.7 ml/s,

患者入院后经术前准备,于9月15日再次硬膜外麻醉下行经尿道膀胱颈瘢痕等离子切除术,术中发现前列腺右叶有腺体残留,切除残留腺体及挛缩的膀胱颈部瘢痕组织,留置导尿管7天拔管后出院,患者至今排尿通畅,复查尿流率 Q_{max} 22.4 ml/s。

(王 健)

【专家点评】

在经尿道电切手术广泛开展之前,膀胱颈楔形切除术是治疗膀胱颈部挛缩较常用的术式之一。施行该手术时,应全层切断膀胱颈部的环形肌。对前列腺摘除术后膀胱颈部瘢痕挛缩合并有腺体残留的患者,应同时彻底切除残留的腺体。分析上述病例,该患者在行膀胱颈楔形切除术时由于有残留腺体,术后尿路梗阻未完全解除,使得尿路感染反复发作。

(刘定益)

参考文献

1. 吴阶平. 吴阶平泌尿外科学. 济南:山东科学出版社,2004.
2. 梅骅,陈凌武. 泌尿外科手术学. 北京:人民卫生出版社,2008.
3. 李炎唐,臧美孚. 泌尿外科手术并发症预防和处理. 北京:人民卫生出版社,2004.
4. 陈书奎,杨登科. 现代泌尿外科手术并发症. 北京:人民军医出版社,2008.
5. 张义才,潘铨. 腹部切口裂开的防治分析. 中国实用外科杂志,2000,20(3):163-164.
6. 张能,傅志超. 营养支持治疗预防术后腹部切口裂开的临床价值. 浙江医学,2002,24(1):36-37.
7. 张晓春,那彦群. 膀胱癌术后腹壁切口种植转移的治疗与预后. 中华泌尿外科杂志,2002,23(10):610-611.
8. 张敏光,沈周俊,张存明等. 膀胱部分切除术结合放化疗在肌层浸润性膀胱癌治疗中的价值. 中华泌尿外科杂志,2012,33:911-917.

9. 姚旭东,叶定伟,张世林,等. 男性膀胱癌根治性膀胱切除术的技术改进(附62例报告). 临床泌尿外科杂志,2007,12(11):844-845.

10. 徐勇,张志宏,乔宝民等. Studer新膀胱术控尿重要结构的保护. 中华泌尿外科杂志,2010,31:322-324.

11. 王逸民,罗金旦,杨国胜,等. 保留勃起神经的根治性膀胱切除术(附32例报告). 中华男科学杂志,2006,12(11):1014-1015.

12. 刘定益,王健. 低张力Roux-y肠代膀胱术13例报告. 中华泌尿外科杂志,2005,26(04):240-242.

13. 乐杰,谢幸. 妇产科学. 北京:人民卫生出版社,2008.

14. 刘定益,张翀宇等. 显微外科技术治疗复杂膀胱道阴道瘘(附5例报告). 中华泌尿外科杂志,2003,24(11):763-765.

15. 徐月敏,撒应龙,傅强等. 经耻骨途径带蒂阴唇皮瓣治疗女性尿道狭窄合并尿道阴道瘘. 中华泌尿外科杂志,2008,29:853-854.

16. 乜国雁. 带蒂大网膜修补复杂性膀胱阴道瘘67例报告. 中华泌尿外科杂志,2006,27(2):118-120.

17. 李泽良,于勇,丛林,等. 酒醉后自发性膀胱破裂15例临床分析. 中华外科杂志,2006,44(2):120-121.

18. 鲍文明,周剑荣,杨均,等. 前列腺摘除术后膀胱颈挛缩的腔内治疗. 中国男科杂志,2005,19(3):251-252.

19. Walsh PC, Retik AB, Vaughan ED, et al. Campbell's urology. Philadelphia, W. B. Saunders, Co, 1992.

20. Abrams P, Cardozo L, Fall M, et al. The standardization of terminology of lower urinary tract function: report from the standardization sub-committee of the International Continence Society. Neurourol Urodyn, 2002, 21(2): 167-178.

21. Liu L, Mansfield KJ, Kristana I, et al. The molecular basis of urgency regional difference of vanilloid receptor expression in human urinary bladder. Neurourol Urodyn, 2007, 26: 433-438.

22. Abol-Enein H, Bassi D, Boyer M, et al. Neo-adjuvant chemotherapy in invasive-bladder cancer: a systemic review and meta-analysis. Lancet, 2003, 261(9373): 1927-1934.

23. Girish SK, Oliver WH, Juergen EG. An updated critical analysis of the treatment strategy for newly diagnosed high-grade T1 (previously T1G3) baladder cancer. Eor Urol, 2010, 57: 60-70.

24. Rodel C, Grabenbauer GG, Kuhn R, et al. Combined-modality treatment and selective organ preservation in invasive bladder, Long-term results. J Clin Oncol, 2002, 20: 3061.

25. Kessler TM, Burkhard FC, Studer UE. Clinical indications and outcomes with nerve-sparing cystectomy in patients with bladder cancer. Urol Clin North Am, 2005, 32(2): 165-175.

26. Vazina A, Dugi D, Shariat SF. Stage specific lmph node metastatsis mapping in radical cystectomy specimens. J Urol, 2004, 171(5): 1830-1834.

27. Freeman JA, Esrig D, Stein JP and Skinner DG. Management of the patient with bladder cancer. Urethral Recurrence. Urol Clin North Am, 1994, 21: 645.

28. Sandip P. Vasavada et al. Female Urology, Urogynecology, and Voiding Dysfunction, Taylor & Francies Group, 2005, 645-688.

29. Large MC, Katz MH, Shikanov S, et al. Orthotopic neobladder versus Indiana pouch in woman: a comparison of health related quality of life outcomes. J Urlo, 2010, 183: 201-206.

30. Dingyi Liu, Feng Feng, Zhoujun Shen, et al. Clincal experience in a modified Roux-Y Shaped Sigmoid Neobladder: assessment of Complications and Voiding Patterns in 43 patients. BJUI, 2010, 105(4): 533-538.

31. Links Chapple C, Turner-Warick R. Vesico-vaginal fistula. BJU Int, 2005, 95(1): 193-214.

32. Creanga A A, Genadry R R. Obsteric fistulas: a clinical review. Int J Gynaecol Obstet, 2007, 99(1): S40-46.

33. Gogus C, Turkolmez K, Savas B, et al. Spontaneous bladder rupture due to chronic cystitis 20 years after cystolithotomy. Urol Int, 2002, 69: 327-328.

34. Gogus C, Turkolmez K, Savas B, et al. Spontaneous bladder rupture due to chronic cystitis 20 years after cystolithotomy. Urol Int, 2002, 69: 327-328.

35. Pansadoro V, Emliozzi P. Iatrogenic prostatic urethral strictures: classification and endoscopic treatment. Urol, 1999, 53(4): 784-789.

11

前列腺手术并发症

11.1 耻骨上经膀胱前列腺摘除手术并发症

【概述】

耻骨上经膀胱前列腺摘除手术是传统的治疗前列腺增生的有效方法。手术方法是经耻骨上显露切开膀胱前壁,在膀胱颈上做横切口,以示指从膀胱颈口插入前列腺囊内,沿腺体表面进行分离,或不做切开而将示指从尿道内口伸向前列腺尖部,挤裂前列腺,用示指经过前列腺裂隙在前列腺薄膜内进行剥离,捏断或剪断前列腺尖部之尿道黏膜,将腺瘤样增生的前列腺剜除。在膀胱颈4~5点及7~8点的位置上以肠线缝合止血。此术式主要依靠术者示指的感觉,而不能在直视下进行。手术并发症主要是由于手术时操作损伤造成。

【临床表现和诊断】

1. 术中和术后出血　前列腺位置较深,手术显露困难,前列腺摘除后前列腺窝止血困难,膀胱颈部缝扎止血不牢靠也可引起大量出血。术后导尿管血块堵塞,或者膀胱痉挛导致冲洗引流不通畅,出血进一步增多。或者患者血小板计数低,凝血功能差,长期服用抗凝药等,都可能引起前列腺术中或术后大出血。术后表现为导尿管引流尿液颜色鲜红或引流不畅,膀胱内大量血块形成造成下腹部膀胱区彭隆,叩诊浊音。术后迟发性出血往往由于有便秘、灌肠、用力咳嗽等腹压加大而诱发出血,或者术中缝扎血管的可吸收线溶解导致。全身表现有面色苍白、脉速、心慌、血压下降等贫血表现。辅助检查中腹部 B 超可发现膀胱内低回声凝血块;血常规红细胞数量和血红蛋白量下降,血细胞比容降低。

2. 尿失禁　为前列腺摘除术后严重并发症,发生率低于 1%,主要由于手术损伤了远端尿道括约肌。表现为拔除导尿管后尿液不能控制,起床行走时尿液不自主漏出,严重者坐位或卧位都有尿液流出。此外,少数患者术前存在膀胱收缩无力或有不稳定膀胱者,及术后膀胱颈部挛缩或尿道狭窄者,也可以出现急迫性尿失禁和充溢性尿失禁。影像尿动力学检查可以明确诊断。

3. 膀胱颈口狭窄　前列腺摘除时若膀胱颈部破坏严重,术后瘢痕增生会引起,发生膀胱颈梗阻的发生率是 1.58%～10.64%,表现为程度不等的排尿困难,排泄性下尿路造影可以明确诊断。膀胱颈梗阻的发生可能与以下原因有关:① 增生腺体剜出后,仅注意止血而将颈口全周连续扣锁缝合,或后缘半周缝合加内荷包缝合使颈口缝缩过紧,后缘相对抬高,术后颈口发生挛缩梗阻或颈口环形狭窄,甚至闭锁梗阻;② 前列腺剜除后外科包膜受到牵拉,膀胱颈口变形致不规则而梗阻;③ 留置导尿管过久,尤其是劣质橡胶导尿管,易致局部炎性反应合并感染,引起炎性瘢痕狭窄。

4. 尿道狭窄　表现为前列腺术后排尿困难,常见原因为前列腺手术留置导尿管,在拔除导尿管数月后出现。尿道造影是诊断的常用手段。

5. 前列腺腺体残留　为前列腺增生腺体摘除不完整引起,术后可表现为排尿困难。排泄性下尿路造影和尿道膀胱镜检查帮助明确诊断。

6. 输尿管开口损伤　前列腺摘除术后缝合前列腺窝口时,由于出血等原因辨认不清,缝合过深过远可将一侧或双侧输尿管开口封闭,引起尿闭或一侧肾积水,损伤双侧时,表现为无尿,急性肾功能衰竭;损伤一侧时,可引起一侧腰痛,肾积水,也可以无症状,仅在 B 超检查时发现。另外,静脉肾盂造影以及磁共振尿路造影检查可以提供诊断信息。

7. 直肠损伤 多因前列腺位置较深,前列腺纤维化或做过前列腺穿刺及其他治疗以后,前列腺与周围组织粘连,术者剜除时用力不当所致。术中发现示指进入直肠,若未能术中发现,术后可表现为尿中带粪或粪中带尿、切口感染等。尿道膀胱镜检查、尿道造影及最近开展的 CT 尿道三维成像技术对直肠损伤造成的膀胱直肠瘘和(或)尿道直肠瘘有明确的诊断价值。

8. 尿路感染 多为术前就因留置导尿或残尿较多,合并膀胱结石等原因存在感染,术后未能使用敏感抗生素杀灭细菌,或术中无菌措施未做好而术后合并感染。表现为术后发热、拔除导尿管后尿频、尿急、尿痛等,尿常规检查阳性。

9. 附睾炎 尿路细菌沿精阜输精管逆行感染附睾引起,常为单侧,表现为附睾肿大、疼痛、发热等、阴囊 B 超是常用检查方法。

10. 切口感染 术前存在膀胱感染,术后切口下积血或积液,可引起切口感染,表现为切口局部红肿热痛、切口裂开不愈合等。

11. 静脉血栓形成 术中拉钩挫伤盆腔静脉,术后可引起血栓形成,老年人长期卧床也可自发形成血栓。表现为下肢肿胀等,血栓脱落可引起肺栓塞猝死。血管超声检查可以提示血栓位置及大小。

12. 性功能障碍 前列腺摘除后,多数患者会出现逆向射精,无射精,这是由于前列腺摘除后前列腺窝宽大,精阜开口朝向膀胱,从而引起逆向射精,如果精阜开口手术中受到破坏引起闭锁,则会引起无射精。另外,前列腺摘除后可能会引起勃起功能障碍,其原因复杂。

【治疗】

1. 术中出血 前列腺手术成功的关键在于确切可靠地止血,其关键是对颈部腺窝边缘部位的止血。看得见的出血予以缝扎止血或电凝止血,前列腺窝出血无法看清,压迫后仍有出血,出血多无法止血时,可予以碘仿纱布填塞止血,术后慢慢抽出碘仿纱布。出血多时需要立即输血。

2. 术后出血　首先要清除膀胱内积血块,保持膀胱内引流通畅,并给予生理盐水持续冲洗,牵拉三腔气囊导尿管压迫止血,出血多时给予输血,应用止血药物。如果仍有出血,可行麻醉下电切镜下电凝止血。必要时再次开放手术止血。

3. 尿失禁　大多数患者为暂时性尿失禁,需进行提肛锻炼,若术后半年仍无好转,则可能为永久性尿失禁,药物治疗有丙米嗪或 α 受体激动剂(无高血压的患者),手术治疗方法有球部尿道悬吊、人工括约肌植入等。另外,对个别因膀胱功能障碍引起尿失禁的患者,可以给予定时排尿训练和药物治疗。

4. 膀胱颈口狭窄　试用尿道扩张术或经尿道膀胱颈部电切,切除狭窄瘢痕。

5. 前列腺腺体残留　造成排尿梗阻时行前列腺残留腺体电切。

6. 输尿管开口损伤　行损伤侧输尿管膀胱再植术。

7. 直肠损伤　术中发现直肠损伤时,往往难以暴露损伤部位而无法直接缝合直肠伤口,应缝扎膀胱颈部止血成形后,将三腔尿管气囊注水向下牵拉隔离膀胱腔和前列腺窝,术后放置肛管,并加强抗感染治疗;必要时需行结肠造瘘,待直肠瘘口愈合后二期回纳。术后发现的直肠损伤导致的不能自行愈合的膀胱直肠瘘、尿道直肠瘘一般需要间隔 3 个月以上再次手术修补。

8. 尿路感染、附睾炎、肺部感染　行细菌培养+药敏,选用敏感抗生素治疗。

9. 切口感染　切口有积血积液者需充分引流,加强换药。

10. 静脉血栓形成　无禁忌情况下予以溶栓抗凝治疗,严重者需请血管外科切开取栓。

11. 性功能障碍　目前对于前列腺术后射精功能障碍没有太好的治疗方法,对于勃起功能障碍的患者可试着给予西地那非等药物治疗。

【预防】

1. 术中和术后出血　术前应检查患者的血常规和凝血功

能,有异常的患者应请血液科会诊,无禁忌后才可以手术。术前1周应停用阿司匹林等抗凝药物。在剜除前列腺后应保持前列腺外科包膜的完整性,前列腺窝纱布压迫止血,膀胱颈后缘5点和7点予以2-0可吸收线缝扎止血。前列腺包膜在剜除增生的腺体后会有持续一定时间的渗血,必须将腺窝和膀胱之间阻隔,防止腺窝内血液进入膀胱形成凝血块而影响尿液引流。因此,主张前列腺摘除后将膀胱颈缝合缩小,导尿管气囊注水后留在膀胱内牵拉压迫。并可以同时应用解痉剂或者术后镇痛剂防止膀胱痉挛。

2. **尿失禁** 术前术后有效的控制感染,术中避免前列腺组织残留,术中剜除前列腺时动作应轻巧,切忌用手指用力撑挤或撕拉尿道膜部,分离前列腺尖部后,应用指尖紧贴前列腺部掐断尿道,如不易掐断,应用剪刀尽量靠近前列腺尖部剪断。术后不要过度牵拉导尿管气囊。

3. **膀胱颈部狭窄** 以下方法可能有助于预防术后膀胱颈梗阻发生:① 根据前列腺的大小,在环形切开膀胱颈口黏膜时,一般保持直径为2~3 cm;相应修平膀胱颈后唇;② 保留膀胱黏膜1.0 cm左右,成为舌状活瓣以覆盖膀胱颈后缘创面。而舌形黏膜瓣覆盖膀胱颈后缘与后尿道之间的黏膜缺损区,对减少膀胱颈纤维化有利;③ 膀胱颈口紧缩时,多行血管点、出血点"8"字缝合加纵行双"8"字缝合。但无论采用何种方法,关键是在止血有效的同时,注意保持膀胱颈口原位,不能过高,紧缩后的颈口要很顺畅地通过一示指尖;④ 使用硅胶或聚氟四乙烯气囊对生物相容性好的导尿管,气囊压迫要适当,不宜过紧,以减少炎症反应,避免炎性狭窄,置留时间以1周左右为宜。术中避免过多缝扎膀胱颈部。

4. **前列腺腺体残留** 剜除后应用手指探查前列腺窝内,了解有无前列腺腺体残留。

5. **输尿管开口损伤** 剜除前辨认双侧输尿管开口位置,术中注意予以保护。

6. **直肠损伤** 剜除时动作轻柔,应紧贴增生腺体,忌用暴力抠拉。当发现腺体背侧剥离困难时,不可强行剜除,可以剪除已经剥离腺体,建立一个通道以改善梗阻即可。

7. 尿路感染、附睾炎、肺部感染　术前有感染者应行细菌培养+药敏,并应用敏感抗生素治疗,术后继续应用敏感抗生素治疗。导尿管应尽早拔除,咳嗽有痰的患者应定期翻身拍背,将痰液咳出。

8. 切口感染　关闭切口时创面应止血彻底,切口下不留死腔,避免皮下积液积血。

9. 静脉血栓形成　避免长时间应用止血药物,鼓励患者早期活动。

10. 性功能障碍　术中剪断前列腺尖部时应注意避免损伤精阜。

【病例介绍】

患者,男,70岁,因"进行性排尿困难多年"而入院,诊断为前列腺增生症,行耻骨上前列腺摘除术,术中出血不多,未输血。术后予以膀胱冲洗。术后当天夜里诉腹胀、心慌。查体发现血压100/60 mmHg,心率110次/min,膀胱冲洗不通畅,尿色红。下腹部隆起,压痛,冲洗导尿管不通畅,B超提示膀胱内大量凝血块。遂行急诊手术探查,术中见膀胱充盈,膀胱内血块约600 ml,清除积血块后见膀胱颈部血管出血,予以缝扎止血。术后导尿管牵拉,膀胱持续冲洗,引流通畅。5天后拔出导尿管,排尿通畅,顺利出院。

(谷宝军　刘章顺)

【专家点评】

随着经尿道前列腺电切手术设备和技术的发展,以及各种微创激光手术的应用,耻骨上经膀胱前列腺摘除术的应用越来越少,但是如果增生前列腺较大,或者患者合并膀胱内病变,如憩室、结石、肿瘤等可以同时处理,所以仍然是治疗前列腺增生症的基本治疗方法。泌尿外科医生均应掌握。术中和术后出血是最常见的手术并发症,而三腔气囊导尿管压迫止血是常用并有效的处理方法,其压迫部位主要是在膀胱颈部,当颈部过于宽大时应予以缝合缩窄。术中止血不够满意时可以辅以耻骨上膀胱造瘘从而提高手术安全性。另外,耻骨上经膀胱前列腺摘除术的患者一般均为老龄患者,体质相对较差,术前一定要完善检查,术后严密监护,力争避免或者早期发现严重并发症的发生,以免会造成不可逆的后果。

(徐月敏)

11.2 耻骨后前列腺摘除手术并发症

【概述】

耻骨后前列腺摘除术要求手术分离耻骨后膀胱前区,显露前列腺囊的前壁,行前列腺囊壁及膀胱颈联合纵行切开,示指伸入被切开的囊壁内,沿腺体的表面钝性分离,把整个增生的腺体剥离,剪断膀胱颈黏膜及贴近前列腺尖部的尿道,将连同前列腺部的尿道在内的腺体一并摘除,填塞止血,于膀胱颈部缝合结扎进入前列腺的小动脉,取出填塞物,用肠线缝合前列腺囊壁及膀胱切口,从尿道插入导尿管,充盈气囊压迫止血。耻骨后前列腺摘除手术能充分暴露前列腺部位和膀胱颈部,摘除前列腺时可以精确操作和止血,尿失禁和性功能障碍等并发症发生率较低,其他如出血、感染、血栓形成、膀胱颈部和尿道狭窄等和耻骨上前列腺摘除手术并发症相似。但是由于耻骨后前列腺摘除术手术径路不一致,有其独特的并发症,下面仅就其独特的并发症展开讨论。

【临床表现和诊断】

1. 前列腺周围静脉丛出血 耻骨后前列腺表面血管丰富,尤其是静脉丛多,静脉壁薄而脆弱易出血,静脉撕裂后止血较为困难。

2. 前列腺组织块落入膀胱 剥离的前列腺组织块及楔形切除的膀胱颈部组织可能落入膀胱,如未能清除可阻塞导尿管或尿道,也可继发感染、形成结石等。

3. 耻骨骨髓炎 多因器械操作或电刀损伤耻骨骨膜,造成血供障碍导致无菌性骨坏死所致,少数由术后并发感染引起,症状多发生在术后 8～12 周,表现为耻骨联合部的疼痛和压痛,可放射至两股内侧,站立及行走时疼痛加剧,可有低热。症状出现 3 周后,拍摄 X 线片有助诊断,纤维软骨连接处的耻骨骨膜粗糙及磨损样改变是本病的特征性表现。

【治疗】

1. 前列腺周围静脉丛出血　发生出血后应以纱布压迫,在吸引器帮助下看清出血点,钳夹电凝,必要时缝扎止血。

2. 前列腺组织块落入膀胱　如术中发现组织块进入膀胱应及时取出,术后发现则可采用经尿道膀胱镜下取出。

3. 耻骨骨髓炎　病情轻者可给予观察等待,待其自愈。重者需手术切开治疗。类固醇激素可减轻症状加快愈合,抗生素、热疗、维生素 B 等也有一定作用。

【预防】

1. 前列腺周围静脉丛出血　分离耻骨后间隙时,忌钝性暴力分离,应尽量剪断结扎。前列腺包膜切开时应先缝扎两排,在两排之间做切口。

2. 前列腺组织块落入膀胱　在靠近膀胱颈口剜除前列腺时应留意是否有组织落入膀胱内。

3. 耻骨后间隙感染和耻骨炎　术前存在尿路感染时应予以抗生素治疗,术中注意不要损伤耻骨骨膜,止血彻底,手术结束时耻骨后放置引流。

【病例介绍】

患者,男,69 岁,因"进行性排尿困难多年"而入院,诊断为前列腺增生症,行耻骨后前列腺摘除术,术中出血不多,未输血。术后予以膀胱冲洗。术后当天夜里诉腹胀,心慌。查体发现血压 90/50 mmHg,心率 110 次/min,下腹部彭隆,压痛,盆腔负压引流管引流血性液伴有凝血块,术后共计约 450 ml,膀胱冲洗通畅,尿色略红,冲洗导尿管通畅,无血块。遂行急诊手术探查,术中见盆腔内血块约 600 ml,清除积血块后见耻骨后血管出血,缝扎止血困难,遂以长条状止血纱布填塞压迫止血,每日换药逐渐撤出止血纱布条,并加强止血药物及抗感染治疗。4 天后彻底撤出止血纱布条,12 天后伤口愈合。拔除导尿管后,排尿通畅,无尿失禁,顺利出院。

(谷宝军 刘章顺)

【专家点评】

耻骨后前列腺摘除术因其具有直视下止血,不需切开膀胱及膀胱造瘘等优点而被一些泌尿外科医生推崇。特别是近年来又提出直视下缝扎止血结合前列腺窝内电凝止血,并将膀胱颈黏膜拉下覆盖缝合于前列腺窝内壁创面的方法,从而达到可靠止血,加速创面愈合的效果。但是,耻骨后前列腺摘除术相对于耻骨上经膀胱前列腺摘除术,技术要求高,特别是在耻骨后切开前列腺囊壁的时候往往就会出现不易控制的出血,因此建议初学者谨慎采用。

(徐月敏)

11.3 保留尿道前列腺摘除手术并发症

【概述】

保留尿道的前列腺摘除手术也是经耻骨后途径,与耻骨后前列腺摘除术不同的是,切开前列腺包膜后,要求保持尿道黏膜和膀胱黏膜的完整性,分别摘除增生的前列腺腺体,合乎解剖生理,不损伤尿道外括约肌,术后恢复较快,尿失禁、膀胱颈部及尿道狭窄几无发生。但对前列腺包膜缝扎止血要求较高,过度肥胖耻骨后空间狭小的患者不适合;同时各种原因导致前列腺粘连严重的患者,及合并膀胱内疾病如膀胱结石的患者也不太适合此类手术。

【临床表现和诊断】

1. 出血 前列腺表面血管丰富,切开时可能出血较多,前列腺腺体摘除后创面也可能发生出血。
2. 尿道损伤 剥离前列腺腺体组织时损伤尿道黏膜。
3. 膀胱颈部黏膜损伤 多发生在中叶增生明显患者。
4. 膀胱内疾病漏诊 前列腺增生合并膀胱结石,膀胱肿瘤等疾病时,若术前未能诊断明确,则可能因术中未打开膀胱而漏诊。

5. 耻骨后间隙感染、耻骨炎等并发症同耻骨后前列腺摘除术。

【治疗】

1. 出血　在切开前列腺包膜前应先横行并排缝扎2排,然后在2排线中间作切口,切口两端应缝扎,避免摘除腺体时撕裂包膜。

2. 尿道损伤　一旦发现,应防止牵拉加大裂口,摘除腺体后可用5-0可吸收线缝合修补,术后延长导尿管时间,一般不影响手术效果。

3. 膀胱颈部黏膜损伤　小的膀胱破口不易发现,可以经导尿管注入生理盐水寻找并修补破口。

4. 膀胱内疾病漏诊　术前应行B超等检查仔细了解膀胱内情况,若合并膀胱结石,术中同时可膀胱切开取石。

【预防】

出血、耻骨后间隙感染和耻骨炎等并发症的预防同耻骨后前列腺摘除术。

1. 尿道损伤　分离尿道和腺体时,不要钝性分离,分离层面应在腺体和尿道黏膜下疏松结缔组织之间解剖。分离尿道后面时,不能用力牵拉尿道以免撕裂尿道。

2. 膀胱颈部黏膜损伤　多发生在中叶增生明显患者。预防有赖于良好暴露,寻找正确分离层面。剥离顺序是先剥离增生中叶前方膀胱黏膜,再剥离腺体和后面包膜。如剥离困难,建议及时切开膀胱,于膀胱颈部后缘切开摘除增生中叶腺体。

(谷宝军　刘章顺)

【专家点评】

保留尿道前列腺摘除术则具有以下优点:① 暴露清楚,操作方便。② 保留了完整的尿道和精道,不损伤外括约肌,符合解剖生理特点。③ 无需膀胱造瘘,尿管留置时间短,避免或减少了尿道感染。④ 患者痛苦小,住院时间短。但是相对于上述两种手术方法需要术者更高的技术操作水平。首先,切开前需要完全缝合前列腺正中被膜静脉丛,但又不宜过深;其次,用剪刀锐性分离尿道时操作要轻,沿前列腺组织分离,是防止损伤尿道和膀胱颈黏膜的重要手段。保留后尿道能完全切除前列腺中叶、两侧叶,但中叶明显凸向膀胱内不适合切除,以免切除后使松弛的膀胱颈黏膜形成瓣膜,影响术后排尿。如尿道损伤,可用4-0可吸收线修补,有渗血则用明胶海绵填塞腺窝,前列腺包膜切口可用4号丝线间断缝合2~3针加压包埋。

(徐月敏)

11.4 经会阴前列腺摘除手术并发症

【概述】

会阴部解剖复杂,手术视野较小,一般外科医生对此径路不熟悉,手术需要一些特殊器械,操作比较困难,不易止血,容易发生直肠损伤,造成尿道直肠瘘或会阴直肠瘘,术后性功能障碍发生高。因此,近年来经会阴前列腺摘除术应用较少。

【临床表现和诊断】

1. **尿瘘** 表现为拔除导尿管后切口有尿液漏出。

2. **尿失禁** 多由于术中损失尿道外括约肌或盆底肌肉所致,表现为拔除导尿管后尿液不自主从尿道外口漏出,多数患者会逐渐恢复,少数患者不能恢复成为永久性尿失禁。

3. **直肠损伤** 由于经会阴途径距离直肠很近,因此发生直肠损伤的概率高于耻骨上和耻骨后前列腺摘除术。表现为术中见到直肠黏膜,如术中未能发现,术后可表现为切口感染,切口内有大便溢出,或拔除导尿管后有尿道直肠瘘存在。尿道膀胱镜检查、尿道造影及最近开展的CT尿道三维成像技术对直肠损伤造成的尿道直肠瘘有明确的诊断价值。

4. **术后出血** 与耻骨上前列腺摘除手术相同。

5. **性功能障碍** 经会阴前列腺摘除术术后勃起功能障碍的发生率较高,可达50%,在会阴部阴茎海绵体神经距离前列腺包膜仅数毫米,极易受到损失,阴茎深动脉发自阴部内动脉,是阴茎勃起的主要功能动脉,术中损伤阴部内动脉也是造成术后勃起功能障碍的主要原因。

【治疗】

1. 尿瘘　出现尿瘘后应重新留置导尿管,保留导尿管3~7天,同时会阴部伤口加强换药,促进伤口早期愈合,若患者因体质差愈合不佳,应加强营养支持治疗。

2. 尿失禁　拔除导尿管后早期尿失禁可以通过提肛锻炼帮助恢复,若半年以后不见好转,则为永久性尿失禁,治疗方法有骶神经根刺激,球部尿道悬吊,人工尿道括约肌植入等方法。

3. 直肠损伤　手术中发现小的直肠损伤可以行直肠损伤修补,若损伤较大,术野有大便污染,则需行结肠造瘘,待直肠损伤完全修复后二期行结肠回纳。术后发现的直肠损伤导致的不能愈合的尿道直肠瘘一般需要间隔3个月以上再次手术修补。

4. 术后出血　若出血不重,可牵拉导尿管气囊,同时持续膀胱冲洗;若出血仍不能控制,应考虑重新手术止血。

5. 性功能障碍　出现勃起功能障碍后可以试用西地那非等药物,若药物治疗无效,可以安装阴茎假体帮助勃起。

【预防】

1. 尿瘘　手术时要保持尿道及膀胱颈部断端组织的健康,要求吻合口无张力,并保持术后导尿管引流通畅。

2. 尿失禁　术中要尽量减少对盆底肌肉如肛门括约肌的损伤,不要向两侧坐骨直肠窝做大范围的分离。有学者建议在完成膀胱颈尿道吻合后行膀胱颈部悬吊,能减少术后尿失禁的发生率。

3. 直肠损伤　预防直肠损伤的方法有:① 选择合适的体位:采用良好的过度膀胱截石位,并经尿道插入 Lowsley 弯形前列腺牵引器,使前列腺移向表浅处;② 在正确的间隙内分离:分离前列腺与直肠时应在狄氏筋膜前后层之间的平面向上分离,以显露尿道、前列腺尖部及后部。然后切开球部尿道,插入直形 Lowsley 前列腺牵引器向下牵引,分离前列腺前部,切开包膜,剜除前列腺。助手可将手指插入直肠内作为标志,避免直肠损伤。

4. 术后出血　前列腺切除后,用组织钳将膀胱颈向下牵引,并在膀胱颈部5点和7点处缝扎止血。

5. 性功能障碍　经会阴前列腺切除术后性功能障碍发生率较高,对年龄轻有性功能要求者应减少使用,术中分离前列腺和剥离前列腺增生组织时应紧贴前列腺包膜进行,避免撕拉,减少对组织损伤。

【病例介绍】

患者,男,75岁,因"进行性排尿困难多年"而入院,诊断为前列腺增生症,行经会阴前列腺摘除术。术后出现会阴部切口感染,换药时有粪渣流出,用手指探查直肠前壁有破口,考虑术中损伤直肠。行结肠造瘘,会阴部换药,保持导尿管引流通畅。1个月后会阴部切口愈合,拔除导尿管排尿通畅,未见尿道直肠瘘。二期行结肠造瘘回纳术。

(谷宝军　刘章顺)

【专家点评】

经会阴前列腺切除术创伤轻,对身体影响小,术后死亡率低,特别适合全身情况差的老年患者。但由于会阴部解剖较复杂,手术切口较小,显露差,不易止血,手术操作比较困难,容易发生直肠损伤,且术后性功能障碍发生率高,手术需要一些特殊器械,因此近年来经会阴前列腺切除术应用较少。但是对身体肥胖、经耻骨后摘除前列腺有困难的,经会阴摘除前列腺可以成为选择之一。

(徐月敏)

11.5　前列腺全切术(前列腺癌根治术)手术并发症

【概述】

前列腺癌根治切除术主要用于早期局限前列腺癌的治疗,

随着老龄社会的到来,人民生活水平的提高,医疗知识的普及,越来越多的前列腺癌得以早期诊断和治疗。前列腺癌根治手术开展越来越多,其切除范围包括包膜,前列腺,双侧精囊及输精管壶腹,以及膀胱颈的一部分,常见的开放手术途径有耻骨后前列腺癌根治术和经会阴前列腺癌根治术两种,现在应用较多的是前者,本文就耻骨后前列腺癌根治术的并发症展开讨论。

【临床表现和诊断】

1. 出血 前列腺癌根治术操作有一定难度,尤其对于初学者,可能出血较多,主要是耻骨后静脉丛出血,这是耻骨后前列腺癌根治手术的主要出血来源,这些静脉丛行于前列腺侧下方,形成一个许多粗细静脉吻合支组成的复杂网络,一个细小操作即可引起出血。由于静脉与静脉之间存在许多窦状结构联结,静脉壁脆性大,周围仅有少量的组织支持,修复这种出血比较困难。另外,膀胱颈部血管也很丰富,也容易引起失血。

2. 闭孔神经损伤 通常发生于行盆腔淋巴结清扫时。闭孔神经一侧损伤,可导致伤侧大腿内侧感觉消失、髋内收肌无力,双侧闭孔神经损伤可导致行走困难。

3. 直肠损伤 前列腺后面就是直肠,如果有经直肠前列腺穿刺活检史,则容易产生粘连,分离前列腺时容易损伤直肠;前列腺较大压迫直肠时也要注意。术中若手指进入肠腔,或见直肠黏膜外翻,则考虑直肠损伤。若术中未能发现,术后切口感染,有粪渣流出时则考虑直肠损伤。

4. 输尿管损伤 前列腺癌根治术在行盆腔淋巴结清扫时容易损伤输尿管,行膀胱颈重建尿道吻合时则容易缝扎输尿管。若为输尿管离断或损伤,则表现为术后盆腔引流管内大量漏尿,若输尿管受到缝扎,则表现为术后单侧或双侧肾积水。静脉肾盂造影是常用的明确诊断检查方法。

5. 尿失禁 是患者最为关注的手术并发症之一,主要是手术操作损伤尿道外括约肌导致,包括直接损原性损伤和括约肌去神经损伤。术后发生的尿失禁有压力性尿失禁、急迫性尿失禁和充溢性尿失禁,其原因除了外括约肌损伤外,还有逼尿肌不稳定、膀胱顺应性降低、慢性感染或者膀胱颈挛缩、硬化等。

如果发生,严重影响患者的生活质量。较前列腺增生手术的发生率要高,有些患者为暂时性尿失禁,若超过6个月仍未恢复,则为永久性尿失禁,通常发生率在5%左右。影像尿动力学检查可以提供明确诊断信息。

6. 尿瘘　表现为盆腔引流管内有尿液流出或拔除导尿管后切口或引流口漏尿,常因膀胱颈尿道吻合口漏尿引起。

7. 排尿困难　表现为拔除导尿管后患者排尿困难,主要由于膀胱尿道吻合口狭窄引起,也包括膀胱颈挛缩,为膀胱颈部重建时缝合过紧或尿道重建的膀胱颈吻合时黏膜对合不良所致,以及吻合口缺血引起的纤维化所致,其发生率在0.48%~32.00%,一般于术后1~6个月出现。

8. 性功能障碍　主要由于术中损伤支配勃起的神经引起,表现为术后勃起功能障碍。但是前列腺癌根治术后勃起功能障碍往往由多种因素造成的,包括患者的年龄、术前性功能状况、术中对神经血管束的保留程度及术后的心理状态等。性神经的损伤程度与术后性功能的恢复直接相关,不完全性的性神经损伤可能是术后神经再生的基础,经过一段时间的恢复,其勃起功能可能得到恢复。

9. 局部肿瘤残留或复发　表现为术后切缘阳性,术后血PSA不能下降到0.1 ng/ml以下,或出现反弹,以及局部肿瘤复发增大等。

【治疗】

1. 出血　术前要备血,对于术中出血较多要及时输血,前列腺静脉丛应先予以彻底缝扎后切断,若耻骨后静脉出血不好缝扎时应予以压迫止血。术后可予以导尿管气囊牵拉压迫。

2. 闭孔神经损伤　应以极细缝合线重新接合。

3. 直肠损伤　术中发现应及时处理,小的直肠损伤,术野污染不严重时应予以消毒后行两层缝合修补直肠损伤,如能把大网膜牵拉到膀胱尿道吻合处覆盖直肠破口,可以减少将来发生尿道直肠瘘的可能性。另外,应该术后禁食,加强营养支持治疗。大的直肠损伤或手术野污染严重时,应行结肠造瘘,直肠修补,术后加强换药抗生素治疗。

4. 输尿管损伤　术中发现输尿管损伤应行修补或端端吻合,同时放置双J管或单J管引流,若术后发现输尿管被缝住,可予以膀胱镜下剪断缝线,或行开放手术下输尿管膀胱再植术。

5. 尿失禁　治疗方法同前列腺增生术后尿失禁。

6. 尿瘘　应延长导尿管放置时间,并保持导尿通畅,若形成瘘管则需予以剥除或切除,并加强换药。

7. 排尿困难　术后出现排尿困难,可行尿道膀胱镜检查,若为吻合口狭窄,予以狭窄处内切开或电切。

8. 性功能障碍　治疗方法同前列腺增生术后。

9. 局部肿瘤残留或复发　若术后发现切缘阳性,可待手术恢复后行局部放疗。术后生化复发,可行内分泌治疗。

【预防】

1. 出血　前列腺表面静脉丛在分离前应先缝扎,耻骨后分离时应倍加小心,在靠近前列腺尖部横行穿过背血管复合体与前列腺间的平面缝扎,切断背血管复合体可避免损伤出血。

2. 闭孔神经损伤　闭孔旁淋巴结清扫时注意保护。

3. 直肠损伤　分离前列腺后面时应找准间隙,在狄氏筋膜前后层之间分离,遇到粘连时尽量在直视下分离,紧贴前列腺包膜进行。

4. 输尿管损伤　盆腔淋巴结清扫时应认清输尿管位置,切除前列腺后行膀胱颈重建时也应辨清输尿管开口位置,以见到双侧输尿管开口喷尿为宜,必要时应行输尿管插管。

5. 尿失禁　手术解剖清晰及精细的前列腺尖部切除可明显提高术后的尿控能力。质量好的膀胱尿道吻合可以预防尿漏、尿道狭窄,也有预防尿失禁的作用,基本要求是重建的膀胱颈不要损害外括约肌的完整性,直接的尿道吻合要保证尿道精确成线型,这已经成为重建尿道最标准和最常用的方法。膀胱尿道吻合是通过数针缝合来完成的,采用膀胱颈黏膜充分外翻和重建膀胱颈至24~26F,明显降低了尿失禁的危险性。另外,耻骨前列腺韧带或耻骨膀胱韧带为盆内筋膜的增厚部分,有膀胱逼尿肌外层成分的参与,此处对于维持膜部尿道的稳定性,防止术后尿失禁有重要的作用。预防前列腺癌根治术后尿失禁的方法还有保留耻骨前列腺韧带、膀胱颈折叠、膀胱颈悬吊等,具体效果有待进一步考证。

6. 尿瘘　行膀胱颈尿道吻合时应确保黏膜对黏膜吻合牢靠,以吻合6～8针为宜。

7. 排尿困难　为减少导致排尿困难的术后尿道狭窄的发生率,术中应控制阴茎背静脉出血,使膀胱尿道吻合视野保持清晰,膀胱尿道吻合应尽量做到黏膜外翻、膀胱尿道黏膜准确良好的对合以及无张力、无尿外渗的吻合,膀胱颈尿道吻合口不宜过小,应能容纳示指末节通过。但缝合不可过于紧密,以6～8针为宜,术后应充分引流吻合口周围出血、淋巴液及外渗尿液。

8. 性功能障碍　切除前列腺时尽量保留血管神经束能减少术后尿失禁的发生。术中还应尽量保全双侧性神经。精细的前列腺尖部切除有可能保留海绵体神经的外侧支,在切除尖部时应仔细解剖。

9. 局部肿瘤残留或复发　切除前列腺时应尽量保证将其完整切除,对前列腺切缘可行快速冰冻病理检查,以了解是否有肿瘤残留。

【病例介绍】

患者,男,61岁,诊断为前列腺癌T2期,行前列腺癌根治术,术后发现盆腔负压引流每天引流量600～1 000 ml,呈尿样,导尿管通畅,每天尿量1 000～1 200 ml,回忆术中膀胱尿道吻合口缝合8针满意,盆腔淋巴清扫时曾剪断条索样物,行静脉肾盂造影检查,见右输尿管下段造影剂弥散,考虑右输尿管下段损伤。急诊再次手术探查,见右输尿管下端离断,断端整齐,行离断输尿管吻合,留置双J管。术后尿瘘消失,1个月后拔除双J管后右肾无积水,输尿管无狭窄。

(谷宝军　刘章顺)

【专家点评】

耻骨后前列腺根治术的应用已近60年历史,经多种术式改良,减少了并发症,但仍然有术中失血较多、术后尿失禁、勃起功能障碍等发生。

正确处理前列腺背血管复合体以及在分离前列腺后方与侧方时找到正确的解剖平面是控制失血的关键。实践证实，在前列腺侧方剪开盆内筋膜反折部，将前列腺向对侧挤压，在此处切开不会损伤深部的血管。利用直角钳，在靠近前列腺尖部横行穿过背血管复合体与前列腺间的平面，缝扎、切断背血管复合体即可显露前列腺尖及膜部尿道，可以满意控制术中出血。耻骨后前列腺根治术后控尿功能只能依靠尿道支持结构、尿道远端括约肌和其神经支配来维持。耻骨前列腺韧带在尿道前列腺尖交接部增厚附着于耻骨联合，此处，对于维持膜部尿道的稳定性，防止术后尿失禁有重要作用。因此应该靠近耻骨离断耻骨前列腺韧带，并把靠近膜部尿道处的部分耻骨前列腺韧带予以保留。尿道外括约肌的横纹肌部分由来自阴部内神经的体神经支配，在肛提肌与尿道括约肌连接处的 5 点与 7 点的部位进入尿道外括约肌。在剪开前列腺侧方的盆内筋膜反折部后，将前列腺向对侧挤压，将肛提肌向下外侧轻推，可以减少损伤其深面的神经丛。同时应注意从前列腺尖部分离出 0.5～1.0 cm 尿道，锐性离断前列腺尖部，避免将尿道向上牵拉，尿道后壁切断时，在精阜处分离出尿道，保留尿道后壁及其周围筋膜。前列腺膀胱连接部离断时，尽可能保留膀胱颈部肌肉，以保存部分近端括约肌功能。若遇病变需要，必须切除膀胱颈部以避免术后切缘阳性时，从中线将膀胱后壁连续缝合成新的膀胱颈，大小以自由伸入示指为度。支配阴茎海绵体的神经发自盆腔神经丛，在前列腺基底部的后外侧，即狄氏筋膜和盆侧筋膜融合处（狄氏筋膜外面 5 点和 7 点处）形成前列腺的神经血管束（NVB），沿前列腺基底部再延伸至尖部，在尖部神经束更加向近端的 3 点和 9 点处靠近，并继续沿尿道两侧行走，穿过尿生殖膈阴茎海绵体。保留神经的前列腺癌根治术并不影响术后效果，因为 NVB 与前列腺的距离 3.2～9.5 mm，平均约 4.9 mm，而肿瘤外围侵犯多数只超过 1～2 mm，因此不必行双侧 NVB 切除。采用在盆侧筋膜神经血管束前方切开盆侧筋膜，沿前列腺包膜表面分离至前列腺后方，可以保护神经血管束不受损伤。

(徐月敏)

11.6 前列腺支架手术并发症

【概述】

前列腺支架植入手术是 20 世纪 90 年代开始逐渐应用于治疗前列腺增生的一种微创治疗方法。适用于那些有严重下尿路梗阻,药物治疗无效,而又年老体弱无法耐受手术的高龄体弱患者。国内多采用一种钛镍记忆合金网状支架,局麻下在内窥镜监视下置入前列腺部尿道。但是严重尿道狭窄不能行膀胱尿道镜检查者、急性尿路感染者、前列腺中叶肥大患者均不适用于应用支架治疗。其并发症主要是由于置入损伤导致的出血和感染,异物诱发的结石和支架置入位置不合适或者支架移动、脱落等造成的尿失禁和排尿困难及尿潴留。近来随着前列腺电切等微创手术的进步,以及前列腺支架置入远期疗效差的特点,使得前列腺支架置入手术以近乎被淘汰。

【临床表现和诊断】

1. 血尿　数天内可能伴有尿频。支架植入时会损伤尿道黏膜,或植入后在尿道内移动而损伤黏膜导致。

2. 尿路感染　支架为异物,容易继发感染、结石形成等。

3. 支架易位　表现为支架脱入膀胱或经尿道排出。X 线摄片可以显示明显移位。

4. 尿失禁　由于置入支架下部超过尿道外括约肌造成尿失禁。排泄性尿道造影显示后尿道呈现持续开放状态。

5. 排尿困难复发　支架脱落易位会引起排尿困难复发,支架没有发生易位的患者,远期也会因为前列腺继续向尿道腔内生长,掩盖支架而引起排尿困难。

【治疗】

1. 血尿及尿频　多饮水,一般不需要特殊处理。严重时可以止血药物治疗。

2. 尿路感染　行尿培养,选用敏感抗生素治疗
3. 支架易位　膀胱镜下取出支架,重新植入。
4. 尿失禁　膀胱镜下取出支架,重新植入。
5. 排尿困难复发　取出支架,考虑其他治疗方法。

【预防】

支架植入前充分了解前列腺增生类型和前列腺尿道长度,选择适应证,置入时准确到位。由于激光等微创手术治疗进展,建议减少前列腺支架手术的应用。

(谷宝军　刘章顺)

【专家点评】

前列腺支架植入术操作简单、手术时间短、出血少、损伤及痛苦小,能迅速解除患者的尿路梗阻,有一定的近期有效率,可以应用于因为前列腺增生导致的尿潴留、尿道狭窄,尤其适用于合并严重心脑血管疾患、恶性疾病、凝血功能障碍、高龄,以及不宜手术或不愿意手术治疗的患者。但是在前列腺内支架置入过程中以下情况应该慎重采用:① 前列腺增生以中叶为主并显著凸向膀胱;② 合并膀胱结石;③ 合并膀胱肿瘤;④ 合并前尿道狭窄;⑤ 合并神经源性膀胱;⑥ 急性泌尿系感染尚未控制。

(徐月敏)

参 考 文 献

1. 吴阶平. 吴阶平泌尿外科学. 济南:山东科学技术出版社,2007.

2. 李炎唐,臧美孚. 泌尿外科手术并发症预防和处理. 北京:人民卫生出版社,2004.

3. 梅骅,陈凌武. 泌尿外科手术学. 北京:人民卫生出版社,2008.

4. Deliveliotis C, Liakouras C, Delis A. Prostate operations: long-term effects on sexual and urinary function and quality of life. Comparison with an age-matched control population. Urol Res, 2004,

32(4): 283-289.

5. Dexon EA, Lord PH, Madigan MR. The Madigan prostatectomy. J Urol, 1990, 144: 1401.

6. Lowe BA. Preservation of the anterior urethral ligamentaous attachments in maintaining postprostatectomy urinary continence a comparative study. J Urol, 1997, 158: 2137-2141.

7. Walsh PC. Anatomic radical prostatectomy. Evolution of the surgical technique. J Urol, 1998, 160: 2418-2424.

8. Gillitzer R, Thuroff JW. Technical adbances in radical retropubli prostatectomy techniques for aboiding complications part lapical dissection. BJU Int, 2003, 92: 172-177.

9. Vanderbrink BA, Rastinehad AR, Badlani GH, et al. Prostatic stents for the treatment of benigh prostatic hyperplasia. Curr Opin Urol 2007;17(1): 1-6.

10. Alan J, Wein Louis R, Kavoussi, Andrew C, et al. Campbell-Walsh Urology, 9th. Saunders, 2006.

12

尿道手术并发症

临床上常用的尿道开放性手术主要包括两大类,一类是急诊尿道损伤时选择的手术,如球部尿道损伤所进行的球部尿道修补术或球部尿道端端吻合术;后尿道损伤时选择的尿道会师术等;另一类是选择性手术,如先天性尿道畸形的矫正手术;尿道肿瘤选择的尿道切除术;尿道狭窄所选择的修复和重建手术等。尽管微创技术已经延伸到泌尿外科的各个领域,但尿道的外科手术仍然遵循着传统的方式,由于尿道手术对手术技巧的要求较高,而与疾病及手术相关的尿道所特有的并发症的发生率也较一般泌尿外科手术为高,因此全面了解尿道并发症的发生,避免并发症的出现,防止尿道手术的失败,对泌尿外科医生来说显得尤为重要。

12.1 尿道会师手术并发症

【概述】

近年来,随着交通意外、建筑倒塌、矿井塌方等事故的频繁发生,骨盆骨折合并的后尿道损伤的报道呈上升趋势。骨盆作为尿道的保护结构,在其骨折后往往成为损伤尿道的"元凶"。骨盆骨折后对泌尿外科医生来说会由此产生许多不确定的疑问:① 损伤后出血量;② 尿道的损伤程度;③ 是否损伤阴茎的勃起功能。对于急诊尿道损伤的处理以尿道会师术和单纯耻骨上膀胱造瘘两种方法为主,但如何根据患者情况正确地选择及运用,将直接关系到尿道狭窄、勃起功能障碍、尿失禁等并发症的发生率。

【临床表现】

1. 后尿道狭窄或闭锁　后尿道狭窄或闭锁是骨盆骨折后尿道损伤手术后最为多见的并发症。尿道会师术简单易行、创伤较小,但由于尿道的断端并不是靠缝线缝合,而是靠丝线或尼龙线通过前列腺尖端穿出会阴部牵拉维持,或用 Foley 导尿管牵拉维持,依靠手术操作者的感觉和经验。因此,无论是从对合的精确度还是无张力的角度来看,都无法和急诊尿道端端吻合术相比,再加上骨盆骨折后对后尿道断端组织的血运情况、损伤程度、尿外渗范围无法准确估计,所以术后发生尿道狭窄或闭锁在所难免。

2. 尿瘘　除外伤直接造成的尿瘘外,尿道会师术后尿瘘的发生与尿道周围的血肿引流不畅有关,血肿感染后形成脓肿,脓肿破溃后形成尿瘘。后尿道脓肿也会向会阴、大腿前内侧、直肠或膀胱底部穿透,形成各种形式的尿瘘。

值得注意的是,有些医生在尿道会师术后喜欢采用简单的牵引方式,即利用气囊导尿管进行持续牵引,而不注意牵引的方向和保护阴茎和阴囊的交接处的皮肤血运,由于管腔的持续压迫最终会导致压疮的产生和尿瘘的形成。

3. 尿失禁　整个前列腺部尿道都具有括约肌的功能。当后尿道损伤及行急诊手术时,均有可能破坏括约肌功能,造成尿失禁。如外括约肌因外伤损伤,则保护内括约肌甚为重要,而会师手术中采用手指指引探杆的操作方法很容易损伤膀胱颈部的内括约肌;其次在尿道会师术后用 Foley 导尿管过度牵拉,可造成膀胱颈部的压迫、缺血、组织损伤,造成尿失禁。

4. 勃起功能障碍　单纯骨盆骨折即可发生勃起功能障碍,由于海绵体神经的路径与膜部尿道非常接近,因此所有导致尿道损伤的骨盆骨折都有可能损伤盆腔内供应阴茎海绵体勃起的血管和神经,这是阴茎勃起功能障碍高发的最主要原因。Crassweller 认为耻骨支的蝶形骨折很有可能影响双侧悬垂部的神经血管束,所以会使勃起功能障碍的发生率大大上升。由于阴茎深动脉主要供应海绵体血液,该动脉来源于阴部内动脉,经尿生殖膈下筋膜从阴茎脚内侧进入海绵体内,骨盆骨折后引起的血管性勃起功能障碍主要是损伤该动脉。支配阴茎勃起功能障碍的神经是由盆神经丛出发而至阴茎。盆丛包括交感神经和副交感神经,交感神经由盆丛部分纤维,经前列腺丛向下延伸,随膜部尿道穿经尿生殖膈至阴茎背侧,在此与阴茎背神经连接,并发出阴茎海绵体大、小神经,形成海绵体丛,分布于阴茎海绵体与尿道海绵体,为调节阴茎勃起的神经。副交感神经的节前纤维随骶神经发出,加入盆丛,支配阴茎血管和海绵体组织的平滑肌,使血管扩张,阴茎勃起,故又称勃起神经。当骨盆骨折,尤以合并后尿道断裂时,很容易引起这些神经的损伤,导致勃起功能障碍。对于尿道会师术是否会引起勃起功能障碍,目前较为一致的观点认为,手术中不过分处理盆腔内血肿,尽少剥离前列腺周围组织并保留膜部尿道周围横纹肌,以减少供应海绵体神经、血管的损伤,可以避免手术引起勃起功能障碍的发生。

【诊断】

尿道会师术后如出现体温持续升高,会阴、阴囊及相应的尿外渗区域发现有红、肿、痛及波动感,要注意尿道周围脓肿的发生,如与尿道吻合部位相通者局部破溃后很容易发生尿瘘和尿道狭窄。拔除导尿管后如出现排尿困难、尿线细,局部皮肤漏尿,可初步诊断,而带管时的排泄性尿道造影和拔管后的会师造影可明确诊断尿道狭窄的部位、长度和瘘管的部位、严重程度。尿道超声、尿道 CT 三维成像及尿道 MRU 等技术也可以作为诊断尿道狭窄的辅助方法。

尿道会师术后尿失禁的诊断因为有尿道狭窄的存在而变得较为困难。早期尿道造影显示的是尿道狭窄的影象结构,而内括约肌损伤的图像不如前列腺手术后的图像来的直接。尿动力学的检查也因狭窄的缘故而无法正确判断尿道功能长度和尿道闭合压力。一旦尿道狭窄处理得当,尿失禁可以通过临床表现、尿动力学等检查得以诊断。

尿道会师术后勃起功能障碍的诊断尤为重要,其既可以反映骨盆骨折是否对尿道及周围血管神经造成损伤,又为以后尿道狭窄修复重建过程中是否对影响勃起功能的血管神经造成损伤提供依据。而常用的评估外伤后阴茎勃起功能障碍的特殊方法包括夜间阴茎涨大试验(NPT)、阴茎血流彩色多普勒超声检查、阴茎海绵体造影及选择性阴茎动脉造影等。

【治疗】

尿道会师术是通过牵拉作用来达到离断尿道组织的对合,因此尿道狭窄的发生率极高。如果狭窄段不太长(<1 cm),可考虑采用直视下尿道内切开的腔内治疗方法,并定期行尿道扩张;如狭窄段较长,可考虑3个月后待瘢痕组织稳定后行经会阴和(或)经耻骨的后尿道端端吻合术。

后尿道狭窄如同时合并尿瘘时,处理颇为棘手。一方面,长期尿外渗往往造成周围组织不健康;另一方面,如瘘管切除不彻底往往造成手术失败。因此,在处理尿瘘时,尽可能将瘘管完全切除,同时尿道吻合时两端黏膜血运丰富,并用周围组织包裹吻合口,使之与瘘管内口隔开。

尿失禁的处理一般在后尿道狭窄处理结束后,排尿通畅稳定6个月以后再进行。对于轻度的尿失禁可采用抗胆碱药物治疗和盆底肌肉锻炼。而持续性尿失禁的处理目前主要有三种治疗方法:① 注射疗法:通过对后尿道及膀胱颈部黏膜下组织注射自体脂肪组织、硅胶粒子、胶原蛋白等材料,来增加膀胱出口的阻力而达到治疗括约肌功能障碍性尿失禁;② 人工括约肌:治疗对象主要是严重的尿失禁和其他方法治疗效果不佳的患者,对于那些中等程度尿失禁的患者也可以选择性地使用;③ 球部尿道悬吊术:此方法是近10余年开展的新项目。常用的悬吊材料有自体筋膜、小肠黏膜下组织和合成材料等。

尿道会师术本身对勃起功能障碍的发生影响较小。原则上在外伤后6个月左右可以考虑对勃起功能障碍进行评估,主要评估的内容包括:① 是外伤抑或手术创伤引起勃起功能障碍;② 是血管性抑或神经性导致勃起功能障碍;③ 勃起功能障碍的程度。外伤性勃起功能障碍的治疗包括药物治疗和外科手术治疗。药物治疗可以尽快进行,如无效,可考虑行阴茎血管重建术。骨盆及会阴外伤患者的血管重建术治愈率是最高的,因为这类 ED 常由局部的动脉闭塞引起,没有动脉粥样硬化,患者年轻、健康,均有强烈的渴望和要求保持性功能。手术时机选择至少在伤后 12 个月,如明确无明显神经损伤者,70%以上患者术后可恢复性功能。

【预防】

尿道会师术中虽然导尿管顺利置入尿道中,但由于尿道的对合是依靠牵拉作用维持,如组织血运不良、局部导尿管气囊对膀胱颈部产生刺激,产生膀胱痉挛,造成断端尿道缝隙处尿外渗,均可能发生尿道狭窄,因此后尿道狭窄的预防关键是防止膀胱痉挛,防止尿外渗,从而减少盆腔感染的概率。预防膀胱痉挛和尿外渗的方法包括应用解痉药;选用对膀胱颈部刺激较小的硅胶导尿管;导尿管气囊注水不宜太多等。

尿失禁的预防关键是减少手术中对前列腺部尿道的损伤,尤其是对膀胱颈部内括约肌的破坏,尽量避免将手指探入后尿道来指引远端尿道的探杆,而采用探杆引导探杆的方法对内括约肌的损伤最小。

尿道会师术本身引起阴茎勃起功能障碍的可能性非常小,而目前比较一致的观点均认为是骨盆骨折的创伤所引起。因此,尿道会师术中预防勃起功能障碍的要点是手术中不过分探测盆腔内血肿,尽量减少剥离前列腺周围组织并保留膜部尿道周围横纹肌,以减少供应海绵体神经、血管的损伤,可以避免手术后引起勃起功能障碍的发生。

(张 炯)

【专家点评】

骨盆骨折后造成后尿道损伤,导致后尿道部分或完全断裂,由于损伤的位置较深,同时往往合并其他脏器的不同程度的损伤,临床上一般很难完成一期的端端吻合,而只能采用通过外力牵拉作用使两断端对合的尿道会师术,而两断端是否满意对合;即使满意对合,是否因损伤而对合组织血运不佳影响愈合等都是一个未知数,因此从严格意义上讲,尿道会师术并没有从根本上完成尿道的修复重建,术后必然发生尿道狭窄或闭锁。

近年来,另一个不能忽视的现象是目前开始流行的、在患者骨盆骨折后耻骨联合部位永久性置入固定钢板等骨科器械,这一手术的实施势必对尿道造成进一步的损伤,也是对泌尿外科医生手术时机选择提出更大的挑战,是今后需要重点研究的一个课题。

(徐月敏)

12.2 尿道球部吻合术手术并发症

【概述】

目前对于发生在尿道球部的疾病治疗方法已有所改进。骑跨伤所致的球部尿道部分损伤,临床上主要采用创伤小、恢复快的膀胱镜下尿道会师手术;后期如发生球部尿道狭窄,由于部分管腔存在,采用局部移植物扩大术可以进行治疗。由于尿道球部吻合术是整个球部尿道海绵体的离断后的再吻合,因此只有当骑跨伤所致的球部尿道完全断裂时或球部尿道完全闭锁时才考虑采用。而并发症的发生与创伤的严重程度、吻合时的技巧、周围血肿和尿外渗情况有关。

【临床表现】

1. 吻合口出血和裂开　尿道球部海绵体组织丰厚、饱满,一旦损伤,海绵体血管开放造成大量出血,而周围组织疏松,很容易引起血肿扩散,因此手术中满意的吻合至关重要。尽管尿道断裂后局部海绵体组织因创伤而显得不太健康,但在修剪时应尽量保留血运良好的组织,不要修剪过多,以免在吻合时存在张力。即使没有张力或是很小的张力,但术后患者发生的阴茎勃起会使吻合口张力扩大,原本靠缝线闭合的血管重新开放,而勃起时的海绵体充血更加重了吻合口的出血,出血后局部形成的血块或血肿最终造成吻合口裂开。吻合口裂开可以是1针或多针,甚至完全裂开,裂开后远端尿道回缩而造成新的尿道缺损。

2. 尿外渗和尿瘘　尿道球部吻合术后尿外渗的发生与膀胱痉挛、吻合口裂开、局部感染等因素有关。一般发生在手术后1~3天,如导尿管引流不通畅,膀胱痉挛后尿液会沿着导尿管周围外溢,一旦吻合口缝线不牢靠,尿液更有可能从吻合口缝隙中外溢,临床上可以发现伤口引流量增多,膀胱痉挛发生时伤口处见尿液流出,一旦感染,将导致尿瘘发生和吻合口再狭窄。

3. 尿道狭窄　尿道球部吻合术后发生尿道狭窄的原因主要包括术中因素和术后因素。术中因素首先如手术时瘢痕切除不彻底或裂伤处不健康的组织修剪不充分,进行缝合时会因黏膜血运情况不佳而造成对合不良;其次如手术时吻合有张力或未按照黏膜对黏膜的外翻缝合,造成吻合口拉长,影响局部血运导致狭窄发生。术后因素如尿外渗、吻合口出血、局部感染等均可造成吻合口黏膜组织血运的破坏,导致再狭窄。

4. 尿道假道和直肠损伤　尿道球部手术时发生尿道假道和直肠损伤比较少见,主要与手术时视野不清楚,解剖层次不熟悉及粗暴的手术操作有关。骑跨伤后,血肿的范围较广,术者切开皮肤和皮下组织后,很难清楚地发现球海绵体肌等解剖标志。一般远端尿道可以通过探杆指引明确,而近端尿道由于黏膜回缩及周围海绵体出血很难发现,如盲目的分离或用探杆试探,尖锐的探杆很容易从海绵体中穿入行成假道,如向下试探,则有可能穿破直肠,造成更坏的结果。

【诊断】

吻合口出血一般发生在勃起或勃起后,有早期出血和迟发性出血之分,早期出血一般在术后1周内发生,而迟发性出血可以发生在1周后,甚至1个月左右。出血时可以看到大量新鲜血液沿着导尿管周围从尿道外口涌出,如用尿道镜检察可以发现出血点。尿道吻合口裂开早期诊断较为困难,偶有患者主诉勃起后会阴部哆开感。近年来应用带管造影技术可以弥补这一缺憾。如高度怀疑有吻合口裂开,通过带管造影观察有无造影剂外溢来明确诊断。而尿外渗和尿瘘的诊断早期也可以通过尿道带管造影得以明确,后期导尿管拔除后,如发现排尿时皮肤伤口处也有尿液流出来,也可以诊断。尿道假道和直肠损伤的诊断并不困难。尿道造影、尿道超声、尿道CT均能明确是否存在上述病变。

【治疗】

尿道球部吻合术后1周内如出现吻合口出血,因此时导尿管尚未拔除,导尿管本身对尿道有压迫作用,急诊处理可先考虑在会阴部用沙袋进行压迫,同时给予静脉滴注止血药物,并肌注雌激素,防止阴茎持续勃起,一般绝大多数的出血可以缓解;上述方法如无效,可考虑急诊行尿道镜检查和止血,急诊开放手术止血只有当上述治疗无效时才最终考虑。对于迟发性出血,也可先留置导尿管并用药物进行保守处理,无效时才考虑腔内或开放手术止血。如疑有吻合口裂开,尚不主张急诊修补。小的裂口,如以后发生局部狭窄,行单纯直视下尿道内切开术即可;对完全裂开者,术后3个月再考虑手术。

球部尿道手术后发生尿外渗如早期发现并处理得当,可以避免尿瘘等并发症的发生。当有尿外渗情况时,可调整导尿管或造瘘管的位置,避免管腔堵塞,应用解痉药物防止膀胱痉挛,同时加强局部的引流避免继发性感染。如用Foley导尿管作支架者,可稍牵拉导尿管,以防止尿液流出;对拔除尿道支架管后发现尿道皮肤瘘时,应停止尿道排尿,同时开放耻骨上造瘘管使尿流改道,可能会使部分小的瘘道闭合;而对于经久不愈的瘘道,尿道狭窄的发生不可避免,原则上需3个月后再行瘘管切除手术和尿道修补术。

手术中如发生尿道假道和直肠损伤,谨慎处理可以避免以后更严重的并发症。如因黏膜回缩无法明确远端尿道的位置,可通过挤压膨隆的膀胱区观察远端尿道口有无尿液溢出,必要时通过耻骨上造瘘口置入探杆明确引导。发生直肠损伤后果较为严重,如肠道准备较好,可以考虑缝合瘘口,周围组织填塞隔离瘘口,同时加强引流及抗生素的应用,根据术中情况决定是否行肠道改道。

【预防】

吻合口出血和裂开与吻合时存在张力和手术中止血不完

善有关,另外术后阴茎勃起是最大的诱因,因此术中无张力吻合,6～8针的严密缝合和海绵体外层的减张缝合至关重要。术后常规应用雌激素药物预防阴茎勃起可以有效避免上述并发症的发生。其次,术后可以预防性的应用膀胱解痉类药物,防止膀胱痉挛和尿外渗的发生,一旦发生尿外渗,加强引流和预防感染是避免尿瘘的关键。预防直肠损伤可以采用手术中直肠内手指指引的方法以确保不伤及直肠。

(张 炯)

【专家点评】
球部尿道完全断裂急诊行吻合术后,如术后出现一系列并发症,与术中处理不当有关。球部海绵体损伤将导致大量出血,大量血液进入周围组织,造成术中寻找尿道断端非常困难,回缩的近端尿道如术中随意的用探杆盲目的寻找势必造成损伤加重,因此必要时通过下腹部切口打开膀胱从后尿道置入探杆寻找近端尿道;其次后尿道的修剪不宜过多,过多的修剪可能导致吻合时存在张力,吻合口外的减张缝合是必须的,术后发生的吻合口狭窄多与局部张力过大造成吻合口对合组织血运不佳有关。最后会阴切口部位充分的引流至关重要,血肿的消退1周左右,皮片的引流时间已不局限于教科书上所说的24～48 h,可以更久些,必要时拔出少许重新固定后再引流1～2天,待渗出完全减少后拔除皮片。

(徐月敏)

12.3 尿道下裂手术并发症

【概述】
尿道下裂是男性生殖器最常见的畸形,国外报道在新生男性婴儿中发病率为3.2/1 000或每300个男孩中有1例。文献已描述的尿道下裂外科矫正手术方法有300种以上,尤其在20世纪50年代以后,一期修复术日渐风行,而且越来越注重功能和外型的完美,手术成功率不断提高。对不伴有阴茎下弯的单纯远端尿道下裂(阴茎头型、冠状沟型及近冠状沟型)的治疗,由于利用了尿道口前移、阴茎头成型术(MAGPI 术)或尿道口基底血管皮瓣成型术(Mathieu 技术),获得良好的效果,而且并发症较少。对伴有阴茎下弯的重度尿道下裂的治疗,由于纤维索带切除和阴茎勃起后需要替代的尿道较长,这些病例的治疗尚没有统一术式,手术方法因人而异,各种手术方式均有并发症的发生。文献报道尿道下裂修复术后并发症的发生率多在 10%～15% 以上。比较常见的并发症包括早期的膀胱痉挛与皮下尿外渗、局部组织水肿、创口愈合不良、术后阴茎勃起、阴茎海绵体损伤、龟头坏死;晚期的尿道皮肤瘘、尿道外口和(或)吻合口狭窄、皮肤坏死裂开、尿道憩室、新尿道毛发及结石形成、尿道下裂残废等。许多并发症可导致手术失败,需再次手术,甚至造成更严重后果。

【临床表现】

1. 早期并发症

(1) 膀胱痉挛与皮下尿外渗　尿道下裂修复手术后膀胱痉挛多因留置气囊导尿管、膀胱造瘘或游离膀胱黏膜后出血等因素,使膀胱底部、三角区、膀胱颈或后尿道受刺激引起,也可因尿液内血块堵塞导尿管内腔等使尿液引流不畅导致膀胱痉挛。患儿可频繁排尿,使尿液从导尿管周围溢出,并经尿道吻合口和成型尿道缝合处进入皮下及新尿道周围,形成尿外渗,易导致感染而致手术失败。

(2) 局部组织水肿及皮下血肿　尿道下裂修复手术后发生不同程度的局部组织水肿或因小的渗血而发生皮下血肿等情况,多见于转移皮瓣者。组织水肿和皮下血肿有可能造成皮瓣张力增加、组织局部缺血和组织抵抗细菌的能力下降,进而引起局部感染和尿瘘的发生。

(3) 皮瓣或移植物坏死　新尿道完全坏死多见于早期游离皮管移植重建的尿道,偶见于膀胱黏膜移植。采用带蒂包皮内板尿道成形术者,如血运循环不佳亦可发生尿道坏死。皮瓣边缘坏死致创口裂开,最终导致尿瘘形成,其原因是:① 皮瓣边缘较薄、血供不足;② 缝合皮瓣时存在张力;③ 缝合过密、过紧或缝合线刺激与组织反应;④ 局部渗血、漏尿及感染;⑤ 术后敷料包扎过紧影响血运。

(4) 术后阴茎勃起　10岁以后,尤其是青春期后才做矫形手术的患者术后容易发生阴茎勃起,膨大充血的阴茎可引起出血、疼痛、甚至创口裂开。

(5) 阴茎海绵体损伤与龟头坏死　手术中切除尿道纤维索带或游离带蒂皮瓣时,如解剖不熟悉或既往手术后局部粘连严重,术者操作时切的过深就有可能切破阴茎白膜损伤阴茎海绵体组织,如损伤范围较大较深,术后可能形成阴茎海绵体硬结,影响阴茎勃起。龟头坏死与手术中游离冠状沟海绵体组织时手术层次不清或过多分离后造成缺血有关,也有可能因敷料包扎过紧,阻碍龟头血运所致。

2. 晚期并发症

(1) 尿道皮肤瘘　尿道皮肤瘘是尿道下裂术后最常见的并发症之一,其发生率为4%~56%。一般与手术方式的选择和手术者的操作技巧有关。首先,正确的选择合适的手术方式,可大大降低尿道瘘的发生率,文献报道 Mathieu 术尿瘘发生率是4%,而采用加盖尿道成形和 Yelsnar 手术为15%,埋藏皮条法为39%;采用游离移植物比采用带血管移植物尿道成形的尿瘘发生率高;一期修复术比采用二期手术尿道瘘的发生率明显要高。其次,手术者操作不当,如手术中止血不彻底而血肿形成,缝合、结扎线头过多过紧而影响切口愈合,覆盖新尿道皮下组织薄弱或覆盖皮瓣血运不良,新尿道与皮肤缝线重叠、新尿道分泌物引流不畅等均是发生尿道皮肤瘘的潜在因素。

尿道皮肤瘘可发生在新尿道的任何部位,以吻合口和冠状沟处多见。瘘口的大小不一,较大的瘘口在创口拆线前或局部血痂去除时可发现,小的瘘口要待患儿自行排尿时才发现。

(2) 阴茎下曲畸形矫正不良　阴茎下曲畸形矫正不良是经验不足医生最易发生的错误。常见的原因:① 手术时阴茎腹侧的纤维索带切除不彻底或无弹力的皮肤未曾切除;② 尿道外口未分离或分离不充分;③ 新尿道太短;④ 并发血肿、感染后阴茎腹侧重新产生瘢痕组织。

(3) 吻合口狭窄或成角　在行新尿道和原尿道口近端吻合时,如吻合不当往往会造成吻合口狭窄。最常见的原因有新尿道与原尿道口行环行吻合,或新尿道与发育不良的末端尿道口吻合。其次新尿道末端血运不良或原尿道末段背侧游离过于广泛,造成缺血坏死及吻合口感染也是造成吻合口狭窄的原因。

吻合口成角常发生于用阴囊中隔皮瓣尿道成形或新尿道过长、扭曲,吻合后造成梗阻。

(4) 尿道憩室或憩室样扩张　尿道成形术后尿道憩室的发生临床上并不少见,常见的诱因包括:① 新尿道制作太宽,腹侧组织薄弱导致宽大的憩室形成;② 远端尿道狭窄,导致排尿费力,而狭窄后方为无海绵体组织的新尿道,尤其是腹侧替代尿道成形,新尿道代偿性向腹侧凸出,逐渐扩张,形成憩室;③ 吻合口局部缝合不严密,造成尿外渗、感染,未能及时充分引流,周围组织机化后上皮化形成球形憩室,以阴茎阴囊交接处多见。

(5) 尿道外口狭窄及回缩　尿道外口狭窄的发生原因较多:① 阴茎头部位行隧道时过于狭小;② 采用带蒂的新尿道外口端血运不良;③ 尿道血运尚好,通过隧道时蒂部受压,造成远端供血不足,从而发生尿道外口狭窄。

(6) 尿道毛发及结石形成　幼年时采用阴囊皮肤替代尿道,成年后由于皮肤表面皮脂腺和毛囊增多,容易生长毛发,而尿液长期在生长着毛发的尿道内冲刷后,在毛发的周围则非常容易形成毛石,而结石的产生既是排尿梗阻和尿道感染的诱因,又是结果。

(7) 尿道口黏膜或皮肤外翻　重新成形的尿道外口,如果替代组织(黏膜、皮瓣等)外翻过多,局部产生组织的脱垂现象,脱垂的黏膜或皮瓣继之发生假性息肉,造成排尿时尿线偏斜,同时影响外口的美观。

(8) 尿道下裂残废　尿道下裂残废(hypospadias cripples)是指由于多次矫形手术失败,导致顽固性阴茎下曲、较多坚硬的纤维和瘢痕组织、不规则的皮肤和皮肤桥以及多个瘘孔。这种并发症常发生于采用游离包皮或黏膜替代尿道的病例,也常见于生殖系统以外的游离全厚皮肤移植术后。术前错误的判断、手术粗糙、经验不足、随访不够是这一并发症的基础。手术操作时疏忽了阴茎下曲、过多损伤正常组织、组织血运不良、缝合时存在张力、尿液引流不当、伤口感染均是这一并发症的主要原因。

【诊断】

1. 早期并发症的诊断　膀胱痉挛的发生与导尿管的刺激、管腔的堵塞等因素有关,其发作时常无预兆,有些患者会有尿道内尿意的主诉,如发现患儿尿液从导尿管周围溢出而并未从集尿袋中流出,可诊断为膀胱痉挛。如发现膀胱痉挛后阴茎阴囊局部皮肤肿胀、透亮,需高度重视尿外渗和后期感染的发生而致手术失败。

局部组织水肿、皮下血肿、皮瓣或移植物坏死等早期并发症的诊断更多的是依靠手术者在术后对伤口仔细的观察和对可能会出现的异常情况的判断。如发现龟头出现水疱,颜色变成灰白色或深紫色,需意识到这是龟头坏死的征象。

2. 晚期并发症的诊断　尿道皮肤瘘的发生可在缝线的任何点上,以吻合口和冠状沟处多见,也可能同时发生多个瘘孔,拆线后或自行排尿时发现而得以诊断。

尿道外口和吻合口狭窄的诊断主要依靠排尿时梗阻症状、尿流率检查、诊断性的探杆检查和尿道造影及尿道超声等。当梗阻长期存在,部分患者可以发生尿道憩室,表现为排尿时阴茎腹侧皮肤隆起,并逐渐增大,排尿结束后用手挤压阴茎腹侧仍有少量尿液流出,尿道造影显示部分尿道呈囊样扩张。

【治疗】

1. 早期并发症的治疗　尿道下裂修复术完成后,一旦麻醉消退,患者并发膀胱痉挛时常无预兆,用药物防治往往效果不可靠,重点应注意调整好导尿管及膀胱造瘘管的位置,保持引流通畅,导尿管的气囊内注水量尽量少,内服解痉药物减轻或防止膀胱痉挛有一定作用。

局部组织水肿和皮下血肿如未进一步发展成局部伤口感

染和皮瓣坏死,应尽快采取一些有效措施防止更严重的并发症发生。血肿的扩大一方面说明局部渗血的空间;另一方面说明外围的压迫不够,在无法重新打开伤口的情况下需重新加压包扎,同时加强抗生素的应用,一般小的血肿均可以自行吸收。在术后3~4天除去压迫敷料后将伤口半暴露,如发现痂皮或血痂形成,甚至发现有创口感染或皮瓣坏死则应尽早拆除缝线,用盐水纱布湿敷伤口,以促进伤口愈合。

严重的阴茎龟头坏死不仅造成手术失败,而且影响阴茎外观,造成患者心理损害。因此,术后应密切观察,如发现龟头出现水疱,颜色变成灰白色或深紫色,应立即解除压迫敷料,用温盐水湿敷。已经发生龟头坏死征象者,应加强抗感染,保持局部清洁、干燥,有水疱形成者可用注射器抽出积液,每天进行消毒,更换敷料。由于多数龟头坏死仅为表层组织坏死,在坏死组织脱落后尚可保留一个较小的龟头。

2. **晚期并发症的治疗** 尿道皮肤瘘是尿道下裂术后最常见的并发症之一,其发生率常用来衡量尿道下裂修复术的水平高低。尿瘘一旦形成,其修补术则有更高的失败率。对于首次手术后早期小的瘘孔,应继续尿液转流并保留较细的尿道支架,清除线头及坏死组织,瘘口局部以生理盐水湿敷,大多数患者可以自愈,而避免再次手术。尿瘘形成早期还可以用2%硝酸银或针状电极烧灼瘘孔,以制造新的创面,促进瘘孔愈合。在以上处理无效时,应择期行尿瘘修补术。尿瘘修补术应遵循以下原则:① 尽量游离足够的正常组织作多层缝合;② 获取足够的皮瓣,皮瓣蒂部宽大以保证良好的血供;③ 用6-0或更细的可吸收线缝合瘘口;④ 合并有尿道憩室和远端尿道狭窄时必需同时处理。

阴茎下曲或扭曲的再矫正,应针对不同原因,进行残留纤维索带的切除和皮瓣调整等手术。原则上应将阴茎皮肤充分切开,锐性分离其与白膜间的粘连,充分暴露整个阴茎体,采用切除尿道周围尤其是腹侧的纤维组织和游离尿道来纠正弯曲,术中需通过做阴茎人工勃起试验来确定是否已完全矫正弯曲,必要时可用丝线在阴茎背侧行白膜折叠术。如弯曲严重,切除纤维组织和游离尿道不能纠正弯曲,可考虑先切断尿道纠正弯曲,用其他组织替代缺损尿道或行二期尿道成形术。

尿道憩室的形成是由于成形尿道过于宽大或远端存在狭窄,导致狭窄近端的局部尿道呈囊样扩张,随着时间的推移,如梗阻不解除,最终形成尿道憩室。对于无远端梗阻的尿道憩室,单纯行憩室切除和尿道修补即可。对于有远端梗阻的尿道憩室,需先处理梗阻段尿道,否则即使切除憩室,梗阻的存在仍会导致憩室的复发。

近年来对尿道下裂的治疗强调尿道正位开口,如成形的尿道血供不足或局部受压,容易出现尿道外口的狭窄。对尿道外口狭窄较轻者,多数可经尿道扩张治愈;如尿道扩张失败或疗效欠佳时,应选择尿道外口切开整形术;少数尿道外口严重狭窄或狭窄段较长者,可选择 V 形皮瓣阴茎头成形术。

吻合口狭窄和成角是尿道下裂术后常见的并发症。对于轻度的吻合口狭窄,采用正规的尿道扩张治疗后多能保持排尿通畅。对于严重的狭窄、成角畸形或经尿道扩张效果不佳者,则需行尿道造影,观察狭窄程度。多数尿道吻合口狭窄长度<0.5 cm,是采用窥镜直视下冷刀内切开的较好指征;如疗效仍欠佳,可选择狭窄或成角段尿道切除吻合术;对狭窄段较长或多次手术导致长段尿道狭窄不能再行尿道端端吻合术者,则需采用尿道切开及移植物替代尿道成形术;只有极少数患者,需要先行尿道狭窄段切开,形成尿道瘘或人工尿道下裂,3~6 个月后再行二期尿道成形术。

【预防】

1. 早期并发症的预防　有效的防止或减少膀胱痉挛的发生,可避免尿外渗至皮下及新尿道周围。术后保持导尿管和造瘘管内尿液引流通畅,导尿管气囊内注水不宜太多,一般 5~10 ml 为宜。同时口服或静脉内应用解痉类药物。

预防局部组织水肿及皮下血肿的措施包括术中应仔细止血,在手术结束时常规应用敷料压迫,可以选用尼龙网眼纱布或弹力纱布均匀地包绕阴茎,并用丝线缝合固定敷料,可避免组织过度水肿及皮下血肿形成,敷料的网眼利于分泌物及渗血溢出。

创口愈合不良的预防要点是防止皮瓣边缘坏死,在分离阴茎皮肤时,应在 Buck 氏筋膜与白膜之间进行分离,如分离平面准确一般不易出血。用带蒂阴茎或包皮皮瓣做新尿道时,保留足够宽度及厚度的血管蒂,覆盖新尿道的皮瓣亦应注意其血供,边缘不宜太薄。皮肤缝合时避免有张力存在,且尽量与新尿道缝合线错开,皮下组织丰富时最好做多层缝合,采用细而刺激性小的缝线,如皮瓣张力较大可在阴茎背侧做减张切开。

早期并发症的发生绝大多数与感染有关,包括手术局部感染及尿路感染,个别病人因术后感染而出现高热,并影响创口愈合,感染严重者也可导致败血症,应予以重视。预防措施包括术前应注意局部清洗,清除包皮垢。术前如已有局部感染或尿路感染者应先消除感染后再手术。术后一般根据尿液细菌培养结果常规应用敏感抗生素。放置的尿道内支架管粗细要适中,最好选用带多孔或带凹槽的硅胶管,支架管内如出现较多分泌物,可用吸管轻轻抽吸,并给予低压抗生素液冲洗支架管。

2. 晚期并发症的预防 晚期并发症中造成尿道皮肤瘘的因素最多,其预防需重视以下几个环节:① 确保新尿道血运良好,取带蒂皮瓣按照血管分布规律,保护好皮瓣血运。蒂部要够长,转位灵活无张力。用游离移植物做新尿道时,移植片下的组织均应切除,移植床必须彻底止血,防止新尿道下积血或积液。末端尿道缺乏海绵体且血运不良,不宜用来与新尿道吻合,应将其切开、切除;② 再次手术的患者白膜表面往往存在较多的瘢痕组织,需将其清除。新尿道移植物在正常的白膜和皮下组织表面才有可能获取足够营养,保证成活;③ 皮下组织尽量争取严密、多层次、无张力缝合,为新尿道提供足够的软组织支持。皮肤、皮下与新尿道缝合应尽量保证不在一个平面;④ 加强新尿道内分泌物的引流,防止新尿道分泌物淤积,感染成瘘。

为防止阴茎下曲的发生,需在手术中截取皮瓣成形新尿道时,在阴茎被动勃起的状态下进行。如将包皮管从阴茎一侧旋转至腹侧做新尿道及缝合阴茎腹侧皮下组织及皮肤时,要求新尿道蒂部足够长、转位灵活无张力。

防止吻合口狭窄的发生往往需要手术时处理吻合口操作得当。手术时应将发育不良的末端尿道剖开或切除，并将其腹侧纵向剖至正常尿道黏膜 0.5～1.0 cm 处，修剪成斜面再与新尿道吻合。而原尿道末段背侧勿做过于广泛的分离，防止缺血坏死。

根据尿道憩室发生的原因，其预防措施是一方面在截取皮瓣或黏膜瓣做新尿道时宽度要适中，一般而言，皮瓣宽度较尿道周径宽 3 mm 左右，黏膜瓣宽 5 mm 左右。新尿道腹侧皮下组织尽量争取多层次严密缝合。另一方面，由于尿道憩室的发生与外口或远端吻合口狭窄有关，因此保持尿道远端的宽大通畅至关重要。

预防新尿道口黏膜或皮肤外翻，需在行尿道成形术时，新尿道牵拉出外口时不宜过长，与白膜适当缝合固定；切除凸出阴茎头口外的新尿道时应在被动勃起状态下修剪新尿道，外口处黏膜与龟头隧道口应严密对位缝合；新尿道内支架管粗细适中；术后加压包扎阴茎头使移植物内面紧贴愈合；术后勿过早自行排尿；以上这些对预防并发症有重要作用。

（张　炯）

【专家点评】

临床上遇到的尿道下裂患者绝大多数是小儿患者，少部分为成人患者。小儿的外生殖器很小，尿道下裂的发生不仅与年龄有关，也与疾病本身的特点有关。需解决的问题包括下裂的尿道、阴茎弯曲、球型龟头伴帽状包皮，还应考虑手术效果、患者成长过程中重建尿道的变化情况、以及随后发生的患儿精神发育方面的后遗症。成人尿道下裂绝大多数是因多次手术并有并发症的患者，由于尿道病变的范围大、有明显的阴茎瘢痕、缺乏良好血供的皮瓣而难以处理，重建手术时不仅需要考虑原有的替代尿道是否保留抑或部分保留的问题，而且也要斟酌由于多次手术后可用的组织很少，选用何种组织替代尿道的问题。尽管目前流行一期手术，但还不能说一期手术能完全代替

二、三期手术。这除了与疾病本身的状态有关,也与术者的经验有关。西方国家多主张根据不同类型选用不同术式,而我国一些学者则主张着重做好一两种术式,以提高疗效。事实上,手术医生应掌握多种手术方式,以应对术中出现的各种问题。

(徐月敏)

12.4 尿道切除手术并发症

【概述】

尿道切除术是一种预防性的手术。在膀胱多发性肿瘤、肿瘤位于膀胱颈和尿道内或弥散性原位癌,预防性尿道切除术应提倡包括尿道外口在内的全尿道切除,正如上尿路肿瘤时须切除输尿管壁间段一样,下尿路肿瘤亦应切除舟状窝,这样能阻止这些患者的肿瘤复发或完全不必要的死亡。尿道切除术同时又是一种破坏性手术,因此目前争论的焦点主要集中在如何应用保护性功能的尿道切除的手术方法。

【临床表现】

1. 膜部尿道残留 如果尿道切除与膀胱切除同时进行,或在膀胱切除术后2周进行,球膜部尿道的切除都没有困难。处理膜部时导尿管末端有效的暴露,提供了尿道残端全部切除的可能。如果第二次手术间隔时间太长,经尿道将导尿管重新放入盆腔是相当困难的,此时尿道膜部已和周围组织粘连固定,过分的牵拉导尿管常引起未完全切除的尿道残端的撕裂,而残端切除不彻底,则可能造成肿瘤复发。

2. 勃起功能障碍 Walsh等详细描述了海绵体神经、前列腺和膀胱间的解剖关系。前列腺膜部尿道新的研究显示,通过尿生殖膈的海绵体神经分布在膜部尿道后外侧,这些神经分支末梢分布至尿道膜部进入阴茎脚,很难从周围肌肉组织中分离出来。术中膜部尿道的游离可引起神经损伤并导致勃起功能障碍。其次,在解剖尿道球部时,如果对进入阴茎球部的血管尤其是动脉暴露不清楚,对这些动脉的电灼常常引起阴部内动脉的损伤,最终导致阴茎海绵体动脉供血不足和阴茎勃起功能障碍的发生。

【诊断】

膜部残留的尿道组织因位置很深而较难诊断,只有通过手术过程中尿道是否完整切除来判断,如切除的尿道完整无损,基本可以排除尿道残留。后期的随访过程中,如尿道内发现有新生物,需考虑膜部尿道残留和肿瘤复发的可能。

尿道切除术后勃起功能障碍的诊断主要包括:① 了解手术前、后患者的性活动、性欲及夜间阴茎勃起,手淫时的勃起及射精方式等相关问题;② 阴囊及阴茎表面触觉及振动觉的异常初步评估神经的缺陷,胫骨后动脉及阴茎背动脉的触摸对股动脉及末梢动脉作出评估;③ 海绵体内注射血管活性药物、动力性海绵体造影、海绵体显影,以及海绵体动脉收缩期闭合压试验评估勃起反应等。

【治疗】

尿道切除术后如在术中发现膜部尿道残留,应尽可能将残留的尿道切除,如位置较深,切除有困难,可以用电刀尽可能破坏尿道上皮组织,以减少残留尿道上皮肿瘤复发的危险性。如术中未发现膜部尿道残留,而在以后的随访期间发现尿道肿瘤复发,需考虑有尿道残留可能,根据肿瘤的情况以决定是否再次行手术治疗或放疗。

【预防】

防止尿道切除术中因牵拉过度而导致膜部尿道残留的发生,有效的方法是手术中观察切除的尿道组织残端是否完整。

(张 炯)

【专家点评】

对于尿道切除术更准确的描述应是保存性功能的根治性膀胱尿道切除术。如尿道切除术是在根治性膀胱切除术时同时完成,一般通过上下两个切口进行,在分离前列腺时可不切断尿道,在会阴部尿道完全分离后,从腹部切口将标本整块取出,可避免切断尿道时污染创面。

尿道切除术时应先分离出球部尿道的背侧,注意位于尿道球部1点和11点处的海绵体神经,充分显露位于其后外侧的尿道球动脉,紧贴球部尿道海绵体分离结扎,避免损伤阴部内动脉,保证阴茎海绵体血供。分离尿道膜部时,应避免损伤来自盆丛的海绵体神经。该神经在尿道膜部的侧后方,距离膜部尿道仅3~4 mm,故术中仅切除膜部尿道的黏膜及平滑肌,保留尿生殖膈后方的会阴横纹肌,可避免该神经的损伤。

(徐月敏)

12.5 尿道直肠瘘修补手术并发症

【概述】

尿道直肠瘘的发生除外伤性因素造成以外,还包括医源性的损伤,如开放或腹腔镜手术行前列腺癌根治造成直肠损伤;放疗或放疗以后,按瘘孔的性质,可进一步分为"单纯性"和"复杂性"两种,这一分类对修复手术有重要的指导意义。尿道直肠瘘大部分为复杂性病例,局部组织瘢痕增生、血供差、多次手术修复失败,以及放疗史、冷冻治疗史或恶性病灶的存在等,造成广泛的组织缺损。高位的尿道直肠瘘如合并尿道狭窄,瘘口大多位于狭窄的后方,其修复重建常需联合经耻骨途径,分离直肠壁、尿道和膀胱颈,彻底清创到瘘口,最后移植带蒂的股薄肌或腹直肌,或大网膜组织转移到已缝合的直肠瘘口周围,作为填充腔隙并隔离瘘孔的"屏障"。尿道直肠瘘修复手术的成败与多种因素有关,除术者的经验外,特别与患者的全身及局部组织情况有关,如瘘孔部位健康组织的多少、瘢痕的轻重、感染的情况等。如患者全身情况差、营养不良,可使受伤组织更加菲薄而影响手术疗效。

【临床表现】

1. 出血与感染　尿道直肠瘘的瘘口一般位于狭窄段的后方,在切除尿道狭窄段瘢痕组织时,由于局部粘连严重,手术操作需切开阴茎海绵体中隔,两侧的海绵体组织及其中隔深部的阴茎深静脉很容易损伤出血。其次在分离瘘口周围时,因手术视野小,粘连严重,暴露困难,可能误伤周围较粗的血管,或因周围瘢痕组织较硬止血困难,而造成术中出血不止或术后渗血形成血肿。尽管已行肠道改道,但废用直肠仍有黏液分泌,瘘口周围仍有可能寄生大量细菌,血肿一旦引流不畅,很容易导致继发感染。

2. 瘘口复发 尿道直肠瘘瘘口复发主要有以下原因:① 手术中未发现瘘口的部位:小的瘘口有时潜伏在瘢痕深部,在切除瘢痕时未发现瘘口,局部组织很容易回缩,要重新找到瘘口相当困难;② 瘘口周围瘢痕切除不彻底:瘘口往往存在于血供差的组织或无血供的瘢痕组织中,如手术中虽找到瘘口,但在切除瘢痕时不彻底,缝合的瘘口仍是血供较差的组织,难免影响瘘口的愈合;③ 瘘口吻合存在张力:瘘口一旦分离完成,整个一圈组织黏膜血运良好,但如果存在张力,缝合后仍可能重新裂开,造成修补失败;④ 吻合口和瘘口未隔开:瘘口修补完成,尿道吻合成功后,如将两个吻合口置于同一创口中,中间未用周围组织进行隔开,一旦某一吻合口缝合失败,势必影响另一吻合口的愈合,造成瘘口重新开放;⑤ 感染:即使是吻合非常满意,感染一旦发生,仍将导致手术失败。

3. 尿道与假道或直肠吻合 假道是尿道狭窄病变中一种比较少见的并发症,当尿道扩张遇到阻力时,常用力过猛,探杆穿出尿道管腔到周围的组织内,久而久之,假道内壁部分上皮化,致使其经久不愈,形成假道。当进行后尿道吻合时很容易将上皮化的假道误认为是真道,但术后拔管往往无法正常排尿才会被发现。

尿道与直肠吻合更少见。部分患者由于骨盆骨折严重使尿道完全移位,且合并直肠损伤,在手术时探杆进入直肠,误将直肠以为后尿道而进行错误吻合。

【诊断】

尿道直肠瘘手术过程中不仅需行瘘口的修补,而且需进行尿道的端端吻合,因此手术创伤极大。对于出血和感染的诊断,需要通过术后密切观察患者的伤口引流情况、体温的变化以及血象的检测等加以明确。对于瘘口复发的诊断,因术后已放置导尿管,一般只有到拔管后患者排尿时才能发现,有时瘘口复发可能延期出现,术后复查尿道造影可以明确。要发现尿道与假道或直肠吻合,应尽可能在手术中发现,术后发现往往是在拔管后患者无法正常排尿而复查尿道造影时才被发现。

【治疗】

尿道直肠瘘手术完成后一旦发现伤口出血,广泛的皮下血肿,需加强引流,同时会阴部用沙袋压迫止血,应用止血药物等。如发现伤口存在感染征象,需敞开伤口引流积液或脓液,加强抗生素的应用,防止感染的病灶影响吻合口或瘘口的愈合。

手术中如能发现吻合发生错误,需马上找到正确的后尿道重新进行吻合;如在术后才发现尿道与假道或直肠吻合,前者可以3个月以后重新与真正的后尿道吻合;后者处理较为棘手,如直接3个月后重新吻合,污染的肠道有可能使再次手术失败。因此,一旦发现应马上将尿道与直肠分别离断旷置,减少污染的程度和机会,待3~6个月后重新修复尿道。

【预防】

尿道直肠瘘修复手术是一个创伤大、难度大、失败率高、技术要求极高的手术。仔细处理好手术中的每一步是最终手术成功的关键。手术中因分离的范围广,创伤大,创面渗血严重,因此要求创面彻底止血,防止血肿形成,术后要最低位引流渗液,避免积液形成。

为避免术后瘘口复发,术中瘘口的寻找、游离、无张力缝合及最终的用周围脂肪垫或肌瓣包裹是瘘口修复成功的四大要素。

瘘口寻找困难,可以将手指插入直肠,扪及瘘管的位置,指引创口内寻找瘘口。瘘口游离时需切净瘢痕组织,直肠黏膜需完整从瘘管中分离出来后再行无张力吻合,外层组织再加固一层,随后将准备好的周围的脂肪组织或邻近的肌瓣组织填塞在尿道吻合口和瘘口之间,隔开后可以最大限度地保证手术成功。

防止术中将尿道与假道或直肠吻合的关键是术前准确的影像学评价和术中对后尿道精确的判断。尿道造影和尿道超声可以从静态和动态两个角度观察假道和真道的关系,而术中则可以通过观察后尿道精阜的位置找到真正的后尿道。

（张　炯）

【专家点评】

尿道直肠瘘的修复一直是泌尿外科的难点之一,有些大的瘘口术中可以很容易的发现,而一些小的瘘口,术中往往很难发现,这就要求术前影像学的定位,X线尿道造影由于只有二维平面的显像,造影时由于膀胱和直肠重叠的缘故,无法发现尿道直肠瘘的具体位置、长度以及瘘管的大小等情况,很难进行定位;尿道超声对瘘管的显像更模糊,并不适合定位。我们已开始通过尿道CT三维重建技术进行尿道直肠瘘瘘管的定位,对合并有尿道直肠瘘的患者,螺旋CT通过三维重建后观察角度的变化能清晰地显示尿道直肠瘘的具体位置,为手术提供有价值的术前诊断依据,同时螺旋CT尿道三维重建能为尿道成形术的切口选择、术中分离方向及防止损伤直肠等并发症提供更多的帮助。

一旦尿道和瘘口缝合完毕,手术操作中需在两者之间充填周围组织作为屏障,以隔开两个吻合口。目前临床上选用的充填组织已不仅仅局限在会阴部的球海绵体肌组织,这是因为多次会阴径路手术后球海绵体肌已不复存在,而周围的脂肪组织一旦感染液化屏障作用就形同虚设。我们主张对于一些很小瘘口的尿道直肠瘘患者,可以采用会阴部组织充填,而对于一些瘘口较大的患者,可以取用大腿内侧的股薄肌进行充填;如果行耻骨劈开的手术径路,下腹部有手术切口,可以选用腹直肌肌瓣充填在尿道和瘘口之间。

（徐月敏）

12.6　尿道修复重建手术并发症

【概述】

长期以来,尿道的修复与重建一直是泌尿外科的一个难题。临床上对于骨盆骨折引起后尿道缺损的早期修复和重建的概念因存在极高的勃起功能障碍和尿失禁已基本被放弃。3个月后延期的后尿道修复和重建仍主要采用 Webster 报道的经会阴径路系列手术方法进行治疗。如既往多次经会阴径路失败、后尿道位置较高、经久不愈的高位尿道直肠瘘等复杂性后尿道狭窄的病例,还可考虑采用耻骨联合切除等创伤更大的手术径路进行治疗。无论采用何种手术径路,由于尿道组织走行独特,神经血管支配复杂,以及创伤后解剖结构的改变,使后尿道的修复重建被认为是当今泌尿外科领域难度最大的手术之一。

前尿道修复重建的研究过程一直被认为是寻找移植替代物的过程和降低相应并发症的过程。移植替代物从尿道周围自体组织(如包皮、阴茎皮肤、阴囊中隔皮瓣)到各种游离黏膜移植物(如膀胱黏膜、口腔内黏膜、结肠黏膜),再加上各种重建方法的应用(如口腔黏膜的补片法、结肠黏膜的管状法等),使前尿道的修复重建材料越来越丰富,技术越来越成熟。而为降低并发症所采用的各种支架材料的更新,对围手术期处理的重视,以及对修复重建理念的创新势必将大大提高该手术的成功率。

【临床表现】

1. 与后尿道重建相关的并发症

(1) 阴茎痛性勃起 后尿道端端吻合术时,均需行远端尿道的游离,由于前尿道的血供主要依赖于远端阴茎头和侧支的供应,当过分游离远端尿道时不但容易造成阴茎明显缩短,而且可以导致阴茎勃起时海绵体牵拉、弯曲、甚至疼痛。

(2) 直肠损伤 直肠损伤被认为是后尿道重建手术中最严重的并发症。由于尿道从球部开始向下走行,骨盆骨折尿道断裂后尿道走行移位,在游离和切除瘢痕组织时很容易损伤下方的直肠;其次在切除瘢痕时可能并未损伤直肠,但难以控制的出血尤其是底部的渗血往往会用电刀烧灼止血,而此种方式造成的直肠损伤可能手术当时并不会被发现,只有当术后患者出现高热,伤口出现感染和粪便时才会被发现。

(3)耻骨骨髓炎 采用耻骨完全切除的手术途径行后尿道端端吻合术时,因耻骨已做部分锯掉,暴露骨髓,骨髓腔内血管开放;当耻骨后区域被尿液污染后,术中一旦冲洗不彻底,再加上行耻骨上膀胱造瘘术时尿液很容易污染耻骨断端,导致术后耻骨骨髓炎的发生。急性期的感染以髓腔内感染最为严重,有高热、寒战等毒血症状,与急性血源性骨髓炎相似;另一种为切除的耻骨附近的皮肤肌肉等感染坏死,局部形成一巨大空隙,失去血供的耻骨断端暴露于切口中干燥坏死,病程转为慢性。

(4)血管、神经损伤和勃起功能障碍 采用经耻骨下缘或耻骨劈开径路行后尿道端端吻合术时,在游离球膜部尿道和切除瘢痕时,势必会打开尿生殖膈,而在用线锯锯断耻骨时,很可能损伤紧贴其下方的阴茎背静脉及前列腺静脉丛,引起较大出血的可能。由于闭孔血管和闭孔神经从闭孔穿过,切除耻骨的宽度不宜超过闭孔缘,以免损伤这些血管神经。海绵体的动脉主要来自阴部内动脉,其分支阴茎深动脉经尿生殖膈下筋膜从阴茎脚内侧进入海绵体,切除耻骨时避免该动脉的损伤。盆神经丛经前列腺丛向下延伸,随膜部尿道穿过尿生殖膈至阴茎背侧,如损伤这些动脉或神经,可导致勃起功能障碍。

(5)儿童跛行 儿童的骨盆环浅,较多的骨胶原成分使骨盆尚未完全发育。与成人相比,同样的外伤所造成的骨盆骨折对儿童而言意味着创伤更大。选择耻骨劈开或切除的手术径路不仅创伤大,而且进一步破坏了骨盆的稳定性,如过早地下地行走有可能使患儿出现慢性腰背痛及步态不稳。还有部分超体重者,行耻骨切除后,由于骨盆环的破坏,可引起骶髂关节脱位,导致蹒跚行走、腰骶部及坐骨痛。

(6)修复失败 后尿道损伤后所进行的延期尿道修复手术往往有着很高的成功率,而修复失败率大多低于13%。在分析后尿道手术失败原因时有学者归纳为三大因素:① 后尿道黏膜游离不充分;② 没有进行黏膜对黏膜的无张力吻合;③ 瘢痕切除不彻底。Morey 和 McAninch 强调,仔细地、完全地切除瘢痕组织是后尿道修复手术中最重要的因素。而 Berger 等发现狭窄复发的因素中有 27% 是由于没有做到无张力吻合而最终导致黏膜组织局部缺血、瘢痕重新形成和狭窄复发。

(7) 尿失禁 尿道损伤后无论采用早期修复还是延期修复均有可能导致压力性尿失禁的发生。Koraitim 报道行早期尿道修复尿失禁的发生率为 5%,而延期修复其发生率为 4%。而 Mundy 报道行延期后尿道端端吻合术后随访 5 年,压力性尿失禁的发生率达到 37%。许多学者认为尿道损伤后尿失禁的发生机制主要与早期的损伤有关,而与后期的尿道修复手术关系并不大。Koraitim 在介绍其 27 年的尿道手术经验时,提到采用经会阴径路或经会阴联合经腹径路的 155 例患者中没有一例发生压力性尿失禁。Pratap 等也认为手术径路的选择与尿失禁的发生并没有相关性。

尿失禁的发生主要是由于后尿道损伤、离断时造成尿道外括约肌的损伤,此时控尿机制主要依靠膀胱颈部的内括约肌,而造成的尿失禁也只是程度较轻的压力性尿失禁。如内括约肌同时遭受损伤,则可能导致完全性尿失禁。

(8) 与体位相关的并发症 往往发生在行复杂性尿道修复手术后,由于采用高位的截石位所导致的末端肢体的损伤。最常见的并发症主要包括腓神经失用症、横纹肌溶解症和肢体末端区域综合征。其他较少见的并发症如神经病变、肺栓塞、深静脉栓塞和骨滑囊炎。早期报道与体位相关的并发症的发生率高达 20%~50%,而最近的文献报道其发生率已低于 3%,这主要得益于手术时间的缩短和手术时对患者的保护措施得当。随着手术体位摆放的合理,与体位相关的短期并发症已逐渐降到 2% 以下,而发生的永久性并发症已接近 0%。

与体位相关的并发症如腓神经失用症、横纹肌溶解症等主要表现为下肢皮肤或肌肉的痉挛性疼痛、麻木以及活动受限,排尿时发现尿色暗红,需考虑肌红蛋白尿可能。

2. 与前尿道重建相关的并发症

(1) 口腔黏膜替代尿道成形术的并发症

1) 漏尿 严格意义上讲,漏尿并不属于此手术的并发症,许多报道都将漏尿称为临时性的尿瘘,因为其绝大多数是在行带管造影时被偶然发现的。如果前尿道重建术后导尿管拔除较早(<1周),16%的患者存在漏尿,重新放置导尿管7天左右漏尿均可消失。有些文献报道漏尿的发生率在0～25%,此与术后置管的时间长短有关,一般导尿管放置1～6周漏尿均可治愈。

2) 尿瘘　前尿道狭窄无论采用何种组织材料进行重建手术,均有可能发生伤口漏尿的并发症,如漏尿持续存在并穿破尿道缝线,最终导致尿瘘的形成,其发生率在3%,即使术者技术娴熟,其发生率也在1%。因此,尿瘘的发生率可以用来判断前尿道成形手术方法是否可取、医生手术技巧是否过关的标准。尿瘘发生的主要原因是替代的材料血液供应差,局部组织容易出现缺血、坏死和感染,也有因为尿液引流不畅增加切口张力使其裂开。一般情况下,采用管状方法重建尿道发生漏尿的可能性较补片法或埋藏皮条法为低。

由于许多因素可以导致尿瘘发生率增高,而最主要的原因是技术性的,经过努力是可以避免的。其中包括手术操作粗暴引起的组织损伤、在尿道修复中应用血运较差的组织及缝合技术不合理、术后感染和远端尿道狭窄等。

3) 狭窄复发　狭窄复发是尿道狭窄手术后最令术者头痛的并发症之一。颊黏膜替代术后狭窄复发率为0%～20%,与采用皮瓣尿道成形术每年5%的狭窄复发率相比,前者绝大多数发生在术后的开始2年内。狭窄复发最常见的部位为远端和近端吻合口,一般很少发生在中部。

很多学者通过各种手术技巧试图降低该并发症的发生,但由于此并发症发生原因的多样性,即使单纯扩大吻合口面积,有时也很难避免吻合口狭窄的发生。吻合口狭窄发生的原因主要包括:① 近端尿道游离不规范,如游离过多导致缺血,或瘢痕切除不够导致吻合口组织不健康等;② 游离移植物接受床供血不足或带蒂移植物血供不足导致吻合口缺血;③ 支架管选择太粗,局部压迫吻合口血供;④ 分泌物引流不畅淤积后感染,造成吻合口缺血狭窄。

目前,关于颊黏膜狭窄复发争论的焦点主要集中在背侧还是腹侧替代成形术是否对其产生影响。Barbagli在比较这两个部位游离替代成形术的狭窄复发情况后得出结论：游离移植物无论补在背侧还是腹侧，对手术成功率和术后狭窄复发率没有影响。

4）尿道感染　文献报道颊黏膜尿道替代术后急性尿道感染的发生率为0%～6%。由于目前抗生素的使用是贯穿整个围手术期，因此很少发生尿道感染的并发症。如导尿管放置时间太久，有可能增加感染的机会，所以有些学者建议颊黏膜替代术后7天可拔除导尿管。

5）勃起功能障碍（ED）　球部尿道狭窄采用颊黏膜腹侧替代成形术临床上很少发生勃起功能障碍，应该说这也是腹侧替代技术的一大优势所在。文献报道采用颊黏膜尿道成形术和尿道离断扩大端端吻合术，勃起功能障碍发生率分别为19%和27%，两者之间为何存在如此大的差别并不清楚。

6）尿末滴沥　颊黏膜尿道成形术后有部分患者抱怨存在轻度的尿末滴沥的症状。虽然这些症状有时候并不被当作并发症，也很少被详细报道，但其确实存在，发生率在8%～21%。在一组经过二期尿道成形术后的报道中，有69%患者存在尿末滴沥的现象，8%的患者因症状严重而使用集尿器。作者同时还对背侧和腹侧替代后出现尿末滴沥症状的患者进行比较，发现出现严重尿末滴沥症状的腹侧替代为21%，而背侧替代为17%。

尿道狭窄术后出现尿末滴沥的真正病因并不清楚。但有一点比较肯定的是，组织替代后原尿道局部的弹性消失，而尿道依靠弹力纤维的塌陷收缩排空尿道内尿液的功能也完全丧失，从而造成尿末滴沥。其次，支配球海绵体肌的会阴部神经纤维的损伤也是导致尿末滴沥的一个可能的原因。

7）尿道囊样扩张　颊黏膜尿道成形术有时会发生尿道囊样扩张，有些囊样扩张与尿末滴沥有关。大的尿道囊样扩张又称为尿道憩室。采用背侧颊黏膜替代发生尿道憩室的可能性很小，而在腹侧颊黏膜替代时正确的、大小适中的补片的裁减是避免此并发症的关键；其次，适当的关闭尿道海绵体的外膜，为游离移植物提供可靠的背部支撑可以降低此并发症的发生。

8) 尿道外口狭窄 前尿道狭窄重建后引起的尿道外口狭窄属于后天获得性尿道外口狭窄。在使用游离移植物(管状法)如膀胱黏膜、结肠黏膜尿道成形术时,由于所取材料的丰富程度不一,前者往往因外口狭窄发生率很高而基本已被摈弃,后者由于取材丰富,缝合宽敞,外口狭窄的发生率很低。如使用的游离移植物(补片法)是口腔黏膜,即使补片的宽度>1.5 cm,但如果所取的外口隧道不够宽敞,或者隧道底部缺乏很好血供的接受床,或者移植物的缺血时间过长等均有可能导致外口狭窄的发生。带蒂皮瓣移植重建尿道时,如皮瓣制作采用管状尿道很容易发生外口和吻合口狭窄,这主要是由于皮肤的伸缩性以及带蒂血管远端供血不足等原因造成。

尿道外口狭窄是一个逐渐发生的过程,很多患者在拔管后一周内排尿的通畅程度会有一次明显的改变,这与导尿管刚拔时外口黏膜组织或皮瓣组织尚未收缩有关,几天后组织开始收缩,尿流率开始下降,此时尚不能断定存在尿道外口狭窄。但如果随着时间的推移,尿流率仍进一步下降,而尿道外口的外观呈现收缩的征象,用 F16 探杆无法顺利通过或通过时较紧,需考虑尿道外口狭窄的可能。

9) 口腔并发症 口腔游离移植物的取材绝大多数取自颊部黏膜,少部分可取自唇部黏膜。这是因为颊部取材丰富,发生早期和晚期并发症远较唇部黏膜少。早期的并发症如局部疼痛、不适,一般术后 5~7 天 90% 患者上述并发症会消失或改善;30%~65% 的患者会发生口腔麻木,50%~75% 的患者发生口腔紧缩感,这些并发症约在 6 个月后会逐渐消失。如口腔麻木或口腔紧缩感持续存在超过 6 个月,已属于晚期并发症,前者的发生率为 2%~26%,而后者为 9%~32%。晚期并发症中流涎的发生率在 1%~11%。其他少见的并发症包括口腔内出血、血肿、感染、颊部肉芽肿以及腮腺管损伤。有些学者认为颊部取材后为防止口腔疼痛和紧缩感局部伤口可以敞开,不必缝合。但更多的文献报道认为伤口敞开容易出血,因此还是主张 4-0 可吸收线缝合。

取材唇部黏膜后有 3%~5% 的患者发生唇部挛缩,一旦发生此并发症将是灾难性的。因此，Barbagli 认为应尽可能少地使用唇黏膜，只有在一些特殊情况如张口困难或既往双侧取过颊黏膜的患者才考虑使用唇黏膜。在他的尿道中心 650 例采用口腔黏膜患者中只有 2 例(0.3%)发生唇部挛缩。

(2) 筋膜皮瓣尿道成形术的并发症 筋膜皮瓣是一种非常可靠的尿道替代组织，其特别适用于长段的、复发的和血运差的尿道狭窄。目前使用最多的筋膜皮瓣组织是无毛发生长的、柔韧度好的，以及具有良好血供的远端阴茎皮肤或包皮皮肤。有些学者建议使用阴囊皮肤，但阴囊皮肤有潜在发生尿道内毛发生长的危险，需谨慎使用。

采用筋膜皮瓣或补片技术发生并发症的报道与下列因素有关：① 补片的位置——腹侧还是背侧；② 补片的形状——管状还是埋藏皮条；③ 补片的长度；④ 取材的部位——阴茎、包皮皮肤还是阴囊皮肤。

1) 狭窄复发 筋膜皮瓣尿道成形术后狭窄复发为最常见的并发症，文献报道其发生率为 5%~56%。Mundy 等一组 73 例患者 10 年的长期随访报道显示，每年的狭窄复发率为 5%。其中埋藏皮片的狭窄复发率为 40%(包皮、阴茎 31%、阴囊 63%)，而采用管状的复发率达 56%(包皮、阴茎 38%，阴囊 89%)。一般来说，带蒂皮瓣如形成管状往往比埋藏皮条法具有更高的狭窄复发率，因此无论在什么情况下都应该避免采用管状法进行尿道成形。

2) 尿道憩室 尿道狭窄是形成男性继发性尿道憩室最重要的因素，出口梗阻使缺乏支持的尿道薄弱区域如尿道腹侧逐渐扩大呈囊袋样膨大；其次尿道腹侧如采用组织替代时，因替代组织过宽及缺乏支持也很容易形成囊状扩张而导致憩室形成。尿道憩室很少出现在采用背侧替代的尿道狭窄的病例中。而采用腹侧筋膜皮瓣尿道替代术中尿道憩室的发生率为 28.5%。尿道憩室的症状主要取决于憩室的大小和部位。阴茎腹侧或阴囊部位出现可压缩的异常膨大的软性包块，挤压后常有脓性、有臭味的尿液流出。大的憩室常导致引流不畅和持久感染，可引起尿道疼痛和反复尿道感染，血尿，也可以形成憩室结石。如感染严重穿破周围皮肤或组织则形成尿道皮肤瘘。

3) 尿末滴沥 文献上对尿末滴沥的报道率很低,这是因为许多学者并不认为这是一种真正意义上的并发症,甚至很少去主动询问尿末滴沥的情况。但在筋膜皮瓣替代术中尿末滴沥的发生率仍达到10%~50%。特别是腹侧替代出现囊样扩张后会增加尿末滴沥的发生率。因此,在施行尿道手术前需向患者充分告知这一并发症。而在背侧补片尿末滴沥的发生率相对较低。

4) 射精功能障碍 尿道扩大成形术后很容易导致射精功能障碍,其中最直接的原因是尿道憩室的形成;另一原因是在施行尿道成形术分离球海绵体肌时损伤了参与射精的神经肌肉组织。Bhandari等报道在21例腹侧皮瓣尿道替代术中19%患者出现射精功能障碍,其中3例为少射精症,1例为不射精症。然而,在背侧皮瓣尿道成形术中不会发生射精功能障碍。

5) 尿外渗 尿外渗是比较常见的并发症,一般可以通过延长导尿管的引流时间加以解决,如外渗持续存在将可能导致尿道皮肤瘘的形成。尿外渗的发生率为10%~20%,并随着导尿管放置时间的长短而发生变化。

6) 尿道皮肤瘘 带蒂皮瓣尿道成形术尿道皮肤瘘的发生率约为20%。尽管尿道皮肤瘘并不多见,但如果出现皮肤、移植物或插入组织的坏死就有可能导致皮肤瘘的形成。因此,缝合时建议在皮下的肉膜层加逢一层,以避免皮肤瘘的产生。

7) ED/阴茎感觉缺失 采用带蒂皮瓣尿道成形术后有关阴茎勃起功能障碍和阴茎感觉缺失的报道很少。尽管造成这一并发症的详细原因并不清楚,但手术中过分游离阴茎和尿道组织有可能造成阴茎海绵体背侧的神经及其远端分支的损伤,而这些神经损伤将导致阴茎感觉缺失和勃起功能障碍。带蒂皮瓣尿道成形术后造成阴茎感觉缺失的发生率为14%。而阴茎勃起功能障碍绝大多数为暂时性的,发生率为33%,出现永久性的阴茎勃起功能障碍往往只有1%不到。

8) 阴茎皮肤坏死 阴茎皮肤坏死常常发生在使用阴茎皮肤作为筋膜皮瓣尿道成形术后,其发生率为0~15%。坏死部位多见于阴茎皮肤的皮瓣近端,这是由于供应皮瓣的皮下血管丛损伤的缘故。此并发症因发生部位比较表浅,所以绝大多数可以自行愈合。

(3) 前尿道端端吻合术的并发症

1) 急性尿外渗 尿道端端吻合术后急性尿外渗的发生率为1%～4%。一旦发现尿外渗,只需重新放置导尿管引流1～2周即可。

2) 尿末滴沥 前尿道端端吻合术后约有17%的患者发生尿末滴沥的现象。而其发生的病因与颊黏膜和筋膜皮瓣替代尿道后发生尿末滴沥的病因相同,由于症状轻微,所以并未对患者造成很大的痛苦。

3) 勃起功能障碍 前尿道端端吻合术后阴茎勃起功能障碍的发生率为1%～17%。Kessler等对一组333例尿道狭窄手术治疗的患者采用性功能满意度的问卷调查中发现,尿道端端吻合术、筋膜皮瓣成形术和游离移植物尿道成形术后对性功能的满意程度分别为74%、72%和97%。

4) 阴茎痛性勃起 阴茎痛性勃起并发症主要发生在前尿道长度达2～3 cm,而治疗采用端端吻合的患者,其发生率约5%。近年来由于对狭窄长度>1.5 cm的患者广泛采用口腔黏膜,该并发症已非常少见。Kessler等做过一个比较,采用端端吻合、筋膜皮瓣和游离移植物术后阴茎缩短的发生率分别为30%、11%和0%。

5) 狭窄复发 前尿道端端吻合术后狭窄复发的发生率低于10%。Andrich等在一组尿道端端吻合术后长期随访的结果显示,5年的狭窄复发率为12%,而随访到15年时狭窄的复发率仅为14%,而绝大多数复发病例只需通过简单的尿道内切开就能得到治愈。

狭窄复发后,患者感觉排尿越来越费力,尿线逐渐变细。有些患者因排尿不畅而进一步发生尿路感染及尿路结石。长期的吻合口狭窄如造成慢性尿潴留,则往往导致上尿路积水和慢性肾功能衰竭等最危险结局。

6) 尿道感染 尿道成形术尿道感染的发生率在2%～4%。

尿道感染包括单纯的尿道感染和引起发热的尿道感染,如急性附睾炎、肾盂肾炎等。需要强调的是尽快拔除导尿管对降低此并发症是非常重要的,而在置管期间需全程应用抗生素。

(4) 结肠黏膜替代尿道的相关并发症

1) 尿道外口狭窄　采用结肠黏膜替代尿道时,往往需将整个前尿道完全替代,一般多见于患有闭塞性干燥性龟头炎(balanitis xerotica obliterans, BXO)等疾病的患者中。在处理外口时如龟头海绵体分离过多,可能造成供应黏膜组织的血运障碍,同时有海绵体包裹头部黏膜时过紧,双重因素导致外口狭窄。

2) 吻合口狭窄　由于结肠黏膜具有取材丰富的特点,因此在成形尿道时可以完全放心地做成管状,而与近端正常尿道口成斜面扩大吻合。但如出现以下情况可能造成吻合口狭窄:① 局部瘢痕切除不彻底,结肠黏膜底部与海绵体血循环建立不充分;② 近端尿道口过多游离,局部血供差;③ 吻合时黏膜未进行完全的外翻缝合。

3) 肠瘘　采用结肠黏膜替代尿道的患者截取一段结肠后,远近段肠腔需端端吻合恢复肠腔的连续性。而最大的并发症主要是肠道缝合技术不到位而造成的肠瘘或肠梗阻。

【诊断】

1. 后尿道重建手术并发症的诊断　后尿道重建手术完成后,很多患者会感觉自己的阴茎比手术前稍有缩短,勃起时有一种牵拉感,个别患者在性生活时会出现疼痛,以致难以完成满意的性生活,其诊断主要依靠患者的主诉。

直肠损伤如在手术中发现,诊断一般不难。如手术中未予发现,而术后患者出现高热、伤口渗出增多,感染后裂开,2～3天后患者开始排便,随即会在裂开的伤口中发现粪渣,此时诊断为时已晚。

急性耻骨骨髓炎一般根据耻骨切除的病史和临床表现,诊断不难,凡有下列表现均应想到急性骨髓炎的可能:① 急骤的高热与毒血症表现;② 耻骨部位疼痛剧烈,并有明显的压痛区;③ 白细胞计数和中性粒细胞增高。病因诊断在于获得致病菌。

特别是局部腔隙明显者,通过分层穿刺液培养具有很大的价值,必要时,为了提高阳性率,可以反复做血培养。

儿童跛行的诊断一般在手术后 1 个月左右行走时被发现,并随着儿童的发育成长及负重的增加而更明显,骨盆 X 线摄片或 CT 三维成像有助于诊断。

2. 前尿道重建手术并发症的诊断　前尿道重建手术后吻合口狭窄和尿道外口狭窄等狭窄复发的诊断可以通过临床排尿的症状,如出现尿线进行性变细需考虑。尿流率的曲线下降可以间接地反映狭窄的可能,但需除外前列腺或膀胱颈部的梗阻。尿道探杆可以了解是外口狭窄还是吻合口狭窄或两者均存在狭窄的可能。尿道造影或尿道超声可以明确狭窄的部位和程度。如尿道外口正常,则可以选择尿道镜直视下观察吻合口的情况,明确诊断。

尿瘘的诊断比较简单,临床上主要根据症状即可明确。而尿道憩室的诊断往往是在长期的随访过程中才会被发现,患者的临床表现主要包括发现尿道腹侧皮肤逐渐膨大,尿末滴沥不尽,挤压尿道仍有尿液溢出等,尿道造影可以显示膨大的囊袋和扩张前方的狭窄。

【治疗】

1. 后尿道重建手术并发症的治疗　过分的游离前尿道是造成阴茎勃起疼痛的最主要原因。而一旦发生此种并发症,一般很难通过手术方法解决,因此尽可能地防止此并发症的发生显得尤为重要。

直肠损伤的治疗分为两个阶段,如手术中发现直肠有破口,应尽可能保证伤口不予污染,用碘伏消毒液冲洗伤口,破口修补后用周围组织将其与尿道吻合口隔开,充分引流伤口,同时行结肠改道。如术中未发现直肠损伤,术后伤口感染后才发现,只能敞开伤口充分引流,同时结肠改道,等待 6 个月后再行直肠瘘的修补。

耻骨骨髓炎急性期需立即敞开创口引流,因耻骨下缘即为吻合的后尿道,既要防止脓液侵犯后尿道,又要避免脓液进入骨髓腔;同时全身使用抗生素,并按细菌培养及药物敏感试验调整用药;耻骨部位伤口分次清创,清除创口内异物、坏死组织与游离碎骨片。

儿童跛行一般发生在耻骨完全切除的患者,近年来由于耻骨下缘手术径路的大量应用,跛行的并发症已少有报道。

尿失禁的治疗一直是一个难题。Pratap 等报道在 21 例后尿道损伤患者中有 2 例(19%)同时造成膀胱颈部的损伤,最终导致尿失禁。而膀胱颈部的重建手术也许对尿失禁的治疗会有所帮助。Koraitim 等就曾尝试在 5 例膀胱颈部损伤而导致尿失禁的患者中采用膀胱颈部重建手术进行治疗,结果 4 例获得满意疗效。

2. 前尿道重建手术并发症的治疗　前尿道重建手术后发生尿道外口狭窄或吻合口狭窄,通过尿流率的检查随访为程度较轻者,往往只需简单的尿道扩张就可以解决。狭窄的扩张应遵循循序渐进的策略,一般如狭窄的外口口径>10F 而<16F,则扩张的目标以扩到 16F～20F 为宜,如过分的扩张往往会造成新的损伤,从而加剧狭窄的发生。直视下尿道内切开手术对吻合口狭窄不太长的患者能带来明确的疗效,但切开后仍然需要通过尿道扩张维持排尿通畅。再狭窄的再次手术不是没有可能,外口狭窄不太长则可以通过简单的外口切开得以解决,如较长,则需重新选择移植物补片进行治疗。吻合口狭窄再次手术如有管腔存在可以选择背侧移植物嵌入法扩大吻合口,将原来存在的尿道组织完全切除全部重新替代并不可取。

尿道憩室的治疗往往需同时治疗其前方的狭窄所导致的梗阻,如单纯只治疗憩室,数年后尿道憩室会再次发生。当梗阻解决后,构成憩室腹侧囊袋的多余组织可以切除。切除的组织要适中,切除过少,会使术前的一个大的囊袋变成一个小的囊袋;切除过多,尿道缝合存在张力,有可能发生尿瘘等新的并发症。

尿瘘的治疗一般在术后 3～6 个月以后修补较好,在排除瘘口远端无狭窄的存在以后,小的瘘口可以直接修补并保证外层能多层缝合。大的瘘口直接修补缝合失败的可能性较大,术中可以选择临近带血管蒂的转移皮瓣进行修补,外层组织游离后采取多层无张力的缝合,必要时加做阴茎背切开以进一步减少瘘口修补处的张力,确保尿瘘手术修补成功。

【预防】

1. 后尿道手术并发症的预防　阴茎痛性勃起一旦发生很难治疗,因此预防此并发症发生至关重要。原则上前尿道可以游离至舟状窝而尿道不会缺血坏死,但过多的游离势必使尿道海绵体和阴茎海绵体间纤维瘢痕形成,目前的观点认为尿道的游离不能超过阴茎悬韧带,而悬韧带以上的前尿道保持原有状态,对整个阴茎勃起不会造成影响。

后尿道手术中小心切除瘢痕组织,必要时需将手指置入直肠中以指引瘢痕切除的深度是防止直肠损伤的关键。

施行后尿道手术的患者,由于长期留置造瘘管,势必存在导尿管相关的尿路感染。而游离尿道后,污染尿液中的细菌很容易通过切除耻骨断端的髓腔进入血液中造成骨髓炎。因此,在切除耻骨后我们主张用骨蜡封闭骨髓腔表面的血管,防止尿液污染其中。切除的耻骨一般不主张放回原位,以免坏死的骨组织成为感染源。

对于儿童跛行的预防,由于目前完全切除耻骨的破坏性大的手术径路已很少采用,更多的是采用耻骨下缘的手术径路,因此跛行的发生率很低。近年来,由于骨科器械的发展,骨盆破坏后固定钢板的应用可以大大地降低骨盆的不稳定性。

与体位相关的并发症的出现已越来越受到临床的重视。其有关的预防措施包括:① 在关节、血运压迫部位放置软的凝胶袋;② 使用连续的弹力长统袜;③ 尽可能缩短手术时间等。

2. 前尿道手术并发症的预防　为了防止前尿道手术后吻合口再狭窄并发症的发生,手术中对术者的技巧要求极高。一方面要求血管床的血供条件良好,保证着床的组织能尽快获得血供,使其尽快存活;另一方面要求术者在游离近端尿道时恰到好处,即要组织新鲜血供良好,又要横截面宽大;同时尽可能缩短组织缺血时间。手术后需采用抗生素预防感染。分泌物的引流极其关键,在某种程度上决定着手术的成败。

尿道外口狭窄的预防除了术中采用宽大的移植物以外,对游离移植物来说,黏膜的着床状态很重要,如黏膜浮起或过紧下拉均可能导致外口狭窄,因此术中要求用肠线将其紧贴固定在阴茎海绵体床上,隧道要宽大,支架管要适中,不能过分压迫黏膜血供等。

尿道憩室预防的关键是要认识到在憩室的远端存在着梗阻,只有合理的处理梗阻这一明确的病因,才有可能防止憩室的发生。

尿瘘一旦发生,往往对患者造成很大的痛苦和心理压力,因此如何预防尿瘘的发生显得至关重要。经过各种措施使尿道成形手术的尿瘘发生率低于5%是完全可能的,因此在临床操作中需要强调以下几个方面:① 良好的缝合材料,现在成形尿道常用的缝线包括6-0、7-0的无损伤肠线,这些缝合材料有更好的弹性强度和更小的反应性;② 手术中缝合的组织材料新鲜、血供良好;③ 吻合口与切口不在同一部位,如在同一部位,外层缝合需采用多层连续缝合技术;④ 支架管选择适中,最好选用组织反应较轻的硅胶支架,支架管应该比尿道小一号,以利于外层覆盖组织无张力缝合;⑤ 保持分泌物引流通畅,防止感染。

(张 炯)

【专家点评】

泌尿系疾病中有很大一部分是先天或后天的原因导致泌尿器官解剖的异常、缺损和功能障碍,需外科手术进行修复和重建。目前对于后尿道修复和重建的研究并没有大的突破,仍然局限在手术径路选择和手术技巧的描述等范围里面。无论后尿道狭窄长度有多长,合并症有多复杂,均能通过相应的手术径路进行治疗。需要注意的是,有小部分患者,由于经过多次后尿道手术,可利用的尿道已越来越少,最终仍有可能采用局部组织替代的方法,如采用会阴部带蒂皮肤插入与后尿道进行吻合,这种方法只有在无法端端吻合的情况下才能采用,取皮瓣时尽可能宽,2 cm为宜,形成一条埋藏的皮条,效果尚可。而前尿道修复重建的研究过程一直被认为是寻找合适移植替代物和如何降低相应并发症的过程,材料的选择从膀胱黏膜到颊黏膜,从结肠黏膜到舌黏膜;术式的选择从腹侧替代到背侧替代,从管状替代到镶嵌式扩大替代等。无论前尿道狭窄的长度有多长,都能找到相应的替代材料和手术术式。我们的体会是,在取材方面,颊黏膜由于取材不够长且较困难,只能适用于一些狭窄段不太长的前尿道患者;舌黏膜取材最方便,而且最长可以取到 15 cm,对一些长段的前尿道狭窄均能进行替代;结肠黏膜取材较为繁琐,但由于是卷成管状,而且管径可以很宽大,所以不用担心吻合口狭窄等问题,其次管状后发生尿瘘的可能性也大大降低。

国外对于尿道疾病的修复和重建已完成了专业化的构建过程,而且越来越朝着亚专业化方向发展,即前尿道和后尿道分别有专业化人士完成重建和修复手术。专业化程度越高往往预示着重建和修复手术的成功率会越高,预示着发生相应并发症的概率会更低。而国内由于重视的程度不够抑或医疗体制的缺陷和弊端,目前尚未完成尿道疾病专业化的构建,很多患者因此接受多次无谓的尿道手术,使许多原本简单的疾患变得越来越复杂,原本很容易一次解决的尿道疾病需再次或多次手术才能解决,这不仅造成了患者的痛苦,而且增加了医疗费用,提高了手术难度的同时,无形中增加了手术失败的风险。

(徐月敏)

参 考 文 献

1. 马腾骧. 实用泌尿外科手术技巧. 天津:天津科学技术出版社.

2. 徐月敏. 泌尿修复重建外科学. 北京:人民卫生出版社.

3. Lim PHC, Ching HC. Initial management of acute urethral injuries. Br J Urol, 1989, 64: 165 – 168.

4. Mundy AR. The role of delayed primary repair in the acute management of pelvic fracture injuries of the urethra. Br L Urol, 1991, 68: 273 – 276.

5. Rosenstein DI, Alsikafi NF. Diagnosis and classification of urethral injuries. Urol Clin N Am, 2006, 33: 73 – 85.

6. Brandes S. Initial management of anterior and Posterior urethral

injuries. Urol Clin N Am, 2006, 33: 87-95.

7. Frank Hinman Jr 著. 李龙承 张旭 主译. 泌尿外科手术图谱. 北京：人民卫生出版社.

8. 郭应禄, 胡礼泉. 男科学. 北京：人民卫生出版社.

9. 何恢绪, 梅骅. 尿道下裂外科学. 第2版. 北京：人民军医出版社, 2008.

10. 李森恺. 尿道下裂学, 北京：科学出版社, 2008.

11. Malone PR. Urethrocutaneous fistula: preserve the tract and turn it inside out: the PATIO repair. BJU Int. 2009.

12. Hosseini J, Kaviani A, Mohammadhosseini M, et al. Fistula repair after hypospadias surgery using buccal mucosal graft. B Urol J. 2009, 6(1): 19-22.

13. Djordjevic ML, Majstorovic M, Stanojevic D, et al. One-stage repair of severe hypospadias using combined buccal mucosa graft and longitudinal dorsal skin flap. Eur J Pediatr Surg. 2008, 18(6): 427-430.

14. Gopal SC, Gangopadhyay AN, Mohan TV. Use of fibrin glue in preventing urethrocutaneous fistula after hypospadias repair. J Pediatr Surg. 2008, 43(10): 1869-1872.

15. Castagnetti M, Longo R, Tocco A, et al. Long-term (>5 years) donor site outcome after mandibular labial mucosa graft harvesting for urethral reconstruction in children. J Pediatr Urol. 2008, 4(6): 442-444.

16. Snyder CL, Evangelidis A, Snyder RP, et al. Management of urethral diverticulum complicating hypospadias repair. J Pediatr Urol. 2005, 1(2): 81-83.

17. Galifer RB, Kalfa N. The transverse outer preputial (TOP) island flap: an easy method to cover urethroplasties and skin defects in hypospadias repair. J Pediatr Urol. 2005, 1(2): 89-94.

18. Gapany C, Grasset N, Tercier S, et al. A lower fistula rate in hypospadias surgery. J Pediatr Urol. 2007, 3(5): 395-397.

19. Antao B, Lansdale N, Roberts J, et al. Factors affecting the outcome of foreskin reconstruction in hypospadias surgery. J Pediatr Urol. 2007, 3(2): 127-131.

20. Xu YM, Qiao Y, Sa YL, et al. Sustitution urethroplasty of complex and long segment urethral stricture: a rationale for procedure selection. European Urology, 2007, 51: 1093 - 1099.

21. 徐月敏. 泌尿修复重建外科学. 北京：人民卫生出版社. 2007, 303 - 309.

22. 徐月敏, 陈曾德. 尿道狭窄合并尿道瘘的外科治疗. 实用外科杂志,1989, 9, 433 - 434.

23. Youssef AH, Fath-Alla M, and El-Kassaby AW. Perineal subcutaneous darters pedicled flap as a new technique for repairing urethrorectal fistula. J Urol, 1999, 161, 1498 - 1500.

24. Yamazaki Y, Yago R and Tomo H. Dartos flap interposition in the surgical repair of rectourethral fistulas. Inter J Urol, 2001, 8: 564 -567.

25. 徐月敏. 泌尿修复重建外科学. 北京：人民卫生出版社. 2007, 208 - 389.

26. Mundy AR. The long-term results of skin inlay urethroplasty. Brit J Urol, 1995, 75: 59 - 61.

27. Jiong Zhang, Yue-Min Xu, Yong Qiao, et al. An evaluation of surgical approaches for urethral distraction defects in boys. J Urol, 2006, 176: 292 - 295.

28. Koraitim MM. Failed posterior urethroplasty: Lessons learned. Urol, 2003, 62: 719 - 722.

29. Flynn BJ, Delvecchio FC and Webster GD. Perineal repair of pelvic fracture urethral distraction defects: Experience in 120 patients during the last 10 years. J Urol, 2003, 170: 1877 - 1880.

30. Al-Qudah HS, Santuci RA. Extended complications of urethroplaslty. Int Braz J Urol, 2005, 31: 315.

31. Pansadoro V, Emiliozzi P, Gaffi M, et al. Buccal mucosa urethroplasty in the treatment of bulbar urethral strictures. Urology, 2003, 61: 1008.

32. Koraitim MM. On the art of anastomotic posterior urethroliasty: a 27 - year experience. J Urol, 2005,173: 135.

33. Pratap AAC, Tiwari A, Bhattarai BK, et al. Complex posterior urethral disruptions: management by combined abdominal

transpubic perineal urethroplasty. J Urol, 2006, 175: 1751.

34. Jordan GH, Virasoro R, Eltahawy EA. Reconstruction and management of posterior urethral and straddle injuries of the urethra. Urol Clin North Am, 2006, 33: 97-109.

35. Koraitim M. Failed posterior urethroplasty: lessons learned. Urology, 2003, 62: 719.

36. Barbagli G. When and how to use buccal mucosa graft in penile and bulbar urethroplasty. Minerva Urol Nefrol, 2004, 56: 189.

37. Meneghini A, Cacciola A, Cavarretta L, et al. Bulbar urethral stricture repair with buccal mucosa graft urethroplaty. Eur Urol, 2001, 39: 264.

38. McAninch JW, Morey AF. Penile circular fasciocutaneous skin flap in 1-stage reconstruction of complex anterior urethral strictures. J Urol, 1998, 159: 1209.

39. Mundy AR. Results and complications of urethroplasty and its future. Br J Urol, 1993, 71: 322.

40. Kessler TM, Fisch M, Heitz M, et al. Patient satisfaction with the outcome of surgery for urethral stricture. J Urol, 2002, 167: 2507-2511.

41. Micheli E, Ranieri A, Peracchia G, et al. End-to-end urethroplasty: long-term results. BJU Int, 2002, 90: 68-71.

42. Morey AF, Tran LK, Zinman LM. Q-flap reconstruction of panurethral strictures. BJU Int, 2000, 86: 1039.

43. Andrich DE, Mundy AR. Urethral strictures and their surgical treatment. BJU Int, 2000, 86: 571.

44. Al-Qudah HSCA, Santucci RA. Early catheter removal after anterior anastomotic(3 days) and ventral buccal mucosal onlay(7 days) urethroplasty. Int Brazil J Urol, 2005, 31: 459.

13

阴茎手术并发症

13.1 包皮环切术手术并发症

【概述】

包皮过长和包茎是最常见的疾病。包皮过长是指包皮虽然覆盖阴茎头,但翻向后方可露出阴茎头。若包皮口狭小,紧包住阴茎头,无法将包皮向上翻转而显露出阴茎头时称为包茎。包茎分为先天性和后天性。小儿出生时包皮与阴茎头之间存在粘连称为先天性包茎。后天性包茎是继发于阴茎头包皮炎,包皮口形成瘢痕性挛缩,常伴有尿道口狭窄。包皮环切术并非必做的手术,但对包茎和经常发生感染的包皮过长宜早期施行包皮环切术。包皮环切术手术并发症指在包皮环切术手术中或术后引起的一系列疾病或症状,包括出血、感染、水肿、皮肤坏死、包皮口瘢痕狭窄或尿道口狭窄、包皮过短或过长及包皮环切术后橡皮肿等,比较少见的并发症如迟发的阴茎勃起疼痛、阴茎旋转、瘘管形成、阴茎头缺血、阴茎头损伤或切断。据文献报道,包皮环切的手术并发症发生率介于 0.1%~35%,并发症的发生率与手术者的专业水平、手术熟练程度及手术机构存在相关性。

【临床表现】

1. 出血 常表现为切开周围皮肤青紫,血液自创口流出。出血部位最常发生于阴茎背浅静脉和包皮系带处,易形成血肿或血肿进行性增大。

13 阴茎手术并发症

2. **感染** 局部红肿、皮肤温度升高、疼痛及压痛明显并可有伤口处脓性分泌物形成。

3. **水肿** 皮肤肿胀，包皮表面皮肤发亮，手指按压留下压痕而无明显压痛。

4. **皮肤坏死或阴茎头坏死** 常发生在术后48～72 h内，表现为皮瓣尖端或阴茎头出现苍白缺血到皮肤发紫变暗，最后变黑坏死这样一个渐进性变化的过程。

5. **包皮口瘢痕狭窄或尿道口狭窄** 多见于尿道外口，继发感染者可见全段狭窄。尿道口狭窄更多见于婴幼儿手术患者，早期表现为尿线变细，后逐渐表现为排尿费力或排尿困难，排尿时可在阴茎腹侧见到压力增高隆起的尿道，还可出现长期的刺激性尿道口炎。

6. **包皮过短或过长** 包皮切除过多使术后包皮过短，可影响阴茎勃起，表现为阴茎弯曲和疼痛，阴茎勃起时尤为严重；包皮切除过少，术后包皮仍包裹阴茎头，达不到手术效果。

7. **包皮环切术后橡皮肿** 由于包皮内外板保留太多，切口与白膜间发生纤维性粘连，引起远侧的包皮内板淋巴循环障碍，发生慢性炎症引起，表现为局限性或弥漫性肿大，病变部位的皮肤增厚如象皮，表面粗糙，可凹凸不平，呈结节状、疣状或乳头状。由于静脉及淋巴回流受阻，皮肤营养障碍，可引起瘙痒及继发感染，甚至发生慢性溃疡，经久不愈。

8. **阴茎旋转** 常由于缝合时对位不好或感染瘢痕形成所致，表现为阴茎常态或勃起时出现扭曲。

9. **阴茎头损伤** 为破坏性最强的并发症，刀片或电刀均可引起，表现为部分阴茎头缺损、出血等。

10. **尿道瘘** 多位于系带与尿道外口的吻合部，常因手术损伤或在系带处缝合止血时过深而造成局部尿道缺血坏死引起，表现为尿道口下方窦道形成，排尿时有尿液自窦道渗出。

【诊断】

根据术后临床表现即可作出诊断，关键在于早期诊断并及时处理。

1. 术后纱布敷料血液渗湿、血液渗出、血肿形成或血肿进行性增大均为术后出血。

2. 包皮皮肤发亮肿胀而无明显压痛即为术后包皮水肿。

3. 术后感染的诊断为术后 24 h 后出现伤口局部红肿及疼痛增加,伤口局部分泌物形成,有时分泌物培养可找到致病菌;伴全身感染时血白细胞及中性粒细胞升高。

4. 包皮或阴茎头颜色苍白考虑早期缺血、发紫发暗或发黑为皮肤阴茎头坏死。

5. 出现长期的刺激性尿道口炎考虑术后尿道外口狭窄可能;若伴有尿线逐渐变细、排尿费力或排尿困难,尿道外口明显狭小,测定尿道口直径发现其外观与实际大小不一致则诊断为为尿道外口狭窄。

6. 包皮皮肤增厚如象皮,表面粗糙为术后并发象皮肿。

7. 阴茎弯曲和疼痛,阴茎勃起时尤为严重,考虑包皮或系带过短。

8. 阴茎常态或勃起时出现扭曲,尿道口不位于正常腹侧为阴茎旋转。

9. 阴茎头出现创伤性缺损即为阴茎头损伤。

10. 尿道口下方瘘道形成,排尿时有尿液自窦道渗出可作术后尿道瘘诊断。

【治疗】

1. 切口渗血是由于皮肤切口边缘小血管止血不完善所引起,一般更换敷料后加压包扎,或必要时加缝 1 针,即可制止。小的血肿可嘱患者卧床休息,24 h 内局部冷敷,并应用抗生素预防感染,也可应用止血药物静脉滴注或口服,血压较高者控制血压于正常范围。若血肿较大,创口不断有血渗出,则应拆除部分缝线,清除血肿,并结扎出血的血管,仔细止血后缝合伤口,出血自创口流出者再次手术时在切口处做 8 字缝合止血,经以上处理后,出血均能得到良好的控制。

2. 当发生伤口感染时,应及早部分拆线,使创口开放引流,并应用抗生素及 1/5 000 高锰酸钾溶液浸泡,经常更换敷料,并根据药敏试验来选择相应的抗生素。

3. 术后早期局部出现水肿,多能自行消退;若水肿严重,可用注射针头向消毒过的水肿处穿刺,刺成多个针眼,用手稍加压力挤出水肿液,并稍加压包扎。同时嘱患者尽可能平卧休息1~2天。

4. 电烧伤时,部分阴茎皮肤水肿明显,色泽苍白或变黑不能鉴别皮肤是否有生命力,可暂时保留残存皮肤,待坏死区域分界清晰后再清除坏死皮肤。清除坏死皮肤后,小范围的坏死可再生修复,大范围的则需手术植皮,常用阴囊皮肤植皮消除皮肤缺损。若创面已经存在感染,则于清创术后加强创面护理,并加强抗感染治疗,待创面清洁或肉芽组织健康后,再行二期手术。

5. 对于包皮口瘢痕狭窄需再次手术切除狭窄环,并做成形缝合。而对于尿道口狭窄的意义尚存争论,一般来说,儿童尿道应易插入8F鼻饲管,10岁以下儿童尿道口直径小于5F应行尿道扩张或行尿道外口切开。

6. 包皮系带过短,需再次手术在阴茎冠状沟水平横行切断过短的包皮系带,切口长度稍长于阴茎系带宽度长约1 cm的横行切口,用蚊式止血钳纵向牵拉切口,止血,然后以细丝线纵行缝合,系带即得到延长,经上述处理后阴茎勃起恢复正常,疼痛消失,严重者需行皮片移植术;包皮过长则可再次行包皮环切术。包皮系带过短的患者宜行阴茎系带成形术。

7. 包皮环切术后橡皮肿需要再次行整形手术。

8. 轻微的阴茎旋转可不做处理,严重影响生活质量者,需行矫形手术,阴茎头缺损可考虑用颊黏膜修复。

9. 小的瘘口可能自行愈合,较大的瘘口需要手术修补,但应在术后6个月至1年,瘢痕已软化,周围没有感染灶,血供改善后即可进行瘘口的修补。

10. 创伤性阴茎离断无论是不全性离断或完全离断且保留有离断部分者均应积极行阴茎再植术,以求阴茎的修复及排尿功能和性功能的恢复。

【预防】

1. 术中应将近侧包皮退缩后暴露创面仔细止血,特别是阴茎背浅静脉及系带处,系带处可做"U"字缝合以达到在结扎皮肤的同时止血。术前做血压、血液分析、出、凝血时间测定,如有异常予以纠正,使其符合手术要求。

2. 对成年患者术后 3~4 天内应用雌激素 1 mg,每天 3 次或睡前服镇静剂,防止夜间阴茎勃起而引起出血和疼痛。如果是已婚男子,手术后要注意夫妇双方必须分居一段时间,尽量避免性冲动。

3. 本手术靠近会阴部易受污染,故应严格消毒及无菌操作,术后排尿时应尽量避免弄湿敷料,如果敷料被尿液污染,应及时更换,术前注意有效控制包皮阴茎头的炎症,预防感染。

4. 对于坏死的预防 应尽量避免应用电刀,或应用时用盐水纱布包裹阴茎,可避免皮肤坏死,局麻时不能加肾上腺素。术后常规阴茎中立位外固定,以减轻阴茎悬垂对皮瓣的牵拉作用;术后抑制阴茎的勃起;应用保温、微波治疗、药物等方法促进皮瓣的血液循环。术后注意阴茎头、包皮切口的血液循环情况。

5. 敷料包扎松紧适度,术后敷药包扎过紧,导致局部回流不畅。另外,包皮本身有狭窄环,狭窄的地方没有完全切开,术后由于狭窄环还存在,导致静脉回流不畅,因此手术时充分切开狭窄环预防术后水肿。定期观察阴茎皮肤及阴茎头色泽变化。

6. 包皮不可切得过多,以免引起痛性阴茎勃起。将包皮内、外板对齐,一般包皮内板应剪至距冠状沟约 0.5 cm 处,系带部也不可留得过少。仔细操作,缝合时对位整齐,防止阴茎扭曲,并要求有丰富经验的医生参与手术。

7. 瘘管形成的原因是手术损伤或在系带处缝合止血时过深而造成局部尿道缺血坏死引起,因此系带处出血不可盲目缝扎或缝扎过深。

8. 尿道狭窄更常见于新生儿包皮环切术后,因此术前应告知患儿家属此并发症的可能,术中仔细操作,预防尿道外口黏膜损伤,术后预防感染。一旦出现尿线变细早期行尿道扩张,防止狭窄的进一步发展。

9. 对阴茎头损伤的预防主要是术中仔细操作,看清阴茎头的位置,不可盲目剪切。

(张世林 刘继红)

【专家点评】

不要认为包皮环切术是一简单手术,实际上包皮环切术是一项高要求的精细手术,需要一定的手术经验和专业知识,初学者需在上级医生的指导下完成手术,手术止血很关键,特别是系带处动脉,处理不好术后出血很麻烦;同时,包皮环切术也是一项细致的整形手术,切口整个圆周都应与阴茎头等距,力求美观。同时应注意局麻药中勿加入肾上腺素,以防引起阴茎皮肤缺血及坏死。甚至有因局麻药中加入肾上腺素误注入海绵体后引起阴茎坏死的报道。术后的观察很重要,伤口包扎过紧或过松都可能会影响患者术后的恢复。手术出现并发症不仅给患者带来肉体痛苦,而且会影响部分患者的心理健康。

(叶章群)

13.2 阴茎部分切除手术并发症

【概述】

行阴茎部分切除术最常见的原因是局限于阴茎头附近的阴茎癌、巨大尖锐湿疣,其他如严重阴茎烧伤、阴茎外伤感染等情况,出于治疗的目的,有时也不得不施行阴茎部分切除手术。在阴茎部分切除手术中或术后引起的一系列疾病或症状称为阴茎部分切除手术并发症,早期最常见的并发症为出血、感染与阴茎包皮水肿,后期较常见的并发症为尿道狭窄、性交障碍及肿瘤复发等。

【临床表现】

1. 术后出血 术后发生出血最常见的原因是术中止血不彻底,多发生在阴茎海绵体或尿道海绵体断端,也可能为阴茎背侧血管结扎线松脱。阴茎海绵体出血多表现为伤口渗血,严重者表现为伤口滴血;伤口皮肤缝合严密时可表现为阴茎残端皮下血肿,甚至沿阴茎筋膜向上蔓延致全阴茎肿胀;早期尿道出血是尿道残端渗血,表现为尿道口周围出血。

2. 切口感染 术前伤口感染未控制、术中止血不彻底、大的血肿未及时引流或术中术后切口污染等均可导致切口感染。术后如有高热、白细胞增多,应仔细检查阴茎海绵体及阴茎残端切口,如发现阴茎海绵体变硬、压痛,则为急性阴茎海绵体炎的表现,若阴茎残端肿胀、发红或溢出脓性分泌物,则为残端感染。邻近尿道的触痛包块提示尿道周围脓肿。

3. 阴茎包皮水肿 一般出现于术后3～5天,持续5～10天不等,存在明显的个体差异。部分淋巴回流和静脉回流受阻,形成了术后阴茎包皮水肿。另外,阴茎术后异常勃起也可加重阴茎的回流障碍,患者早期下床过多活动亦可由于重力的原因而引起水肿。表现为阴茎包皮肿胀,包皮表面皮肤发亮,常见阴茎远端包皮水肿较重,腹侧尤为明显。

4. 阴茎残端癌肿复发 为术后最严重的并发症,复发多发生在术后1年以内。发生率与原发癌肿部位及手术方法关系密切。阴茎残端癌肿复发的原因与切除范围不足有关。常表现为局部异常实质性突起,也有患者仅表现为切口反复不愈,局部异常分泌物,恶臭或伴有异常疼痛。

5. 性交障碍 性交障碍的发生与残留阴茎海绵体长度、患者精神因素和性交方法有关,主要表现为无法正常插入阴道、勃起功能障碍或性交疼痛。

6. 尿道狭窄 后期最为常见并发症,发生率约为10%,尿道外口狭窄主要是伤口感染、尿道残端过短回缩、尿道外口处理欠妥等原因引起,表现为尿线变细、尿分叉、尿后滴沥、排尿费力或排尿困难,有时可因合并慢性前列腺炎而表现为尿道分泌物。有时会出现急性膀胱炎或感染症状,查体时可在局部扪及尿道结节。

【诊断】

1. 根据术后伤口渗血、血肿形成等可作出术后出血诊断。

2. 术后出现高热、白细胞升高、阴茎海绵体变硬、压痛或阴茎残端肿胀、发红或溢出脓性分泌物均可诊断为术后感染。分泌物细菌培养常可找到致病菌。

3. 术后阴茎包皮肿胀发亮,但无发红及脓性分泌物,无明显压痛为阴茎包皮水肿。

4. 术后阴茎残端异常实质性突起,取活检证实为癌肿复发。

5. 术后无法行正常的性生活为术后性交障碍。

6. 术后尿线细、排尿费力或排尿困难、尿道外口明显狭小及最大尿流率低于 10 ml/s 诊断为尿道外口狭窄。有时需做尿培养,中段尿通常无菌,若合并膀胱炎,全程尿液都会发现细菌。尿道造影或膀胱尿道排尿造影可确定狭窄的部位和程度。尿道镜检查可发现尿道狭窄的部位及狭窄区域瘢痕状况。

【治疗】

1. 小的出血局部加压,卧床休息,也可预防性应用止血药物静脉滴注或口服,血压较高者控制血压于正常范围。对于轻度海绵体出血,经局部加压包扎,全身应用止血药物多能停止。严重出血或皮下较大血肿时应及时手术止血,清除血肿,查清出血部位,缝合止血。手术止血时应彻底清除血肿,仔细寻找出血的血管断端,有时结扎线脱落,血管回缩,须将阴茎背侧皮肤向根部退缩,才能显露血管断端,分别牢固结扎。

2. 术后常规应用抗生素,预防和控制感染,出现脓性分泌物可据分泌物培养应用敏感的抗生素。局部红肿也可辅以局部热敷或理疗,必要时拆开部分缝线,并保持引流通畅。

3. 阴茎包皮水肿严重者,可用注射针头向消毒过的水肿处穿刺,刺成多个针眼,用手稍加压力挤出水肿液,并稍加压包扎或弹力绷带压迫法进行物理治疗。

4. 对阴茎残端癌肿复发者做阴茎全切术,并配合放疗或化疗。

5. 对于因残留阴茎海绵体长度过短所致的性交障碍可行阴茎延长术,与精神因素有关的性交障碍,需做心理干预治疗,关键是打消顾虑,耐心讲解阴茎的解剖生理,树立信心,再辅以正确的性交技术,并做好配偶思想工作,取得良好的配合。已经出现性功能障碍者,经心理疗法无效者,在手术 2 年后,可施行阴茎假体置入术或阴茎重建术。

6. 一旦发生尿线变细即行尿道扩张，一般经定期扩张多能保持排尿通畅，若尿道扩张失败可考虑行内镜直视下尿道切开，严重者施行尿道外口切开成形术或尿道重建术。合并感染者应用敏感抗生素。

【预防】

1. 预防尿道残端渗血的方法是将尿道末端黏膜外翻严密间断或褥式缝合于皮缘。海绵体止血不完善可发生术后出血，关键在于将两侧阴茎海绵体的白膜与纵隔适当间断缝合，缝合时一定要用针穿过 2 个海绵体间隔，以利止血。尿道海绵体的出血可用电凝止血，开放止血带后再仔细妥善止血，多可防止海绵体出血；阴茎背部血管出血多因血管集束结扎不紧，结扎线脱落所致，术中应分别游离、切断、牢固结扎阴茎背侧血管，避免血管性出血。使用镇静剂及雌激素 3 天防止阴茎勃起导致出血。伤口要适当加压包扎，弹力绷带是一个不错的选择。

2. 严格消毒及无菌操作，术后排尿时应尽量避免弄湿敷料，如果敷料被尿液或粪便污染，应及时更换；切断阴茎海绵体，保留尿道海绵体时应由根部向前端切，不要倒着切，避免在该处形成隐窝，否则术后发生感染时可因包裹而致高热。

3. 对于水肿的预防，术后嘱患者尽可能平卧；无出血后可应用活血化淤药物行消肿治疗；弹力绷带或带张力的网眼纱布包扎伤口。

4. 阴茎切除范围务须距离癌肿近缘 2 cm 以上，内生浸润型及边缘不清者适当增加，标本送检，切缘残留肿瘤者应再行阴茎全切除术。

5. 尿道末端应保留一定长度，露出阴茎残端，如过短，可回缩至皮内，形成术后尿道狭窄，残留尿道应长于阴茎海绵体 1 cm，尿道末端剪开 0.5 cm 外翻无张力缝合。同时，术中应注意保留尿道末端两瓣的血运，沿白膜层向远端游离尿道，以防坏死而形成尿道狭窄。阴茎皮肤缝合不能有张力，腹侧留尿道口要宽敞。防治感染、保留导尿管 7 天后拔除。

6. 术前口服广谱抗生素 3～5 天。外阴肿块活组织检查及腹股沟肿大淋巴结活检。术前 3 天用高锰酸钾或活力碘清洗外阴。向患者及家属交待手术必要性消除顾虑。

(张世林 刘继红)

【专家点评】

手术治疗的成功取决于选择合适的病例及正确的临床判断,首先要保证必须距肿瘤 2 cm 以上切除,对于恶性度很高的肿瘤如外生殖器黑色素瘤则不能采用阴茎部分切除术,对于阴茎肉瘤常需多次切除以保证局部不再复发。对于小的、局限于包皮内的肿瘤可行彻底的包皮环切术而不一定做阴茎部分切除;对于原位癌可局部切除活检及局部化疗。其他早期且分化好的阴茎癌可行阴茎部分切除术,其优点是术后患者可直立排尿并能保留性功能。对于并发症需要做到早期发现与及时处理,术后细致入微的观察必不可少。

(叶章群)

13.3　阴茎全切手术并发症

【概述】

对于较晚期的阴茎癌应行阴茎全切除术,术后患者将不能直立排尿且丧失性能力。若癌肿已侵犯邻近的阴囊,可将阴囊及内容物一并切除。在阴茎全切除手术中或术后引起的一系列疾病或症状称为阴茎全切除手术并发症,早期最常见的并发症为出血、感染、尿道口狭窄、肿瘤复发及阴囊皮炎等。

【临床表现】

1. 术后出血　常见原因为阴茎海绵体残端渗血及阴茎背动、静脉出血。两侧阴茎海绵体均应游离至阴茎脚部,可因游离不彻底或海绵体残留过短,不易缝合严密导致术后伤口渗血;阴茎海绵体或尿道海绵体残端断面可因阴茎勃起出现渗血;也可因术中止血不彻底、血管结扎线松脱而出血,表现为切口渗血、血肿形成,严重者可致术后大出血。

2. 切口感染　若术前未能控制感染,术中病变处包扎不严污染伤口,术后应用抗生素不合理,为切口感染的重要原因。另外,术中止血不彻底、伤口渗血、积血、大的血肿未及时引流或术中术后切口污染等均可导致切口感染,表现为局部红肿、发热、疼痛增加或脓肿形成。

3. 尿道口狭窄　感染、尿道残留过短回缩、尿道外露过长坏死、会阴部皮肤创孔窄小、位置不当、尿道末端坏死、尿道引出过程成角或扭曲等均可引起狭窄。表现为排尿费力或排尿困难。如果尿道留取过长,易在皮下组织深层发生扭曲,可造成排尿困难等合并症。

4. 肿瘤复发　分为尿道残端复发和耻骨前方复发,表现为切口及其周围出现异常实质性突起,取活检证实为癌肿复发。

5. 阴囊皮炎　阴囊松弛或会阴部尿道造口靠前,阴囊遮蔽尿道外口,不但影响排尿,尿液还浸及阴囊,引起阴囊湿疹、尿性皮炎、糜烂、溃疡。

【诊断】

1. 阴茎残端断面可出现渗血敷料渗湿、滴血或会阴部血肿形成。

2. 局部红肿、发热、疼痛增加或脓肿形成为术后伤口局部感染;血白细胞升高,全身高热为全身感染。局部分泌物培养常可找到致病菌。

3. 尿道口狭小、排尿费力或排尿困难诊断为尿道口狭窄。

4. 对于怀疑有肿瘤复发者取活检可以得到证实。

5. 阴囊部出现湿疹、尿性皮炎、糜烂、溃疡等诊断为阴囊皮炎。

【治疗】

1. 对于阴茎勃起时阴茎残端断面出现的渗血可加压止血,并应用止血药物静脉滴注或口服,如效果不佳可在局部阻滞麻醉下追加缝线,对于大的出血或会阴部大的血肿需拆开缝线,手术重新止血。对于轻度海绵体出血,经局部加压包扎,全身应用止血药物多能停止。严重出血或皮下较大血肿时应及时手术止血,清除血肿,查清出血部位,缝合止血。手术止血时应彻底清除血肿,仔细寻找出血的血管断端,有时结扎线脱落,血管回缩,须将阴茎背侧皮肤向根部退缩,才能显露血管断端,分别牢固结扎。

2. 术后常规应用抗生素,预防和控制感染,一旦发生感染,应积极处理,早期切开引流,清除坏死组织。

3. 轻度狭窄,经定期尿道扩张,多能治愈。严重者施行外口切开成形术。方法为在尿道外口下方做一三角形皮瓣,其尖端位于尿道外口皮肤与黏膜交界处,然后切开尿道狭窄部,将皮瓣尖端缝合于尿道切开尖端,两侧皮缘缝合。

4. 术后局部复发者,尽可能将周围组织彻底切除,甚至连同阴囊、阴囊内容物及耻骨一并切除,广泛浸润不能切除者,给予放射治疗或化学治疗。

5. 阴囊皮炎的治疗为对症治疗,保持会阴部干燥。必要时截除大部分阴囊皮肤,做阴囊成形术。

【预防】

1. 术后应用止血剂及应用雌激素和镇静剂,防止阴茎勃起,可减少出血的发生。其他术后出血的预防同阴茎部分切除术。

2. 手术前1天手术野备皮,术前3天用高锰酸钾或活力碘或1∶3 000苯扎溴铵溶液洗会阴及外生殖器,并注意浓度,以免因浓度过高损伤皮肤,影响手术进行。预防性应用抗生素,术后服收敛药及进低渣半流质饮食3天,避免过早大便,防止污染伤面。术后放置橡皮条引流,如无出血48 h左右即可拔除。敷料被尿液或粪便污染,应及时更换。

3. 预防尿道狭窄的方法是游离尿道时保持白膜完整,向下分离至尿道球部,使其有足够长度,保障尿道末端血运。会阴部皮肤戳创位置要根据游离尿道情况,使其曲度自然,通道通畅,外口宽敞。在自然情况下尿道末端长出皮肤0.5～1 cm,黏膜外翻与皮缘缝合,形成稍向外突的尿道外口,防止尿道回缩。同时预防感染。对尿道扭曲的预防是将多余尿道从会阴切口拉出并切除。气囊尿管应保留到术后2周以上。

4. 对复发的预防主要是手术时切除彻底,一般距癌肿边缘2cm以上切除,若癌肿巨大或阴茎体部高度恶性癌肿及已浸润尿道海绵体者,应增加切除范围,必要时切除全尿道,做永久性耻骨上膀胱造口术。阴茎头、阴茎海绵体的淋巴首先引流至耻骨上淋巴丛,再注入腹股沟淋巴结或髂外淋巴结,并可沿皮肤、皮下组织、阴茎海绵体直接蔓延至阴茎根部周围、阴囊皮肤及内容物。故手术须将阴茎根部周围及耻骨前方脂肪淋巴结组织彻底清除。浸润阴囊皮肤时,距病变3cm以上切除阴囊皮肤,阴囊内容物受累,则施行阴囊及内容物切除术。

5. 防止阴囊皮炎的方法是尿道外口位置适当,截除大部分阴囊皮肤,做阴囊成形术。

(张世林　刘继红)

【专家点评】

关于阴茎全切后是否马上行髂腹股沟淋巴结清除术目前无统一意见。要临床确定有无淋巴结转移并不十分容易,因为淋巴造影假阳性和假阴性率均高,而且淋巴结活检受取材部位和时限的限制,因此有人主张不论阴茎原发癌肿大小及腹股沟淋巴结有否转移,在切除原发癌的同时常规清除两侧淋巴结。但多数学者还是主张分期进行,即切除原发癌的同时施行淋巴结活检,组织学检查确实有转移时,在术后3周左右施行淋巴结清除术,在此期间应用抗生素,可减少或避免伤口感染等并发症。在此需要指出的是腹股沟淋巴结肿大,常因阴茎原发癌肿感染导致淋巴结炎性肿大,故应使用抗生素治疗观察。若淋巴结不缩小,再施行淋巴结活体组织学检查,而且要切取多个淋巴结或反复多次淋巴结活体组织学检查法。一般来说阴茎癌恶性程度较低、转移晚,主要是淋巴转移,一旦确定有淋巴结转移应积极施行髂腹股沟淋巴结清除术。

(叶章群)

13.4 阴茎假体植入手术并发症

【概述】

对于如阴茎海绵体纤维化或严重的血管病变等原因所致的口服药物无效的阴茎勃起功能障碍(erectile disfunction,ED)患者,阴茎假体植入术可能是唯一理想的治疗选择。但阴茎假体对人体来说是一个异物,假体植入术受很多因素的影响,包括患者和阴茎局部状况、假体是否适合、手术是否熟练、机械性能的好坏、患者术后操作是否正确等多方面的因素,因此假体植入术必然有一些并发症。最常见的是患者手术后3～4周内可能有中度的阴茎阴囊疼痛或坠胀不适感,个别人可持续到术后12周以上,经过一段时间的热水坐浴后会逐渐适应。在阴茎假体植入手术中或术后引起的一系列疾病或症状称为阴茎假体植入手术并发症,术中常见的并发症主要是意外损伤,包括海绵体纵隔交叉穿孔、海绵体白膜穿孔、尿道损伤;术后并发症主要包括感染、糜烂、疼痛和阴茎弯曲等。此外,还有假体本身的故障。随着手术操作的熟练和假体机械性能的提高,假体植入术并发症发生频度呈降低趋势,但术前向患者说明假体植入可能发生的各种并发症及其发生的可能性,术后注意事项是很重要的。

【临床表现】

1. 海绵体纵隔交叉穿孔　阴茎海绵体的纵隔非常薄弱,当阴茎海绵体纤维化,海绵体的扩张会有一定的困难,强行扩张容易造成近端或远端处海绵体交叉穿孔,表现为海绵体扩张不全而柱体安放困难,术后表现为阴茎勃起时疼痛和阴茎扭曲或弯曲畸形。

2. 海绵体白膜穿孔　海绵体白膜穿孔可发生在近端或远端,多由于扩张时过于粗暴引起,特别是海绵体纤维化的病人,使用过细或过粗的扩张器易造成白膜穿孔。表现为海绵体近端白膜穿孔时可发现扩张器位置异常或所测定的长度异常,一般两侧长度之差超出1 cm以上;发生海绵体白膜穿孔特别是远端穿孔可造成柱体移位、伴发感染或糜烂、阴茎头支持不全或成角畸形。

3. **尿道损伤** 如白膜穿孔一样,尿道损伤发生于海绵体纤维化或其他原因引起扩张困难,但较少见。阴茎腹侧纵形切口用力过度时可切开尿道,海绵体扩张时发生尿道穿孔可见扩张器从尿道穿出或海绵体扩张后尿道出血。迟发性尿道损伤常合并靠近尿道口处糜烂或柱体损伤突出于后尿道。膀胱尿道窥镜检查术时过于粗暴亦会导致柱体损伤或糜烂。

4. **感染** 假体植入术的感染率为 8% 左右,在脊髓损伤患者中更高,感染以革兰阴性菌为多见。假体植入时感染细菌、再次手术、抗生素用量不足、包茎、患有糖尿病,以及神经性膀胱(菌尿)均可导致感染。术后行泌尿外科的各种侵入性操作亦可诱发假体感染,所以,假体植入的患者施行泌尿外科各种操作时应使用足量抗生素。持续性术后疼痛、红肿、发热、结节、波动感、创口积脓伴白细胞升高应考虑假体感染,如压迫假体的一端可出现创口溢脓或假体的一部分暴露出来。

5. **糜烂** 是指圆柱体从海绵体近端或远端穿出,常合并感染。假体远端糜烂可出现疼痛或局部不适感,并触到突出的假体。假体糜烂多见于半硬性假体,膨胀性假体较少发生,阴囊皮肤糜烂露出泵或导管也有报道。排尿障碍需要用避孕套或导尿管的患者、由于局部感觉障碍性交时使用过度的脊髓损伤患者、糖尿病患者也易发生假体糜烂。尿道内发生糜烂时导尿管插入困难,有血性或脓性分泌物从尿道流出。

6. **阴茎阴茎头弯曲** 主要是由于假体长度不够或远端扩张不全引起,但也有因解剖异常对阴茎头支持不到而引起。表现为勃起后出现阴茎或阴茎头弯曲。

7. **机械性并发症** 包括假体半折断、圆柱体膨胀瘤、导管扭曲、漏液和泵失常等。

【诊断】

1. 术中发现海绵体纵隔交叉穿孔。
2. 扩张器位置异常或所测定的长度异常,一般两侧长度之差超出 1 cm 以上考虑海绵体白膜穿孔。

3. 如果怀疑尿道损伤应进行海绵体冲洗实验,冲洗液从尿道流出便可确定。迟发性尿道损伤常见近尿道口处糜烂或柱体损伤突出于后尿道。

4. 局部出现疼痛、红肿、发热、结节、波动感、创口积脓伴全身白细胞升高即可诊断为术后感染。

5. 糜烂者圆柱体从海绵体近端或远端穿出,出现疼痛或局部不适感或有血性或脓性分泌物从尿道流出。

6. 出现阴茎头弯曲。

7. 出现机械性故障。

【治疗】

1. 一旦发生海绵体交叉穿孔,一般不必要修补,而要重新扩张一侧海绵体并留置扩张器,用另一个扩张器扩张对侧海绵体。

2. 海绵体白膜穿孔多需要行修补术。

3. 当发生尿道撕裂应终止植入术,先行尿道修补术,并留置导尿管,待 4～6 周尿道裂口愈合后再施行假体植入术。发生迟发性尿道损伤应拔除假体修补尿道,4～6 周后再行假体植入术。

4. 一旦确定感染或高度怀疑发生感染,应立即切开创口,拔出假体所有部件,放置引流条,待伤口痊愈 4 个月后再植入假体。也有人成功地将感染的假体拔除后当即植入新假体。这种方法是假体各部件全部去除后,用卡那霉素溶液、H_2O_2 稀释液、碘酊稀释液、万古霉素和庆大霉素混合液按顺序多次彻底冲洗海绵体腔,更换全部手术铺巾、手术器械、手套后重新植入新假体,并放引流。这种方法感染发生频度明显增加,有人亦提出假体感染后应绝对拔除,9 个月后再行植入术。

5. 糜烂的假体露出时应拔除假体,如仍被皮肤所覆盖可保存假体进行海绵体修补术。

6. 可通过在两侧阴茎头与海绵体白膜间做卷曲缝合来矫正。

7. 出现机械性故障修复或更换假体。

【预防】

1. 为了避免海绵体交叉穿孔,扩张前用弯剪将海绵体组织与白膜剥离成通道;开始避免使用过细的扩张器,一般使用 8F 扩张器;在扩张时要注意海绵体的生理弯曲,尽量靠近海绵体的外侧缘,按照海绵体的生理弯曲细心插入扩张。

2. 海绵体白膜穿孔的预防在于扩张时不能过于粗暴,避免使用过细或过粗的扩张器。扩张海绵体腔时注意扩张器用力的方向,扩张海绵体远端时扩张器顶端紧贴海绵体外侧白膜,慎勿捅破海绵体隔及损伤尿道,远端到达阴茎头中部;近端扩张应顺着海绵体走向,抵达耻骨支内侧至坐骨粗隆。8~13F 依次扩张。

3. 尿道损伤的预防是手术操作时手法轻柔、细腻。对于海绵体纤维化或其他原因引起扩张困难尤其不能使用暴力,同时预防感染,防迟发性尿道损伤的发生。

4. 嘱患者在术前全身洗浴,特别是术前连续 3 天外阴部要用肥皂彻底洗净。对长期留置导尿管者,在术前用抗生素溶液冲洗膀胱和尿道。术前经静脉使用抗生素,通常选用的抗生素有头孢类、氨基糖苷类抗生素和万古霉素,并准备万古霉素或庆大霉素 5~10 支,术中需用抗生素溶液反复冲洗伤口以预防伤口感染。也有作者将抗生素涂于置入的假体上,预防感染的发生。糖尿病患者术前控制血糖于正常水平。在手术开始前剃去阴毛,再用聚乙烯吡咯烷酮碘溶液进行彻底消毒,以降低感染的可能性。手术结束后,将假体保持半充盈状态 24~48 h,伤口加压包扎及冰敷,阴茎加压包扎 4 h。术后 24 h 内拔除尿管及引流管,使用抗生素预防感染。

5. 糜烂的预防是脊髓损伤局部感觉障碍患者避免过度性交、控制糖尿病及预防感染。

6. 对阴茎阴茎头弯曲的预防是术前准确测量阴茎及假体的长度,根据海绵体腔的粗细和长短选择好相应型号圆柱体,防止圆柱体折叠和扭曲。

7. 出现机械性故障的预防是在术前向患者介绍手术方法时,应让患者操作假体模型,掌握正确的膨胀方法,以便术后正确使用。在圆柱体置入海绵体腔之前,一定将缝合海绵体白膜切口的可吸收线留置好,若圆柱体置入后再缝合,缝针就可能扎破圆柱体。应排尽圆柱体、水泵及球囊内空气,注意用生理盐水冲洗连接导管接头处,以排气及避免组织碎片带入。相应导管连接完成后,按捏泵进行假体充盈试验,检测阴茎勃起和疲软状态时柱体长度适宜以及试验假体性能,以便及时调整或更换。

(张世林 刘继红)

【专家点评】

无论国内还是国外,阴茎假体植入术越来越多地被用于治疗 ED 患者。有人统计,植入各种假体的患者总满意率为 90%,配偶满意率为 80%,近 10% 的假体植入患者抱怨不及所期待的效果。辛钟成认为抱怨的常见原因包括阴茎的长度比植入前缩短、阴茎感觉减低、阴茎或阴茎头"发凉感"和隐蔽性差,配偶抱怨如"笔式阴茎"等。还有个别患者抱怨单件套假体隐蔽性差而多件套操作困难。这需要医生术前细致地向患者说明假体的性能,让患者明白阴茎假体并不能诱发正常的阴茎勃起,而仅仅是扶持阴茎完成性生活。很重要的是,术前应给患者和配偶详细说明各种假体的机械性能、机械并发症和手术并发症,如感染、糜烂、手术后疼痛等。同时要介绍假体植入后可能出现的各种症状和治疗费用,假体植入并不影响性欲与射精。与患者充分讨论后由患者选择自己所愿的假体种类,年轻患者常选择多件套膨胀性假体,由于它的隐蔽性较好,可穿体型裤从事各种运动。对患有 Peyronies 疾病而阴茎弯曲者、再次植入者、严重的周围神经疾病、糖尿病患者及截瘫需要避孕套接尿的患者而言,植入单件套假体较为理想。大部分患者愿选择接近于自然勃起的膨胀性假体,能使阴茎增粗,疲软时还原成自然状态。

(叶章群)

参 考 文 献

1. 金锡御,俞天麟. 手术学全集·泌尿外科手术学. 第 2 版. 北京:人民军医出版社,2004.

2. 刘继红. 男科手术学. 北京:北京科学技术出版社,2006.

3. Kim HH, Goldstein M. High complication rates challenge the implementation of male circumcision for HIV prevention in Africa. Nat Clin Pract Urol, 2009, 6(2): 64-65.

4. Isken T, Sen C, Işil E, et al. A very rare complication: keloid formation after circumcision, and its treatment. J Plast Reconstr Aesthet Surg, 2008, 61(11): 1405-1407.

5. Ceylan K, Burhan K, Yilmaz Y, et al. Severe complications of circumcision: An analysis of 48 cases. J Pediatr Urol, 2007, 3(1): 32-35.

6. Shaeer O. Restoration of the penis following amputation at circumcision: Shaeer's A-Y plasty. J Sex Med, 2008, 5(4): 1013-1021.

7. Agrawal A, Parelkar S, Shah H, et al. Multiple circumferential urethrocutaneous fistulae: A rare complication of circumcision. J Pediatr Urol, 2008, [Epub ahead of print].

8. Kaplanian S, Chambers NA, Forsyth I. Caudal anaesthesia as a treatment for penile ischaemia following circumcision. Anaesthesia, 2007, 62(7): 741-743.

9. Van Howe RS. Incidence of meatal stenosis following neonatal circumcision in a primary care setting. Clin Pediatr (Phila). 2006, 45(1): 49-54.

10. Yegane RA, Kheirollahi AR, Salehi NA, et al. Late complications of circumcision in Iran. Pediatr Surg Int, 2006, 22(5): 442-425.

11. Barnes S, Ben Chaim J, Kessler A. Postcircumcision necrosis of the glans penis: gray-scale and color Doppler sonographic findings. J Clin Ultrasound, 2007, 35(2): 105-107.

12. 张小东主译. 史密斯泌尿外科学. 北京:人民卫生出版社,2005.

13. Gulino G, Sasso F, Falabella R, et al. Distal urethral reconstruction of the glans for penile carcinoma: results of a novel technique at 1-year of followup. J Urol, 2007, 178(3 Pt 1):

941-944.

14. d'Ancona CA, de Lucena RG, Querne FA, et al. Long-term followup of penile carcinoma treated with penectomy and bilateral modified inguinal lymphadenectomy. J Urol, 2004, 172(2): 498-501.

15. Francisco E, Raul N, Tomé M. Organ-Preserving Surgery for Penile Carcinoma. Adv Urol, 2008, 2008: 634216.

16. Skeppner E, Windahl T, Andersson SO, et al. Treatment-seeking, aspects of sexual activity and life satisfaction in men with laser-treated penile carcinoma. Eur Urol, 2008, 54(3): 631-639.

17. Langsenlehner T, Mayer R, Quehenberger F, et al. The role of radiation therapy after incomplete resection of penile cancer. Strahlenther Onkol, 2008, 184(7): 359-363.

18. Korets R, Koppie TM, Snyder ME, et al. Partial penectomy for patients with squamous cell carcinoma of the penis: the Memorial Sloan-Kettering experience. Ann Surg Oncol, 2007, 14(12): 3614-3619.

19. Pietrzak P, Corbishley C, Watkin N. Organ-sparing surgery for invasive penile cancer: early follow-up data. BJU Int, 2004, 94(9): 1253-1257.

20. Spiess PE, Hernandez MS, Pettaway CA. Contemporary inguinal lymph node dissection: minimizing complications. World J Urol, 2009, 27(2): 205-212.

21. 郑伏甫, 梁月有, 郭永顺, 等. 46例阴茎癌的临床分析与总结——附文献复习. 癌症, 2008, 27(9):962-965.

22. 吴阶平. 吴阶平泌尿外科学. 山东: 山东科学技术出版社, 2004.

23. 陈一戎. 重建泌尿外科手术学. 北京: 人民军医出版社, 2002.

24. Skeppner E, Windahl T, Andersson SO, et al. Treatment-seeking, aspects of sexual activity and life satisfaction in men with laser-treated penile carcinoma. Eur Urol, 2008, 54(3): 631-639.

25. Kayes OJ, Durrant CA, Ralph D, et al. Vertical rectus abdominis flap reconstruction in patients with advanced penile squamous cell carcinoma. BJU Int, 2007, 99(1): 37-40.

26. 郭应禄,辛钟成. 勃起功能障碍的外科治疗学. 北京:北京医科大学出版社,2000.

27. 刘继红,熊承良. 性功能障碍学. 北京:中国医药科技出版社,2004.

28. 辛钟成,郭应禄,Choi Hyung Ki. 阴茎假体植入术治疗勃起功能障碍548例分析. 中华泌尿外科杂志,2000,21(12):755-757.

29. Run W, Ronald W. 阴茎假体的种类及适应证. 中华男科学, 2001,7(5):281-287.

30. 朱选文,张峰彬,王红萍,等. 可膨胀型阴茎假体植入术并发症的预防与处理. 中华男科学杂志,2005,11(4):284-287.

31. Deho' F, Henry GD, Marone EM, et al. Severe vascular complication after implantation of a three-piece inflatable penile prosthesis. J Sex Med, 2008, 5(12): 2956-2959.

32. Zermann DH, Kutzenberger J, Sauerwein D, et al. Penile prosthetic surgery in neurologically impaired patients: long-term followup. J Urol, 2006, 175(3 Pt 1): 1041-1044; discussion 1044.

33. Kim YD, Yang SO, Lee JK, et al. Usefulness of a malleable penile prosthesis in patients with a spinal cord injury. Int J Urol, 2008, 15(10): 919-923.

34. Jain S, Terry TR. Penile prosthetic surgery and its role in the treatment of end-stage erectile dysfunction-an update. Ann R Coll Surg Engl, 2006, 88(4): 343-348.

35. Brown ET, Saunders SE, Zaslau S. Penile prosthesis pump tubing erosion into urethra appearing as inability to catheterize: a case report. J Sex Med, 2008, 5(12): 2960-2962.

36. Chen Y, Dai Y, Wang R. Treatment strategies for diabetic patients suffering from erectile dysfunction. Expert Opin Pharmacother, 2008, 9(2): 257-266.

37. Wilson SK, Zumbe J, Henry GD, et al. Infection reduction using antibiotic-coated inflatable penile prosthesis. Urology, 2007, 70 (2): 337-340.

38. Menard J, Tremeaux JC, Faix A, et al. Penile protheses multicentre practice evaluation, results after 282 procedures. Prog Urol, 2007, 17(2): 229-234.

39. Hatzimouratidis K, Koliakos N, Koutsogiannis I, et al. Removal of a detached head of the Brooks dilator from the corpora cavernosa during penile prosthesis implantation. J Sex Med, 2007, 4(4 Pt 2): 1179 - 1181.

14

阴囊及内容物手术并发症

阴囊位于阴茎的下方,两大腿根部之间,分左右两侧。阴囊内容物指睾丸、附睾、精索。精索包括输精管和其伴行的血管,即精索动脉和静脉。输精管的作用是负责输送睾丸、附睾产生并成熟的精子,精索动脉是输送养分给睾丸和附睾,静脉是回流睾丸、附睾的血液。

阴囊内容物疾患的外科治疗有两类:① 肉眼直视下的传统手术方法,即通过手术切口来达到手术目的,有两种方法:借助于显微镜和不用显微镜,即肉眼直视下的手术;② 借助于腹腔镜技术达到治疗疾病的过程。这两类治疗手段各有长处和不可忽视的缺陷。

肉眼直视下的传统手术方法途径(手术切口)有两种:患侧的腹股沟区和患侧的阴囊区域。不同部位的手术切口有相同的手术并发症,如原有疾病复发、切口感染、局部血肿形成;在腹股沟区手术还可以出现该部位的特有并发症,如可能损伤髂腹下神经或髂腹股沟神经,导致手术切口的疼痛或神经支配区域的感觉异常,个别患者可能出现腹股沟疝。

14.1 睾丸下降固定术并发症

【概述】

睾丸下降固定术是治疗隐睾,或者睾丸下降不全的一种常用手术,即在手术区域寻得睾丸,松解精索(睾丸附睾血管和输精管血管),将睾丸尽可能放置到精索长度允许的阴囊位置,并加以固定。睾丸下降固定术对睾丸下降不全者是不存在困难的;对睾丸位于后腹膜腔或腹腔内,即高位隐睾并非容易之事。

睾丸是随着胚胎的发育过程而逐渐下降的,睾丸下降的主要调节因子是类胰岛素样因子3和睾丸酮,这些物质的产生途径受到干扰可能引起隐睾,或者睾丸下降不全。男孩出生后在阴囊内未扪及睾丸,即可以考虑有隐睾或睾丸下降不全。有一部分此类男孩在出生后的一段时间内睾丸会继续下降至阴囊,如果在出生18~24个月内睾丸没有下降至阴囊应当考虑使用手术方法将睾丸下降至阴囊。有文献报道:在男孩2周岁之内将睾丸下降至阴囊可以避免睾丸的曲细精管形态学改变,在2周岁以后行睾丸下降,睾丸的曲细精管将发生形态学改变,即下降之隐睾其内的生精细胞受到了影响,支持细胞受累程度有限。因此,此睾丸仅有分泌激素的功能,而没有生精的功能。

【临床表现】

1. 睾丸下降固定术后精索扭转　在患侧睾丸下降固定过程中,将已经解剖分离的睾丸下引至阴囊内时精索发生了旋转,被扭转的睾丸固定在阴囊的相应部位。由于隐睾本身就存在着精索和睾丸发育较正常情况为差,一旦发生精索扭转对睾丸的影响将难以估量,轻则睾丸组织细胞因供血不足发生变性,重则在较短时间内睾丸因血运障碍、缺血而导致睾丸坏死。一般在手术麻醉消失后,患者会主诉手术区域和睾丸所在位置的疼痛,疼痛程度视精索被旋转致睾丸缺血程度和患者对疼痛的耐受度而定。当患者出现主诉手术区域疼痛时,手术医生应当回想手术过程,检查手术区域,主要是下降的睾丸有否异常,对照手术结束与检查当时睾丸的大小改变。

2. 下降的睾丸回缩　发生睾丸回缩绝大多数是由于精索游离的程度不够或者精索本身长度有限,在下降时勉强牵拉至想象中的位置,精索处于高张力的状况。手术当时位置较好,在手术后的短时间内或过一段时间在复查下降的睾丸时,发现被下降的睾丸已经不是在原来的位置,整个阴囊处于空虚状态。

3. 下降的睾丸萎缩　下降睾丸由于精索牵拉过紧、精索血管有部分扭转和血管损伤等原因,影响睾丸的正常血运,导致睾丸处于缺血状态,睾丸发生了萎缩。这种状况通常是不易在早期发现的,当手术医生在复诊时发现下降的睾丸缩小(萎缩),已经没有办法能够挽救此睾丸恢复。

4. 误伤输精管　睾丸下降固定术的最佳手术年龄是在2周岁以内,在这个时间内的睾丸下降可以避免睾丸生精细胞的损伤,但是,此时手术的难度也比较高。在腹膜后或者在腹腔内的隐睾通常都伴有精索鞘膜腔未闭,解剖分离隐睾时必须先将精索血管和输精管及伴行的血管从鞘膜或腹膜上分离出来,此年龄的鞘膜或腹膜太薄,输精管极细,两者在分离过程中极易损伤输精管,导致输精管断裂,致医源性输精管梗阻。损伤的当时是比较难发现的,只有在此患者发生由于无精子症导致不育时(必须具备的情况是对侧睾丸亦行此手术,导致同样的情况,或者存在着先天性的输精管缺如、梗阻影响精子输送或影响生精的条件)才会考虑到有此类的可能性。

【诊断】

1. 睾丸下降固定术后精索扭转　当手术后下降的睾丸发生扭转需要明确诊断时,可以通过以下几个方面得到帮助:① 听取患者的主诉,患者在手术麻醉效果消失后,主诉手术区域和睾丸下降固定部位剧烈的胀痛,而且有逐渐加重的趋势;② 检查手术区域精索压痛的程度,需要区分手术切口疼痛和切口下方的精索触痛,在睾丸固定的位置观察皮肤有否水肿,下降睾丸的大小与手术中比较有否增大。如果精索触痛明显,下降的睾丸有增大即提示着有睾丸精索扭转的可能性;③ 运用现代的超声技术,用彩色Doppler声像图观察动、静脉血液流动状况可以明确知晓被下降的睾丸血运,如果下降的睾丸存在着血运障碍,睾丸精索扭转的诊断可以确立。

2. 下降的睾丸回缩　在手术后近期或远期的随访过程中发现原先固定在阴囊内的睾丸逐渐上移,以至在体检中下降的睾丸未能扪及,通过超声检查发现睾丸已经不在手术区域或在手术区域上方的位置。

3. 下降的睾丸萎缩　在手术后随访的观察中发现睾丸较手术时小,这可以通过超声检查(有三维数据的描述,与手术前比较)得到明确诊断。

4. 误伤输精管　小儿隐睾或者睾丸下降不全手术后输精管损伤的诊断是比较困难的。患者仅有一侧施行此手术,另一侧是正常的,而且在成年后能够生育是不会考虑有当年手术损伤输精管的可能性。假如此患者双侧隐睾或者睾丸下降不全均行相应的手术,且当时手术均损伤了输精管,至成年时体检睾丸发育达到基本正常大小,性激素的测定提示睾丸有生精功能的无精症者,应当考虑此患者有医源性输精管损伤。如果需要明确诊断则应该行输精管探查术,可以发现输精管断端。

【治疗】

1. 睾丸下降固定术后精索睾丸扭转　治疗的方法是早期复位,如果能够及时考虑到患者主诉的疼痛和下降固定睾丸的位置发现异常情况,如睾丸有肿胀,局部有触痛,应该立即予以再次手术探查,确认有精索的旋转现象,立即恢复正常精索睾丸轴,观察睾丸血运恢复情况(睾丸色泽和张力),这样将可以避免睾丸因缺血坏死而被切除。恢复精索睾丸轴以后,应当重新将精索和睾丸固定在相应位置。如果迟迟没有发现,或者已经考虑到有旋转的可能,观察过程时间过长,下降之睾丸将产生不可逆的现象,最终将需要行睾丸切除术。

2. 下降的睾丸回缩　如果睾丸发生上移,但仍在阴囊内(阴囊的上部)可以不予处理;当睾丸回缩至阴囊以上时,理论上应该再次手术,尤其是回缩至外环口内的睾丸。再次手术存在较大风险,首先是上次手术后的组织粘连,其次是精索血管的长度,要有切除此侧睾丸的准备。

3. 下降的睾丸萎缩　为了防止手术后睾丸处于缺血状态,避免睾丸的萎缩,在手术中需要充分解剖分离精索血管,在下降固定过程中适当拉紧精索血管,固定睾丸之前观察精索血管有否旋转的存在,同时观察睾丸的血运状态,在细致的操作和观察下可以保证睾丸的血运正常。

4. 误伤输精管　避免输精管损伤的最有效的方法就是在技术操作上精细、熟练。手术中,当发现有输精管损伤时应当予以修复,修复必须在显微外科的条件下实行。即使在显微镜下予以行输精管端端吻合术,手术的难度和手术后的管腔的通畅度难以想象。

【预防】

1. 睾丸下降固定术后精索扭转的预防关键在于牵引下降的睾丸过程中,手术者应当随时注意牵引睾丸的正确位置,可以避免睾丸的扭转,在对睾丸固定之时再次确认下移的过程中未有旋转的动作发生,先固定精索,后固定睾丸。

2. 预防下降睾丸的回缩应充分解剖分离精索血管和输精管长度,及睾丸最合适位置的固定同等重要,此是避免睾丸回缩的基础。将睾丸固定在一个理想位置而精索血管不被牵拉过紧可以预防精索血管的损伤,同样可以预防睾丸回缩。

3. 睾丸萎缩的现实是与实行睾丸下降固定术目的相违背的。在手术中有效保护好精索和睾丸,避免睾丸发生血液动力学改变是保证睾丸在手术以后不发生萎缩的基本条件。

4. 在实行睾丸下降固定术、解剖分离输精管时,应当做到先仔细辨别输精管的位置,然后再在输精管与精索鞘膜或腹膜间进行轻巧的分离。

(应 俊)

【专家点评】

隐睾是一种极为常见的先天性畸形,睾丸下降固定术是最为重要的治疗方法。从治疗效果而言,掌握治疗年龄至关重要,正如本文所述,目前医学界提出的"临界年龄"为2周岁,因为经睾丸显微组织学研究已经证实,2周岁开始生精上皮已有可能出现不可逆性变化。从治疗技术而言,下降固定术的关键是将睾丸充分以及无张力地置入阴囊内,有时可将斜向弯曲走向的精索直接自后腹膜经皮下环进入阴囊,不必绕行内环或腹股沟管,以相应增加精索的有效长度。万一确实难以将睾丸无张力置入阴囊,不能勉强进行,则可尝试分期手术或睾丸自体移植术,可以最大限度地减少上述各类并发症。

(姚德鸿)

14.2 睾丸鞘膜积液手术并发症

【概述】

睾丸鞘膜积液手术是治疗睾丸鞘膜积液的一种有效、常用的手术方法。鞘膜积液可以分为幼儿的交通性精索鞘膜积液和交通性睾丸鞘膜积液,成人的睾丸鞘膜积液。根据鞘膜积液的类型的不同,手术选择的切口亦不同。幼儿交通性睾丸鞘膜积液(精索鞘膜积液相同)的手术切口应当选择在患侧的腹股沟区,手术关键在于高位关闭精索鞘膜囊,远端腔隙可以不处理;成人的非交通性鞘膜积液手术切口应当选择在患侧的阴囊部位,手术的关键是切除多余的壁层鞘膜。两个手术切口的并发症有相同的方面,亦有不同之处。

【临床表现】

1. 出血 多由于手术中存在操作不够仔细,止血不彻底所致。出血可以分为两个部位:手术切口边缘出血和手术操作区域出血(切口内出血),指切除壁层鞘膜边缘的出血。手术切口边缘出血可以通过覆盖在切口上的外敷料看见,切口内的出血借助于患者主诉手术区域胀痛和局部隆起或增大所提示。

小儿交通性睾丸鞘膜积液手术切口在腹股沟区,手术完毕后是不置引流物的,假如精索鞘膜腔断端的远端口和周围在解剖分离时有小的出血或者渗血,结扎了近端精索鞘膜腔断端,而忽视了远端的情况,将导致远端不需处理的鞘膜腔内积血,手术侧阴囊逐渐增大,手术切口渗血。

成人非交通性睾丸鞘膜积液手术切口在阴囊,在切除多于的壁层鞘膜后予以边缘锁边或鞘膜翻转缝合,在阴囊切口下缘置引流物。在缝合之前必须严格止血,并且仔细观察有否出血或渗血。在术后观察中,手术切口的引流有持续性的血性液体流出,或者手术侧阴囊渐进性增大,此时应当考虑手术切口内有出血或手术区创面渗血。

2. 感染 多由于阴囊皮肤有慢性炎症,或者手术区域术前消毒未达到要求(阴囊皮肤皱折多而深)而所致。手术后数天切口内有异常液体流出则考虑手术切口内感染,在清除感染液体前应先行细菌培养。

3. 精索扭转 小儿交通性睾丸鞘膜积液手术切口在腹股沟区,通常是不会发生精索扭转的。成人非交通性睾丸鞘膜积液手术区域在阴囊,手术中将鞘膜囊解剖分离后移至切口外,经过壁层鞘膜修剪、缝合回复至阴囊内。在睾丸回复至阴囊过程中发生了旋转,或者睾丸正确回复至阴囊内固定不恰当,手术后回复过程时发生睾丸旋转都会发生精索扭转,术后患者有患侧睾丸的剧烈胀痛、睾丸肿大等临床表现。

4. 误伤输精管 小儿交通性睾丸鞘膜积液分离精索鞘膜时易误伤输精管。(详见睾丸下降固定术)。

【诊断】

1. 出血 手术后数小时通过覆盖在手术切口上的外敷料,患者诉说手术区域胀痛,局部的形态改变可以作出手术后出血的诊断,切口内的出血可以应用超声波技术得以明确。

2. 感染 一般在手术后数天切口内有血性或脓性液体渗出,切口边缘红肿,有的或者可以出血体温升高,即可作出诊断。

3. 精索扭转 手术麻醉效果消退后,患者诉说手术侧睾丸疼痛逐渐加重,严重者难以忍受;术侧睾丸渐渐增大;应用彩色 Doppler 声像图观察动、静脉血液流动状况可以明确作出诊断。

4. 误伤输精管 成人手术因输精管较粗,不易损伤。小儿的输精管较细极易损伤(详见睾丸下降固定术)。

【治疗】

1. 小儿交通性睾丸鞘膜积液手术后出血至发现阴囊增大时,往往提示有一定量的出血,依靠表面的处理,给予局部压迫和加压包扎是无效的,唯一的方法是拆开缝合的切口进行止血。成人非交通性睾丸鞘膜积液手术后并发出血可以在切口引流物周围的纱布和阴囊的大小表现出来。阴囊内小出血,通过有效的引流或抽出积血,及阴囊冷敷、或稍加压等相应的措施得以恰当的治疗。如果采取相应的措施还不能控制出血的现象应该拆除手术切口的缝线,彻底清除血块,仔细寻找出血点或渗血面给予有效的止血,重置引流物。

2. 感染发生后除了做感染液体的生物学培养外,给予有效的切口内感染性液体清除,恰当的引流物的放置,同时加以抗生素的应用。

3. 当发现有精索被扭转的可能性,应当立即拆除切口缝线,有旋转的立即复原,观察睾丸的血运恢复情况。延误治疗时间将导致睾丸被切除。

4. 误伤输精管(详见睾丸下降固定术)。

【预防】

1. 手术后出血的预防在于手术中操作仔细,严密的止血。

2. 手术前嘱患者清洁阴囊皮肤,手术开始前应用有效的消毒剂反复消毒阴囊皮肤(尤其是阴囊皮肤皱着明显的)是预防局部感染的最有效的方法。

3. 回放睾丸至阴囊内应当顺着精索的位置,分别在精索鞘膜、睾丸鞘膜和睾丸底部与阴囊壁予以固定,可以避免睾丸的过度活动,也可将睾丸部分悬吊达到减轻手术后的垂重感症状。

4. 预防输精管损伤详见睾丸下降固定术。

(应 俊)

【专家点评】

睾丸鞘膜积液手术种类很多,包括睾丸鞘膜折叠术、睾丸鞘膜切除术和睾丸鞘膜翻转术等,无论采用何种手术,其成功关键在于充分敞开鞘膜囊,切忌因敞开不充分鞘膜缘重新愈合,从而造成鞘膜积液复发。由于环弧走向的鞘膜弧缘很长,边缘又容易卷缩,因此鞘膜缘的严密止血显得十分重要,大多数术后阴囊血肿都源于此,应该引起充分的注意。

(姚德鸿)

14.3 精索静脉曲张手术并发症

【概述】

精索静脉曲张是指源于睾丸的静脉在睾丸上方、腹股沟区伸长、扩张和迂曲,使得患侧睾丸静脉血流出缓慢,导致睾丸产生的代谢产物排出睾丸的时间延长,代谢产物在睾丸内积聚,可以影响精子的生成和已经生成精子的活动能力下降。引起精索静脉曲张的原因较多,常见的因素是精索内静脉内压力过高,尤其是左侧精索静脉汇入同侧肾静脉的角度,影响睾丸静脉血流的流出,使得精索静脉增粗、迂曲。鉴于引起精索静脉的主要原因,精索内静脉高位结扎术是治疗精索静脉曲张的常用手术方式。

精索内静脉高位结扎术目前常用的方法有两种:① 经腹股沟区切口进行精索内静脉高位结扎,可以用裸眼直视下行曲张静脉的结扎,也可以借助于显微外科行精索内静脉结扎。后者手术效应明显优于前者,在显微镜下辨别出睾丸动脉和引流睾丸淋巴液的淋巴管,纯粹的精索内静脉结扎,术后并发症极低。② 借助于现代医疗技术——腹腔镜,在腹腔镜下施行精索内静脉高位结扎术。腹腔镜下施行精索内静脉结扎术有其先进的方面,同时也存在着缺陷。

【临床表现】

1. 精索静脉曲张术后复发　精索静脉曲张不论哪一种手术方式都有一定量的复发率,有文献报道,采用腹腔镜方式施行精索静脉曲张手术的复发率为 4.3%,采用传统的腹股沟区切口手术的复发率:应用显微外科技术为 1.05%,不采用显微外科技术为 2.63%。精索静脉曲张手术后复发主要原因是:与精索静脉相连并有向精索静脉反流血液的静脉结扎不彻底,手术的干预虽然对曲张的静脉有改善作用,在手术后一段时间后又出现原有症状,且渐渐加重,即精索静脉曲张的复发。有一部分使用腹腔镜技术进行精索静脉曲张手术的病例,手术后症状和体征未能消失,其原因是手术处理了精索内静脉,而腹股沟区和阴囊上方的迂曲怒张的静脉没有给予有效的处理,如果在腹股沟区或者阴囊上方存在侧支静脉与周围静脉相通,手术效果难以想象。手术后至发现复发的时间间距的长短存在着个体差异,同时还需考虑手术当时的情况。精索静脉曲张复发的临床表现与术前基本相同。

2. 髂腹股沟神经损伤　在腹腔镜施行精索静脉曲张结扎术时由于使用了超声刀或者"热"的操作器械进行解剖分离、止血,烧灼的温度影响了髂腹股沟神经,术后可以在该神经支配区域的皮肤有感觉异常,或未触及皮肤而皮肤有疼痛感。

3. 睾丸鞘膜积液　精索静脉曲张不同手术方法并发睾丸鞘膜积液的发生率各不相同,据国外文献报道:应用腹腔镜方法施行手术的发生率为15%～20%;采用腹股沟区切口手术不用显微外科技术发生率为7.3%,用显微外科技术发生率为0.44%。由此可见,先进的医疗器械并不能替代精细的手术操作。国外有对这些患者随访资料,术后随访3～20个月,其中有一组79个病例中18个发生睾丸鞘膜积液,9个需要手术,9个手术病例中2个需要再次手术。在精索静脉曲张手术后的数月里患侧的阴囊渐渐增大,首先想到的是手术中引流睾丸的淋巴管受到了损伤,淋巴液通过睾丸脏层鞘膜流入到睾丸鞘膜腔内,大量的淋巴液积聚在鞘膜腔内,形成了睾丸鞘膜积液;初期还伴有睾丸的胀痛,源于睾丸鞘膜的张力增加。可以通过常规的透光试验,B超检查加以明确睾丸鞘膜积液的诊断。

4. 睾丸部分梗死和无菌性附睾炎　是精索静脉曲张术后非常罕见的并发症,但偶尔会意外地发生,这主要是精索静脉结扎后睾丸、附睾动脉血运部分性发生血液动力学改变。精索静脉曲张手术的目的为了改善睾丸、附睾的血管内血液质和量,提高该侧的睾丸生精状况和精子活动能力。当睾丸、附睾的血液动力降低,发生部分性缺血,原来的睾丸生精和精子活动能力将雪上加霜。主要临床表现是近期附睾肿胀、疼痛,远期可以发生患侧睾丸萎缩。借助于彩色Doppler声像图观察动静脉血液流动状况得到证实。

【诊断】

1. 精索静脉曲张术后复发　精索静脉曲张手术后原来的症状和体征可以消失,或者症状和体征有所减轻,当手术前的症状和体征再现,或已经减轻的症状和体征逐渐加重,这意味着精索静脉曲张复发了,运用彩色Doppler技术可以得到相应的诊断。

2. 髂腹股沟神经损伤　手术后该神经支配区域感觉异常（包括疼痛）或感觉消失即可作出髂腹股沟神经损伤的诊断。

3. 睾丸鞘膜积液　在精索静脉曲张手术后同侧阴囊出现睾丸鞘膜积液,首先给予的诊断是精索静脉曲张手术后并发睾丸鞘膜积液。

4. 睾丸部分梗死和无菌性附睾炎　这两种疾病虽然罕见,但是当手术后患者主诉睾丸疼痛,且睾丸体积未增大时,应当考虑此疾病的可能性。

【治疗】

1. 精索静脉曲张复发主要是精索静脉侧支未能完全结扎,术后与之相连的静脉血继续反流进入精索静脉内,此时,可以重新见到曲张的精索静脉。手术后复发的时间根据能够反流进入精索静脉血液静脉分支量和血液量,及手术当时情况而定。临床上的症状和体征与手术前相似。如果上次采用腹腔镜技术手术的病例,此次不应再选择此种治疗,这是由于引起精索静脉曲张的侧支在腹腔镜技术能够结扎点的远方。治疗的最佳方案是采用腹股沟区手术切口进入,手术应在腹股沟管周围和阴囊上方仔细探查与精索静脉相连的侧支,并一一予以结扎。再次手术结扎精索静脉侧支是应当避免损伤睾丸、输精管的动脉。

2. 有文献报道,髂腹股沟神经损伤可以高达17%,髂腹股沟神经损伤发生以后,需要考虑的是：髂腹股沟神经损伤是完全性的,还是部分性的,即非完全损伤。如果是非完全性损伤者在经一段时间恢复后可以自愈,不需要再次手术进行修复;当发生完全性损伤,有两种可能：① 被"热"的腹腔镜操作器械烧灼后神经变性;② 被"热"的腹腔镜操作器械烧灼后神经断裂分离。髂腹股沟神经完全性损伤发生后,无论是神经变性,还是断裂分离可以不做处理。

3. 精索静脉曲张手术后并发睾丸鞘膜积液是由于伴行于静脉的睾丸淋巴管被结扎或损伤。淋巴管损伤是比较难修复的,只有等待淋巴管侧支的建立。睾丸鞘膜积液形成影响生活就应该考虑施行手术治疗,修剪以后的睾丸鞘膜边缘建议用锁边缝合,这样可以借助阴囊内面组织接触,以利回流受阻的淋巴液更好地吸收。

4. 当发生睾丸、附睾血液动力学改变的并发症时,只能以改善并发症症状为主。精索动脉非常细,设想给予施行损伤的动脉吻合是要有很高的显微外科小血管吻合技术。

【预防】

1. 精索静脉曲张的侧支常见于在腹股沟内区域和阴囊上方,使用腹腔镜技术施行精索静脉高位结扎或者取腹股沟区偏上切口,希望将精索静脉曲张的侧支完全结扎是困难的,尤其是腹腔镜方法对这些部位的侧支是望尘莫及的。如果在手术前考虑此患者有精索静脉曲张的侧支存在,可考虑全部,或者部分手术在腹股沟区切口内施行,这样能够全部结扎引起反流入精索静脉血液的侧支。

2. 在施行精索静脉曲张的腹腔镜手术时,解剖分离曲张静脉周围组织使用分离钳时,应当注意血管周边是否有类似神经样组织,否则将损伤髂腹股沟神经。

3. 精索静脉曲张手术后发生睾丸鞘膜积液是在结扎精索静脉时将伴随的淋巴管一并结扎了,同侧的睾丸、附睾的淋巴引流受阻,产生睾丸水肿和鞘膜积液形成。为了手术中避免损伤精索静脉周围的淋巴管,有文献报道,在手术时,精索静脉结扎处的远端静脉内注射亚甲蓝,观察静脉的颜色改变,或者在精索血管外注射亚甲蓝,观察静脉周围组织蓝色管道的分布。在进行腹腔镜精索静脉结扎术时,用亚甲蓝与不用亚甲蓝的对照研究显示:两者存在着明显差异。手术中使用亚甲蓝的病例鞘膜积液的发生率是0%,手术中未使用亚甲蓝的病例鞘膜积液的发生率是20%。注射亚甲蓝时应当注意:注射点与静脉结扎处需要有一段距离以观察亚甲蓝流动状态。亚甲蓝的使用可以保护睾丸、附睾的淋巴管,以保证淋巴引流的通畅。同时可以避免睾丸、附睾的淋巴淤积,睾丸鞘膜积液的形成。

4. 避免睾丸部分梗塞和无菌性附睾炎的发生,关键在于手术中的仔细解剖分离和按需要结扎应该结扎的管腔,避免精索动脉和输精管动脉的误结扎,此可保证罕见现象出现的基础。

(应 俊)

【专家点评】

本文重点介绍精索内静脉高位结扎术,因为这是一个经典性手术。当然此项手术可以开放性进行,也可以采用腹腔镜途径。为了提高手术的效果,减少复发率和并发症率,国外学者近年来还提倡显微精索内静脉结扎术。除此之外,对于精索静脉曲张还可以施行相关的静脉分流术,例如精索内静脉与腹壁下静脉吻合术、精索内静脉与大隐静脉或其分支吻合术、精索内静脉与髂外静脉吻合术等,从统计数字看,此种分流术的效果并不一定优于结扎术。若术前或术中作精索静脉造影很有价值,对明确血管分布,有否侧支与精索静脉相连,防止静脉漏扎与复发具有很大帮助。

(姚德鸿)

14.4 睾丸切除手术并发症

【概述】

睾丸切除术是治疗睾丸疾病和与睾丸内分泌有关的疾病主要手段。睾丸切除术可以在腹股沟区域施行,亦可以在需要切除侧睾丸的阴囊处。手术中如果操作欠妥可以并发精索残端出血、精索残端炎,切口下或阴囊血肿。

【临床表现】

1. 出血 不论是精索残端出血,还是切口下或阴囊血肿形成都是手术操作粗糙、止血不够仔细所致。在手术后患者主诉手术区域疼痛超过正常的手术后切口疼痛,并且手术切口隆起、缝合处有渗血,阴囊切口可以见到手术侧阴囊明显增大或进行性增大。遇见上述切口现象,诊断手术后出血是毫无疑问的,关键要知道出血点在何处。

2. 精索残端炎 睾丸切除后精索的断面发生炎症,这主要是手术者在操作过程中缺乏无菌概念,缺乏应有的操作技术。在手术后数日精索残端肿胀明显,精索增粗,有触痛。

3. 感染　通常阴囊切口易发生感染。手术后引流液不断地从手术中放置的引流物中流出,并且有异味,毫无疑问发生了切口内感染。假如伴有发热,则表示感染处引流不通畅。

【诊断】

1. 切口出血可以在外敷料上得到观察。切口内或精索残端出血可在术侧阴囊的大小形态上得到观察,诊断是比较容易做出的。

2. 精索残端炎的诊断是比较容易作出的,此时精索增粗,并有触痛。

3. 阴囊切口感染常常在术后更换手术切口外敷料得到提示,即切口有红肿、分泌物流出,即可作出诊断。

【治疗】

1. 当手术者发现有切口或切口下有出血迹象时,可以先考虑加压止血,严密观察有否继续出血倾向;在观察过程中,或者第一时间发现时出血已经较明显了,应当立即进行再次手术。手术目的是清除血块,寻见出血点,彻底止血,放置有效的引流物。

2. 当发生精索残端炎时,最有效的治疗是应用有效的抗生素,局部热敷。

3. 当明确感染发生后,最有效的方法就是先行感染性液体(脓性液体)微生物培养,然后清除感染性液体,放置有效的引流物。应用针对性的抗生素抗感染。

【预防】

1. 手术中严谨的手术操作,细致的止血是手术后出血的关键。

2. 精索残端炎的预防在于严格的手术前消毒、细致的手术操作,避免细菌在手术切口内的沾染。

3. 在外科对手术切口分类上看　腹股沟区域手术切口是Ⅰ类切口,阴囊处切口是Ⅱ类切口,虽有在分类上存在着差异,但是术前手术区域的清洁(尤其是阴囊切口),严格的消毒,术中严谨的手术操作是避免术后感染的关键,适当应用预防性的抗生素。

(应 俊)

【专家点评】

睾丸、附睾及精索的恶性肿瘤,宜采用经腹股沟途径的睾丸根治性切除术,术中应该首先阻断精索的血液循环。若不是这个脏器的恶性肿瘤,需要切除睾丸,可采用经阴囊途经的睾丸切除术。至于白膜下睾丸切除术,实际上是睾丸实质剥脱术,有时在前列腺增生症或前列腺癌时应用。睾丸切除术并发症相对较少发生,主要是严密止血,防止阴囊血肿发生。

(姚德鸿)

参 考 文 献

1. Steven MJ, McCabe AJ, Davis C, et al. Testicular torsion: A complication of laparoscopic orchidopexy. J Pediatr Urol, 2006, 2: 509.

2. Ferlin A, Zuccarello D, Zuccarello B, et al. Genetic alterations associated with cryptorchidism. JAMA, 2008, 300: 2271.

3. Bruijnen CJ, Vogels HD, Beasley SW. Review of the extent to which orchidopexy is performed at the optimal age: implications for health services. ANZ J Surg, 2008, 78: 1006.

4. Michikawa T, Matsufuji H, Araki Y, et al. Does early orchidopexy prevent morphological changes in undescended testes? A perioperative assessment using ultrasonography. Urol Int, 2008, 81(2): 210-214.

5. Blaut S, Steinbach F, Tittel B, et al. Torsion of the spermatic cord after prophylactic orchidopexy. Aktuelle Urol, 2008, 39: 147.

6. Inan M, Aydiner CY, Tokuc B, et al. Prevalence of cryptorchidism, retractile testis and orchiopexy in school children. Urol Int, 2008, 80: 166.

7. Dadfar MR. Orchidopexy for retractile testes in infertile men: a prospective clinical study. Urol J, 2007, 4: 164.

8. Swartz MA, Morgan TM, Krieger JN. Complications of scrotal surgery for benign conditions. Urology, 2007, 69: 616.

9. Kiddoo DA, Wollin TA, Mador DR. A population based assessment of complications following outpatient hydrocelectomy and spermatocelectomy. J Urol, 2004, 171: 746.

10. Muensterer OJ. Genitofemoral nerve injury after laparoscopic varicocelectomy in adolescents. J Urol, 2008, 180: 2155.

11. Cayan S, Shavakhabov S, Kadioglu A. Treatment of palpable varicocele in infertile men: a meta-analysis to define the best technique. J Androl, 2009, 30: 33.

12. Schwentner C, Radmayr C, Lunacek A, et al. Laparoscopic varicocele ligation in children and adolescents using isosulphan blue: a prospective randomized trial. BJU Int, 2006, 98: 861.

13. Secil M, Kocyigit A, Aslan G. Segmental testicular infarction as a complication of varicocelectomy: sonographic findings. J Clin Ultrasound, 2006, 34: 143.

14. Hassan JM, Adams MC. Hydrocele formation following laparoscopic varicocelectomy. J Urol, 2006, 175: 1076.

15. Schiff J, Kelly C, Goldstein M, et al. Managing varicoceles in children: results with microsurgical varicocelectomy. BJU Int, 2005, 95: 399.

16. Tan HL, Tecson B, Ee MZ, et al. Lymphatic sparing, laparoscopic varicocelectomy: a new surgical technique. Pediatr Surg Int, 2004, 20: 797.

17. Mellinger BC. Varicocelectomy. Tech Urol, 1995, 1: 188.

18. Maar K, Closs JR, Hofmann N. Results after varicocelectomy Palomo's operation. Urologe A, 1981, 20: 365.

19. 俞天麟,金锡御. 泌尿外科卷,见：黎介寿,吴孟超. 手术学全集泌尿外科卷. 北京：人民军医出版社,1994, 528-558.

15

肠道在泌尿外科应用手术并发症

15.1 回肠膀胱术手术并发症

【概述】

在膀胱癌等膀胱病变的治疗中,因病情需要,可能行膀胱全切除或根治性膀胱切除,同时行尿流改道,其中之一系永久性尿流改道,即取回肠末端 15~20 cm 的带蒂肠襻,近端封闭,两侧输尿管分别种植于近端侧,远端在右中下腹造口。这一手术方式即称为回肠膀胱术,1950 年由 Bricker 报道,手术相对简单、安全,至今仍然是尿流改道手术的金标准之一,又称为 Bricker 术。

该手术因涉及尿流改道及肠道的应用,术中可能损伤肠道、肠坏死,术后可能出现无尿、漏尿、吻合口狭窄、肠梗阻等并发症,需及时诊断和处理,积极预防。

【临床表现】

回肠膀胱术手术并发症依时间,可分为术中并发症,术后早期并发症及术后晚期并发症。

手术时,因术者主观因素,希望切除范围足够广泛,或客观情况,病变累及较广泛,导致输尿管下段切除过多,可引起输尿管与回肠膀胱吻合之间张力过大;或剥离过精细而影响输尿管的血供等;或缝合勉强,可出现吻合口漏尿,尿液外渗等。分离肠襻时,过多游离肠系膜,可影响回肠膀胱的血供,出现回肠管壁缺血,坏死等。还可因腹膜后分离范围广泛,止血不彻底,出现积血、血肿等。此类情况出现在手术中,只要术者细致操作、细心观察,及时处理,不致引起严重的后遗症。

术后早期,可以出现无尿或少尿、漏尿、回肠造口坏死、肠梗阻等症状。

无尿或少尿可能是由于输尿管回肠吻合口狭窄、水肿引起;或输尿管内引流管堵塞所致;也可能是手术创伤较大、输血补液不够,有效循环血量不足,甚至休克等肾前性、肾性因素所致;较不常见的原因可能是肠道分泌的黏液,堵塞输尿管内引流管出口所致。

漏尿的原因,常见的是输尿管与回肠膀胱之间张力过大、输尿管剥离过精细而影响血供、缝合勉强及回肠膀胱肠系膜血供影响等,常表现为吻合口附近引流管引流出大量的尿液。漏尿和血供不足,还能导致回肠造口坏死,表现为造口黏膜青紫、发黑,继而出现组织分解。腹膜后的漏尿,或肠系膜血供障碍,还可导致肠梗阻,表现为腹胀、恶心、呕吐,肠鸣音亢进、肛门排便、排气消失。

术后晚期并发症主要有尿路梗阻、泌尿系统感染和肾功能障碍,因回肠膀胱术不具有排尿可控性,一般不发生血电解质的紊乱;而且术中肠段取用少,几乎无维生素吸收的紊乱。

尿路梗阻的最常见原因,是瘢痕、纤维化等所致的狭窄,可缓慢出现腰酸、水肿、贫血等。超声检查可发现双肾积水、输尿管扩张,血生化检查发现尿素和肌酐值的升高,还可能血常规检查发现贫血。

梗阻积水经常导致慢性尿路感染,患者可表现为反复的腰酸、发热,不易治愈。梗阻和感染,还易继发结石,加重尿路梗阻,可出现肾绞痛等结石相关症状。

男性患者还可能出现各种类型的性功能障碍,可能与局部手术创伤、血供影响、心理打击、肠管造口的干扰等相关。

【诊断】

如出现上述表现,经相关检查,即可做出诊断。

术后 24 h 尿量少于 800 ml 即可诊断为少尿,低于 400 ml 应诊断为无尿。此时应立即测定血压等生命体征,了解术中有无意外情况,计算出入水量,判定有无肾前性、肾性因素可能。排除后,应注意观察引流管是否通畅,必要时可试行冲洗。

引流量的多少,直接影响漏尿的诊断。通常少量的引流,如少于 50 ml,可以认为是合理的,可能是创面的渗出;100 ml 以上的引流量,如非血性,应考虑漏尿或淋巴漏的可能。此时需摄片了解输尿管支架管的位置等情况,同时测定引流液中尿素和肌酐的含量,通常尿液中两者的数值远高于血清值。

疑有回肠造口坏死,可行多普勒超声检查,了解血供受影响的范围及程度,对判定严重性及是否需要手术有益。

疑有肠梗阻时,可行腹部 X 线片检查,可出现肠型和液平线。还可多普勒超声检查,了解缺血的范围及程度。CT 的血管成像,对有无血栓及缺血范围有较大的诊断价值。

对多次超声检查发现肾积水,血尿素和肌酐值升高,怀疑有尿路梗阻时,可进行排泄性尿路造影检查,可表现双肾积水、输尿管扩张、肾脏显影延迟等,还可发现吻合口狭窄、尿路结石等现象,对于诊断有较高的价值,但肾功能损害较严重的病例无法显影。较新的磁共振尿路造影(MRU)和 CT 尿路成像(CTU)则对肾功能损害的病例同样有诊断价值。

针对慢性尿路感染、经久不愈的患者,应进行尿液的微生物学检查及药物敏感试验,可有针对性地选择有效的抗生素。

有性功能障碍时,可行夜间勃起试验、阴茎血流测定等检查。

【治疗】

不同时期的不同并发症,处理原则有所不同。

术中并发症,只要怀疑,就要细致检查,一旦发现,尽可能及时满意解决,不留后遗症。

术后少尿或无尿的情况,针对不同原因,采取不同治疗措施。输血补液不够、有效循环血量不足,应及时补足各种液体和输血,需要时还要在血压稳定的情况下给予利尿治疗。导管堵塞,要及时冲洗。肠道分泌物过多过黏时,可给予碱性药物,如碳酸氢钠等。如已出现急性肾功能衰竭,应采取血液透析治疗,以维持内环境的稳定,渡过急性期。

对于漏尿,引流管位置良好、引流通畅、无发热、患者一般状况良好的病例,可采用观察等待,多数病例能自行愈合。对于伴有血供障碍、瘘口较大、引流不畅、持续时间较久的病例,应适时手术,可手术修补,或改为其他方式尿流改道。

疑有回肠造口坏死,但无腹膜炎征象,可采用观察等待。一旦出现腹腔内感染、尿外渗、发热、无法引流等病情进展的迹象,应及时手术,再次或改为其他方式的尿流改道。

疑有肠梗阻时,仅为轻度粘连性,可采用口服石蜡油、中药外敷等治疗;一旦怀疑有绞窄性,须立即手术探查,可能行粘连松解、肠切除吻合等。

慢性尿路梗阻的病例,应以尽可能小的影响,尽可能多地保护肾功能。对于轻度积水、肾功能正常的病例,可观察等待。如进展明显,多次血清肾功能指标超过正常时,宜再次手术或改为其他方式尿流改道。对继发尿路结石,应积极治疗,可根据检查结果,可选择药物排石、体外冲击波碎石、内镜下碎石取石和手术取石,尽可能减少对肾功能的影响。对术后慢性尿路感染,应作尿液微生物学检查和药敏试验,选取适合的抗生素进行治疗,疗程适当延长。

对性功能障碍患者,宜采取心理和药物的联合治疗。

【预防】

回肠膀胱术手术并发症的处理,重在预防。

严格按照手术适应证和禁忌证,根据患者的生理和病理情况,选择合适的手术方式,可避免产生不必要的并发症。

术中要细致操作、细心观察、及时处理,避免留下影响血供的各种不良因素。术后及时保障有效循环容量,如有少尿,及时发现,及时处理,避免影响肾功能。重视生命体征的监测,注意手术区域的观察,对漏尿及时引流,肠梗阻及时检查,适时治疗,避免发生严重并发症。

术后嘱咐患者定期随访检查,及时、动态掌握恢复情况,对出现的后期并发症给予合适的治疗,保留尽可能多的肾功能。

(张 立)

【专家点评】

回肠膀胱术自1950年由Bricker报道以来，至今仍成为成人永久性尿流改道的常用术式。回肠膀胱术是一种简单、安全、有效的术式，是较早开展的尿流改道手术之一，至今仍然是尿流改道手术的金标准之一。有报道，远期随访有少数患者因输尿管反流或吻合口狭窄引起尿路感染、肾输尿管积水或结石等并发症。主要缺点是需腹壁造口、终身佩戴集尿袋。目前有学者考虑对于预期寿命较长的患者，若上尿路解剖和功能基本正常，可作结肠膀胱术，取一段乙状结肠作输尿管结肠皮肤造口，待患者情况好转后，再利用结肠膀胱作尿流复道。

（周文龙）

15.2 可控尿流改道手术并发症

【概述】

在膀胱癌等膀胱病变的治疗中，因病情需要，可能行膀胱全切除或根治性膀胱切除，同时行尿流改道。其中多种永久性尿流改道手术，采用肠管做成可控性膀胱，患者经由腹壁的输出道间歇自行导尿，即异位可控膀胱；或采用肠管重新形成储尿囊，取代因病切除的膀胱，恢复储存、排泄尿液的功能，即正位可控膀胱术（新膀胱术）。较为经典的有Kock可控膀胱术、Indiana膀胱术、Stanford原位回肠膀胱术、Mainz回盲升结肠膀胱术、Studer原位回肠膀胱术等，可控尿流改道手术是尿流改道的重要手术方法，可提高患者的生活质量，已被广泛选用。

该类手术同样因涉及尿流改道及肠道的应用，可能出现回肠膀胱术类似的并发症，如损伤肠道、肠坏死、无尿、漏尿、吻合口狭窄、肠梗阻等并发症，同时因有尿液在肠管中的储存、排泄，可出现电解质和酸碱平衡紊乱、营养障碍、输尿管反流、排空障碍、尿失禁等特有表现，更需及时诊断和处理，积极预防，以下主要对此阐述。

【临床表现】

除上一节所述"回肠膀胱术手术并发症"的临床表现外,还可出现可控尿流改道手术后特有的并发症表现。

由于分离输尿管、肠管等过细、缝合过紧或吻合口张力过大,可影响输尿管-肠管(储尿囊)吻合处的血供和通畅性,导致吻合口狭窄,可出现肾积水、输尿管扩张,表现为腰酸、腰痛、反复发作尿路感染,后期生化检查可发现肾功能异常或伴电解质紊乱。

如腹壁的输出道过窄、扭曲,或瘢痕收缩,可影响患者的间歇自行导尿,造成尿液排泄的困难,也可能造成肾积水和影响肾功能。类似情况,可发生在正位可控膀胱术病例的新膀胱与尿道的吻合口处,可造成尿流变细、排尿费力、残余尿增多等,严重者不能自行排尿和插管,出现肾功能异常和电解质紊乱。

相反,输出道过宽,或储尿囊内压过高,可出现漏尿或尿失禁,影响患者生活质量。同样,如手术损伤尿道括约肌,则新膀胱的尿控机制受损,可出现不等程度的真性尿失禁。

在可控尿流改道手术后的病例中,因尿液在肠管中的储存及肠管的重吸收作用,可出现电解质和酸碱平衡紊乱。如肠代膀胱病例中,多数患者会出现较轻微的高氯性酸中毒,可表现为疲劳感、口渴、恶心、嗜睡等,严重者可导致死亡。而胃代膀胱病例中,可出现低氯、低钾性碱中毒,可表现为无力、心电异常等,肾功能不全者更易发生。

残余尿的增多、电解质的紊乱,以及储尿囊内肠管分泌的黏液等的作用,加上可能同时伴有的尿路感染,导致尿结石较易发生,可表现为血尿、肾绞痛、排尿中断等,细小结石可自行从尿中排出。

在胃代膀胱病例中,可出现胃代膀胱的消化性溃疡,表现为血尿、尿痛等。

少数病例采用由肛门控尿的术式,因尿液的刺激,可出现腹泻、排便次数增多。

在正位可控膀胱术病例中,因排尿时需增加腹压,可能加重疝的形成和症状。

在部分末端回肠缺失的患者,可导致维生素 B_{12} 的缺乏和腹泻。

【诊断】

对可控尿流改道手术并发症的诊断,部分可参考上一节相关部分所述,对其特有表现,可采用以下检查。

排泄性尿路造影可了解肾积水和输尿管扩张的原因、梗阻的部位及可能的原因,必要时配合磁共振尿路造影(MRU)和CT尿路成像(CTU),更能明确诊断。此类影像学检查手段对腹壁的输出道梗阻、狭窄及尿道吻合口的狭窄的诊断确立,亦有重要价值。对确诊有肾积水的患者,必须检查肾功能和电解质,便于及时发现异常、及时处理。

应该定期检查超声、肾功能、电解质,以掌握病情。对正位可控膀胱术患者,还应注意询问、检查排尿情况,对有排空障碍、尿失禁的患者,应测定残余尿,需要时进行尿动力学检查。

对胃代膀胱患者出现血尿、尿痛,疑有消化性溃疡时,可行膀胱镜检查,可查见溃疡部位、大小和数目等,以便决定治疗方案。对腹泻患者,可行肠镜检查。内镜检查有疑问时,应取活组织检查。

可控尿流改道手术并发症繁琐复杂,其诊断因人、因手术方式而异,应遵循循证医学方式,因人适诊,因人施治。

【治疗】

针对可控尿流改道手术并发症的不同表现,给予特定的治疗和处理。

常见的电解质和酸碱平衡紊乱,轻微的无需处理,可等待观察;对明显的高氯酸中毒,可口服碱性药物,如碳酸氢钠,及氯转运阻断剂,如氯丙嗪,治疗过程中注意引发低钾可能。对胃代膀胱患者出现的严重并发症,应考虑切除胃代膀胱,用肠代膀胱。

轻微的输尿管狭窄,可随访观察,一旦积水、梗阻进展明显,宜及时手术以挽救肾功能,可选用其他尿流改道的手术方式,回肠膀胱术是较常见的选择。

轻度的尿失禁,可给予 M 受体阻滞剂口服,严重者采用其他类型可控尿流改道的手术方式,或直接选用回肠膀胱术。

继发结石视大小,可选择排石、体外震波碎石、内镜取石或碎石及手术取石。

【预防】

可控尿流改道手术的非特异性并发症的预防,与回肠膀胱术相似,其特有并发症,因与手术方式有关,较难预防。

常规口服碱性药物,可能有助于减轻高氯性酸中毒的影响或减缓其发生。而选择远离末端回肠的手术方式,可避免产生维生素 B 的缺乏和部分腹泻。膀胱切除过程中,处理前列腺尖端时,紧贴前列腺分离,可减少括约肌损伤的机会,降低术后尿失禁的发生率,预防性口服 M 受体阻滞剂或许有相似的作用。

(张　立)

【专家点评】

可控尿流改道手术是利用一段回肠或回结肠建成的贮尿囊,开口于腹壁,由患者自行间歇导尿。早在 20 世纪 50 年代 Gilehrist 已设计了可控性回盲肠膀胱,至 1982 年 Kock 报道了可控性回肠贮尿囊,在临床上才引起重视。目前,可控尿流改道手术是尿流改道的重要手术方法,可提高患者的生活质量,已被广泛选用。可控性尿流改道手术的要点首先是剖开重建截取的肠段,形成容量大、内压低的贮尿囊,其次是建成有足够长度、足够阻力的输出管道的抗失禁输出道,最后是输尿管贮尿囊连接部的吻合必须能防止尿液反流。早、晚期各种并发症比较常见。正确的病例选择、术前指导以及选用合适的肠段和早期治疗,可以减少大多数患者的这些并发症。可控式尿流改道术是比较接近生理的尿流改道方法,远期随访"膀胱"容量达 400～800 ml。有学者对贮尿囊进行电镜检查可见贮尿囊的黏膜微绒毛变短,数目显著减少,提示吸收面积比原来缩小。若患者肾功能良好,一般不会并发代谢紊乱。可控膀胱的肠壁分泌黏液含免疫球蛋白,尤其是分泌性免疫球蛋白 A(SIgA),有抑制细菌黏附在黏膜的作用,同时贮尿囊内的正常菌群对致病菌的生长有抑制作用。异位可控膀胱的主要缺点是需要腹壁造口和间歇自行导尿。正位可控膀胱术(新膀胱术)的缺点是夜间尿失禁,部分患者仍需间歇自行导尿。

(周文龙)

15.3 印第安那膀胱术手术并发症

【概述】

印第安那膀胱术系异位可控膀胱中的一种手术方式,由 Rowland 于 1987 年首先报道,即在可控膀胱术基础上,取末段回肠长约 10 cm 的肠管做双层折叠,开口于腹壁作为输出道,手术操作较 Kock 可控膀胱术简单,术后患者间歇自行导尿更方便。

该手术涉及尿流改道及肠道的应用,可出现回肠膀胱术类似的并发症,如损伤肠道、肠坏死、无尿、漏尿、吻合口狭窄、肠梗阻等并发症,还可出现可控尿流改道手术后特有的并发症,如电解质和酸碱平衡紊乱、营养障碍、输尿管反流、排空障碍、尿失禁等。

【临床表现】

印第安那膀胱术可出现异位可控膀胱的各种并发症的症状表现,特别是采用末段回肠做双层折叠作为输出道,较易出现电解质和酸碱平衡紊乱、营养障碍等。

由于尿液在储尿囊中会储存一定时间,肠管对 Cl^- 重吸收增多而对 HCO_3^- 吸收相对减少,引起高氯性酸中毒。早期,由于代偿良好而无任何症状。一旦失去代偿,可出现代谢性酸中毒的相关症状:患者可感觉疲倦、乏力、头晕,可因呼吸代偿而出现呼吸加深、加快,严重者可表现恶心、呕吐、食欲不振、烦躁不安等,甚至出现精神恍惚、嗜睡、昏迷等神经症状,可危及患者生命。

回肠,特别是末端回肠是维生素 B_{12} 等的主要吸收部位,印第安那膀胱术采用末段回肠作为输出道,可影响维生素 B_{12} 等的吸收,出现维生素 B_{12} 缺乏等营养障碍。维生素 B_{12} 缺乏时,早期症状不典型,一般表现为疲劳、注意力不集中、记忆力下降、易激惹和抑郁等。因维生素 B_{12} 参与松果体调控睡眠觉醒周期,缺乏维生素 B_{12} 时还可发生睡眠障碍。维生素 B_{12} 也是脱氧核糖核酸(DNA)合成过程中的一种主要辅酶,缺乏维生素 B_{12} 时可导致 DNA 合成障碍,从而产生巨幼细胞性贫血。缺乏维生素 B_{12} 甚至可造成神经元脱髓鞘和神经元细胞死亡,出现肢端麻木、协调能力受损等,产生亚急性脊髓联合变性。

【诊断】

高氯性酸中毒的诊断主要依靠实验室检查,可发现 HCO_3^-、AB、SB、BB 的减少,Cl^- 和 H^+ 浓度的增高,pH<7.35。

而维生素 B_{12} 缺乏时其血浆浓度常低于正常值,但并不是绝对的。在某些特殊情况下,患者出现维生素 B_{12} 缺乏临床症状,但血浆浓度可能正常或者高于正常,而为其补充维生素 B_{12} 后相关症状明显好转。

【治疗】

轻微的高氯性酸中毒,可密切观察,多数患者可逐渐缓解代偿。症状明显时,可口服碱性药物,如碳酸氢钠(一般可给予碳酸氢钠 1～2 g 口服,每天 3 次,重症病例由静脉径路输入),及氯转运阻断剂,如氯丙嗪,治疗过程中注意引发低钾可能。纠正酸中毒的速度不宜过快,否则可抑制代偿性呼吸加快以致 PCO_2 上升,加剧中枢神经系统症状;同时可使氧合血红蛋白离解曲线左移、加剧组织缺氧;还刺激内生有机酸的产生,使代谢紊乱恶化;而大量补给碳酸氢钠加重心脏负荷,Na^+ 过多所致血浆渗透压增高,又可损伤脑细胞。

维生素 B_{12} 缺乏时可给予维生素 B 制剂,可选择口服、舌下含服、经鼻喷雾或者肌内注射,还可与其他药物合并使用。

【预防】

随着手术技术的提高,对并发症的重视,大多数并发症可以得到预防。对于末段回肠手术后所引起的电解质和酸碱平衡紊乱、维生素 B 营养障碍等常见而特殊的并发症,仍无法满意防范,找到并选用新的储尿囊替代物,或许是将来可控尿流改道手术的发展方向。

(张 立)

【专家点评】

可控回盲肠膀胱术是利用一段回肠及盲升结肠,将部分肠管剖开,利用补片法、回结肠重组法或结肠重组法建成贮尿囊。抗反流的输尿管贮尿囊吻合一般采用结肠黏膜下隧道法。印第安那膀胱术采用回肠折叠或剪裁的方法以缩小回肠腔,可有效防止尿失禁。其在异位可控膀胱手术中占有重要地位,手术操作简单,易为术者接受。术后患者间歇自行导尿更方便。

(周文龙)

15.4 回肠代输尿管术手术并发症

【概述】

由于不同病因造成输尿管某区段或更大范围切除,需利用一段回肠代替输尿管,达到肾盂尿液送至膀胱的作用。

该手术范围广、创伤较大,涉及尿路通畅性和尿道的应用,可出现尿瘘、吻合口狭窄、感染、尿道损伤、肠坏死、肠梗阻、肾积水、电解质和酸碱平衡紊乱等并发症。

【临床表现】

手术时,操作范围涉及肠道,可损伤肠管,或因过多游离肠系膜,影响回肠的血供,出现肠管管壁缺血,坏死等。在术后,还能发生肠梗阻,出现腹胀、恶心、呕吐,肠鸣音亢进、肛门排便、排气消失等。

在代输尿管的吻合口处,因上下组织类型不一、吻合口大小不一等影响因素,较易出现吻合口尿瘘和狭窄,表现为局部大量引流,或尿量减少、腰酸、腰痛等。可同时伴有尿路感染,出现肾区叩击痛、经久不愈的发热。狭窄,以及替代物肠管内黏液分泌,可影响输尿管的通畅性,出现肾积水,还可加重尿路感染的症状,稠厚的黏液在下降,通过输尿管时可诱发肾绞痛。

由于尿液在替代输尿管的回肠内有停留,可造成 Cl^- 重吸收增多,可出现疲倦、乏力、头晕、恶心、呕吐、食欲不振、烦躁不安、精神恍惚、嗜睡、昏迷等高氯性酸中毒表现。

【诊断】

出现腹胀、恶心、呕吐、肠鸣音亢进、肛门排便、排气消失等症状,疑有肠梗阻时,行腹部 X 光片检查,可见肠型和液平线。还可多普勒超声检查,了解有无缺血及程度。CT 的血管成像,对有无血栓及缺血范围有较大的诊断价值。

引流量较多时,可监测其生化指标,特别是尿素和肌酐的含量,通常尿液中两者的数值远高于血清值。

对尿量减少、腰酸、腰痛的患者,超声检查可以及时发现肾积水。怀疑有尿路梗阻时,可进行排泄性尿路造影检查,可表现双肾积水、输尿管扩张、肾脏显影延迟等,还可发现吻合口狭窄等现象,有较高的诊断价值,但肾功能损害较严重的病例无法显影,而较新的磁共振尿路造影(MRU)和 CT 尿路成像(CTU)则对肾功能损害的病例同样有诊断价值。

实验室检查可准确发现高氯性酸中毒,表现为 HCO_3^-、AB、SB、BB 的减少,Cl^- 和 H^+ 浓度的增高,$pH<7.35$。

【治疗】

疑有肠梗阻时,轻度可采用口服石蜡油、中药外敷等治疗;一旦怀疑绞窄性肠梗阻,须立即手术探查,行粘连松解、肠切除吻合等。

明确漏尿后,如引流管位置良好、引流通畅、无发热、患者一般状况良好,可密切观察,多数病例能自行愈合。对于引流不畅、持续时间较久的病例,应适时手术,可手术修补,或选用其他替代物。

疑有尿路梗阻,轻度的密切随访。如进展明显,及时手术探查,可选用尿流改道手术。

轻微氯性酸中毒无需处理,可等待观察;对明显的高氯性酸中毒,可口服碱性药物和氯转运阻断剂。

【预防】

术前预防性口服抗生素,良好的肠道准备能减少感染等并发症。术中操作细致、细心观察,及时发现问题及时处理,可减少肠道的并发症和尿瘘等的发生率。

缝合吻合口时,保证良好的对合和支架管的通畅,可减少吻合口狭窄的发生率,还能减少尿液的停留,降低 Cl^- 的重吸收。

(张 立)

【专家点评】

各种不同病因造成输尿管较大范围的缺损,致输尿管本身两端不够吻合或上、下段亦无法利用肾盂或膀胱壁瓣的情况下,均需要利用一段回肠或结肠替代输尿管达到使肾盂尿液输送至膀胱的作用。由于回肠黏膜可产生黏液和再吸收水电解质,故利用肠管替代输尿管手术应严格掌握适应证。目前,有学者在术中利用碘酒涂擦肠腔破坏肠壁黏膜以期减少肠腔黏膜分泌黏液阻塞远段输尿管。该手术方式的并发症较多,如尿瘘、吻合口狭窄、感染等,故其并非是十分理想的手术方式,在临床应用中需要严格掌握适应证。

(周文龙)

参 考 文 献

1. 吴阶平. 吴阶平泌尿外科学. 济南:山东科学技术出版社, 2004, 2057-2082.

2. Walsh PC, Retik AB, Vaughan ED Jr, et al. Campbell's Urology, 7th ed. Philadelphia: W. B. Saunders, 1998, 77: 3162-3245.

3. 孙立安,王杭,王国民,等. 全膀胱切除回肠膀胱术 15 年总结 (附 196 例报告). 中华泌尿外科杂志, 2002, 23: 465-469.

4. Boyd SD, Lieskovsky G, Skinner DG. Kock pouch bladder replacement. Urol Clin North Am, 1991, 18: 641-648.

5. Madersbacher S, Schmidt J, Ebele JM, et al. Long-term outcome of ileal conduit diversion. J Urol, 2003, 169: 985-990.

6. Steven K, Poulsen AL. The orthotopic Kock ileal neobladder: functional results, urodynamic features, complications and survival in

166 men. J Urol, 2000, 164: 288-295.

7. Kulkarni JN, Pramesh CS, Rathi S, et al. Long-tern results of orthotopic neobladder reconstruction after radical cystectomy. BJU Int, 2003, 91: 485-488.

8. 张爱利, 洪声涛, 赵志红, 等. 胃代膀胱术远期疗效观察. 中华泌尿外科杂志, 2005, 20: 5461-5464.

9. Mills RD, Studer UD. Metabolic consequences of continent urinary diversion. J Urol, 1999, 161: 1057-1066.

16

泌尿外科淋巴手术并发症

16.1 腹膜后淋巴结清除术并发症

【概述】

自1948年以来,腹膜后淋巴结清扫术被公认为是治疗非精原细胞瘤很好的治疗方法,但在过去的30年里,该手术的治疗效果和术式本身发生了很大的变化。

睾丸肿瘤的腹膜后淋巴清扫术根据清扫范围、操作顺序的不同,又可分为根治性、改良性和保留神经性腹膜后淋巴结清扫等三种术式。

根治性腹膜后淋巴结清除术适用于非精原细胞瘤性生殖细胞瘤(NSGCT)或精原性生殖细胞瘤伴有甲胎蛋白、β-hCG升高者。

睾丸淋巴引流沿精索淋巴管到达腹膜后,沿腰大肌表面上行,于L_4水平跨过输尿管,再分支向上、向内进入肾蒂淋巴结和腹主动脉、下腔静脉淋巴结。而左右两侧的淋巴管互相交通。睾丸肿瘤沿上述淋巴引流途径转移,经精索转移到肾蒂淋巴结和腹主动脉、下腔静脉前、旁、间淋巴结。这些淋巴组织受累后,淋巴管被肿瘤阻塞,可沿侧支或逆行淋巴扩散,转移至主动脉、腔静脉后淋巴结、对侧腰淋巴结及髂淋巴结。

腹膜后淋巴清除范围应包括患侧肾周筋膜内所有的淋巴、脂肪和结缔组织。外侧上自肾蒂,下达腹股沟内环的精索血管及淋巴、脂肪和结缔组织;内侧上自肾蒂上方一横指,下达髂内血管和髂外血管的近1/3,以及健侧的髂总动脉分叉处之淋巴、脂肪及结缔组织。必要时切断结扎肠系膜下动脉。腹膜后淋巴结清扫术根据睾丸肿瘤转移特点,双侧清除较为常规、合理。睾丸切除后血清肿瘤标记物正常、无肿瘤相关背痛、腹膜后孤立病灶、直径小于3 cm且局限于肾蒂和髂血管分叉之间的患者最适宜于行双侧腹膜后淋巴结清扫术。

腹膜后淋巴结清扫在肾癌的正确病理分期中有一定的作用,准确的病理诊断和病理分期是肾癌治疗的基础。肾脏的淋巴引流主要是一条互相平行的由小淋巴结串起的淋巴链,分别是主动脉周围淋巴结、腔静脉周围淋巴结、主动脉和腔静脉间淋巴结。左肾主要是主动脉旁、主动脉表面以及主动脉后淋巴结;右肾主要是腔静脉表面、腔静脉后以及主动脉腔静脉间淋巴结。其他旁路引流也不少见因为腹膜后间隙内存在许多淋巴管道的交通。所以,肾脏的淋巴引流没有明确的各区域先后顺序。以上腹膜后淋巴结引流再汇入腰淋巴干,最后经胸导管进入血液肾癌淋巴结转移可以发生在肾门、主动脉和腔静脉周围、横膈下、髂以及锁骨上淋巴结。肾门淋巴结清扫主要包括肾蒂周围的淋巴脂肪组织,左肾至左肾动脉根部,右肾至右静脉汇入下腔静脉处。区域淋巴结清扫从肠系膜上动脉根部至主动脉分叉水平,左肾包括主动脉旁、主动脉表面以及主动脉后淋巴结,右肾包括腔静脉表面、腔静脉后、主动脉腔静脉间以及主动脉前淋巴结,外侧界均为输尿管(因为右侧肾脏有向左侧引流的侧支,所以要清扫主动脉前淋巴结)。这是一个改良的术式,可以通过术后神经纤维的再生来减少射精功能障碍的发生。扩大的淋巴结清扫(双侧淋巴结清扫)范围是区域淋巴结清扫的合集,即从膈肌脚至主动脉分叉水平,双侧输尿管之间的广泛腹膜后区域,是比较广泛的清扫,其清扫淋巴结阳性率较区域清扫略高,但并发症也相对较多。单纯的选择性腹膜后肿大淋巴结切除术具有分期意义。

【临床表现】

1. 射精障碍　　正常的射精需要三个独立因素协调进行:① 膀胱颈的闭合;② 精液释放;③ 射精。调节精液释放的交感神经纤维主要来自于 $T_{12} \sim L_3$ 胸腰脊髓段。在后腹腔中部离开交感神经链之后,这些神经纤维向内靠拢并汇成腹下丛,该神经丛位于肠系膜下动脉起始部恰好位于主动脉分叉处。自腹下丛后交感神经纤维,向下行经盆丛至精囊、输精管、前列腺和膀胱颈部。射精受发自腰骶段脊髓水平的神经调节。交感神经纤维使膀胱颈收缩,同时从 S_2 到 S_4 发出的会阴部体神经使尿道外括约肌松弛,以及使尿道球部和会阴部肌肉有节律地收缩。显然,脊柱旁交感神经节、$T_2 \sim T_4$ 发出神经节后交感神经纤维,以及它们交汇形成的腹下丛对维持正常的射精来说至关重要。腹膜后淋巴结清扫术中,损伤上述结构,将不可避免地造成术后射精障碍。

2. 淋巴瘘　腹膜后淋巴乳糜液漏出进入腹腔内的严重程度与乳糜液漏出速度和量有关。首先呈现腹水表现:腹胀、胸闷、呼吸困难。大量淋巴乳糜液丧失表现:① 营养不良:低蛋白血症,消瘦,面部和(或)肢体不同程度的可凹性水肿,易疲劳、乏力;② 脂肪泻:粪便检查有较多脂肪滴;③ 手足抽搐:由于血清钙离子降低引起;④ 免疫功能下降:外周血淋巴细胞减少。

3. 重要血管损伤　腹膜后淋巴清扫中,腹主动脉、下腔静脉、肠系膜上动脉、肠系膜下动脉、肾血管、副肾动脉损伤,导致术中、术后出血,严重时导致失血性休克。

4. 胰腺损伤　腹膜后淋巴结清扫中,有时为了寻找左肾静脉,向上扩大切口,容易导致胰腺损伤。同时,当左肾静脉变异时,胰腺下面组织往往直接紧贴在主动脉上。轻度胰腺损伤常无典型的临床表现,症状差别很大,诊断不易。严重病例可出现频繁恶心、呕吐、腹胀及明显腹膜刺激征,失液过多可发生休克。胰腺损伤首发症状为腹痛:开始于上腹部或脐部,并向腰背部放射,不久转为持续性全腹痛。其次出现腹膜刺激征:常有全腹压痛、肌紧张和反跳痛,但以上腹部为明显。严重时出现内出血或出血性休克表现。

5. 输尿管损伤　腹膜后淋巴结清扫中,由于输尿管内侧缘为切除的外侧边界,故容易导致输尿管损伤。输尿管黏膜裂伤仅有血尿和局部疼痛。一般可迅速缓解和消失。尿外渗可以发生于损伤一开始，也可于4～5天后因血供障碍（钳夹、缝扎或外膜剥离后缺血）使输尿管壁坏死而发生迟发性尿外渗。尿液由输尿管损伤处外渗到后腹膜间隙，引起局部肿胀和疼痛，腹胀、患侧肌肉痉挛和明显压痛。如腹膜破裂，则尿液可漏入腹腔引起腹膜刺激症状。一旦继发感染，可出现脓毒血症如寒战、高热。尿瘘如同时有腹壁创口或与阴道、肠道创口相通，可发生尿瘘。结扎输尿管可引起患侧腰区胀痛，叩击痛体检时可扪及肿大肾脏。如无继发感染，结扎一侧输尿管不一定有严重症状而被忽视。但患者常因之损失一侧肾功能。孤立肾或双侧输尿管结扎后可发生无尿。故凡盆腔或腹部手术后12 h仍无尿者，均应警惕输尿管损伤之可能。

【诊断】

淋巴结清扫手术的并发症诊断主要依据上述临床表现结合相关辅助检查。

【治疗】

1. 射精障碍　深入了解精液释放和射精的神经解剖，以及对左侧和右侧睾丸肿瘤腹膜后转移途径分布的解剖研究和手术定位研究，可以使术式和手术技术进一步调整以减少射精功能障碍的发生。术中尽量避免损伤脊柱旁交感神经节、T_2～T_4发出神经节后交感神经纤维，以及它们交汇形成的腹下丛，可以使术后正常射精的比率提高。保护神经有两种常用方法：改良的腹膜后淋巴结清扫术和保留神经的腹膜后淋巴结清扫术。为尽量避免损伤交感神经和腹下神经丛，所有的改良术式都有以下目标：① 尽量切除所有主动脉、腔静脉间以及同侧肾血管水平和髂总血管分叉水平之间的淋巴结；② 减少对侧的清扫，特别是肠系膜下动脉水平以下。保留神经的腹膜后淋巴结清扫术是目前保留神经功能成功率最高的术式。该术式中，交感神经链、神经节后交感神经纤维、腹下丛应预先识别、小心分离、予以保护。根据临床和术中情况，标准的保留神经的技术可用于：原发性肿瘤、肿瘤化疗后、标准的双侧或改良的腹膜后淋巴结清扫。然而，手术切除的范围不能为保留射精功能而缩小。

2. 淋巴瘘 诊断明确应尽早治疗。

(1) 保守治疗

1) 饮食疗法：先供给低脂肪、中链脂肪酸、高蛋白质、多维生素饮食，尽量减少长链脂肪酸的摄入。因脂肪饮食可促进乳糜液的漏出率，不利于瘘口的愈合。中链脂肪酸由小肠黏膜吸收后，可以不经过肠淋巴系统输送，而直接进入门静脉。故中链脂肪酸不但可以补充营养，而且可以减少乳糜液的漏出。

2) 抽液疗法：腹腔穿刺抽液疗法，是缓解呼吸困难和减轻腹膜刺激的重要措施。穿刺时应尽量抽出乳糜液，根据乳糜液渗出的快慢，一般1~2周抽液1次，有的病例腹水逐渐减少而治愈。

(2) 手术治疗 手术的目的是解除病因，缝扎淋巴管漏或行分流手术。对腹膜后淋巴结清扫术后淋巴瘘，经保守治疗3~4周无效或病情加重者，均应尽早手术治疗。

1) 缝扎乳糜瘘孔：淋巴液不断自瘘孔溢出，应将瘘孔缝合结扎，并放置腹腔引流。术中为了更容易地找到瘘孔，于术中自肠系膜根部注入 Evan 蓝作淋巴管指示剂有助于寻找淋巴管瘘口。也有于术前2~5 h进脂肪饮食，喂服含苏丹黑的奶，可有助于寻找瘘孔。曾有学者观察到乳糜液基础流率平均为1 ml/(kg·h)，脂肪餐后流出率可高达200 ml/h。

2) 分流手术：对术中找不到病因和瘘孔者，可行分流手术。最常用分流手术有：① 腹腔大隐静脉分流术：即切开股三角部，游离出大隐静脉，结扎其诸属支，游离长度12~15 cm，然后切断，结扎远端，经腹腔最低部位打孔，将大隐静脉近端反转拉入腹腔，同腹膜作吻合；② 腹腔静脉分流术：是将带有单向活瓣的 Leveen 管，一端留在腹腔，另一端自腹腔引出经大隐静脉置入髂静脉，或在腹腔内直接置入髂内静脉，超过腹水平或到右心房，单向瓣使静脉和腹腔之间保持0.294~0.490 kPa（3~5 cm H_2O）的压力，在腹压增高时，乳糜液能直接流入静脉，使乳糜循环建立新的平衡；③ 淋巴结静脉分流术：有报道将腹腔肿大的淋巴结横或直切开，保留进入淋巴结的淋巴管，然后将淋巴结切面与下腔静脉或髂静脉或其分支作吻合,而获得治愈。

另外,对找不到的病因和裂孔者,也可仅作腹腔引流。术后继续采用保守治疗,也能治愈。

3. **重要血管损伤** 术中仔细辨认腹主动脉、下腔静脉、肠系膜上动脉、肠系膜下动脉、肾血管和副肾动脉非常重要。可最大程度避免损伤上述重要血管。

4. **胰腺损伤** 目前主张对怀疑有胰腺损伤时,除无腹膜刺激征的伤情较轻的病人可行保守治疗外,凡有明显腹膜刺激征者,均需积极地进行手术探查,以手术治疗为中心的综合疗法是胰腺外伤最主要的治疗手段,及时的手术探查是减少并发症,提高治愈率的关键一环。对于怀疑有胰腺损伤的患者应采用全身麻醉,保证腹部肌肉的充分松弛以进行广泛的腹腔内探查,全身麻醉亦可保证术中充分的供氧及有效的气体交换,对某些危重的外伤患者也是必需的。胰腺损伤患者的手术前准备与一般严重腹部外伤患者的手术前准备相同,若有创伤失血性休克存在,应给予积极的抗休克处理,包括快速输入晶体和胶体溶液,胰腺外伤可能合并腹部大静脉损伤,故最好采用上腔静脉系统的血管输液,如有可能,应行上腔静脉插管,在保证输血输液速度的同时可监测中心静脉压,经积极处理,在休克有所缓解后手术,可增加手术的安全性,若休克无好转或反而加重,也应紧急手术,以处理可能存在的内出血。

术前即应开始使用广谱抗生素,有助于预防术后腹腔内感染及败血症。对于胰腺损伤的探查性手术,最好选用上腹部旁正中切口或经腹直肌切口,此类切口可向上,下各方向延长以保证术中充分的探查,经腹直肌切口能够更方便地延为胸腹联合切口,是其优点,但有时对于对侧腹腔脏器损伤的处理略感不便,应根据腹部体征最明显的部位及影像学检查提示的胰腺损伤部位选择切口,上腹部横切口影响可能合并的下腹脏器损伤的探查和处理,似不便采用。

胰腺损伤的手术探查包括三方面的内容,即一般性探查,对胰腺的直接探查和胰腺损伤程度的判定。根据胰腺损伤程度,行进一步损伤手术治疗。包括:① 胰腺创面严密止血;② 合理切除已失去生机的胰腺组织:在术中必须兼顾充分清创与尽可能多地保留胰腺功能两方面的问题,若清创不彻底,遗留已失去生机的胰腺组织,术后必然发生胰瘘、胰周脓肿等合并症,有时是术后死亡的直接原因,当胰腺损伤严重时,需切除部分胰腺,但要考虑到胰腺内、外分泌功能的保护,广泛的胰腺切除(如在肠系膜上静脉右侧的胰体尾切除)可伴发暂时性或永久性胰腺功能不全,当两者不能充分兼顾时,彻底清创和切除已失去生机的胰腺组织,防止术后发生致命的胰瘘和胰周脓肿等更为重要;③ 胰周充分引流。

5. 输尿管损伤 输尿管损伤治疗目的是恢复正常排尿通路,保护患侧肾脏功能。首先要判断患者全身情况,是否合并其他脏器损伤,先予处理。当合并呼吸循环衰竭、低血容量时,应予纠正。其治疗原则为:① 术中已经发现输尿管损伤,若无污染,应施行一期修复手术;② 若损伤>24 h,宜先行暂时性肾造瘘,引流外渗尿液,3个月后再行修复手术;③ 输尿管被误扎者可行误扎部位松解术;输尿管遭切割或穿破者,可行局部修补术,并放置输尿管支架引流;④ 输尿管损伤范围<2 cm者,可施行损伤段切除,并作输尿管端端吻合术;⑤ 上段输尿管损伤,可行肾盂输尿管吻合术;下段输尿管损伤,可行输尿管膀胱吻合术,<4 cm 的缺损可行膀胱肌悬吊腰肌术或膀胱壁瓣成形术;尿囊肿范围广或盆腔感染恶化宜先作引流,控制感染后再行输尿管-输尿管吻合术;⑥ 中段输尿管缺损明显,可行自体肾移植术、回肠代输尿管术或上尿路改道术;⑦ 当输尿管长期闭锁,同侧肾严重萎缩,合并肾性高血压且对侧肾正常,可行肾切除术;⑧ 手术要求彻底清创,引流尿外渗,无张力匙状吻合,缝合口无张力,不狭窄不漏尿。放置输尿管支架管及腹膜后引流管。

【预防】

淋巴结清扫在睾丸肿瘤的治疗中有着十分重要的作用,应该在术前进行充分的病情评估,完善相关的影像学诊断,明确术前临床 TNM 分期,明确哪些患者需要进行淋巴结清扫术、范围,以期在不增加患者痛苦和尽量减少并发症的前提下,提高手术的有效性和安全性。

(鲁 军)

【专家点评】
腹膜后淋巴结清扫术是治疗睾丸肿瘤的重要组成部分,显著提高患者的无瘤率和长期生存率。手术技巧至关重要。血管损伤为最严重的并发症,处理不当会引起严重后果,需引起重视。经腹腔镜手术需要较多的经验积累,血管间清扫时应尽量慎用电凝等可能造成热损伤的器械。淋巴瘘较大者要积极妥善处理。对较年轻的患者要慎重考虑潜在的性功能影响。

(夏术阶)

16.2 髂腹股沟淋巴结清扫手术并发症

【概述】
阴茎癌患者大多数有腹股沟淋巴结肿大,其中包括淋巴结转移和淋巴结炎症反应。阴茎癌的转移经腹股沟淋巴结浅组到深组,再到盆腔的髂淋巴结逐级进行。其主要的淋巴转移途径是:包皮、系带及皮下组织的淋巴回流入腹股沟前淋巴结;阴茎头及阴茎海绵体的淋巴结回流入耻骨上淋巴丛,进一步引流入腹股沟深淋巴结或髂外动脉旁淋巴结;尿道及尿道海绵体淋巴引流入腹股沟深淋巴结和髂外动脉旁淋巴结。区域淋巴结转移是影响阴茎癌患者生存的主要预后因素。

根治性区域淋巴结清扫术切除腹股沟浅、深淋巴结乃至盆腔的髂血管旁淋巴结,对改善阴茎癌患者的预后有重要价值。一般认为:肿瘤分化好,腹股沟前淋巴结转移者,行腹股沟淋巴结清扫术;肿瘤分化差,侵润范围广或伴有股管内淋巴转移者,应施行髂腹股沟淋巴结清扫术。适应证为:腹股沟淋巴结活检为肿瘤转移阳性者;晚期肿瘤伴有腹股沟淋巴结肿大,质地硬,位置固定,部分活检为阴性,但不能排除肿瘤转移阳性者;阴茎癌术后随访发现腹股沟淋巴结肿大者。

髂腹股沟淋巴结清扫术的范围为:上缘为脐与髂前上棘平面,下缘达股三角下端,外界沿髂前上棘向内下至缝匠肌内侧缘,内界在腹股沟以上为:前体正中线旁3 cm,腹股沟韧带以下为:阔肌膜内侧缘。清除腹股沟区,股管内,主动脉分叉以下盆筋膜,髂总动脉和髂外静脉鞘及周围所有脂肪淋巴组织。

【临床表现】

髂腹股沟淋巴结清扫术的术后并发症包括皮肤边缘坏死、皮瓣坏死、伤口感染、淋巴水肿(下肢、阴囊)、囊状淋巴瘤、血栓性静脉炎、肺栓塞及出血,其中最常见为皮肤边缘坏死和下肢淋巴水肿。50%～80%病例发生皮肤边缘坏死、伤口裂开,约30%发生较严重的下肢水肿。

【诊断】

1. 皮瓣坏死 常见原因为皮瓣缺血,伤口腔隙积血,积液,皮瓣漂浮及感染。皮下剥离面积较广,皮肤游离过薄,皮缘血供不良,创面渗液较多,极易发生边缘皮肤坏死。

2. 下肢及阴囊淋巴水肿 髂腹股沟淋巴结清扫术,清除了髂腹股沟淋巴结组织,切断了下肢及会阴部的淋巴管,造成淋巴回流受阻,表现为下肢及阴囊淋巴水肿。特别是站立过久或长时间步行及劳动后症状加重。一般在术后1～2年内最为明显,如并发感染可形成溃疡。随后部分侧支循环可以慢慢建立,症状逐渐缓解。并发皮肤坏死的患者,可以加重局部水肿,长时间水肿不退,局部可形成较多瘢痕组织,少数可以形成象皮肿。

3. 切口感染 主要原因术前应用抗生素准备不充分,术中组织损伤,术后创面渗血,伤口腔隙内积血导致的感染。

【治疗】

1. 皮瓣坏死 如出现皮肤皮瓣坏死,应将皮肤坏死区拆除缝线,撑开部分切口,以达到充分引流。若皮瓣坏死范围小,可仅做清创,二期愈合。若坏死范围大,应在术后坏死区和正常区皮肤分界线明显时,一般在术后10天以上确定坏死范围,将坏死皮肤及组织剪除。同时应用促进创面愈合的药物和抗生素,待新鲜肉芽生长后用中厚皮瓣或肌皮瓣移植。

2. 下肢及阴囊淋巴水肿 轻度水肿患者,主要以应用弹力绷带,抬高下肢,结合理疗,应用利尿剂,减轻症状,促进侧支循环为主。若形成囊状淋巴瘤需行穿刺引流,直到吸收。长期严重水肿患者和象皮肿患者可用显微外科的血管淋巴管吻合技术,建立淋巴循环。

3. 切口感染 术后应严密观察切口愈合情况。如发现红肿明显等炎症表现,应及早拆除局部缝线减压、引流。如发现化脓性表现,应当继续留置皮下引流、保持通畅,并行脓液细菌培养,应用敏感的抗生素。严重的感染可导致皮肤坏死,需清创,保护创面,抗生素溶液创面湿敷,避免大面积坏死组织,可根据情况进行植皮。

【预防】

1. 皮瓣坏死 术中游离皮肤保证一定的血供,减少游离皮瓣的长度。如因手术需要而行部分皮肤切除的患者,如皮肤受侵犯,病灶转移等,应取血供良好的皮瓣在皮肤缺损处植皮,不要行皮肤的张力缝合。术中集中结扎淋巴管,可减少术后淋巴渗液。术中止血需彻底,减少皮下渗血的机会。术后皮下应常规放置引流管并用负压吸引,应保持引流管通畅,以减少伤口渗液。术后伤口早期需加压包扎,但包扎不宜过紧,以防皮缘血供减少。术后应用抗生素加强抗感染治疗。

2. 下肢及阴囊淋巴水肿预防 术后早期宜卧床休息,抬高阴囊及下肢,尽量避免长时间站立和行走及劳动。下肢可应用弹力绷带或弹力长筒袜。

3. 切口感染预防 阴茎癌患者大多数有腹股沟淋巴结肿大,大部分为淋巴结的炎症反应。阴茎癌病灶多并发局部感染,因此术前的抗生素准备非常重要。术前2~3周应用抗生素控制感染,清洗会阴部皮肤,可用1/1 000的苯扎溴铵溶液或1/5 000的高锰酸钾溶液浸泡阴茎。术中注意保护切口,可先用阴茎套或辅料包裹阴茎。术中集中结扎淋巴管,可减少术后淋巴渗液。术中止血需彻底,减少皮下渗血的机会。并保持术后皮下引流管通畅,减少创口积血积液,减少并发感染和化脓的机会。术后应用抗生素加强抗感染治疗。

(鲁 军)

【专家点评】

髂腹股沟淋巴结清扫术的并发症主要为下肢及阴囊淋巴水肿、淋巴漏或囊肿、感染等,肺栓塞及血管损伤相对较少见。下肢、阴囊淋巴水肿、淋巴漏虽然较常见,但处理颇棘手,必要时可考虑显微外科淋巴吻合术。较大的淋巴漏特别是影响伤口愈合者要积极处理。术中应避免漏扎或电凝细小的淋巴管,尽量采用丝线结扎。术中精细操作、严密止血非常关键。围手术期要重视抗感染及手术野的无菌操作。

(夏术阶)

16.3 盆腔淋巴结清扫手术并发症

【概述】

盆腔淋巴结清扫可分为扩大淋巴结清扫和标准淋巴结清扫(局限性淋巴结清扫)。对于肌层浸润的膀胱癌患者行膀胱癌根治术以及中高危的前列腺癌患者行前列腺癌根治术,盆腔淋巴结清扫常规进行。盆腔淋巴结清扫有助于了解淋巴结的转移情况,有助于治疗方案的制定,同时也是预测预后的一项重要因素。具体的清扫范围虽然要视肿瘤的分期、分级而定,但具体清扫范围仍略有不同。但一般来说,扩大淋巴结清扫范围包括腹主动脉分叉以上 2~3 cm 和髂总血管周围、生殖股神经内侧、旋髂静脉、闭孔、髂内、骶前淋巴、纤维组织;而标准淋巴结清扫的范围与扩大清扫相比要局限很多,一般仅包括髂总动脉分叉水平以下,其远端和侧面与扩大盆腔淋巴结清扫范围基本一致,但不包括骶前淋巴结。

前列腺的淋巴回流:前列腺内的输出淋巴管在前列腺包膜外形成前列腺周围淋巴网,后者汇成数支主要淋巴管。其淋巴引流分 3 组。第 1 组为淋巴管离开前列腺沿髂内动脉走行并加入髂外淋巴结组,这组淋巴结又包括3个淋巴链:外侧链位于髂外动脉的外侧,前列腺癌淋巴结清扫时该组淋巴结不予处理;中链位于髂外静脉的前、内侧;内侧链位于髂外静脉的下方,内侧链中有1组淋巴结位于闭孔神经周围,就是所谓的闭孔神经淋巴结。前列腺淋巴引流的第2组为离开前列腺后进入骶外侧淋巴结,最终汇入髂总淋巴结。第3组是通过膀胱旁淋巴结引流至髂内周围淋巴结。前列腺的淋巴回流主要回流至髂内和骶前淋巴结,部分也回流至髂外淋巴结。一般认为闭孔淋巴链是前列腺癌淋巴结转移的第1站,其次见于髂总、骶前、主动脉旁淋巴结。

膀胱的淋巴回流:膀胱前壁的淋巴沿脐动脉到髂内淋巴结,后壁淋巴大部分流入髂外淋巴结,有的注入髂内、髂总及骶淋巴结。三角区、下外侧的淋巴与上述淋巴结并行。膀胱癌淋巴转移最初多转移至髂总动脉分叉处。根治性膀胱全切时盆腔淋巴结清扫的范围应包括髂血管外组、内组及闭孔组淋巴结,有时还行骶前及主动脉旁淋巴结清扫。

【临床表现】

盆腔淋巴结清扫的方法有开放手术和腹腔镜手术,无论是开放手术还是腹腔镜手术,盆腔淋巴结清扫术中术后均可发生一些并发症。手术中常见并发症为血管损伤、闭孔神经及输尿管损伤。手术后常见的为盆腔淋巴囊肿、下肢淋巴水肿、静脉血栓形成、肺栓塞等。

【诊断】

腹腔镜盆腔淋巴结清扫术时,由于静脉壁薄而脆,因此盆腔的出血绝大部分是静脉损伤的出血。

闭孔神经损伤时,术中难发现,多在术后患者表现为患腿不能伸到健腿上而发现。

术中输尿管损伤多表现尿液外渗。

手术后最常见的并发症为盆腔淋巴囊肿,临床发生率为20%~35%,在盆腔淋巴结切除术时,由于腹膜后留有死腔,原有的淋巴循环紊乱,淋巴液回流障碍,从下肢回流的淋巴液滞留在盆腹膜后,如引流不畅,或局部间隙大,则形成盆腔淋巴囊肿,特别是在完全彻底的淋巴结切除腹膜缺损大,关闭盆腔腹膜时,人为造成腹膜后死腔,淋巴液潴积在后腹膜间隙内而形成淋巴囊肿,淋巴囊肿一般多产生在手术后7～10天,在两侧下腹部可打到卵圆形的肿物,张力较大而固定,B超、CT、MRI等检查可明确诊断。

【治疗】

如果小静脉损伤,可用双极电凝或超声刀止血;一旦大静脉损伤,应沉着冷静,迅速判断损伤的部位。应迅速用吸引管将血液吸出,钳夹损伤的静脉壁,用无损伤的血管缝线"8"字缝合,即可止血。值得注意的是,损伤的血管壁钳夹后,不管时间长短,未缝合之前切不可松开,因钳夹静脉壁时用力较大。一旦松开,部分静脉壁撕裂无法止血而须中转开腹。

闭孔神经损伤时,可行康复理疗,营养神经等保守处理。

术中输尿管损伤可放置D-J管,并作输尿管修复治疗。

盆腔淋巴囊肿体积小未并发感染者无须处理,2～3个月后会逐渐吸收;大的淋巴囊肿会压迫周围组织,产生一系列的压迫症状,如肠梗阻、肾积水、下肢水肿、静脉血栓形成等,这就必须采取干预措施,缓解症状。目前治疗盆腔淋巴囊肿主要有以下方法:① 细针穿刺抽液:是首选的相对无创性的治疗手段,采用小型注射器通过触诊或者B超的引导下穿刺,成功率高,但复发率却高达80%,而且反复的穿刺被视为是感染的一个高危因素;② 中医中药:淋巴囊肿中医辨证属手术创伤,瘀血与湿热之邪互结,积而成症。治疗宜活血化瘀,清热利湿消症;③ 手术治疗:当上述方法无效时且压迫症状严重时可以考虑手术切除囊肿。可开放或腹腔镜手术。开放手术在直视下能将囊肿、囊壁较彻底地切除,但是有创伤大、术后恢复慢、住院时间长等缺点,对患者的生活质量影响大。腹腔镜弥补了开放性手术不足,因组织水肿、粘连,可能完整切除囊肿有困难,但可将其残余的囊壁与周围腹膜组织缝合一起(袋状缝合术),效果较好。淋巴囊肿治疗的方法都在某种程度上增加了患者的负担和痛苦,所以盆腔淋巴结切除术后发生的淋巴囊肿主要以预防为主。

【预防】

开放手术行盆腔淋巴结清扫时,血管损伤术中即可明确诊断,应沉着冷静,迅速判断损伤的部位。应迅速用吸引管将血液吸出,钳夹损伤的静脉壁,用无损伤的血管缝线"8"字缝合,即可止血。根据出血量,加快补液速度,必要时行术中输血。术后密切注意患者生命体征,警惕患者术后结扎血管线头脱落,如果患者术后出现血压不稳定、休克表现时,应该根据患者情况果断决定再次上手术台寻找出血点。

术中闭孔神经、输尿管在仔细解剖分离可避免损伤。

淋巴囊肿的预防方法主要有以下几种:

1. 术后充分引流 在完全彻底的淋巴结切除术后,后腹膜间隙内有液体积聚,这些液体的组成成分与Ⅲ度烧伤表面的渗出液相同,内含血液、淋巴液及组织液,其中含有高浓度的蛋白。放置引流管抽吸液体,目的是清除积聚的大量液体。

2. 开放盆腹膜 腹腔是个重吸收能力强大的系统,开放盆腹膜使更多的淋巴液入腹腔,通过重吸收从而防止淋巴囊肿的发生。

3. 术中结扎淋巴管 传统认为盆腔淋巴结切除术在切除盆腔淋巴结后,结扎髂总淋巴结近端和深腹股沟淋巴管和闭孔(髂内外血管分叉处)近端、远端淋巴管,可以有效地预防术后淋巴囊肿的发生,其理论依据是结扎淋巴管后,下肢的淋巴液回流受阻,无法进入腹腔内在腹膜后积聚,从病因上阻止了淋巴囊肿的发生。

4. 网膜成形术和网膜固定术 网膜成形术是指在术中游离结肠脾曲,锐性分离横结肠和网膜之间的无血管区,打开小腹膜囊,使网膜能填充盆腔,形成一个带蒂的活瓣,由左胃动脉为其提供血供。网膜是重吸收能力很强的系统,其重吸收机制主要集中在乳色斑毛细血管。与网膜内其他毛细血管相反的是,乳色斑毛细血管内皮含有许多"窗口",而正是这些"窗口"促使腹腔内的液体和颗粒向网膜的淋巴系统转运而重吸收的。下肢淋巴水肿为下肢淋巴液回流障碍引起,表现为一侧肢体肿胀,开始于足踝部,以后延及整个下肢。治疗方法抬高患肢、穿弹力袜、限制水盐摄入、使用利尿剂、预防感染及康复理疗。

(鲁 军)

【专家点评】

膀胱癌,前列腺癌是泌尿外科的常见疾病,当行膀胱癌,前列腺癌根治术时,盆腔淋巴结清扫常同时进行,如何有效地减少盆腔淋巴结清扫并发症的发生,以及当发生并发症时,如何有效的处理,是临床医生迫切需要掌握的。近年来,随着腹腔镜技术在临床的成熟应用,行腹腔镜下盆腔淋巴结清扫术,可放大视野,分清肿大的淋巴管、淋巴结、血管、神经,可有效地减少术中血管神经的损伤。

(夏术阶)

16.4 乳糜尿外科手术并发症

【概述】

肠淋巴管吸收肠道内消化的脂肪颗粒后的淋巴液呈乳白色称为乳糜,若乳糜池内的乳糜反流到肾蒂淋巴管内,向肾盂破溃后形成淋巴肾盂瘘,乳糜混入肾盂内尿液称为乳糜尿。做尿乳糜试验可阳性。如含有较多的血液则称为乳糜血尿。

反复发作的乳白色尿、伴血尿,血尿严重时可掩盖乳糜尿而误认为泌尿系肿瘤所致,若乳糜在肾盂或膀胱内凝固成块,则通过输尿管与膀胱颈口与尿道时可引起腰背部疼痛或绞痛,排尿困难甚至尿潴留。发病年龄以青壮年居多,多在高脂肪餐、劳累、重体力劳动等后发病,经休息、平卧可减轻或消失,严重者长期解乳糜尿,乃至解乳糜血尿,患者呈现贫血、消瘦、下肢水肿等营养不良症状。

【临床表现】

乳糜尿是一个临床症状,引起乳糜尿的疾病有两大类:① 寄生虫性乳糜尿,主要由血丝虫引起,绝大多数由班氏丝虫引起,感染班氏丝虫患者中有 2‰~3‰ 发生乳糜尿,多数患者血中已查不到微丝蚴,因此是丝虫病后期的并发症;② 非寄生虫性乳糜尿,如结核、恶性肿瘤等晚期侵袭性病变,广泛地侵犯腹膜后淋巴管与淋巴结造成胸导管乳糜池的堵塞反流,引起乳糜尿,但临床上极为少见。

【诊断】

目前认为乳糜尿的发生并非由于胸导管及膈下淋巴管的梗阻,而是淋巴系统的动力学改变使淤滞的淋巴液逆向流至肾内薄弱的淋巴管,继而溃入尿路所致。乳糜尿一般为丝虫病晚期并发症,主要由于丝虫病损害了淋巴管主干的管壁与官腔内的瓣膜,引起淋巴循环障碍,乳糜或淋巴反流,乳糜池内的乳糜反流到肾蒂淋巴管内,向肾盂破溃形成淋巴肾盂漏,乳糜混入肾盂尿中引起乳糜尿。乳糜尿诊断时要注意下述几点:

1. 详询有无丝虫病流行区居住史,或肿瘤、结核、胸腹部外伤等病史,反复发作的乳白色尿、伴血尿,是否在高脂肪餐或劳累后诱发或加重,有无其他丝虫病症状,经过何种治疗,疗效如何。

2. 尿常规检查及乳糜试验,以区别磷酸盐尿及脓尿,乳糜试验阴性者可服脂肪餐作诱发试验。

3. 取血及尿检查微丝蚴。

4. 膀胱镜检查,观察输尿管口是否喷出乳糜尿,注意乳糜尿来自何侧。

5. 淋巴造影观察淋巴管与尿路的通道。

【治疗】

过去用1%硝酸银溶液作肾盂内灌注,有一定的效果,但容易复发。近年来,治疗乳糜尿的手术方法较多,主要有分流性手术和阻断性手术两种(肾蒂周围淋巴管剥脱、肾蒂淋巴管束结扎)。分流性手术即淋巴管与静脉吻合,此方法可以减低淋巴系统压力,使乳糜尿减轻。但由于淋巴液少、流速较慢,淋巴管比较细,易致吻合口梗阻,故远期效果差。开放下行肾蒂淋巴管束结扎能阻断淋巴液流向肾盂的通道,能根除患侧乳糜尿来源,临床亦证实能取得较好疗效,但手术创伤大,操作时有损伤肾血管的可能,且需结扎细小的淋巴管,术后有一定的复发率。患肾自体移植也能取得良好疗效,但不应作为常规手术方法。一般认为,传统的手术治疗(淋巴管与静脉吻合、肾蒂淋巴管剥脱等)中,以肾蒂淋巴管剥脱术疗效最佳。而在后腹腔镜下行肾蒂淋巴管剥脱术,更具有损伤小、痛苦少、并发症少、住院时间短、恢复快等优点。后腹腔镜肾脏松解术,主要包括肾周淋巴管的松解剥离,肾门淋巴管的剥离以及输尿管周围淋巴管松解术。肾门处的淋巴管在肾门周围的结缔组织内与肾脏血管伴行,分离困难,用腔镜吸引器钝性分离加超声刀锐性分离可安全分离肾脏血管及淋巴管。另外,由于腹腔镜的放大作用,可清楚辨认肾门处的淋巴管,使淋巴管剥离更完全。

与后腹腔镜治疗乳糜尿有关并发症的治疗

1. 建气腹时产生的皮下气肿、腹膜下气肿、气栓及高碳酸血症 腹腔镜手术时套管周围皮肤和肌层未完全缝合时气体会进入皮下、腹膜下等形成皮下气肿、腹膜下气肿,进入暴露的血管会形成气栓,CO_2过多入血会引起高碳酸血症。少量的皮下积气不需特殊处理,较多的皮下积气可以局部皮肤消毒后用注射器针头穿刺排气。缩短手术时间,防止皮下气肿的出现,避免高CO_2灌注压是预防高碳酸血症的有效方法。

2. 气腹针或套管针插入时所致的血管、内脏损伤 腹腔镜手术气腹针或套管针插入时操作不慎会刺伤血管、损伤后腹膜及引起内脏的损伤。手术时一定要仔细操作,腹腔镜建立后在直视下操作,避免损伤后腹膜。如不慎损伤血管,电凝止血或钛夹夹闭止血。损伤后腹膜术中须将损伤部位缝合。

3. 手术操作不慎 不慎时造成出血(血管损伤)、灼伤(电凝或激光)、组织器官损伤等。在手术时尤其注意肾静脉分支的损伤。术中出血应立即止血,避免影响视野,如损伤血管致出血较多,如肾脏血管的损伤,严重时须转开放手术止血,必要时须肾脏切除。

4. 术后肋下痛及肩部酸痛 是由于腹腔镜术中残留的CO_2气体到达横膈下刺激膈神经的终末细支所致,患者改变体位或取平卧位,可减轻症状,一般不需要特殊处理,术后3~5天可自行缓解,适当的卧位和局部按摩可缓解症状。

5. 出血　术中剥离肾蒂血管和输尿管会对其产生一定的损伤,导致术后轻度血尿,给予抗炎及止血治疗,对于已排气的患者嘱多饮水,症状很快消失。

6. 医源性气胸　要是因为术后时穿破胸膜而引起的气胸。术中胸膜损伤时应立即修补胸膜,避免引起气胸等。

7. 肾脏移位　术后绝对卧床休息3天,相对卧床休息1周,有利肾脏与周围组织粘连固定,术侧肢体避免过度屈伸,以防止淋巴管从静脉内脱出。

与开放手术治疗乳糜尿有关并发症的治疗

1. 出血　肾血管损伤致严重出血,将会影响肾脏功能,甚至切除肾脏。故血管损伤时一定要仔细地修补。出血量不多者,常采取保守疗法,输血补液,应用止血药物。如出血较多可能切除肾脏以挽救生命。

2. 血尿　术中操作要轻巧,防止血管损伤或误扎。术中要避免反复提及肾脏,前后上下进行操作,以避免血管、输尿管创伤或静脉回流障碍所造成的淤血。术后轻度血尿,可给予抗炎及止血治疗。

3. 术后短暂性乳糜尿　淋巴管静脉吻合后近期内肾周围淋巴管内压力虽然降低,但与肾盏相交通的许多瘘道尚未愈合,故仍有轻度乳糜尿发作。由于腰干淋巴管内淋巴液分流到静脉后,使淋巴系统内压力逐渐降低,原来存在的一些瘘道因减压而自行闭塞,最后达到痊愈。

4. 淋巴瘘、淋巴囊肿和乳糜腹水　侧支淋巴循环未能很好的及时建立,肾脏的淋巴液没有新的排出途径,可能会出现淋巴瘘。手术结束时,应将肾脏固定于后腹壁肌肉,除能防止肾下垂外,还有利于新的侧支循环的形成。

5. 肾切除　术中肾脏血管损伤严重致出血较多,严重时可能切除肾脏以挽救生命。

6. 术后复发　术中操作应轻柔,术毕做肾固定术,卧床1周以利肾脏与周围组织粘连固定。术后放置橡皮管引流,一般3天后拔除。在1个月内应避免高脂饮食,以减轻淋巴系统压力。

7. 肠管损伤、血管损伤和输尿管损伤等。术中出现肠管损伤应进行肠管修补。出现血管损伤要严密止血。输尿管损伤时要缝合输尿管避免引起术后漏尿等。

【预防】

1. 腹膜后腔镜肾蒂淋巴管结扎术不宜选择持续硬膜外麻醉,因持续硬膜外麻醉患者呼吸动度大,游离肾动静脉间淋巴管时,易致肾动静脉损伤。

2. 腹腔镜术中防止后腹膜的损伤,因为后腹膜损伤后,CO_2进入腹腔,压迫后腹膜会使后腹腔空间减少,增加手术的难度;如果一旦后腹膜损伤,小于 1 cm 的破口,可用腹膜后或肾周脂肪堵塞,如果破口较大,则先用吸引器吸尽腹腔的 CO_2,再用钛夹钳夹破口。

3. 术中防止皮下气肿形成,预防的方法是缝合套管周的切口时,必须将肌层及皮肤全层缝合。

4. 肾动、静脉间的淋巴管最易漏扎,因此在解剖肾动、静脉时应打开血管鞘。

5. 术中应注意保护副肾动脉、异位肾动脉,并与扩张的淋巴管鉴别,可以用无损伤钳夹闭动脉,观察肾脏颜色变化来鉴别。

6. 电凝淋巴管及周围组织时,电凝沟或血管钳应远离肾动、静脉,生殖血管、输尿管,防止其损伤。

7. 术中注意保护肾上腺静脉和生殖血管。

8. 肾下极的脂肪囊不完全分开,让其形成一小兜,以防止术后肾下垂。

9. 术后患者应绝对卧床 3 天,防止术后肾下垂。

10. 开放手术游离肾脏时要紧靠肾脏表面分离,粘连组织电凝切割,可以减少术后淋巴液渗出及出血。

11. 分离肾脂肪囊时,应紧贴肾脏表面,沿肾长轴后外侧分离,以便肾蒂暴露。

12. 肾蒂淋巴管分离结扎是手术重点,难度大,技术要求高,首先应分离肾蒂血管背侧包含大量淋巴管的疏松组织,结扎离断,然后为肾蒂血管前,最后为肾动静脉间,此处血管丰富,分离较困难,要避免损伤生殖静脉(精索内静脉或卵巢静脉)和肾上腺静脉,若发现较粗大淋巴管时应单独结扎后离断。

(鲁 军)

【专家点评】

国内学者通过淋巴造影发现乳糜尿的发病机制主要是淋巴液动力学改变。乳糜瘘口大部分发生于肾盏穹窿部,而发生于输尿管及膀胱者极少见。其定位诊断主要依靠膀胱镜检了解何侧来源。尽管乳糜尿来源于输尿管及膀胱少见,但治疗前最好能完全明确淋巴瘘口部位。根据逆行输尿管肾盂造影所见淋巴瘘的部位及范围将乳糜尿分为轻、中、重三型,根据不同分型来选择不同的治疗方法。

根据乳糜尿发病的可能机制,针对其不同的病理生理环节有多种治疗选择。首先,淋巴管或淋巴结静脉吻合术可降低淋巴管内压力。其次,肾蒂淋巴管结扎术可有效阻断迂曲扩张的淋巴管与肾集合系统的交通。另外,肾盂灌注硬化药物可有效地使已形成的淋巴瘘口关闭。但是肾盂灌注硬化剂可致明显腰痛、急性肾小管坏死、急性坏死性输尿管炎等并发症,而且反复的输尿管逆行插管可导致感染的发生,且行肾盂灌注药物治疗的复发率高。淋巴管或淋巴结与静脉吻合术虽然手术创伤小,但因淋巴管质地脆,亦难以逐根分离显露,因此其成功率不高,远期疗效不理想。

传统开放手术需行腰部较大切口显露肾蒂,且术中操作对肾脏血供亦有影响,而且因视野局限,可能遗漏较细小的淋巴管,直接导致术后早期复发。由于腹腔镜的放大作用,能较好地于手术中找到细小的淋巴管,避免遗漏。在手术时间、术中出血量、术后肠道功能恢复时间及住院时间等方面,腹腔镜手术明显优于传统开放手术。腹腔镜术中防止因大静脉血管损伤后的CO_2气体栓塞等严重并发症的发生。还应注意避免过度牵拉肾动脉损伤动脉内膜导致肾动脉血栓形成以及由此导致的后期肾萎缩和肾功能受损。在乳糜尿术后复发方面,术后即复发者可能系淋巴管漏扎,亦可能为淋巴瘘口位于输尿管或膀胱的可能；术后改善不显著者则可能同时有对侧来源的乳糜尿的可能；晚期复发可能系结扎不完全、对侧来源或者是手术侧淋巴瘘再通所致。随着腹腔镜操作技术的提高，腹膜后腹腔镜下肾蒂淋巴管结扎与传统开放手术相比具有创伤小、恢复快的优点，疗效满意。

(夏术阶)

参 考 文 献

1. 沈益君，叶定伟. 腹膜后淋巴结清扫术在睾丸生殖细胞肿瘤中的意义. 国外医学泌尿系统分册，2005，25(4)：479-480.

2. Bhayani SB, Allaf ME, Kavoussi LR. Laparoscopic RPLND for clinical stage I no nserninomatous germ cell testicular cancer: currentst atus. Seminars and Original Investigations, 2004, 22: 145-148.

3. 张海梁，叶定伟. 肾癌淋巴结清扫的作用. 临床泌尿外科杂志，2005，20(12)：770-772.

4. 吴阶平. 吴阶平泌尿外科学. 济南：山东科学技术出版社，2004，998.

5. 金锡御，俞天麟. 泌尿外科手术学. 北京：人民军医出版社，2004，528-529.

6. 刘卓炜，周芳坚，韩辉，等. 睾丸非精原细胞瘤改良腹膜后淋巴结清扫术的疗效观察. 癌症，2008，27(12)：1302-1306.

7. Lynch DF, Pettaway CA. Tumors of the Penis [M] Walsh, Patrick C. Campbell's urology. 8th ed. Philadelphia: W. B. Saunders, 2002, 2945.

8. Donat SM, Cozzi PJ, Herr HW. Surgery of Penile and Urethral Carcinoma [M]//Walsh, Patrick C. Campbell's urology. 8th ed. Philadelphia: W. B. Saunders, 2002, 2983.

9. 韩振藩，李冰清. 泌尿外科手术并发症[M]. 北京：人民卫生出版社，1993，236-238.

10. Nelson BA, Cookson MS, Smith JA Jr, et al. Complications of inguinal and pelvic lymphadenectomy for squamous cell carcinoma of the penis: a contemporary series [J]. J Urol, 2004, 172(2): 494-497.

11. 马腾骧. 实用泌尿外科手术技巧[M]. 天津：天津科学技术出

版社,2002,360-367.

12. 李炎唐. 21世纪泌尿外科手术图解[M]. 北京：军事医学科学出版社,2001,547-553.

13. Joslyn SA, Konety BR. Impact of extent of lymphadenectomy on survival after radical prostatectomy for prostate cancer. Urology, 2006, 68: 121-125.

14. Boorjian SA, Thompson RH, Siddiqui S, et al. Long-term outcome after radical prostatectomy for patients with lymph node positive prostate cancer in the prostate specic antigen era. J Urol, 2007, 178: 864-870.

15. McCullough DL, Prout Jr GR, Daly JJ. Carcinoma of the prostate and lymphatic metastases. J Urol, 1974, 111: 65-71.

16. Bader P, Burkhard FC, Markwalder R, et al. Is a limited lymph node dissection an adequate staging pro-cedure for prostate cancer? J Urol, 2002, 168: 514-518, discussion 518.

17. Touijer K, Rabbani F, Otero JR, et al. Standard versus limited pelvic lymph node dissection for prostate cancer in patients with a predicted probability of nodal metas-tasis greater than 1%. J Urol, 2007, 178: 120-124.

18. Bader P, Burkhard FC, Markwalder R, et al. Disease progression and survival of patientswith positive lymph nodes after radical prostatectomy. Is there a chance of cure. J Urol, 2003, 169: 849-854.

19. Feicke A, Baumgartner M, Talimi S, et al. Robotic-assisted laparoscopic extended pelvic lymph node dissection for prostate cancer: surgical technique and experience with the first 99 cases. Eur Urol, 2009, 55: 876-884.

20. Musch M, Klevecka V, Roggenbuck U, et al. Complications of pelvic lymphadenectomy in 1,380 patients undergoing radical retropubic prostatectomy between 1993 and 2006. J Urol, 2008, 179: 923-928.

21. Michael M, Virgilijus K, Ulla R, et al. Complications of Pelvic Lymphadenectomy in 1,380 Patients Undergoing Radical Retropubic Prostatectomy Between 1993 and 2006[J]. J Urol, 2008,

179(3): 923-929.

22. Masterson TA, Bianco FJ Jr, Vickers AJ, et al. The association between total and positive lymph node counts, and disease progression in clinically localized prostate cancer. J Urol, 2006, 175: 1320-1324.

23. 汪清, 杨建昆, 张宇, 等. 腹腔镜盆腔淋巴结清扫术在膀胱癌治疗中的应用[J]. 新疆医科大学学报, 2007, 30(7): 657-659.

24. 李普, 秦超, 殷长军. 局限性前列腺癌盆腔淋巴结清扫的意义[J]. 临床泌尿外科杂志, 2008, 23(6): 475-478.

25. Augustin H, Hammerer P, Graefen M, et al. Intraoperative and perioperative morbidity of contemporary radical retropubic prostatectomy in a consecutive series of 1243 patients: results of a single center between 1999 and 2002, Eur Urol, 2003, 43: 113-118.

26. Clark T, Parekh DJ, Cookson MS, et al. Randomized prospective evaluation of extended versus limited lymph node dissection in patients with clinically localized prostate cancer. J Urol, 2003, 169: 145-147.

27. Pepper RJ, Pati J, Kaisary AV. The incidence and treatment of lymphoceles after radical retropubic prostatectomy. BJU Int, 2005, 95: 772-775.

28. Briganti A, Chun FK, Salonia A, et al. Complications and other surgical outcomes associated with extended pelvic lymphadenectomy in men with localized prostate cancer. Eur Urol, 2006, 50: 1006-1013.

29. Spring DB, Schroeder D, Babu S, et al. Ultrasonic evaluation of lymphocele formation after staging lymphadenectomy for prostatic carcinoma. Radiology, 1981, 141: 479-483.

30. Solberg A, Angelsen A, Bergan U, et al. Frequency of lymphoceles after open and laparoscopic pelvic lymph node dissection in patients with prostate cancer. Scand J Urol Nephrol, 2003, 37: 218-221.

31. Heinzer H, Hammerer P, Graefen M, et al. Thromboembolic complication rate after radical retropubic prostatectomy: impact of routine ultrasonography for the detection of pelvic lymphoceles and

hematomas. Eur Urol, 1998, 33: 86-90.

32. Allaf ME, Palapattu GS, Trock BJ, et al. Anatomical extent of lymph node dissection: impact on men with clinically localized prostate cancer. J Urol, 2004, 172: 1840-1844.

33. Jessie BC, Marshall FF. Pharmacological prophylaxis of venous thromboembolism in contemporary radical retropubic prostatectomy: does concomitant pelvic lymphadenectomy matter? Int J Urol, 2008, 15: 951-956.

34. Dillioglugil J F, Leibman B D, Leibman N S, et al. Risk factors for complications and morbidity after radical ret-ropubic prostatectomy[J]. J Urol, 1997, 157: 1760-1767.

35. Burkhard F C, Studer U E. The role of lymphadenectomy in prostate cancer[J]. Urologic Oncology, 2004, 22: 198-204.

36. Punekar SV, Kelkar AR, Prem AR, et al. Surgical disconnection of lymphorenal communication for chyluria: a 152year experience. Br J Urol, 1997, 80: 858-863.

37. 张旭, 叶章群, 陈忠, 等. 腹腔镜与开放手术行根治性肾切除术的效果比较(附33例报告). 中华泌尿外科杂志, 2002, 23: 97-99.

38. 谢桐, 凌桂明. 乳糜尿发病的主要原理是淋巴系动力学的改变. 中华泌尿外科杂志, 1984, 5: 257-258.

39. Hemal AK, Gup ta NP. Retroperitoneoscop ic lymphatic management of intractable chyluria. J Urol, 2002, 167: 2473-2476.

40. Dalela D, KumarA, Ahlawat R, et al. Routine radio2imaging in filarial chyluria — is it necessary in developing countries? Br J Urol, 1992, 69: 291-293.

41. Mandhani A, Kapoor R, Gup ta RK, et al. Can silver nitrate instillation for the treatment of chyluria be fatal? Br J Urol, 1998, 82: 926-927.

42. Su CM, Lee YC, Wu WJ, et al. Acute necrotizing ureteritis with obstructive uropathy following instillation of silver nitrate in chyluria: a case report. Kaohsiung J Med Sci, 2004, 20: 512-515.

43. Sabnis RB, Punekar SV, Desai RM, et al. Instillation of silver nitrate in the treatment of chyluria. Br J Urol, 1992, 70: 660-662.

44. Xu YM, J i RJ, Chen ZD, et al. Microsurgical treatment of

chyluria: a preliminary report. J Urol, 1991, 145: 1184-1185.

45. Chiu AW, Chen MT, Chang LS. Laparoscopic nephrolysis for chyluria: case report of long term success. J Endourol, 1995, 9: 319-322.

46. Gomella LG, Shenot P, Abdel2Meguid TA. Extraperitoneal laparoscopic nephrolysis for the treatment of chyluria. Br J Urol, 1998, 81: 320-321.

47. Brunkwall J, Simonsen O, Bergqvist D, et al. Chyluria treated with renal autotransp lantation: a case report. J Urol, 1990, 143: 793-796.

48. 朱庆国,张旭. 中华泌尿外科杂志. 2005, 26(3): 180-183.

49. Zhang X, Zhu Q G. Renal pedicle lymphatic disconnection for chyluria via retroperitoneoscopy and open surgery: report of 53 cases with follow up. J Urol, 2005, 174(5): 1828-1831.

50. Jiang J, Zhu F, Jin F, et al. Retroperitoneoacopic Renal Pedicle Lymphatic Disconection for Chyluria. Chin Med J(Engl), 2003, 116(11): 1746-1748.

17

经尿道手术并发症

17.1 经尿道电切手术并发症

经尿道电切手术是泌尿外科当前最常用的微创手术方法，治疗的疾病主要为良性前列腺增生和非肌层浸润性膀胱肿瘤。长期的临床实践证明这种手术方法效果确切，患者损伤小，术后恢复快。和其他手术一样，经尿道手术也可能产生一些并发症，有些会导致严重后果，应引起重视。本章节介绍这两种手术的并发症及其防治。

【概述】

经尿道电切手术并发症主要包括：尿道损伤、出血、穿孔、经尿道电切综合征、尿道狭窄、尿失禁、附睾炎、性功能障碍等。

【临床表现】

1. **尿道损伤** 多由于尿道外口狭窄、尿道口径小或存在炎症，插入电切镜用力不当或手法不正确造成。损伤的类型有：

(1) 前尿道损伤 多因操作不当，在进入膜部尿道前遇阻后使用暴力造成。如阴茎水肿提示尿道全层裂伤。带有闭孔器的电切镜鞘可穿破尿道球部，形成一进入会阴部的假道，此时镜下一片血红，增加进水压力亦窥视不到尿道黏膜。

(2) 后尿道损伤 常由于前列腺两侧叶不对称增大，致使前列腺部尿道弯曲、变形、狭窄，或者中叶增生过大，带有闭孔器的切除镜鞘通过膜部尿道后，穿入前列腺侧叶或中叶腺体内。镜下没有完整的黏膜可见，有时可见高低不平的黄白色组织。如镜子穿越了前列腺组织而进入了膀胱则有尿液流出,但往外退镜看不到正常的膀胱颈形态及尿道黏膜。

(3)膀胱三角区下方损伤 放置电切镜过程中,遇到前列腺中叶增生或膀胱颈后唇显著抬高,过度使用暴力致使电切镜鞘穿过中叶或抬高的膀胱颈后唇,进入膀胱三角区下方,镜下看不到正常的尿路黏膜与膀胱腔,只见蛛网状细纤维及黄色海绵泡沫样脂肪组织。这种穿孔性损伤使膀胱三角区解剖结构遭到破坏。

2. 出血 分为术后当日出血和继发性出血,术后当天出血常发生在患者送回病房不久或数小时之内,主要的原因是术中止血不完善;搬运患者过程中牵拉固定的导尿管松动移位。可表现为导尿管引流出较浓之血性液体,如血凝块堵塞导尿管使得膀胱膨胀,患者下腹胀痛,可触摸到膨隆的膀胱。出血量较多则出现心率加快、面色苍白、出冷汗、血压下降等失血性休克症状。

继发性出血一般在术后 1~4 周内发生,更多见于 2 周。出血原因可能是搬重物、便秘等增加腹压的动作使电切创面焦痂脱落、前列腺窝感染等。出血后如饮水偏少或出血量较多可形成血块使排尿困难,最终导致膀胱不能很好收缩,引起更严重的出血。

3. 穿孔 TURP 手术造成的前列腺包膜穿孔主要由于对前列腺包膜解剖标志辨认不清、组织切割过深引起。TURBt 手术造成的膀胱穿孔主要由于术中膀胱充盈过大使膀胱壁变薄,或是在切除闭孔神经反射区域的肿瘤时诱发闭孔神经反射导致膀胱侧壁穿孔,可见包膜外纤维网和脂肪覆盖。在高压冲洗下,膀胱过度充盈,大量冲洗液经穿孔处外渗。严重者体检可发现下腹部胀满,穿孔处尤为明显,排空膀胱后上述体征无改善。

4. 经尿道电切综合征(TURS) 发生 TURS 主要的原因是术中冲洗液被快速、大量吸收进入血液循环,结果使得血容量急剧增加,血浆渗透压降低,从而引起全身各系统病理改变,如未能及时诊断和积极处理会产生极其严重后果。

下列几种因素可显著增加冲洗液的吸收量,促使 TURS 的发生:① 前列腺周围静脉窦(丛)被切开;② 前列腺被膜穿孔;③ 冲洗液压力过高;④ 手术时间太长。

TURS 的典型临床表现通常在手术切破前列腺包膜外静脉窦后迅速发生。亦有报道 TURS 最快发生在手术开始 20 min。主要临床表现包括:① 血压变化:血容量增加,早期血压升高、颈静脉怒张、中心静脉压(CVP)升高及心率加快,持续一段时间后,随着病情的进展,后期血压下降常伴有心动过缓;② 肺水肿:出现呼吸困难、呼吸急促、喘息和发绀缺氧等表现;③ 脑水肿:表现头痛、烦躁不安、恶心、呕吐、视力模糊、意识障碍、行为混乱、呼吸变浅等;④ 肾水肿:可引起少尿或无尿。

5. 尿道狭窄 经尿道电切术后的尿道狭窄常表现为术后拔除导尿管时排尿畅、尿线粗,术后 1 个月内尿线逐渐变细。可通过尿道造影或尿道镜检查确诊。其主要原因为术中器械损伤、过度电灼、留置导尿时间过长、术前尿路感染及术前尿道狭窄而术中过度扩张等。狭窄的部位多发生在尿道外口、球部尿道和膀胱颈部。

6. 尿失禁 尿失禁主要发生在 TURP 手术后,分为暂时性尿失禁和永久性尿失禁。

暂时性尿失禁的原因可能有:① 术后前列腺窝局部炎性水肿,刺激外括约肌关闭机制失灵;② 术前存在不稳定性膀胱或膀胱顺应性降低;③ 增生腺体长期压迫,使外括约肌处于过度伸长状态;④ 电切尖部组织时,高频电流对外括约肌造成轻度损伤。暂时性尿失禁表现为在拔除导尿管后出现尿频、尿急及轻度尿失禁,站立时尿液不自主滴出,平卧没有漏尿发生,在数天至数周内症状逐渐缓解,恢复正常排尿。

永久性尿失禁为术中切割损伤了尿道外括约肌引起,表现为术后不能控制排尿,尤其站立位时,尿液不自主流出。如经过 1 年的药物治疗,盆底肌肉收缩锻炼,尿失禁无改善,基本可以确诊。TURP 术后尿失禁绝大多数是暂时性的,应向患者解释,让其耐心等待,积极盆底肌锻炼,3 个月内如有好转则恢复希望极大。

7. 附睾炎 主要是由于留置导尿管后暂时没有尿液冲洗尿道,使尿道分泌液排泄不畅,或细菌沿导尿管上行经射精管及输精管逆行感染附睾引起。表现为术后1~4周之内,出现附睾肿胀、疼痛,严重者高热。

8. 性功能障碍 发生在 TURP 术后的性功能障碍主要包括逆向射精、不射精或性欲低下等改变。TURP 后,射精时由于尿道内括约肌及膀胱颈关闭不严,致精液进入膀胱,不能正常射出体外,即逆向射精;表现为性高潮后,精液未从尿道外口射出。不射精多系损伤精阜射精管造成,表现为精液无法排入尿道。

9. 输尿管狭窄 主要发生在 TURBt 术后,临床表现为术后肾积水、输尿管中上段扩张。

【诊断】

1. 尿道损伤 电切镜鞘进入尿道过程中,若发现镜下出血,窥视不到尿道黏膜或发现假道表明尿道损伤。当电切镜鞘进入后尿道部位,若镜下看不到正常的尿路黏膜与膀胱腔,只见蛛网状细纤维及黄色海绵泡沫样脂肪组织,表明膀胱三角区下方损伤。

2. 出血 术后发现导尿管引流较鲜红血性液体,提示存在活动性出血,若出现心率加快、面色苍白、出冷汗、血压下降等失血性休克症状,提示大量出血。

3. 穿孔 TURP 手术中,若组织切割过深,前列腺包膜解剖标志辨认不清,提示前列腺包膜穿孔。若见膀胱外纤维网和脂肪,提示膀胱穿孔。

4. 经尿道电切综合征 ① 术中、术后出现血压变化、肺水肿、脑水肿、肾水肿等临床症状;② 实验室检查:实验室检查的重要指标是血钠降低及血浆渗透压下降。如血清钠水平显著降低则有助于诊断。当血清钠下降至 120 mmol/L 时,临床症状已很明显,如烦躁、肌肉震颤、肢体运动不协调、神态恍惚等。当血清钠低于 110 mmol/L 时,可发生抽搐、知觉丧失、昏迷、休克,甚至心脏骤停而死亡。

5. 尿道狭窄 ① 尿线逐渐变细;② 尿道造影提示尿道腔

细小,其近段扩张;③ 尿道镜发现尿道狭窄环,尿道黏膜色苍白,进镜阻力增大。

6. 尿失禁 术后出现尿液不自主滴出或流出即为尿失禁。若在数天至数周内症状逐渐缓解,恢复正常排尿。则为暂时性尿失禁,如经过 1 年观察治疗,尿失禁无改善,则为永久性尿失禁。

7. 附睾炎 ① 附睾肿胀、疼痛,或出现高热等症状;② 体检发现肿大,触痛明显的附睾;③ B 超提示附睾肿大,血供丰富。

8. 性功能障碍 根据临床表现很容易诊断。

9. 输尿管狭窄 通过 B 超、IVP 等辅助检查可以明确诊断。

【治疗】

1. 尿道损伤 尿道轻度损伤,若术中能在直视下将电切镜再次插入膀胱,则可继续完成手术,术后留置导尿时间应适当延长,注意患者术后随访,防止尿道狭窄的发生。如为前列腺部尿道的假道性损伤,只要能辨别清楚和正常尿道的解剖关系,在切除相应的前列腺组织后,即可恢复尿道正常解剖。如尿道进镜失败,只能留置尿管或作膀胱造瘘,1～2 周后待假道闭合,再酌情处理尿道损伤或择期电切手术。

2. 出血 术后当日轻度出血者,应彻底冲清血凝块,重新固定牵引导尿管并持续冲洗膀胱。如仍存在引流液呈阵发性较浓的血性,可增加导尿管气囊容量(视导尿管气囊质量而定)。此时应密切观察,直到导尿管引出液呈透明之淡红。如尿管持续流出较浓鲜红液体,生命体症出现不稳定情况,应急诊手术,在电切镜下用 Ellik 吸尽血块,用电切环除去覆盖在创面上的血凝块,仔细寻找出血点,尤其动脉出血,必须认真电凝止血。动脉出血电凝止血后,冲洗液马上变清亮,重新留置导尿管持续冲洗。

处理继发性出血患者,可用三腔导尿管冲净膀胱内血凝块,若止血效果差,需入手术室电切镜下 Ellik 清除膀胱内血块,并行电凝止血。TURP 患者若术后反复出血,常因残留腺体较多,继发感染所致,必要时重新行电切手术,切除残留腺体。

3. **穿孔** TURP 发生小的穿孔时,可降低冲洗液压力,快速完成手术。发生较大穿孔时,液体外渗量多,吸收增多易发生 TURS,应尽快结束手术,即刻放置三腔导尿管牵拉压迫膀胱颈部。静脉内应用利尿剂,促使吸收的液体尽快排出,提高血浆胶体和晶体渗透压。

TURBt 发生的膀胱壁穿孔多为腹膜外间隙,在后面的切除过程中应注意避免膀胱过度充盈。少数情况下,冲洗液外渗严重时,患者会有耻骨上区的疼痛和胀满感,这时应立即进行引流:在耻骨上区做小切口,切开腹直肌前鞘,钝性分开膀胱前间隙,放置引流管。腹腔内的穿孔并不常见,如果是腰麻,患者会立即感到膈下疼痛,这时应立即进行开腹探查,引流腹腔并修补膀胱穿孔部。如尚有肿瘤残留,可做膀胱部分切除术。

4. **经尿道电切综合征** 认识 TURS 的早期症状,及时采取有效治疗措施,使患者转危为安是非常重要的。如术中患者出现不明原因的烦躁不安、头痛、恶心、呕吐、呼吸困难、血压升高、心跳徐缓等;尤其高压冲洗下电切、前列腺被膜穿孔、静脉窦(丛)被切破、手术时间过长(超过 90 min)等,应警惕有出现 TURS 的可能。在急查电解质,了解血清钠水平的同时,立即采取下列治疗措施:

(1) 快速利尿 静脉注射呋塞米 40 mg,根据情况可重复应用,以求尽快恢复正常血容量。

(2) 纠正低渗、低血钠 静脉快速滴注 10% 氯化钠溶液 50~100 ml,同时密切监测肺水肿情况,根据血清钠检查结果和肺水肿改善情况再调整剂量。

(3) 吸氧 由于血液稀释,使红细胞携氧能力下降,肺水肿则影响气体交换量,故应使用面罩加压给氧,改善肺水肿及缺氧状态。

(4) 皮质激素的应用 以保护细胞膜减轻水肿,有助于降低颅内压及减轻脑水肿和肺水肿。常规地塞米松静脉推注。

(5) 抗心力衰竭 血容量增加引起心脏负荷过大,如发生充血性心力衰竭,可酌情应用洋地黄类药物,增加心肌收缩力。

(6) 抗感染 应用对肾功能无明显损害的抗生素预防感染。

5. 尿道狭窄 尿道外口狭窄的治疗可采用尿道扩张,必要时适度切开尿道外口。膀胱颈部狭窄可采用经尿道切除颈部的瘢痕组织,术后应用皮质激素。球部尿道狭窄视狭窄长度和狭窄程度行尿扩或冷刀切开处理。

6. 尿失禁 暂时性尿失禁一般无需特殊治疗,除抗感染治疗外,尿频、尿急症状显著者,可口服 M 受体阻滞剂以减轻膀胱刺激症状。盆底肌功能锻炼,有利于恢复正常排尿。

永久性尿失禁一旦发生,治疗比较困难。姑息治疗方法常采用阴茎夹或外部集尿袋。近年来,采用在球、膜部尿道周围黏膜下注射 Teflon 硬化剂或 Deflux 胶剂治疗有一定疗效。植入人工尿道括约肌,是治疗 TURP 术后永久性尿失禁的另一种可行方法,但这种方法并发症较多,如球部尿道长期受压,可造成尿道局部萎缩甚至感染坏死等,且价格昂贵。近年有作者报道,球部尿道悬吊术治疗男性尿失禁,疗效满意。

7. 附睾炎 首先应去除导尿管,急性期可选用合适的抗生素、托起阴囊、局部热敷或理疗,抗生素应用时间适当长些,体温正常,局部肿痛好转后继续用 3~5 天。

8. 性功能障碍 TURP 后 70% 出现逆行射精,术前对有性生活的患者应交代清楚发生这一并发症的可能性,以解除患者术后思想上的顾虑。术后其他性功能变化,多为性欲低下、勃起不坚,甚至阳痿,可能与手术所造成的精神创伤有关,也可能与术中电流使用不当,造成前列腺尖部两侧神经血管束受到热损伤有关。术后性功能障碍者,除了心理治疗,适当的药物应用将会有意想不到的效果。

9. 输尿管狭窄 如果在术中损伤到了输尿管开口,一般不必立即进行治疗,而应当采取严密随诊观察,当有输尿管梗阻表现时,采取适当的方式解除梗阻,保护肾功能。

【预防】

1. 尿道损伤 在行经尿道电切手术前,应根据病史及必要的检查来了解尿道是否存在狭窄、炎症等病变,发现尿道有病变应作相应处理后方可手术，否则应视为经尿道手术禁忌证。

有一部分患者存在尿道外口狭小，进镜困难，尿扩器应用效果亦欠佳，可适当切开外口 6 点处，术后根据尿道切口情况可在切开的两瓣分别缝合。

插入带有闭孔器的电切镜镜鞘前，尿道应注入足量的润滑剂同时镜鞘表面亦应充分涂抹润滑剂，拉直尿道后将镜鞘沿着尿道缓慢推进，遇有阻力时切勿使用暴力，应凭手感调整推进方向，当到达球部，感觉到前端为腔道时应压低镜鞘到水平面或更低，遇中叶增生明显时则镜鞘要压得很低，形同往上爬山才能进入膀胱，拔出闭孔器见尿液流出，表明已到达膀胱。

如为直视下进镜，拉挺前尿道，可增加进水的压力，以尿道黏膜为进镜指示，缓慢顺势将镜鞘置入膀胱。镜鞘进入膀胱有困难时不能盲目用力，可用合适角度的尿道扩张器逐步扩大尿道到比镜鞘大一号，然后在拔出尿扩器的同时即刻跟进电切镜鞘。

2. 出血　大于 80 g 的前列腺术前 1 周肌内注射雌激素，可明显减少术中和术后出血。电切手术结束时，用 Ellik 冲洗排空组织块以后应进一步检查，对出血点严密止血。TURP 术后三腔导尿管气囊注入 60 ml 生理盐水，牵拉压迫膀胱颈口止血。术中止血不满意的患者，术后膀胱持续冲洗。患者出院后口服抗生素 1 个月。术后 1 个月避免增加腹压的动作，保持排便通畅。反复出血者须行膀胱镜检查排除膀胱内其他病变。

3. 穿孔　TURP 中注意对前列腺包膜进行辨认。TURBt 中应避免膀胱过度充盈，否则膀胱壁将会被撑薄，很浅的切除也会造成穿孔。其次，膀胱过度充盈可以造成前面切除较深的部位发生继发性破裂穿孔。在切除闭孔反射区域的肿瘤时应采取"点切"的方式，即短暂接通电流后迅速断开，同时不要将电切环伸出电切镜鞘太多，这样即便发生闭孔反射，也不会造成严重的膀胱穿孔。电切治疗闭孔反射区域的较大肿瘤时应考虑施行全麻，可明显减轻闭孔反射，避免膀胱穿孔。

4. 经尿道电切综合征（TURS）　TURS 预防的关键在于减

少术中冲洗液的过量吸收,同样早期发现及时处理至关重要。预防措施有:

(1) 采用低压冲洗,一般手术冲洗液体高度以 60 cmH$_2$O 为宜。

(2) 电切镜应采用连续灌洗型,如为间断灌洗型设备应定时排出膀胱内液体,术中可放置膀胱穿刺造瘘管,保持膀胱低压。

(3) 避免前列腺被膜穿孔,避免切破静脉窦(丛),如外渗明显,应切开引流,并尽早结束手术。

(4) 使用等渗冲洗液,提倡用含甘露醇的冲洗液。

(5) 手术中心静脉压监测,应作为常规手段,可大大提高 TURS 的早期诊断率,有助于及时处理,避免危险发生。

(6) 如用等渗葡萄糖作为冲洗液的手术,术中根据需要作毛细血管血糖监测,如血糖较基础值升高并出现明显上升趋势,表明 TURS 已经发生。此方法简便,可重复进行,不失为有效的发现早期 TURS 的方法,可作为常规监测手段。

5. **尿道狭窄** 膀胱颈部狭窄主要由于膀胱颈部电凝止血时间过长范围过大,前列腺较小伴有慢性前列腺炎症,膀胱颈部电切过深,炎症组织切除不充分造成。术中对于前列腺炎症导致的膀胱颈部挛缩,可采用切除挛缩组织后,于 5 点、7 点处做膀胱颈全层切开,术中尽可能多地切除炎症组织。在膀胱颈部止血尽可能做到"点状止血",避免局部电凝时间过长及电凝范围过大。

对于尿道其他部位的狭窄,术中选用口径合适、不宜太粗的电切镜鞘,或放置切除镜鞘前,将尿道外口腹侧切开少许。术后尽量早期拔除导尿管。另外,术中提倡直视下进镜,尽可能避免尿道黏膜破裂、尿道穿孔及假道形成。

6. **尿失禁** TURP 手术中,电凝功率不宜过高,一般在 70～80 W。在电切精阜周围的尖部腺体时,必须格外小心。初学者应在训练有素的医师指导下,应用先定终点切割法,保护好精阜与外括约肌,在精阜的两侧不可做与其平行的切割,应做由被膜斜向尿道方向的小块薄层组织切割。在手术视野不清的情况下,切勿切割精阜远端的腺体。

7. 附睾炎 术前严格控制尿路感染,术后导尿管清洁护理,尽早拔除导尿管,术后口服抗生素1个月。糖尿病患者手术前后控制血糖很重要。

8. 性功能障碍 不射精多系损伤精阜射精管造成,故术中膀胱颈不宜切除过多,电切前列腺尖部时勿损伤精阜。此外,术中电流使用应适当,避免造成前列腺尖部两侧神经血管束受到热损伤。

9. 输尿管狭窄 切除输尿管开口或附近的肿瘤时可能损伤输尿管口,造成术后输尿管口狭窄,进而导致输尿管部分或完全性梗阻。单纯的切除通常不会造成输尿管口的梗阻,而电灼对输尿管口的损伤很大,因此如病变需要切输尿管口时应采用单纯切割电流,快速切除病变部位,避免在此区域内进行过度的电灼,如有活动性出血,应对出血部位进行精确的"点灼",电切完毕,如有需要可放置输尿管支架管。

(陈建华)

【专家点评】

虽然治疗BPH的新方法不断出现,TURP仍是BPH手术的"金标准"。随着手术器械、监视系统、手术技巧的不断完善,TURP已经在许多基层医院广为开展。对于初学者而言,出血和TURS是阻碍他们进步的两大拦路虎。近年来,TURP的改良手术,如TUVP、TULP、PKRP等层出不穷,都是围绕着解决这两大难点。然而不管采用哪一种手术方法,TURP始终是最基本的手术技术。如何做好TURP,我认为:① 一定要学会止血,尽量保持手术视野的清晰,仔细的止血往往能起到事半功倍的效果,而许多手术并发症都是在手术视野不清晰的情况下,盲目贪多求快所造成的;② 电切时要一叶一叶地切除,不要遍地开花,多点位的切除方法既不易止血,又浪费时间;③ 层次感对于止血和预防并发症也很重要,要尽量做到创面平整,这样既利于止血,又能减少术后的尿路刺激症状;④ 如遇包膜穿孔,应早期处理,及时终止手术乃是预防TURS发生的关键;术中监测中心静脉压,是预防 TURS 措施之一;⑤ 切除精阜远端的前列腺尖部组织,对改善梗阻大有好处,但它是一把双刃剑,过度切除可能会引起尿失禁。在这一区域的电切,一定要在视野清晰的情况下进行,否则宁可不切;⑥ 进镜和退镜时动作一定要轻柔,切忌蛮力、粗暴,否则极易引起术后尿道狭窄。只要掌握了这些基本原则,你就可能逐步成为一名电切高手。

(沈周俊)

17.2 经尿道冷刀切开手术并发症

【概述】

经尿道冷刀切开手术并发症主要包括:尿道狭窄再生、尿失禁、尿道穿孔。

【临床表现】

1. 尿道狭窄再发生 临床表现为拔除导尿管后排尿畅、尿线粗,术后 1 个月尿线逐渐变细。可通过尿道造影或尿道镜检查确诊。尿道狭窄术后 6 个月内最容易发生再狭窄。

2. 尿失禁 术中切割过深损伤了外括约肌引起。表现为术后不能控制排尿,尤其站立位时,尿液不自主流出。经过 1 年的治疗,盆底肌肉收缩锻炼,尿失禁如无改善,基本可以确诊。

3. 尿道穿孔 术中尿道镜插入假道、切割过深均可造成尿道穿孔。镜下见正常尿道上皮消失,可见包膜外纤维脂肪组织。

【治疗和预防】

1. 尿道狭窄再发生 充分切开狭窄环,彻底切除瘢痕组织,是减少术后狭窄复发的关键。由于前后尿道解剖结构的不同,对于前尿道狭窄,重点切开 5~7 点,以免损伤阴茎海绵体。对于后尿道狭窄,重点切开 11~1 点,以免损伤直肠。由于尿道狭窄多为环状,且易复发,因此宜采用放射状多位点切开。

狭窄处瘢痕常呈白色而坚硬,切之不易出血,应反复刺切,以出血为彻底切开的标志。瘢痕薄弱处常色红而易切,宜浅切,以免切穿尿道。通过狭窄段后,尿道镜即可进入膀胱。缓慢退镜观察,如见尿道腔内有隆起或坚硬的瘢痕组织,膀胱颈口瘢痕狭窄明显,或狭窄段较长者,宜换用电切镜,彻底切除瘢痕组织。

2. 尿失禁 冷刀切开时应浅层刮切,深度应适度,以出血为瘢痕彻底切除标志,避免正常尿道黏膜损伤,特别对于尿道外括约肌附近的狭窄,切开不宜过深,切除瘢痕组织也应适度,否则易导致尿失禁。

3. 尿道穿孔 尿道穿孔会导致冲洗液外渗,一般在术后都能自行吸收。尽量避免作切开引流,否则有形成尿瘘的可能。

术中掌握切开深度,冷刀在切开狭窄环和瘢痕组织时较少出血,而当到达正常组织时容易出血,表明切开深度或切除范围已够。对于部分不易探查到正常尿道的患者,可用输尿管导管探查正常尿道,沿导管进镜。再者可经耻骨上膀胱造瘘口从尿道内口向尿道内插入纤维软镜到达狭窄段近端。对于狭窄段不长的病例,有可能在狭窄段远端看到红色透光区,向此方向试行切开有望获得成功。但此方法仅限于经验丰富的术者采用。

(陈建华)

【专家点评】

经尿道冷刀切开术适用于治疗狭窄段较短的尿道狭窄,对于长段的、反复切开的、瘢痕化严重的尿道狭窄则不宜采用此方法。冷刀切开的关键:① 最好先插入导丝;② 要沿着真道缓慢推进,遇到阻力或找不到真道时切忌盲目用力进镜,此时应使用导丝探查,直到确立是真道时,方可采用冷刀切开;③ 一定要将狭窄段全层切开,并且要在多个点位切开,这样才能减少术后狭窄复发的概率;④ 冷刀只能切开狭窄环而不能切除瘢痕组织,必要时应更换电切镜彻底切除瘢痕组织。

(沈周俊)

17.3 经尿道大力碎石钳膀胱结石粉碎术并发症

【概述】

经尿道大力钳膀胱结石粉碎术是 20 世纪 80 年代前微创处理 2.5 cm 以下膀胱结石的常用方法。随着高新技术的发展,气压弹道、超声、激光碎石技术相继诞生,大力钳碎石术在许多大医院已遭淘汰。

大力钳碎石术并发症主要包括尿道损伤和膀胱损伤。

【临床表现和诊断】

1. 尿道损伤　大力钳碎石是利用机械装置将坚硬的结石咬夹粉碎,其功能决定了钳子本身的材质硬度高于结石,并且机械臂应有相当的韧性,因此钳子一般都较为粗实,加之钳嘴呈近 90°角,使整个器械在操作过程中很容易损伤娇嫩的尿道。其损伤部位主要为尿道外口及球部尿道。

尿道外口的损伤,一般在进钳子不很顺利时使用蛮力引起,此时可见尿道黏膜破损出血。

球部尿道损伤可在钳子通过阴茎部尿道后,到达球部时遇阻,钳子压低及推进角度不当,使位于耻骨下的球部尿道挫伤或裂伤。钳子拔出后尿道有鲜血流出。

2. 膀胱损伤　由于碎石钳在张开和闭合状态之间相差 2.5~3 cm 的长度,钳嘴近似直角的高度约 1.5 cm,其在容量较小的范围内运作,极易损伤膀胱各侧壁。但因结石沉在底部,钳嘴一般在底部操作,因此膀胱底部损伤常见。膀胱损伤后,主要表现为出血使得视野不清,裂伤或穿孔可出现尿液外渗的表现,如下腹膨胀、压痛。

【预防】

1. 尿道损伤　由于大力钳前端的角度接近直角,并且前部有两叶齿状结构,两叶必须在完全闭合状态下进入尿道。推进时以钳子背侧(较光滑的面)为尿道受力点,到达球部时,钳子向下用力,然后顺着耻骨下滑入后尿道。

如尿道外口较窄,可在腹侧适度切开后进钳子。结石粉碎完成后,在膀胱内将碎石钳嘴完全闭合后,缓慢顺势退出,此时仍应以钳子背侧光滑面作为受力点。

2. **膀胱损伤** 操作前,在体外观察钳子闭合和张开状态时的窥镜下所看到的情况,实际在张开时是钳子上叶往前方伸展,但在窥镜下看到的往往是下叶往后退的假象,这往往导致在伸开钳子抓结石时,张开的上叶向前方推伤了膀胱底部,应引起重视。在抓住结石后,应将抓住结石的钳嘴在充满液体的膀胱腔内,处于中央位置后开始钳夹碎石的操作,这样可防止在钳夹碎石时误伤膀胱。

【治疗】

大力碎石钳操作引起的尿道损伤大多是黏膜轻度挫伤,仅需适当应用抗生素,多饮水增加排尿次数和尿量,如尿道损伤较严重出血较多,应留置导尿管数天。

经尿道碎石导致的膀胱损伤如为膀胱挫伤或非腹腔型的小裂伤可留置导尿管5~7天;反之,膀胱裂开伤口大或腹腔型穿孔则应当即行手术探查修补。

(陈建华)

【专家点评】

经尿道大力钳膀胱碎石术是一种相对老式的碎石方法,近年来已逐渐被新技术(如激光碎石)所替代。该技术的操作要点是:① 进镜一定要轻柔,因为一旦假道形成,只能放弃该手术;② 碎石时,应尽量充盈膀胱以扩大操作空间,避免膀胱损伤;③ 张开钳嘴一定不要太快,应缓慢张开,避免由于体内视觉上的假象而损伤膀胱底部;④ 钳住结石后,将钳嘴提向膀胱中央并向侧方旋转,证实未夹住膀胱壁后,方可夹碎结石;⑤ 每个动作最好都在直视下完成。

(沈周俊)

参 考 文 献

1. 吴阶平. 吴阶平泌尿外科学. 济南:山东科学技术出版

社,2004.

2. Hamid M, Iraj M, Fatemeh G, et al. Effect of mitomycin C on anterior urethral stricture recurrence after internal urethrotomy. Eu Urol,2007,51:1089-1092.

3. Kei M, Michirou I, Shizuka I, et al. Endoscopic antegrade laser incision intThe treatment of urethral stricture. Adult Urol,2002,60:968-972.

4. Dogra PN, Ansari MS, Gupta NP, et al. Holmium Laser Core-through Urethrotomy For Traumatic Obliterative Strictures Of Urethra:Initial Experience. Adult Urol,2004,64:232-236.

5. Gang Y, Zhang RG. Optical Urethrotomy for anterior urethral stricture under a new local anesthesia: intracorpus spongiosum anesthesia. Adult Urol,2002,60:245-247.

6. 何家扬. 现代泌尿外科手册. 上海:上海科学技术文献出版社,2002.

7. 庞自力,肖传国,曾甫清,等. 尿道狭窄的内窥镜治疗(128例报告). 中国内镜杂志,2003,9:7-8.

8. 刘昌荣,颜克钧,郭贤伸,等. 尿道内切开治疗尿道狭窄疗效观察(附42例报告). 临床泌尿外科杂志,2001,16:404-405.

9. 王毅东,赵文兵,耿仲平,等. 尿道黏膜表面麻醉下行尿道内切开术治疗后尿道瘢痕性狭窄. 临床泌尿外科杂志,2004,19:693-694.

10. 吴忠,丁强,姜昊文,等. 直视下经尿道内切开术治疗尿道狭窄. 临床泌尿外科杂志,2004,19:607-608.

11. 王伟明,沈海波,张良,等. 前列腺腔内术后尿道狭窄原因及处理. 中国男科学杂志,2008,22:42-44.

18

经皮肾镜手术并发症

18.1 胸膜损伤

【概述】

经皮肾镜取石手术 PCNL,出现胸膜损伤并引起液、气胸的并发症的发生率相对较低,已有国外文献报道此并发症发生为 2.3%~3.1%,与 PCNL 穿刺径路的选择有密切关系,第 12 肋上穿刺径路比第 12 肋下出现胸膜损伤并发症的发生率要高,主要与胸膜的解剖结构和肺的呼吸运动影响有关。胸膜前界为肋胸膜前缘与纵隔胸膜前缘的反折线,胸膜下界为肋胸膜下缘与膈胸膜的反折线,右侧胸膜下界略高于左侧,右侧起自第 6 胸肋关节后方,左侧起自第 6 肋软骨中点处,两侧均向外下行,在锁骨中线与第 8 肋相交,在腋中线与第 10 肋相交,在肩胛线与第 11 肋相交,近后正中线处平 T_{12} 棘突。左肾的一半和右肾上部的 1/3 位于第 12 肋上,基本上肾脏中、上盏位置在第 12 肋上或为其覆盖,理论上在第 12 肋缘上或第 12 肋下进行经皮肾穿刺术,出现胸膜损伤的机会还是比较少,第 10 肋间(第 11 肋上缘)的经皮肾穿刺,则不可避免地要经过胸膜腔,如进一步的扩张容易发生胸膜或肺的损伤。

【临床表现】

经皮肾镜取石术中发生胸膜的损伤,随着碎石术中工作通道摆动,可能加重胸膜的损伤,损伤处渗出的血液连同冲洗液的不断外渗进入胸膜腔,引起严重的液、气胸,接受连续硬膜外麻醉的患者术中可出现明显的患侧胸痛、气促和呼吸困难症状、可有血氧饱和度下降等,全身麻醉患者表现为患侧肺部的呼吸音减弱,血氧饱和度的下降等。如术中未能及时发现并处理,术后 24 h 内可能出现胸部疼痛向肩部放射、胸闷、呼吸困难等液、气胸表现,可伴有高热。也有患者发生胸膜的损伤裂口不大,恰好被术中留置的外鞘封堵并未引起液、气胸,而在术后一周拔除肾造瘘管时造瘘口出现明显的进、出气声,封堵不当可出现皮下气肿和气胸表现。

【诊断】

经皮肾镜取石术中如患者出现明显胸痛、气促、呼吸困难等症状,应该及时停止手术,听诊呼吸音,如出现患侧呼吸音减弱,可疑有液、气胸,应即刻行床边胸片检查明确诊断。PCNL 术后应该严密观察病情变化,留意患者的主诉,出现胸部疼痛、胸闷、呼吸困难等表现患者,应及时监测血氧饱和度,听诊呼吸音,必要时进行胸片或 B 超检查,了解胸腔积液、积气等情况,尤其是高位肾上盏穿刺径路(第 10 肋间穿刺)术中穿刺明确经过胸膜腔的患者。

【治疗】

经皮肾镜取石术中如患者出现明显胸痛、胸闷、气促、呼吸困难等症状,应该及时停止手术,留置适当口径的肾造瘘管,防止冲洗液的进一步外渗,加重液、气胸,床边胸片检查明确诊断后,如出现严重液、气胸可放置胸腔闭式引流,同时使用抗生素预防胸膜腔感染。PCNL 术后出现胸痛、呼吸困难等,一经胸片检查确诊为液、气胸,可以视具体情况采取相应的措施,一般患者应该采用头高脚低的斜坡卧位,持续低流量吸氧,加强抗生素预防感染的同时积极处理液、气胸。如单纯气胸肺压缩体积小于 30%,可行保守治疗,一般 3 天左右气体可自行吸收,如胸膜腔内积气、积液较多也可以采取在 B 超定位下穿刺抽吸或置管闭式胸腔持续引流,大多患者处理后能迅速缓解症状。拔除肾造瘘管时出现气胸者,即刻用无菌多层凡士林纱布压迫封堵、封闭肾造瘘口,如胸部疼痛严重的患者可适当给予镇痛处理。

【预防】

对于 PCNL 术中、术后液、气胸的预防,尽量避免选择第 10 肋间穿刺建立皮肾取石通道,第 12 肋上径路穿刺也应注意胸膜损伤的可能,特别是上盏径路穿刺,术中穿刺定位一定要准确,有条件的一般采用 B 超实时定位下穿刺,这样可以清楚地观察到胸膜的移动位置,在穿刺中、上组肾盏时,应在患者呼气末、屏气后进针以减少胸膜损伤的机会,避免反复穿刺进针,筋膜扩张时宁浅勿深,术中严格注意操作,防止皮肾通道的丢失,尽量使用与扩张通道大小一致的 Peel-away 外鞘,以严密封堵皮肾通道,防止液、气通过穿刺扩张过程中损伤的胸膜裂口进入胸腔,术后保持肾造瘘管以及输尿管支架引流的通畅,严密监测病情变化。

高位肾盏穿刺 PCNL 术后肾造瘘管放置的时间宜稍延长,可留置 1 周以上,以促使可能存在的胸膜损伤裂口局部粘连闭合,减少拔管后出现液气胸的可能性。拔肾造瘘管时应做好充分的准备,准备好凡士林纱条,拔管后造瘘口出现进、出气声音时及时封堵肾造瘘口,减少气体进入胸膜腔的机会。

(刘建河 张朝晖)

【专家点评】

临近脏器的损伤在 PCNL 术中较为少见,一般是指 PCNL 中肾脏毗邻脏器如胸膜、肝脏、脾脏或肠道的损伤,右肾前上 2/3 与肝脏紧贴,前下 1/3 与结肠肝曲相邻,内侧缘与十二指肠降部相邻,左肾与胃、脾脏、胰腺、空肠及结肠脾曲相邻,处理不当可致严重后果,甚至危及患者生命。由于肾脏解剖关系的特殊性,可以随着呼吸运动上下移动,特别在体型瘦小的患者,肾脏的活动度更大,穿刺过程中呼吸运动引起肾脏位置的改变,可能损伤到肾脏相毗邻的组织和器官,给穿刺定位带来一定的难度,但一般在 CT 或 B 超实时引导下肾穿刺可以选择适当的径路以尽可能避免损伤周围的组织器官。

尽管 PCNL 并发严重液、气胸并发症的概率很低,一旦出现,患者临床症状明显,处理不当可致严重后果,了解 PCNL 并发液、气胸的病理机制,尽量在超声实时监测下穿刺,尽量避免选择高位上盏穿刺径路,术中、术后密切观察患者病情变化,早期发现并积极处理是关键,尽早发现并发液、气胸的症状与体征,一旦确定出现液、气胸并发症时,果断采用及时、恰当的处理。拔除肾造瘘管后出现的液、气胸,可能的原因是肾造瘘管经过两层潜在胸膜腔,在未能形成稳定的窦道之前拔除,随着呼吸运动的变化,未能紧密粘连的两层胸膜又出现分离,体外气体以及肾内尿液顺着原皮肾通道进入胸腔内。

充分学习和认识经皮肾镜取石术常见并发症及其处理,可以提醒术者做好相关的准备,加强围手术期的观察,可以使 PCNL 治疗尿路结石的成功率不断提高,尽量避免和减少手术并发症的发生。

(陈 方)

18.2 肠道损伤

【概述】

PCNL 术中出现肠道损伤并发症较为少见,有报道显示 PCNL 出现结肠穿孔、损伤的发生率低于 1%。在已经出现肾盂穿孔的情况下,进一步的通道扩张、放置外鞘和继续腔内碎石手术,容易损伤及肾盂同侧毗邻的十二指肠。如穿刺点选择在腋后线过于偏腹侧,还有在那些有解剖异常的肾后位结肠患者,穿刺扩张过程都容易损伤结肠。此外,一些肾脏先天性畸形,如马蹄肾、异位肾患者和既往有肾脏开放手术史者,由于患肾与邻近结肠解剖关系的变异,在 PCNL 穿刺过程中也容易出现结肠的损伤。

【临床表现】

PCNL 术中合并有较大的肠道损伤时,术中冲洗液中可有肠液或粪水样液体流出。结肠损伤比较隐蔽,而且损伤大多为腹膜外型,腹膜炎症状往往不明显,若手术中未及时发现有结肠损伤,术后早期诊断也很困难。PCNL 术后若出现腹痛、腹胀、恶心、呕吐,肠鸣音减弱或排便次数、性质变化等不完全性肠梗阻表现,体检发现局部腹肌紧张,压痛明显,肠蠕动减弱等肠梗阻体征时应考虑有肠道损伤的可能。若肠内容物进入腹腔引起腹膜炎时,可出现全腹胀、压痛、反跳痛等腹膜刺激症状,站立位腹部平片检查肠腔可出现液、气平面和膈下游离气体的存在。

【诊断】

PCNL术中冲洗液发现有肠液或粪水样液体流出,则提示有肠道损伤。小的结肠损伤术中未及时发现,术后也很难早期发现,因为冲洗液的外渗也会引起腹胀、恶心、呕吐等后腹膜刺激的症状,若术后出现发热、全腹压痛、反跳痛等腹膜刺激征,肾造瘘管引流出肠黏液、粪水样液时,应该考虑到合并有肠道穿孔、损伤的可能,可进一步行站立位腹部平片检查帮助诊断,确诊需行经肾造瘘管注入造影剂检查或结肠造影检查,如出现造影剂自肾造瘘管外溢至肠腔内,或结肠造影检查中造影剂外溢至肾内均提示合并有结肠的损伤。

【治疗】

PCNL术中发现小的结肠穿孔、损伤,一般可行保守处理治愈。出现较大的结肠损伤应立即留置输尿管内支架管保证患侧肾脏尿液引流通畅,并将肾造瘘管置于肠腔内引流肠液,予以禁食,静脉给予广谱抗生素,生长抑素和全胃肠外营养,3～5天后再行肠道造影,若发现肠内壁瘘口已愈合,可将造瘘管拔出到结肠外,造瘘管每天向外拔出一点,使瘘道由里向外慢慢愈合,直至最后痊愈,2～3天后再拔除肾造瘘管。感染是导致结肠外瘘患者治疗失败的主要原因,若不能有效控制感染,腹膜炎加重,则需开放手术探查。高位结肠穿孔若发现穿孔时间短,创口污染较轻,穿孔局部组织水肿轻,可考虑一期肠修补,而绝大部分患者都应行结肠外置造口引流,3个月后再行肠吻合术。

【预防】

PCNL术前尽量完善必要的影像学检查,常规的CT泌尿系统造影检查,不仅可以帮助了解肾内集合系统的结构和结石的分布情况,还可以清楚显示每个患者肾脏及其周围脏器的解剖关系,帮助选择尽量避开周围脏器的穿刺径路。一般尽量在腋后线后背侧穿刺进针以避免损伤腹腔内脏器,特别是避免结肠的损伤。为尽可能避免结肠的损伤,推荐采用 B 超实时定位下穿刺,对采用 C 臂 X 线定位下穿刺的术者,尽可能在透视下逐级扩张,配合逆行注射造影剂显像了解有无造影剂外溢,控制扩张深度。术中注意观察患者全身情况、腹部和呼吸情况,及早发现和处理结肠损伤并发症。

(刘建河　张朝晖)

【专家点评】

经皮肾镜取石术是在经皮肾造瘘术的基础上发展起来的腔内微创泌尿外科手术,现在随着放射、超声、CT 等影像技术的发展和气压弹道碎石、钬激光和超声碎石等腔内碎石手段的不断进步,经皮肾镜取石术已经成为复杂上尿路结石首选的治疗方法。肠道损伤是 PCNL 较少见的并发症,术前应该详细了解患者既往有无开放手术史,术前仔细阅片(IVP 及 CT 等影像学检查资料),影像学研究发现,约有 1% 的病例存在肾后位结肠的解剖变异,单纯的静脉肾盂造影检查无法清楚显示结肠与肾脏的解剖关系,术前常规的 CT 检查可以帮助了解患侧肾脏与相毗邻器官的解剖位置关系,尽量选择避免损伤周围组织器官的穿刺径路。既往有患侧腰、腹部开放性手术史的患者,术后组织的粘连容易导致肾脏解剖位置的改变,肾结石合并感染或继发有肾周围炎,肾周脓肿致肾周组织粘连严重的患者,马蹄肾等先天性肾脏畸形患者常有血管和脏器解剖位置的异常,进行经皮肾穿刺通道建立时尤其要警惕,最好在超声动态监测引导下穿刺。PCNL 中合并结肠损伤,大部分可行保守处理治愈,仅很少部分患者需要开放手术处理。

(陈　方)

18.3　肾集合系统穿孔和撕裂伤

【概述】

在 PCNL 手术中,穿刺通道扩张或碎石过程中损伤穿透肾集合系统。造成集合系统穿孔和撕裂损伤常发生在通道扩张过程和碎石过程,有时在肾穿刺导丝置入时就已经穿透集合系统,这时顺导丝扩张往往穿透集合系统。此外,使用叠套式金属扩张器扩张时,力量过大,深度掌握不当也容易穿破对侧肾盂壁。在腔内碎石过程中,碎石器械使用不当也容易引起机械性的意外损伤,超声碎石探针不是轻触结石而是用较大力量将结石抵向肾盂壁,结石粉碎过程中金属的超声探针穿破肾盂或输尿管而造成穿孔损伤。液电碎石因其尖端放电的能量难于控制,造成肾和输尿管黏膜损伤机会更大。目前使用较为普遍的气压弹道碎石,碎石探杆硬、直不能弯曲,同一个位置连续撞击碎石容易引起集合系统穿孔、损伤。激光碎石光纤较细,使用不当,也容易刺破或切割肾盂壁引起穿孔损伤。

【临床表现】

肾集合系统出现较小的穿孔,如果手术时间短,出血和尿外渗程度较轻,患者可无明显不适;较大的集合系统穿孔或撕裂伤,大量的出血和冲洗液外渗,可以出现发热,患侧腰背胀痛、腹胀、恶心、呕吐等后腹膜刺激的症状,持续的肉眼血尿,大量的冲洗液外渗、吸收,患者可出现腹痛、腹胀、肠鸣音减弱、腹腔积液等表现。

【诊断】

术中集合系统穿孔、损伤可以通过腔镜观察明确诊断,皮肾通道扩张过程中顺导丝扩张穿透集合系统后,置镜观察仅见肾窦脂肪样结构,缓慢退鞘至肾盂内,才能分辨看到肾盂黏膜。碎石过程中内镜下观察到肾盂集合系统黏膜的连续性破坏,窥见黄色肾窦脂肪样结构即可明确诊断。可疑的集合系统穿孔、损伤,术后的静脉肾盂造影或造瘘管造影可以帮助明确诊断。

【治疗】

一旦 PCNL 术中出现集合系统穿孔或撕裂伤,应避免高压灌注冲洗,并尽快终止手术,首先要保证充分引流,留置双 J 输尿管支架和肾造瘘管保持肾盂内低压和肾内尿液引流通畅。小的肾盂穿孔,保守治疗后一般可以自行愈合,在保持低压灌注冲洗的情况下尽可能短时间内完成手术,术毕常规留置双J管、肾造瘘管。如果集合系统损伤较大,出血明显,应及时终止手术,更不能为了保持视野清晰而用大量、高压冲洗液持续灌洗,尽快放置好输尿管支架管及肾造瘘管,术后加强止血和抗感染治疗,待肾造瘘管内注入造影剂无外渗后可以进行二期取石手术。若伤口经久不愈、尿外渗严重或尿囊肿形成,应积极行肾周外渗引流和手术修补。

【预防】

引起肾集合系统穿孔、损伤的原因主要在操作者,熟练操作和手术经验的积累至关重要,PCNL手术合并集合系统穿孔、损伤重在预防,手术操作要轻柔,穿刺扩张和术中碎石都不要使用暴力,只要损伤不是十分严重,出血不多,可小心操作,尽量缩短手术时间,继续完成取石手术。

(刘建河 张朝晖)

【专家点评】

随着PCNL在临床的广泛应用和手术例数的不断增多,陆续也有出现术中、术后大出血,周围器官损伤等严重并发症的报道,常见的并发症主要有术后发热、集合系统损伤、尿外渗、术中大出血和术后迟发性出血、邻近脏器的损伤等等。PCNL术中发生肾盂穿孔的发生率在2%以下,小的穿孔术后24~48h会自行愈合,一旦术中发现穿孔后应该尽量缩短手术时间,术后保证尿路引流通畅至关重要。引起肾集合系统穿孔、损伤的原因主要在操作者,穿刺扩张时深度未把握好。因此,对于初学者,通道扩张尽量在C臂X线监视下完成,遵循"宁浅勿深"的原则。碎石过程中碎石探针对结石的过度挤压、液电探针或激光对集合系统的误伤都可能造成集合系统穿孔、损伤,熟悉各种腔内碎石工具的特性,做到术中精细操作,可以避免碎石过程中不必要的损伤发生。此外,术中冲洗液压力过大可导致原已有损伤的肾盂壁穿孔扩大、撕裂和尿外渗的加重,碎石过程中在保证视野清晰的前提下,选择低压、低流量灌注冲洗,保持外鞘进出水的通畅,可以最大程度地防止此类情况的发生。

(陈 方)

18.4 尿外渗

【概述】

在 PCNL 手术中,尿液或冲洗液经穿刺扩张的皮肾通道渗至肾周,多半与冲洗液引流不通畅致肾盂内高压有关,也可因术中留置的外鞘脱出肾外致冲洗液直接冲至肾周。此外,术中穿刺通道扩张或碎石过程中损伤穿透集合系统,如未及时发现,也可以引起冲洗液的严重外渗。除此之外,重度积水的肾脏,肾皮质变薄,对穿刺通道的闭合作用减弱,术中、术后都容易引起尿液或冲洗液的大量外渗,即便在术后肾造瘘管拔除时,变薄的肾皮质愈合能力差,尿液也容易外渗至肾周。

【临床表现】

肾集合系统出现较小的损伤,如果手术时间短,尿外渗程度较轻,患者可无明显不适。较大量的冲洗液外渗,患者可出现患侧的腰背胀痛,腹胀、恶心、呕吐等后腹膜刺激的症状。如果手术中未及时发现外渗,手术时间长,持续大量的冲洗液外渗、吸收,患者可出现腹痛、腹胀、肠鸣音减弱、腹腔积液等表现,合并感染可出现发热。

【诊断】

PCNL 术后尿外渗可以通过术后 B 超或 CT 检查明确诊断,术后 B 超检查,可以发现肾周液性暗区;可疑的集合系统穿孔、损伤引起的尿外渗,术后可以行静脉肾盂造影或造瘘管造影帮助明确诊断。

【治疗】

轻度的尿外渗一般不用处理,可自行吸收。术后 B 超检查,如发现肾周大量的液性暗区,须作肾周穿刺抽液或置管引流。

【预防】

PCNL 术后常规留置输尿管内双 J 管,可明显减少尿外渗发生。肾积水严重的病例,术后拔除造瘘管时间太早,可因肾皮质较薄失去收缩功能,瘘口不易闭合而致尿外渗,一般在 7~10 天后拔管。术中 B 超动态检查,可以了解尿外渗的程度,如尿外渗不严重,可小心操作,尽量缩短手术时间,继续完成取石手术。

【病例介绍】

患者,男性,48 岁,因右肾铸形结石并右肾积水入院。

入院经完善检查后在连续硬膜外麻醉下行右 PCNL,因为患者结石体积大,而且偏硬,应用超声联合弹道碎石清除结石,手术时间超过 3 h,碎石过程顺利,术毕放置 F6 输尿管支架管 1 根,F20 右肾造瘘管 1 根,导尿管引流通畅,尿色淡红。患者从俯卧位恢复仰卧体位不久,出现气促,呼吸困难,立即给予吸氧,症状无明显改善。

体检:神清,呼吸急促,血压 150 mmHg/80 mmHg,右侧肾区稍隆起,压痛和叩击痛明显,右肾造瘘管夹闭,下腹部高度膨隆,两侧叩诊呈浊音,移动性浊音阳性,听诊肠鸣音减弱,膀胱区充盈不明显,无压、叩痛。留置导尿管引流出淡血性尿液。

辅助检查:血常规、凝血常规正常,床边 B 超检查提示,右肾形态饱满,右肾周见大量液性暗区,考虑尿外渗,腹腔内见大量积液。

治疗:在 B 超引导下取同侧腹腔最低位穿刺,扩张后留置 F14 引流管 1 根,引流出 2 000 ml 清亮引流液,患者呼吸症状明显改善,腹部松软。绝对卧床,给予抗炎等对症处理,继续观察,随后 3 天,腹腔引流管引流液逐日减少,至改变体位也无引流液流出后,给予拔除。继续给予对症保守治疗 3 天,患者无发热不适,导尿管、肾造瘘管尿色均正常,考虑患者病情已经稳定,拔除右肾造瘘管后出院。

(刘建河 张朝晖)

【专家点评】

尽管经皮肾镜取石手术已经是目前处理复杂上尿路结石较为成熟的手术方法,临床上 PCNL 仍有一定程度的并发症出现,虽然国内外一些大的医疗中心已有大宗 PCNL 病例统计的并发症发生率报道,但对 PCNL 相关并发症严重程度的界定、分级目前还没有统一意见,土耳其 Ahmet Tefekli 等应用改良的 Clavien 并发症系统(Ⅰ级:轻微的并发症;Ⅱ级:潜在的危及生命的并发症,需要药物治疗;Ⅲ级:需要手术、内镜、放射介入等侵入性治疗的并发症,不需全身麻醉为Ⅲa,需全身麻醉为Ⅲb;Ⅳ级:导致器官功能不全的并发症,需要 ICU 监护,单器官功能衰竭为Ⅳa,多器官功能衰竭为Ⅳb;Ⅴ级:导致患者死亡的并发症),总结了 811 例 C 臂 X 线引导下传统肾镜(F26)大通道(F30)PCNL 取石术并发症的发生情况,其中 237 例患者(29.2%)发生了术后并发症,包括 Clavien Ⅰ级 132 例(16.3%)、Ⅱ级 33 例(4.0%)、Ⅲa 级 54 例(6.6%)、Ⅲb 级 23 例(2.8%)、Ⅳa 级 9 例(1.1%)、Ⅳb 级 3 例(0.3%)和Ⅴ级 1 例(0.1%)。PCNL 并发症中最常见的是出血和尿外渗,在复杂肾结石 PCNL 中 Clavien Ⅱ级和Ⅲa 级并发症最为常见。

PCNL 后大部分患者可以有不同程度的尿外渗,主要是由于 PCNL 手术中不可避免地需要摆动镜体以最大程度地清除结石,尿液或冲洗液可以经过穿刺扩张的皮肾通道与外鞘之间的间隙渗至肾周,特别在肾盂内高压和外鞘冲洗液进出不通畅的情况下尤为明显。因此,PCNL 手术应尽量避免高压灌注冲洗,手术时间尽量控制在 3 h 以内,碎石过程中在保证视野清晰的前提下,选择低压、低流量灌注冲洗,选择适当口径的工作外鞘,保持外鞘进出水的通畅,可以最大程度地防止尿外渗的发生。一旦 PCNL 术中出现集合系统的穿孔或损伤,应尽快终止手术,并保证充分引流,留置输尿管支架和肾造瘘管保持肾盂内低压和肾内尿液引流通畅。有条件的话,术中或术毕可以进行动态的 B 超检查以帮助了解有无尿液的外渗和尿外渗的程度。

(陈 方)

18.5 术中大出血和术后迟发性出血

【概述】

PCNL 术中大出血多半由于术中通道扩张或碎石过程中肾镜、碎石探针摆动等引起肾实质的损伤出血。术后突然的较大量出血称为继发或迟发性出血,可在 200～500 ml 以上,有时也发生在术后拔除肾造瘘管时。

【临床表现】

术中的大出血,手术视野受出血的影响无法清楚观察和碎石,有时需要借助持续大流量和高压的灌注才能保证视野的观察,冲洗液和尿液颜色持续深红。PCNL 术后的大出血,指突发或反复的肾造瘘管大出血,出血量在十几毫升到几百毫升,可表现为造瘘管持续流出深红色尿液,或夹闭肾造瘘管后导尿管持续流出深红色尿液,持续的药物止血效果不明显,血红蛋白和红细胞压积进行性下降,患者可出现血压的波动,脉搏细速等休克前表现。如果迟发性出血发生在术后拔除肾造瘘管时,一般在移出肾造瘘管后即出现肾造瘘通道出血或大量的血尿,严重的病例可以表现为肾造瘘通道喷鲜血。

【诊断】

依据 PCNL 手术病史和典型的临床表现,PCNL 术中、术后大出血和术后迟发性出血的诊断较为简单,但要确定出血的原因和确切的部位却需要借助放射介入的方法(DSA)行肾动脉造影才能明确。

【治疗】

术后轻微的出血或血尿多半是引流管和支架管的刺激或手术中结石碎片损伤黏膜所致,适当的抗炎、止血处理可缓解。术中大出血的最好处理方法是马上终止手术,经肾镜外鞘插入相应口径的造瘘管,夹闭 30～60 min,止血治疗等对症处理后,同时密切观察患者生命体征,腹部情况,出血一般可自行停止,一般可待 5～7 天后行二期取石手术,只有在少数情况下,需行介入超选择性肾动脉栓塞止血或开放手术探查。若放置肾造瘘管后仍有鲜血从管周大量渗出(大出血往往由于动静脉瘘、假性动脉瘤引起),在排除肾动、静脉等大血管损伤后可更换大一号的肾造瘘管,或用带水囊的肾造瘘管水囊注水并保持一定的张力稍向外牵拉以压迫止血,仍难以奏效的情况下可以行介入超选择性肾动脉栓塞止血治疗。PCNL 手术后如血尿不缓解甚至持续加重,造瘘管血尿颜色加深难凝,应注意患者有无凝血功能的异常,或患者因出血后过多使用止血药物,消耗了凝血因子的缘故,及时补充红细胞和凝血因子,夹闭肾造瘘管压迫止血,一般切忌肾造瘘管冲洗。若开放肾造瘘管后仍反复出血,止血等对症处理后无好转,应该尽早行 DSA 检查明确出血原因和出血部位。术后迟发出血大多由于假性动脉瘤或动静脉瘘形成,出血常发生在拔造瘘管后几天到几周,应及早行放射介入作超选择性肾动脉栓塞,可收到立竿见影的效果。如果迟发性出血发生在术后拔除肾造瘘管时,重新置入肾造瘘管压迫可能制止静脉性的出血,对于动脉原因引起出血不一定有效。

【预防】

预防术中、术后严重出血,在术前应该了解患者的凝血功能,控制尿路感染,控制糖尿病的病情,对有血管病变的患者术前进行详细评估。术前完善 CTU 检查帮助了解患肾集合系统的解剖情况和结石的分布,帮助制定恰当的取石径路,提高穿刺成功率。术中尽量选择经后组中盏肾,肾外侧缘相对少血管区进行穿刺,尽量在超声实时引导下一次穿刺成功,避免在同一区域做反复的穿刺。有糖尿病、血管病变的老年患者,尽量选择小通道取石(扩张至 F14~F16),以尽量减少肾实质的损伤及大出血的可能性。

【病例介绍】

患者,男性,58 岁,因左输尿管上段结石、左肾多发结石入院。

入院经完善检查后在连续硬膜外麻醉下行左 PCNL,手术顺利,术后放置 F6 输尿管支架管一根,F16 左肾造瘘管一根,患者术后开始一周内情况良好,导尿管、肾造瘘管引流通畅,尿色已经正常。术后第7天,患者上午大便结束后,回到床位时突然发现左肾造瘘管引流出鲜红色血性液体约450 ml,患侧无腰部疼痛及下腹部胀痛不适,当时予以夹闭左肾造瘘管观察,导尿管开始引流出血性尿液,给予生理盐水膀胱冲洗,无明显血块冲出。

体检:神清,生命体征平稳,血压140 mmHg/85 mmHg,双侧肾区无隆起,无压痛和叩击痛,膀胱区充盈不明显,无压、叩痛。左肾造瘘管夹闭,留置导尿管引流出血性尿液。

辅助检查:血常规、凝血常规正常,床边B超检查提示,左肾形态正常,无肾周外渗和血肿,集合系统内有血块形成,左肾造瘘管、输尿管支架管位置无异常。

治疗:嘱患者绝对卧床,给予立止血等止血对症处理2天后,血尿明显缓解,左肾造瘘管夹闭3 h后开放,肾造瘘管引流的尿液也由血性转为淡血性,患者生命体征平稳,继续给予对症保守治疗1周,导尿管、肾造瘘管尿色均正常,考虑患者病情已经稳定,拔除左肾造瘘管后出院。出院24 h,患者再次出现大量鲜血尿急诊入院,给予留置导尿,尿色深红,冲洗出大量血块。讨论后考虑不排除小动脉损伤导致的活动性出血,决定急诊行肾动脉造影,检查结果显示左肾动脉下段分支一出血灶(假性动脉瘤形成),予以超选择性肾动脉栓塞治疗。2天后血尿转清,继续观察48 h后出院。

(刘建河 张朝晖)

【专家点评】

自Feadbetter和Johannson于1976年最早开始应用经皮肾造瘘通道进行取石手术以来,PCNL以其创伤小、手术时间短、结石清除率高等优点,目前已公认为处理肾脏铸型结石首选最有效和安全的微创手术。传统的经皮肾镜取石术采用F28~F36的大通道,肾镜的镜体粗大,摆动范围小,镜体的摆动容易引起肾实质损伤而出现难以控制的大出血,特别对于那些年老、合并有内科基础疾病的患者,术后并发症的发生率更高。近年来,随着钬激光、超声等新型碎石手段的应用及手术经验的丰富和积累,通过对国外传统经皮肾穿刺取石术的改进,出现了以纤细的输尿管镜代替传统的肾镜操作的微创经皮肾镜取石术(mPCNL),皮肾通道仅需扩张至F14或F16,明显降低了手术中撕裂肾实质引起术中、术后大出血的风险,尽管手术时间有所延长,但对患者的创伤更小,术后并发症的发生率也明显降低,手术安全性大为提高。

腔内超声碎石、清石系统的出现和标准肾镜(F20.8)的应用,在mPCNL基础上进一步扩张建立一个F24的通道,秉承了传统肾镜大工作通道的优势,尽量减少了通道扩张对肾脏引起的损伤,使碎石效率和手术成功率大为提高。

出血是PCNL术常见的并发症,手术后患者几乎均有不同程度的出血,但一般经过夹闭肾造瘘管3 h、止血等对症处理后,血尿大多能得到有效控制。文献报道出现严重出血比例约在0.5%～3%,其中约34%的患者需要输血治疗。开展PCNL术的初期发生严重并发症的概率较高,出血的原因主要有:① 患者的全身因素如合并有凝血功能障碍、糖尿病、血管病变等;② 局部的损伤,多次的穿刺或集中在某一肾实质区域试穿及肾造瘘通道反复扩张造成肾内动静脉瘘、假性动脉瘤形成;③ 合并感染时出血也相对难以控制。

术后迟发性出血也是PCNL手术严重并发症之一,处理不当或处理不及时都可能危及患者生命。现在随着手术例数的不断增多,陆续有术后迟发出血的报道。何永忠等报道3 812例mPCNL手术病例中,仅12例(0.31%)出现严重的术后迟发出血,明显低于传统PCNL出血并发症的发生率(4.4%),远低于国外文献报道的传统PCNL的发生率。12例迟发出血的主要原因是肾穿刺扩张通道的小动脉损伤,其次为动静脉瘘。Gremmo等报道的一组722例PCNL中发生迟发出血14例,主要以小动脉损伤为主,假性动脉瘤8例(57.1%),动静脉瘘3例(21.4%)。PCNL术后肾脏迟发出血可能与反复肾穿刺以及经皮肾穿刺通道建立时筋膜扩张器边缘切割损伤小血管有关。另外,手术中穿刺通道出血,虽经peel-away鞘压迫后创缘已止血,术后由于过度剧烈活动导致松软的血痂脱落,也可能是引起肾脏迟发出血的原因之一。

超选择肾动脉栓塞治疗可明确控制出血,最大程度保护肾功能,为临床处理 PCNL 术后严重肾脏迟发性出血提供帮助。Martin 等对 8 例 PCNL 术后出血患者采用超选择动脉栓塞治疗,除 1 例孤立肾外,7 例患者栓塞前后血肌酐无明显变化,肾功能恢复正常,此后 1~3 年随访中仅 1 例出现高血压,但能通过降压药物控制。随着临床经验的不断积累,对于术后迟发出血、反复发作,经保守治疗效果不明显者应该积极行介入治疗,以尽早控制出血,保护肾功能,减少丢失患肾功能的风险。

(陈　方)

18.6　发热、后腹腔感染

【概述】

PCNL 因其创伤小,恢复快,并发症少,正逐渐被泌尿外科医师所接受,PCNL 术后经常出现不同程度的高热同样令临床医生感到棘手。发热是经皮肾镜取石术后最常见的并发症之一,发生率高达 25%~27%。PCNL 碎石过程中,冲洗液均需借助灌注泵冲洗以保持清晰的手术视野,持续的灌注可致肾盂内压显著增高,液体可经肾盂逆流而进入血液,细菌及其内毒素也可通过反流入血液,从而引发术后高热。另一方面,长时间的灌注冲洗,大量的冲洗液外渗吸收,也是引发后腹腔感染的主要原因,后腹腔感染是 PCNL 常见严重的并发症,严重感染往往是多种病因共同作用的结果。

【临床表现】

发热往往出现在手术当天及术后第 1 天,以寒战、畏寒为前驱症状,继之出现高热,伴随全身肌肉酸痛、胃肠道反应等症状。重度感染,患者体温超过 40℃,出现血压下降、心率加快、神志恍惚等休克症状。合并后腹腔感染的患者可出现患侧的腰胀、腰痛等症状。造瘘管或导尿管引流出浑浊样尿液,血常规检查提示白细胞总数上升,中性粒细胞比例高于正常,尿常规检查提示白细胞计数上升,尿细菌培养大多提示为大肠杆菌、粪链球菌等菌群。

【诊断】

PCNL 术后持续的高热,体温超过 38.5℃,但引起发热的原因有很多,部分患者术后由于肾造瘘管和输尿管支架管的堵塞也常引起持续发热和患侧肾区胀痛,因此对于 PCNL 术后发热的患者,应进行仔细的有针对性的体检和必要的辅助检查,如血和尿常规检查、尿培养、B 超、KUB、胸片等检查,体温超过39℃,还应行血培养检查。怀疑后腹腔感染患者可以行 B 超检查或 B 超定位下后腹腔穿刺抽液检查明确诊断。

【治疗】

发热是外科手术后常见症状之一,PCNL 术后低于 38.5℃的发热,主要考虑为手术反应热,一般无需特殊处理,给予常规抗生素预防感染和对症支持治疗即可。如果 PCNL 手术时间较长,术后常规给予呋塞米 20 mg、泼尼松 5~10 mg 静脉推注,利尿、促进腹膜后外渗的吸收,可以明显减少术后发热和感染的机会。术前常规行中段尿培养和药敏试验,对于穿刺后尿液浑浊的患者,还需行肾盂尿的培养和药敏试验,这样即便患者在术后出现持续发热的时候,可以帮助我们选择有针对性的抗生素。一旦诊断明确,应积极抗感染处理,后腹腔积液、感染患者可以在超声定位下后腹腔穿刺置管引流。

【预防】

为有效预防 PCNL 术后发热、后腹腔感染,每例拟行 PCNL 治疗的尿路结石患者均应该常规行中段尿培养和药敏试验,术中穿刺尿液浑浊的患者,还需行肾盂尿的培养和药敏试验,这样可以帮助选择使用抗生素。结石合并感染,虽然在应用抗生素后,尿中白细胞消失,但结石中的细菌或菌体成份仍可能有残留(有时手术取出的结石碎片本身也可以培养出细菌),常常导致尿路感染的反复发作,此外那些因为结石引起尿路梗阻的患者,由于肾盂内感染性尿液引流不畅,尿液常规检查虽然阴性,但这些患者术后发生高热的概率明显增加,因此围手术期常规使用抗生素预防感染显得尤为重要,一般建议手术前1天到手术后第2天均常规使用预防性抗生素。对于术前已有尿路感染的患者,应在尿路感染控制后,再考虑行PCNL。对于合并有糖尿病、肾功能不全、全身情况差的患者,术前予以积极纠正,以提高患者手术耐受力。手术中严格无菌操作,尽量减少对肾脏集合系统的损伤,术中控制好灌注泵的压力与流量,保持肾盂内低压,尽量减少肾乳头内反流,尽可能地缩短手术时间(一般一次PCNL手术不超过3 h),以减少冲洗液的外渗和吸收。

(刘建河　张朝晖)

【专家点评】

发热和感染是PCNL术后常见的并发症之一,Osuan等报道PCNL最主要的并发症是发热,高达27%。PCNL术后高于38.5℃的发热常有其特定原因,结石合并感染、术中肾脏收集系统或输尿管的损伤导致尿液的外渗、周围脏器的损伤、术后肾造瘘管和导尿管引流不畅等,往往是在这些因素的作用下加速毒素和细菌进入血液循环而导致发热。大量的PCNL手术经验总结发现,PCNL术后发热的原因主要有:① 患者的全身状况差或合并有内科基础病,如患者年龄偏大、免疫功能低下、合并有糖尿病等,抗感染能力差;② 结石合并有感染。这些患者术后发热比较常见,且多表现为菌血症或脓毒血症,甚至是感染性休克;③ 合并有泌尿系统畸形,如肾盏憩室、肾盂输尿管连接部狭窄等;④ 铸型结石或多发性结石在碎石过程中,细菌和毒素被机体吸收。结石培养或肾盂尿培养的临床意义要大于中段尿培养,主要考虑结石是细菌的较好载体,平时肾盂壁没有损伤的时候,对细菌有一定的抵抗力,但在手术后肾盂壁的正常结构被破坏,细菌或毒素更容易进入血液;⑤ 术后肾造瘘管和导尿管被结石碎片、血凝块堵塞引流不畅,肾造瘘管脱出或双J管本身移位引起尿路引流梗阻;⑥ 术中黏膜的损伤、肾盂穿孔所导致的尿外渗;术中冲洗液压力过高所致肾内的反流;手术操作时间过长,冲洗液吸收过多等,容易导致细菌性感染;⑦ 周围脏器损伤导致感染,如液气胸、肠管穿孔并继发感染;⑧ 其他因素引起的发热,如术中低温、高灌注压的冲洗液、术中出血较多等,尽管 PCNL 术前常规使用预防性抗生素,或术前尿培养并无细菌生长,但还是有多达 30% 的患者经 PCNL 取石后出现菌尿。

经皮肾镜取石术出现脓毒败血症的发生率在 0.25%～1%,因此术前控制尿路感染,合理并足量应用抗生素非常重要,术中在视野清楚的情况下尽量保持肾盂内的低压,尽量控制手术的时间,缩短术中肾盂内高压的时间。穿刺准确,术中尽量避免选择第 10 肋间穿刺,对已经出现胸腔积液并发热的患者,应积极行穿刺置管引流。操作轻柔,避免肾脏及输尿管黏膜不必要的损伤,术后保持肾造瘘管的通畅,减少冲洗液外渗,减少细菌感染的机会等,降低经皮肾镜感染并发症的重要手段。

针对可能引起术后感染的因素,术前准备很重要,特别在一些年老体弱、合并糖尿病的患者,手术前积极予以纠正,术前应该调整好患者的全身状况。术前应常规行中段尿的培养和药敏试验,细菌培养阳性者术前控制好感染,术中穿刺液浑浊或为脓性,除常规行穿刺液细菌培养和药敏试验外,应先给予肾造瘘引流、积极抗炎治疗,等待二期行取石手术。加强围手术期管理,保持肾造瘘管和留置导尿管的引流通畅,手术中尽量减少手术的副损伤,把一次碎石手术时间控制在 3 h 以内。

(陈 方)

参 考 文 献

1. 李逊,曾国华,袁坚,等. 经皮肾穿刺取石术治疗上尿路结石(20 年经验). 北京大学学报(医学版),2004,36(2):124-126.

2. Srivastava A, Singh KJ, Suri A, et al. Vascular complications after percutaneous nephrolithotomy: are there any predictive factors? Urology, 2005, 66(1):38-40.

3. 何永忠,刘建河,曾国华,等. 微创经皮肾镜取石术后迟发出血原因及介入治疗. 中华泌尿外科杂志, 2006, 27(6): 371-373.

4. McDougall EM, Liatsikos EN, Dinlenc CZ, et al. Urinary lithiasis and endourology: percutaneous approaches to the upper urinary tract. In: Walsh RC, Retik AB, Vaughan ED, Wein AJ, et al. Campbell's urology, 8th edit. London: Saunders, 2002, 3320-3360.

5. Lee KL, Stoller ML. Minimizing and managing bleeding after percutaneous nephrolithotomy. Curr Opin Urol, 2007, 17: 120-124.

6. Andreas S, Jean DR. Prevention and treatment of complications following percutaneous nephrolithotomy. Curr Opin Urol, 2008, 18 (2): 229-234.

7. Tefekli A, Karadag MA, Tepeler K, et al. Classification of percutaneous nephrolithotomy complications using the modified clavien grading system: looking for a standard. Eur Urol, 2008, 53: 184-190.

8. Michel MS, Trojan L, Rassweiler JJ. Complications in percutaneous nephrilithotomy. Eur Urol, 2007, 51: 899-906.

9. Kukreja R, Desai M, Patel S, et al. Factors affecting blood loss during percutaneous nephrolithotomy: prospective study. J Endourol, 2004, 18: 715-722.

10. Turna B, Nazli O, Demiryoguran S, et al. Percutaneous nephrolithotomy: variables that influence hemorrhage. Urology, 2007, 69: 603-607.

11. El-Nahas AR, Shokeir AA, El-Assmy AM, et al. Post-percutaneous nephrolithotomy extensive hemorrhage: a study of risk factors. J Urol, 2007, 177: 576-579.

12. Martin X, Murat FJ, Feitosa LC, et al. Severe bleeding after nephrolithotomy: results of hyperselective embolization. Eur Urol, 2000, 37: 136-139.

13. Lojanapiwat B, Prasopsuk S. Upper pole access for percutaneous nephrolithotomy: Comparison of supracostal and infracostal approaches. J Endourol, 2006, 20: 491-494.

14. Gupta R, Kumar A, Kapoor R, et al. A Prospective evaluation of safety and efficacy of the supracostal approach for percutaneous nephrolithotomy. BJU Int, 2002, 90: 809-813.

15. Lallas CD, Delvecchio FC, Evans BR, et al. Management of nephropleural fistula after supracostal percutaneous nephrolithotomy. Urology, 2004, 64: 241-245.

16. El-Nahas AR, Shokeir AA, El-Assmy AM, et al. Colonic perforation during percutaneous nephrolithotomy: study of risk factors. Urology, 2006, 67: 937-941.

19 输尿管镜手术并发症

19.1 出血

【概述】

由于在输尿管镜操作过程中尿路黏膜损伤引起的输尿管或膀胱出血。一般输尿管镜操作后均有不同程度的血尿,常见原因有:① 动作粗暴,输尿管黏膜或开口损伤;② 输尿管和取石钳反复置入取石,导致输尿管开口处黏膜损伤;③ 输尿管壁损伤,黏膜水肿及撕脱;④ 梗阻突然解除后,肾盂内压力骤降引起出血;⑤ 术中出现输尿管黏膜明显出血占 1.24%~5.17%。其主要原因是在处理输尿管息肉时,钳夹输尿管息肉,试图撕断息肉时发生出血,因此不主张钳夹息肉,而主张用电灼来处理输尿管息肉。

【临床表现】

主要表现为肉眼血尿,颜色可由浅红至暗红,一般血尿 1~3 天后消失。

【诊断】

输尿管镜术后见导尿管引流出血性尿液即可诊断为出血。正常操作情况下,输尿管镜术后均伴有不同程度血尿,但严重出血的概率较少。

【治疗】

如为输尿管息肉引起出出血,现认为只要将输尿管结石击碎或移位,输尿管腔通畅后,消除了局部刺激感染因素,留置双

J管引流,输尿管息肉一般会自行萎缩消失,出血停止。其他原因引起腔内出血时,不能急于操作,待视野清晰后再进行操作,不可在视野不清时进行碎石等操作,这有可能误伤输尿管壁。严重出血应中止手术,以防进一步造成输尿管损伤。术后少量出血原则上无需特殊处理,一般抗炎治疗加用止血药物后1~3天尿色转清。如术中合并处理息肉,术后血尿时间可能延长,出血严重时保持膀胱引流通畅,必要时膀胱冲洗,并卧床休息多饮水,血尿均可治愈。

【预防】

操作轻柔,避免粗暴操作。尽量避免输尿管镜反复进镜取石。

19.2 输尿管黏膜损伤、穿孔

【概述】

输尿管黏膜损伤,穿孔是输尿管镜的较常见并发症,尤易发生于管壁薄、活动度大的中上段输尿管,是继发输尿管狭窄的重要危险因素。Schuter等报道在输尿管镜手术中,输尿管穿孔的发生率为4.7%。国内有学者报道其发生率为1.2%~6.2%。黏膜下损伤是一种稍微的损伤,假如能及时发现,将导丝或导管抽回,并在输尿管镜下放回到正确的输尿管腔内,对患者是无任何危害的,但如不注重,将造成"导丝切割伤",即术者在逆行插管时,未能及时发现导丝造成黏膜下损伤,仍继续沿导丝进行一系列扩张或逆行插入输尿管镜,使原来的损伤加重,轻易造成穿孔或撕裂。

易发生部位有:① 输尿管壁肌段:由于输尿管开口与输尿管行程成角,插管时导丝或导管未能进入输尿管,而是插入黏膜下,造成损伤;② 输尿管扭曲或狭窄处,如输尿管膀胱连接部,输尿管跨髂血管处,或结石嵌顿造成的输尿管扭曲成角。术中操作粗暴或强行上镜常可造成黏膜损伤和穿孔;③ 输尿管结石嵌顿处,由于长期刺激,黏膜水肿,炎症息肉形成,操作粗暴或将导丝强行通过结石易造成穿孔;④ 碎石时气压弹道或激光损伤。其危险因素有手术时间过长、结石位于肾内、术者经验不足等。

【临床表现】

1. 首先出现的症状是出血引起的腔内模糊不清,进镜过程中遇到阻力后突然有落空感,或退镜过程中有落空感。

2. 镜下见到灰白色网状疏松组织及淡黄色脂肪组织。进镜过程中遇到狭窄,突然视野中窥不到输尿管黏膜征象,退镜5 cm视野中无任何变化。

3. 有冲洗液外渗征象。患侧腹胀,叩诊呈浊音,局部可抽出输尿管冲洗液。

4. 镜下见到输尿管黏膜近端呈衣袖样剥离盖。

5. 伴大出血时,可见膀胱内有大量凝血块,甚至出现血压下降。

【诊断】

1. 穿孔后冲洗液外渗,患侧腹胀,叩诊呈浊音,局部可抽出冲洗液。患者可有血尿发热,血白细胞升高。

2. B超:可见输尿管损伤处周围有液性暗区。

3. 静脉肾盂造影或经皮肾穿刺造影显示:造影剂从输尿管断端流入断端周围组织,造影剂不进入膀胱。

【治疗】

绝大多数输尿管穿孔并无严重后果。经留置双J管,常规抗炎止血治疗,穿孔都可自愈。

1. 一旦发现穿孔,如穿孔较小,应尽快结束手术,逆行插入双J管。穿孔较大者,立即中止手术置双J管,以防造成过多尿外渗。

2. 如破口过大,可行经皮穿刺肾造瘘引流尿液,以利穿孔口愈合。置管6周,待造影证实完全愈合后方可拔管。

3. 预防使用抗生素。

4. 破口较大置管失败,或伴严重尿外渗、症状持续存在的患者应术中留置输尿管导管于破口处,改开放手术。

【预防】

1. 正确选择手术适应证,术前造影或CTU了解输尿管的走行方向及有无结石嵌顿。

2. 初学者进镜时应采用上挑式入镜,镜尖向内旋转、前后抖动法入镜能容易插入且视野清楚。入镜困难,可用输尿管球囊扩张输尿管,在充分扩张后入镜,如仍难以进入,则应中止操作改用其他方法。

3. 术中操作应小心,动作轻柔,遇到阻力切忌盲目用力,可适当变动角度后再次试插。尤其是在输尿管跨髂血管段时,遇到阻力时应退镜观察片刻,麻醉充分后再进镜。遇到因输尿管成角、炎症、出血及狭窄等入镜困难时,应小心、谨慎,仔细辨认管腔缓慢进镜,亦可肌注山莨菪碱后观察一下输尿管管腔开放情况再进镜,或助手将肾脏托起,拉直输尿管使角度消失后再入镜。

4. 在直视下放置导丝,如是在弹道碎石术,应注意气压弹道碎石针不可进入输尿管管腔内太长,以防刺破输尿管管壁。不可将结石压向管壁太紧,以免碎石过程中引起穿孔。

5. 控制手术时间(碎石除外)控制在 45 min 内,避免多次出入镜造成输尿管黏膜水肿和损伤。

19.3 输尿管撕脱

【概述】

输尿管撕脱是输尿管镜操作后少见、但最严重的并发症。输尿管撕脱可能发生在大结石用网篮套石而强行拉出时,结石过大或结石通过输尿管狭窄处;或盲目抽、插镜,碎石操作不慎,视野不清而强行反复上镜,通过狭窄处,退镜时用力过大。输尿管狭窄原因可能为:① 输尿管本身管径小;② 周围病变或局部水肿引起狭窄;③ 麻醉不充分,平滑肌松弛不够等。输尿管撕脱还与操作者的操作熟练程度、操作时间过长以及镜体抱紧感时强行进退镜,或镜体反复过快速度进退和过度左右旋转镜体等操作有关。

【临床表现】

1. 镜下见到输尿管黏膜近端呈衣袖样剥离。

2. 进镜或退镜过程中有突然有落空感。镜下见到灰白色网状疏松组织及淡黄色脂肪组织。

3. 视野中窥不到输尿管黏膜征象,再进镜或退镜 5 cm 视野中无任何变化。

4. 有冲洗液外渗征象。

5. 经皮肾穿刺造影显示:造影剂从输尿管断端流入断端周围组织,造影剂不进入膀胱。

【诊断】

进镜或退镜过程中有突然有落空感,见到灰白色网状疏松组织及淡黄色脂肪组织,并见输尿管黏膜近端呈衣袖样剥离,应考虑输尿管撕脱。

【治疗】

应在减少创伤、保留肾脏及其功能的原则上,尽快恢复肾脏、输尿管与膀胱的通路。

1. 发现输尿管撕脱,离断后,立即终止输尿管镜检查,扶住输尿管镜鞘固定在一定位置。及早作输尿管断端吻合,缺损较长者可游离肾脏,下移吻合或膀胱瓣管吻合,双 J 管引流 6～8 周。

2. 输尿管口黏膜撕脱<3 cm 时,双 J 管引流 10～12 周,加强抗炎治疗,必要时作第 2 次扩张。

3. 输尿管撕脱 3～7 cm 时,可以作输尿管膀胱再植、膀胱瓣管输尿管吻合或肾脏游离下移输尿管膀胱吻合术。

4. 输尿管黏膜或全层撕脱>7 cm 时,可作肠代输尿管,最常用者为回肠代输尿管。

5. 自体肾移植:大段输尿管损伤病例,因伴血肌酐高,反复肾盂肾炎或膀胱区曾经放射治疗,不适合回肠代输尿管者可考虑施行自体肾移植。

6. 术后常规应用抗生素。

【预防】

1. 初学者进镜时应采用上挑式或内旋式入镜。避免用力下压的入镜方法损伤壁间段黏膜。切记不能盲目进镜及盲目插管。出入镜切忌暴力或动作幅度过大,尤其是在输尿管跨髂血管段时，遇到阻力应退镜观察等待片刻，麻醉充分后再进镜。

2. 避免用套石篮直接套石后直接拉出，先用有效的腔内碎石器将结石碎成足够小的碎片以自行排出或通过套石篮取出。

3. 控制操作时间，避免反复出入镜。放置安全导丝，使套石篮与结石及输尿管镜的末端保持一定的间距，以便直视下取石。

4. 退镜时不能粗暴或强行退出，应动作轻巧、缓慢旋转退镜。退镜时感到阻力太大，难以拔出，注意插入导管引流肾内液体，减少肾内压力，充分麻醉和镇痛，在留置导丝的基础上之形走向退镜，待嵌顿完全松解再拔出镜体。确难以退镜者应中转开放手术。

19.4 感染

【概述】

输尿管镜作为一种介入性诊疗方法，感染是其常见并发症，由于不同程度的输尿管黏膜的生理屏障破坏，或术中为保持视野清楚，灌注水压过高导致肾淋巴管、小静脉、肾窦部反流，或双J管引流不畅引起的泌尿系或全身感染。

【临床表现】

1. 轻者仅尿液中有脓细胞。

2. 较重者体温升高至38.5～41℃，畏寒、发热。出现尿频、尿痛、尿急、腰痛，输尿管行走区可有触痛。

3. 感染严重者，可出现感染中毒性休克症状。

4. 实验室检查 ① 血常规：白细胞总数在$(1.2～2.0) \times 10^9/L$之间，中性粒细胞百分比在85%以上，核左移；② 肾功能：BUN及肌酐可有不同程度的升高；③ 血尿细菌培养：因长期应用抗生素，可能只有少数培养出致病菌。

【诊断】

1. 输尿管镜术后出现体温升高，可升高至38.5℃～41℃。

2. 患者有尿频、尿急、尿痛、输尿管行走区有触痛。

3. 查血常规见白细胞升高。尿常规尿培养可见细菌。

【治疗】

1. 尿路减压是首选。及时复查X线平片,了解双J管位置,保证引流管通畅。延长留置导尿时间,直至感染完全控制。

2. 根据细菌培养结果选择敏感抗生素,大剂量联合应用。同时加强支持治疗,多饮水。

3. 如有感染中毒性休克,应根据临床表现及时抗休克治疗。

4. 临床证实确定尿外渗,量较大时,可在B超定位下,穿刺置管引流。

5. 如输尿管损伤、穿孔引起,一般治疗无效,且症状加重者,可开放手术治疗,充分引流。

【预防】

1. 术前完善泌尿系统检查,如有尿感充分抗炎治疗后再行手术。

2. 术中严格无菌技术探作。

3. 术中避免高灌注压注水。

4. 熟练和轻柔地操作,避免或减轻机械性损伤,防止细菌侵入。

5. 如术中发现输尿管损伤或脓肾,应减少手术时间,尽早放置较粗的双J管,保证术后引流通畅。

19.5 输尿管狭窄

【概述】

由于输尿管镜操作损伤了输尿管壁深层或输尿管穿孔,术后瘢痕收缩,或术中损伤,如黏膜撕裂或尿外渗至输尿管周围组织引起输尿管周纤维化。或因为腔内碎石仪器如超声、激光碎石所致热损伤。易引起输尿管狭窄,常发生膀胱壁肌段。近来由于输尿管穿孔率的降低,导致输尿管狭窄率的明显下降。

【临床表现】

1. 患者有腰部疼痛,可伴发热及尿路刺激症状。

2. 造影、B超见患侧肾积水,输尿管狭窄。

3. 严重者肾功能下降。

【诊断】

输尿管镜术后拔双J管,1～3个月后仍有肾积水,行造影、B超检查,发现输尿管管腔狭窄,即可诊断。

【治疗】

一般来说,输尿管镜引起的输尿管狭窄患者,可采用输尿管镜直视下,输尿管气囊扩张解决。同时置双J管充分引流。

【预防】

1. 术前常规行静脉或逆行尿路造影,了解输尿管解剖形态。

2. 术中操作应直视下操作,看到管腔与安全导丝的情况下推进。切忌盲目用力、扩张输尿管。

3. 尽量少用套石篮而用碎石器碎石。一旦发现输尿管损伤或撕裂,应尽早结束手术。

4. 术中根据输尿管损伤的实际程度,选择不同类型的导管引流及留置时间,对预防输尿管镜术后狭窄十分重要。

(黄 滔)

【专家点评】

输尿管镜在尿石症治疗中有着极为重要的作用,既可有效碎石,又能用于上尿路肿瘤及其他疾病的诊断与治疗。近年来由于输尿管镜直径变细、碎石设备的不断进步,输尿管镜手术在绝大多数情况下都能顺利安全地进行,其并发症有了明显降低。但如果病情复杂,设备不完善,术者操作不熟练仍可能出现一定概率的"意外",甚至输尿管撕脱这样的严重并发症。需要我们引起足够的重视。

(周文龙)

参 考 文 献

1. Chen Y, Zhang HB, LI LF, et al. Clinical research of dicreasing injury of ureteroscope treated by injecting progesterone before operation(report of 1077 cases). China Journal of Endoscopy,

2004, 10(10): 102-103. Chinese.

2. YE ZQ. Urinary Tract Calculi[M]. Beijing: People's Medical Publishing House, 2003: 664. Chinese.

3. Schustor JG, Hollen Beck BK, Faerber GJ, et al. Complications of ureteroscopy analysis of predictive flactors[J]. Journal of Urology, 2001, 166: 538-540.

4. 李逊,曾国华,陈文思,等. 输尿管镜术严重并发症分析和处理体会[J]. 中华泌尿外科杂志, 2004, 25(6): 431.

5. Li X, Zeng GH, Chen WS, et al. To analyze and handle severity Complication of reason in ureteroscope operation[J]. ChinJ Urol, 2004, 25(6): 431. Chinese.

6. Shen RL, Tang ZL, BAI ZQ, et al. Cause analyzing and handling of failing in ureteroscope pneumatic lithoteipsy[J]. Journal of Clinical Urology, 2004, 19(10): 628-629. Chinese.

7. Wu KJ. The Ureteroseopy Technique[M]. In: MEI H, editor inchief. Urinary Operative Surgery. Beljing: People's Medical Publishing House, 1993, 860. Chinese.

8. Wu KJ, LI X. 10-Year Summary in treatment of renal and ureter stones by intracavitary urology technique. China Journal of Intraeavitary Urology and ESWL, 1995, h 62. Chinese.

9. Chen Y, Zhang HB, LI LF, et al. Clinical research of dicreasing injury of ureteroscope treated by injecting progesterone before operation(report of 1077 cases)[J]. China Journal of En-doscopy, 2004, 10(10): 102-103. Chinese.

10. Ye ZQ. Urinary Tract Calculi[M]. Beijing: People's Medical Publishing House, 2003: 664. Chinese.

11. Zorcher TH, ochberger J, Schrott KM. et al. InVitro study concerning the efficiency of the frequency-doubled. double. Dulse Neodymium: YAG laser(FREDDY) for lithotripsy of calculi in the urinary tract[J]. Las Ys SurgMed, 1999, 25: 38-42.

12. Schustor JG, Hollen beck BK, FAERBER GJ, et al. Complications of ureteroscopy analysis of predictive flactors[J]. Journal of Urology, 2001, 166: 538-540.

13. Paradalidis NP, Kosmaoglou EV, Kapotis CHG. Endoscopys.

extraeorporeal shock wave lithotripsy in the treatment of distal ereteral stones: ten years experience[J]. J Endourol, 1999, 13: 161-164.

14. Byrne RR, Kouramba S J, Auge BK, et al. Routine ereteral stenting is not neccessary after ureteroscopy: A prospretive, randomized trial. J Urol, 2001, 165: abstract 375.

15. Kostakopooulos A, Stavropoulds N J, Picramenos D, et al. The Swiss lithoclast: an ideal lntracorporeal lithotripter[J]. Urol lot, 1995, 55(1): 19-20.

20

泌尿外科腹腔镜手术并发症

20.1 腹腔镜穿刺相关并发症

【概述】

泌尿外科腹腔镜手术包括经腹腔和经后腹腔两种途径。无论何种手术途径,手术前建立良好的气腹环境是保证手术顺利进行的基础。但是,在腹腔中充入有压力的气体可能会造成潜在的严重并发症。Veress 穿刺针和穿刺套管置入的并发症发生率在 0.04%～0.5%,主要是由非直视条件下 Veress 穿刺针和穿刺套管的置入而引起的。腹壁出血和皮下气肿是常见的穿刺并发症。而最严重的并发症是腹部大血管和脏器损伤,尤其是在腹壁薄弱者选择经腹腔途径时较易出现,其发生率为 0.03%～3%。

Veress 穿刺针穿刺建立气腹时,腹腔内脏器与腹膜粘连,尤其既往有腹腔手术病史的患者,由于腹腔内脏器与腹膜粘连,较易在穿刺建立气腹时损伤腹腔内脏器。另外,患者麻醉过浅,腹肌突然收缩使腹壁与腹腔内脏器的距离变短甚至接触从而直接导致 Veress 穿刺针损伤腹内脏器。特别是当 Veress 穿刺针已进入腹腔,而术者是用同一只手提巾钳并且扶住 Veress 穿刺针,此时提巾钳的手因腹肌收缩而带动 Veress 穿刺针直接穿向腹腔内脏器,极易造成腹腔脏器的损伤。

在非直视条件下置入穿刺套管时,可采用闭合式和开放式两种方式。闭合式方法置入时,用力过大、皮肤切口过小、气腹

【临床表现】

1. 建立气腹相关的并发症

(1) 发生在充入气体时的损伤 通常是由于 Veress 穿刺针置入位置不正确。注入气腹初始压力过高或者压力升高过快提示穿刺位置不正确。充气后,腹腔呈不对称膨隆,提示可能穿刺针置入肠道内,也有可能气体充入腹膜外间隙或者由于既往腹腔手术后瘢痕形成。

(2) 皮下气肿 充入气体时,气体可由 Veress 穿刺针穿刺部位进入皮下间隙,形成皮下气肿。皮下间隙局部水肿,触之有捻发音。

(3) 气胸、纵隔积气 皮下间隙广泛积气,尤其是当术中发现皮下气肿扩展至患者颈部时,纵隔积气和气胸的发生率明显增加。这是由于,在颈部软组织和纵隔之间的筋膜间隙是相互连续的,所以在气体压力持续增高的情况下,气体可向下进入纵隔内,导致纵隔积气,严重时出现张力性气胸。

(4) 气栓 罕见而致命的并发症。早期诊断困难,患者常出现没有预兆的急性循环系统功能衰竭。进一步可出现心动过速、心律失常、低血压、中心静脉压增高、发绀等。

(5) 高碳酸血症 $PaCO_2 > 44$ mmHg,患者首先表现为交感兴奋。临床表现为过度通气,血压、心率增快,脉压增大,皮肤红热,膈肌兴奋等。可伴有头痛、烦躁、兴奋和幻觉。在全麻状态下,其中的许多症状和体征被减轻或掩盖。

(6) 心律失常 心动过缓、房室传导阻滞、房室分离、结性心律等。主要是由于腹部张力和腹膜激惹引起的迷走神经反射所致。

(7) 腹腔间隔综合征(abdominal compartment syndrome, ACS) ACS 是由于各种原因引起腹内压(Intra-abdominal pressure, IAP)持续升高所导致的多器官进行性功能障碍。多由烧伤、创伤和腹腔内病变引起。动物实验和临床研究证实,

IAP 增高可影响机体的呼吸系统、心血管系统、肾脏、胃肠道、神经系统以及免疫系统,当 IAP>10 mmHg 时就可以出现呼吸参数的改变和尿量减少,当 IAP>25 mmHg 时,则可发生缺氧、心输出量减少、少尿或无尿以及酸中毒等明显的 ACS 表现。腹腔镜手术时,为提供良好的操作空间,多数情况下是向腹腔或后腹膜腔内注入二氧化碳形成气腹,从而使 IAP 升高。当气腹压超过 12~15 mmHg 时就可出现少尿,其发生是由于肾实质、肾静脉及下腔静脉受压引起肾小球滤过减少所致,但该种病理变化是暂时的和可逆的,将随着气腹的解除而消失,不会对远期肾功能产生影响。

2. 血管损伤

(1) 腹壁血管损伤　置入穿刺套管时损伤腹壁血管,可发现血液从穿刺套管中不断流出,或者在穿刺局部区域形成血肿。严重时,可表现为失血性休克症状,心动过速、血压降低、血细胞比容降低、中心静脉压降低等。

(2) 腹腔内血管损伤　Veress 穿刺针或穿刺套管置入时,损伤腹腔内血管,可发现大量血液自穿刺针或穿刺套管内涌出,并有一定的压力。早期表现为面色苍白,皮肤黏膜发绀,肢冷,外周静脉塌陷等。进一步发展可出现神志障碍、心动过速、血压降低、中心静脉压降低、脉搏细速、脉压差减小、尿量减少等。特别应注意的是,如果血管损伤后出血区域位于后腹膜间隙,往往具有一定的隐蔽性,不易被及时发现。

3. 腹腔内脏器损伤

(1) 空腔脏器损伤　Veress 穿刺针损伤胃肠道,如创面小,可无症状。充气时可发现腹腔不对称膨隆。穿刺套管损伤胃肠道,可引起剧烈的持续性腹痛,恶心、呕吐,发热,感染中毒性休克,腹式呼吸减弱或消失,并伴有明显腹胀和压痛、反跳痛、肌紧张等腹膜刺激症状。

(2) 实质脏器损伤　肝脾胰肾等脏器的损伤,以失血等临床表现为主。胰腺损伤亦可导致胰腺炎。

4. 泌尿系统损伤

(1) Veress 穿刺针和穿刺套管损伤输尿管,可出现血尿。

另外,充气时气体进入集尿袋内。输尿管损伤术后出现尿漏,引起局部疼痛不适,如尿液渗入腹腔内可导致腹膜刺激征。

(2) Veress 穿刺针和穿刺套管损伤膀胱。这时排出的尿液呈血性、尿量减少,可看到尿液漏到盆腔或腹腔内,或看到套管穿过膀胱贴近前腹壁。如怀疑有损伤,可将稀释的亚甲蓝染液通过导尿管注入膀胱内,观察有无蓝色液体漏出。另外,也可静脉注射 5 ml 靛胭脂或亚甲蓝染液,观察膀胱有无漏出,或进行膀胱镜检查,观察套管是否穿入膀胱内。如果怀疑有损伤而经上述方法未能证实时,则应进行膀胱造影。

【诊断】

建立气腹和置入套管,是腹腔镜手术前必需的步骤。也是腹腔镜手术能否顺利进行的关键保证。在这一过程中,不可避免地会出现各种各样并发症。多数并发症经及时处理后预后良好,不会留下后遗症。但是,少数严重的并发症,如果治疗不及时,会产生一系列的后遗症,临床上处理起来非常棘手。故对于腹腔镜穿刺相关并发症,首先要做到的是早期发现和诊断。

诊断一般并不困难,根据各种并发症特有的临床表现,在术中可以帮助术者进行判断,必要时可以结合各种辅助检查。

【治疗】

1. 建立气腹相关并发症的治疗

(1) Veress 穿刺针位置不正确 位于腹膜前间隙中。改闭合式置入方法为开放式置入方法,需要切开穿刺针的穿刺部位,打开腹膜,进入腹腔内。充气过程中,如发现腹腔不对称膨隆,一旦确认气体充入肠道内,立刻终止腹腔镜手术。因为扩张的肠管将严重影响手术视野。此时,改开放手术探查较妥当,同时留置胃管,胃肠减压。

(2) 皮下气肿 由于皮下气肿的众多生理影响在于高碳酸血症的形成,以及高气腹压的存在,故处理原则必须在这两个方面着手。多数学者的处理经验表明,由于二氧化碳在血液中溶解度大,且在肺中交换速度快,因此在 ASAI~II 级患者中,过度通气常可得到相当好的治疗效果。腹腔镜手术发生严重皮下气肿、重度高碳酸血症时,应积极处理。首先要尽快结束手术或改变术式,呼气末正压通气(PEEP),过度通气(10~15 ml/kg,心率15~20次/min),加快呼吸频率,以利二氧化碳快速排出。用12F针头在气肿处多点穿刺排气,术毕用手向切口方向挤压排气。严重的高碳酸血症可以补碱纠正,静脉滴注乳酸钠,尽量不用5%碳酸氢钠。因为输入5%碳酸氢钠后,其中10%~15%立即转变为二氧化碳,对二氧化碳排出不利。无论是碳酸氢钠还是乳酸钠,都应按酸碱平衡缺失量公式计算,分次给入,并严格监控血气。严重者也可延迟气管拔管,以利机控呼吸。在进行上述治疗时,注意要防止二氧化碳排出过快所致的"二氧化碳排出综合征"。表现为血压剧降、脉搏减弱、呼吸抑制。甚至出现心律失常、心跳或呼吸停止等。

(3) 张力性气胸 ① 肺压缩小于20%、心肺基础情况较好的闭合性气胸患者首先考虑保守治疗;② 肺压缩大于20%者,宜抽气治疗,每次抽气不宜超过1 000 ml,抽气治疗无效的患者应行胸腔闭式引流;③ 肺压缩大于60%的患者可直接行胸腔闭式引流。

(4) 气栓 一旦怀疑出现气栓,立即解除气腹,患者置于头低的左侧卧位以利于气体从肺动脉中排出,同时进行心肺复苏,并行中心静脉置管,尝试析出气体。亦可在有指征的情况下经皮开放排气。

(5) ACS 腹腔镜手术时应注意维持低压气腹状态,手术结束前彻底释放气腹并放置引流管排出腹内二氧化碳气体,以尽量减少IAP升高对患者产生的不良影响。

2. 血管损伤的治疗

(1) 腹壁血管损伤的治疗 如果出血量很少,可以直接用电刀在直视下电凝腹膜的出血处,或者在穿刺套管缓慢退出后进行止血。如果出血较快、较多,可以通过穿刺套管置入一根双腔导尿管,气囊注水后牵拉止血。如果出血很多,则需要缝合止血。如果仍然不能控制出血,需要切开穿刺部位探查止血。

(2) 腹腔内血管损伤的治疗 腹腔内血管损伤主要发生于穿刺套管置入时,往往是由于置入穿刺套管时用力过大造成。

如果疑有腹腔内血管损伤,应该立刻改开腹手术探查。同时,不要继续转动穿刺套管,避免血管刺伤发展为撕裂伤。并且固定穿刺套管位置,关闭阀门,一方面起到压迫止血的作用,另一方面便于探查找到确切的损伤部位。还可以利用分离钳钳夹血管损伤部位,行开放手术探查止血。在止血时必须游离受损的血管,观察血管后壁是否损伤,因可能血管贯穿性损伤。同时控制该血管近端和远端才能到达彻底止血的效果。

3. 腹腔脏器损伤的治疗

(1) 空腔脏器损伤的治疗　Veress 穿刺针造成的肠道损伤,如没有发现肠内容物漏出的情况下可以留置胃管后保守治疗,如发现有明显的损伤,则需要行修补或肠道改道术。穿刺套管引起的肠道损伤,均需要采取手术治疗。损伤时,应将穿刺套管保持在原来的位置,可作为探查的标志。较小的损伤,可在腹腔镜下进行修补。较大的损伤,应该改开放修补或者肠道改道手术。

(2) 实质性脏器损伤的治疗　肝脾肾的损伤可以保守治疗,确定损伤的范围,如果较小,可用明胶海绵、止血纱布或生物止血凝胶压迫创面。如损伤严重,出血量大,则应立刻改开放手术止血。甚至严重时,行脾切除、肾切除、肝叶切除术。肾损伤止血治疗后,需要特别注意集合系统完整程度,如发现集合系统损伤,导致漏尿,则在止血治疗后行修补术。

4. 泌尿系统损伤的治疗

(1) 输尿管损伤的治疗　术中发现输尿管损伤,腹腔镜下置入输尿管支架管并行输尿管修补术。术后如发现尿漏,行静脉肾盂造影确诊为输尿管损伤,可以放置输尿管支架管,或者进行腹腔镜或开放手术修补。

(2) 膀胱损伤的治疗　膀胱损伤包括浆膜撕裂,腹腔内孔及腹膜外穿孔。膀胱浆膜损伤可保守治疗。放置尿管开放引流 1 周左右,应用抗生素预防感染。穿孔较小的腹膜内膀胱损伤可行保守治疗,保留导尿管引流,预防性应用抗生素,较大的穿孔应开腹手术或腹腔镜下修补。术后保留导尿管或耻骨上引流 10～14 天,给予抗生素。拔管前应行膀胱造影以确认穿孔已愈合。腹膜外膀胱穿孔由于尿液进入 Retzius 间隙,术中可有少尿及血尿,可行逆行膀胱造影或 CT 检查辅助诊断。较小的穿孔可行保守治疗,置尿管,保持膀胱引流通畅,并预防性给予抗生素。如穿孔较大或有泌尿系统感染,则应行手术修补。Retzius 间隙引流。其他处理原则同腹膜内膀胱穿孔。

【预防】

1. 在穿刺建立气腹时,首先麻醉必需满意,另外扶住 Veress 针与提起巾钳分别用两只手。脐孔是腹壁最薄的部位,腹壁各组肌肉筋膜汇合于脐孔。由于有上述解剖上的特点,决定了经脐孔穿刺容易成功。但是直接经该部穿刺,不易消毒和缝合。所以现多主张于脐下缘进针,进入皮下后紧贴脐部皮下组织,直视下到达脐孔底部后再垂直进针,这时有一次突破感,表明 Veress 针已进入腹腔。这样就利用了脐部是腹壁最薄部位的解剖特点,使穿刺容易成功,又避开了因直接经脐孔穿刺不易消毒和缝合的不利影响。

2. 置入穿刺套管时,将穿刺套管针向骨盆方向倾斜 45°,并注意不要偏离中线是避免损伤腹主动脉、下腔静脉和髂血管的要点。为避免肠管等内脏损伤,亦可在放置第一根套管针前适当升高气腹压以增加腹壁对抗。实施穿刺时需缓慢控制用力,穿刺力度过猛可使腹壁塌陷,更贴近腹腔内脏器和血管,增加损伤的危险性。

3. 腹膜后血管损伤,术中分离时遇到较韧厚的组织应用超声刀等工具烧灼后剪断。手术快结束,撤除气腹和拔除 Trocar 后应再用观察镜检查手术野和穿刺孔的内侧有无出血。缝闭穿刺孔切口时尽量在肌层也要缝 1 针,以确保安全。

4. 为预防严重皮下气肿、ACS 和高碳酸血症的发生,首先要针对病因进行预防,气腹正压应保持适度,维持 12~16 mmHg。麻醉时要全程监测血压、呼吸、二氧化碳分压等。必要时监测血气分析。术中注意观察有无皮下气肿,防止气胸发生。

5. 为尽量减少输尿管和膀胱损伤,术前应置尿管,术中保留尿管通畅。掌握正确的 Veress 穿刺针及穿刺套管置入技术。如既往有盆腔手术史,膀胱位置偏高时,辅助穿刺套管置入位置应偏高些。

(楚晨龙 周文龙)

【专家点评】

1901 年,Kelling 报道了世界上首例动物犬的腹腔镜手术。1910 年,Jacobaeus 报道了首例人腹腔镜手术。从 20 世纪 80 年代开始,现代科学技术的发展使腹腔镜技术得以广泛开展,并逐渐为外科医生广泛接受。20 世纪 90 年代后在泌尿外科普遍开展,国内泌尿外科腹腔镜技术则在此时起步,现已在大中型医院广泛开展,适应证也不断拓宽。文献报道,泌尿外科领域内的各种手术都可以通过腹腔镜完成。当然,随着腹腔镜技术的逐步普及,各类并发症也不断增加。如何预防和减少并发症,真正发挥腹腔镜精细、微创的优点,值得我们深入探讨。但该技术是"微创"而并非"无创",且其因技能性较强而对术者的心理素质和技术水平等方面有较高的要求,所以在开展该项技术前应选择具备扎实开放手术基础的医生进行系统的理论学习和技能培训,并严格掌握手术适应证,遵循"由易而难、循序渐进"的原则逐步积累经验。克服急功近利的思想,不应认为腹腔镜手术的中转开腹是手术失败。腹腔镜技术是微创外科的一个重要组成部分,代表着泌尿外科的发展方向。随着该项技术的进一步成熟,以及操作者经验的增加,相信腹腔镜技术将逐步取代泌尿外科领域大部分的开放手术,真正达到微创、高效的治疗目的。

(沈周俊)

20.2 腹腔镜手术并发血管损伤

【概述】

泌尿外科腹腔镜手术,血管损伤的发生率约 1.8%。腹腔镜手术过程中损伤主要血管,最多见的情况是穿刺器穿入时损伤腹壁的血管,其次为泌尿外科手术过程中损伤手术区域内的重要血管,如肠系膜血管、肾蒂血管、肾上腺中央静脉、精索血管、腰静脉等。

血管损伤可发生于穿刺器进入时,通常是由于置入穿刺器时用力过大。值得注意的是如果出血局限在腹膜后间隙,出血往往不易被立即发现。如果穿刺后疑导致重要血管损伤,应该立即开腹探查。

另外,穿刺器穿入以及组织分离时还常见损伤肠系膜血管,一旦发现损伤肠系膜血管,必须密切观察。如果肠系膜血管损伤导致肠系膜血肿,血肿进一步进展或影响肠道血运时,需要立即探查。

血管损伤亦可在分离后腹膜组织时发生。后腹膜血管损伤,均各自有不同的特点,需要针对性地处理。

【临床表现】

重要血管损伤常出现不同程度休克。这使周围动脉循环发生障碍,脉搏减弱常使检查者不能确切决定是否有血管损伤。一直到休克纠正之后,肢体温暖才能很好检查周围动脉搏动情况。

血管损伤时应特别注意出血情况,血管损伤的部位、方向和周围血肿。当血管有喷射性或搏动性鲜红色出血可诊断动脉损伤。出血量与损伤血管的口径大小、血管是部分或完全断裂有关,但是在多数情况下,可因血管收缩、血块堵塞或损伤血管被周围组织遮盖,出血点部位不明确。

血液积聚在局部软组织中,表现为血肿。因为血肿位在筋膜下方可填塞和制止动脉继续出血。在贯通性动脉损伤中,血肿是血管损伤最常见的症状,在主干动脉附近血肿提示有动脉损伤之可能。

血管损伤大致可分为五种类型:动脉痉挛、动脉裂伤、挫伤、横断和动静脉瘘。

1. 动脉痉挛 创伤性血管痉挛是由于血管壁受到机械性刺激,不一定伴有血管壁的器质性病变,血管壁中层平滑肌产生持续性强烈收缩。痉挛可局限于受损血管,也可累及其远端动脉。痉挛间歇出现,也可持久存在。严重痉挛时,动脉呈白色,管腔闭塞。

2. 动脉裂伤　程度可从单纯小口刺伤至血管壁几乎完全横断。血管壁具有弹性,在横形裂伤时,血管弹性收缩使裂口向两端回缩而扩大,以致出血不易停止。

3. 挫伤　挫伤动脉挤压轻重不同,可表现为重要的血管外膜血肿至全层动脉壁广泛碎裂和血肿形成,最严重为动脉内膜断裂,断裂的内膜可脱入动脉腔内形成血栓。动脉损伤部位可能继发破裂出血或形成假性动脉瘤。

4. 横断　完全横断血管完全离断,断端因弹性纤维及平滑肌收缩而发生分离,断端血栓形成,出血自行停止。

5. 动静脉瘘　位于同一个血管鞘内的动静脉同时损伤时,动脉破口和静脉破口相通,动脉内血流经破口流入静脉。形成动静脉的循环短路,称为动静脉瘘。

【诊断】

根据血管损伤的临床表现,诊断一般并无困难。通过观察到穿刺器外鞘中有血液流出,或在穿刺部位形成血肿,可诊断为穿刺损伤腹壁血管。手术时以及手术后注意检查手术区域重要血管情况,以免遗漏血管损伤,失去最佳的治疗机会。

【治疗】

当发现活动性出血时,吸引器吸引帮助清理手术视野。腹腔内压力可适当提高到 20~25 mmHg 帮助加压止血。另外可以用导引丝引导 Foley 导尿管阻塞出血部位。处理血管损伤时,主要取决于血管损伤的部位和严重程度。术者必须判断并迅速作出决定是否需要中转开放手术。首先应该尝试清楚地辨认出血的部位。随意或盲目地使用钛夹,更多时候是无效的,反而会进一步影响手术视野,同时增加重要血管被夹闭狭窄甚至被阻断的风险。

小的静脉出血可以用电凝器或钛夹止血。如果小的撕裂或撕脱发生在肾静脉或下腔静脉时,用无创血管钳夹住裂口两端,用纱布压迫几分钟后,常可止血。

中度的出血需要缝合修补。血管缝合时注意不要使血管腔管腔狭窄或被阻断。

如果在腹腔镜下出现不能控制的明显出血。这时可尝试将操作器械置于出血部位,作为标记。同时迅速地在最便于观察和控制出血的部位切开探查。

【预防】

不经意的血管阻塞常发生于盲目使用钛夹或过度的牵拉,甚至影响主要的腹腔内脏器和全小肠。术者在手术过程中,必须要求时刻保持正确的方向感,并且在使用钛夹前确定血管的解剖情况,这一点至关重要。

尽管动脉损伤时有发生,但是多数与上尿路手术相关的血管损伤都是发生于肾静脉或腔静脉的分支。在分离静脉分支时避免过度牵拉。腹腔镜手术操作器械就像一个杠杆,在操作器械的尖端产生一个明显的力矩。因此,术者在使用剪刀切开时要非常注意其尖端。

由于腹腔镜手术视野较小,手术中损伤血管,导致出血,影响手术视野。需要使用吸引器清除积血,反复清除积血不但延长手术时间,而且增加二氧化碳的用量,因此,在手术时一定要仔细、有耐心,避免出血。在发生不容易控制的大出血时,应该毫不犹豫地改为开放性手术。

(楚晨龙 周文龙)

【专家点评】

腹腔镜血管损伤 30%～50% 是由于腹腔镜检查时手术创伤所致。曾有报道在 100 000 例腹腔镜操作中仅有 34 例出现主要血管损伤(0.34%)。其中由气腹针造成的血管损伤约36%,由主要套管和辅助套管造成的血管损伤约 32%。另外,在腹腔镜操作过程中还可发生出血。然而,此类出血常常可在腹腔镜下处理止血。但是,在遇到重要血管损伤,出血较大,在腹腔镜下无法有效控制时,应该果断改开放手术。

(沈周俊)

20.3 腹腔镜手术并发胃肠道损伤

【概述】

在腹腔镜手术中,分离组织和置入穿刺器时,均有损伤胃、小肠和肠系膜的报道。既往曾经有腹腔手术病史是在穿刺器置入时造成胃肠道损伤的危险因素。胃穿孔主要是穿刺器穿刺进入膨胀的胃内,术前插鼻胃管和面罩通气是引起胃胀气的原因。

【临床表现】

当发生肠管穿刺贯穿伤时,可以通过从吸引器吸出肠液或粪便而被发现。肠管表面的热损伤是非常严重的一种损伤,因为很多肠管热损伤在术后几天之内并不会出现任何症状。另外,在手术中此种损伤非常容易被遗漏,会明显增加患者的死亡率。

对术中已发现的损伤,技术熟练的术者可行腹腔镜下修补术;否则应开腹完成相应修补手术。腹腔镜术中漏诊的空腔脏器穿孔,其术后临床表现有以下两种类型:① 术中遗漏已有的空腔脏器穿孔,术后早期即有典型腹膜炎的症状体征,但临床上延误诊断的例子仍比比皆是。最常见的误诊原因是医生将术后患者的主诉归咎于"耐受力太差";② 电热损伤或激光束引起的空腔脏器组织发生凝固性坏死、脱落和延迟性穿孔。此类损伤的自然病程特点是术后患者有一短暂的平稳恢复期(3~5天),常能下床活动和进食,继之突然出现典型的继发性腹膜炎表现。依据临床表现诊断并不困难。

需特别提及的是十二指肠损伤。腹腔镜术中十二指肠损伤具有病情隐匿,死亡率高的特点。北京曾有 8 家医院共报道十二指肠损伤 15 例,死亡 5 例,病死率达 33.3%。腹腔镜术后患者出现腹痛、寒颤、高热,腹腔引出颜色深浅不等的胆汁样物,或伴有肠液、脓液,是十二指肠损伤的典型表现。腹腔引流管周围的皮肤腐蚀,引流液淀粉酶测定和口服亚甲蓝后观察腹腔引流物颜色等具有诊断价值。

【诊断】

出现胃肠道损伤,患者通常在术后 2～7 天出现顽固性的肠梗阻,不确切的腹部不适,穿刺器穿刺部位的疼痛和恶心。很多患者只是低热。而血象中白细胞正常范围内。全血计数分类通常可以发现核型左移。腹部平片可能提示肠梗阻征象和游离气体。但是,腹部平片在诊断中帮助不大,因为腹腔镜气腹时充入的气体需要在术后逐渐吸收,故术后 1 周内腹部平片均可发现腹腔内游离气体。通过以下检查有助于诊断胃肠道损伤。

1. 急诊床旁 B 超检查　腹部 B 超检查不仅对诊断以腹腔内出血为主要表现的实质性器官损伤十分有用,对伴有消化道内容物漏出的胃肠道损伤也有重要诊断价值。判断是否有腹腔内出血或液体(消化液)积聚,最简便的方法是从右侧肋间和肋缘下探测肝肾间的 Morrison 陷窝,看是否出现无回声带。此项检查在 1 min 便可完成,其灵敏度为 82%～85%,特异度为 94%～100%,准确度为 91%～96%,阳性预测值接近 100%,阴性预测值在 95% 左右。应该注意的是,原有腹水患者可出现假阳性,损伤后时间过短可出现假阴性。由于 B 超检查安全、快捷、经济、无创,可重复进行,它能够在相当程度上替代常用的腹腔穿刺术和灌洗术。

2. 口服造影剂后摄 X 线平片　腹部平片发现游离气体固然是胃肠道破裂的确证,但患者往往不能采取站立位,而侧卧位的"穹窿征"(侧腹壁下积气)或"镰状韧带征"(韧带下积气)和仰卧位的"双肠壁征"(在肠腔内外气体衬托下可看到肠管内、外壁)阳性率极低。当疑有上消化道破裂时,胃管内注入泛影葡胺后摄片可能有助于发现胃肠内容物的外溢,比平片更有意义。

3. 造影剂增强 CT 扫描　CT 对胃肠道损伤的诊断价值不如对实质器官损伤那样大,但若同时将造影剂注入腔内,CT 能提供比 X 线更为清晰的图像,因为影像不发生重叠,胃、十二指肠造影剂的溢出是脏器破裂的明证。这对诊断腹膜后十二指肠破裂尤其有价值。若同时进行全身增强(血管内注入造影剂),所得到的三重对照 CT 扫描(triple-contrast CT scan)影像能够更全面地描绘出腹部脏器损伤的状况,而且能够提供是否存在活动出血及何处发生活动出血的重要信息,因为活动出血的 CT 值(平均 130 HU)成倍地高于凝血块的 CT 值(平均 50 HU)。

4. 磁共振扫描　磁共振主要对某些亚急性情况有诊断价值,例如膈肌破裂、十二指肠壁间血肿等。后者的磁共振图像颇具特征,由于富含于亚急性血肿中的铁的顺磁效应,血肿中央部呈低信号,主体呈高信号,外周又呈低信号,整个血肿清晰可见。

必须强调指出,追求更精确、更可靠诊断的前提,是患者生命体征的稳定,主要对象是那些尚不明确是否有腹腔脏器伤、是否需要剖腹手术的患者。伤情严重、经初步复苏仍不稳定或剖腹指征已经明确的患者,应尽快手术。搬动此类患者去做 X 线、CT 等检查不仅是多余的,而且会威胁到患者的生命安全,必须避免。

【治疗】

术后确诊的空腔器官损伤,须根据受损器官的特点有区别地进行修复。胃、空回肠的损伤可一期修补,结肠破损则根据损伤后至确诊的时间长短,腹腔感染和全身病情的严重程度等决定行一期修复或造口术。彻底地冲洗腹腔和恰当的腹腔引流,联合应用抗生素,纠正休克、水电解质紊乱和酸碱失衡均属必要。腹腔镜术中及术后早期发现的十二指肠损伤,均应在镜下或剖腹行即刻修补,此类损伤创面一般都不大,可经一期修补治愈。腹腔镜术后迟发的十二指肠瘘,在有腹腔引流时可无明显的弥漫性腹膜炎和全身症状,采用抗感染及肠外营养支持等综合治疗措施,在保持畅通腹腔引流条件下可望治愈。

在可能情况下尽量采取非手术治疗

1. 全面分析伤情　胃肠道损伤合并休克、腹膜炎、消化道出血或肠管脱出者,也应尽快手术。对生命体征稳定的胃肠道损伤,则应具体分析,区别对待,无须一律手术。据文献报道,在腹腔镜胃肠道损伤中,5%～39%的病例证明其实剖腹并无必要。在技术和设备不够完善的医院,临床医生往往根据腹腔穿刺或灌洗的结果决定此类患者是否手术。然而即使把极少数因操作不当造成假阳性的情况忽略不计,单靠腹腔穿刺或灌洗的结果一锤定音的做法也是不够妥当的。腹腔穿出胆汁和肠内容物固然应该手术,但穿出少量不凝血或灌洗液中红细胞计数超过 $100 \times 10^9/L$ 却并不是开腹的绝对指征。胃肠道挫伤、浆膜撕裂、网膜或肠系膜撕裂也可造成腹腔内出血,但容易自限,一般无须手术。不少作者报道,诊断性腹腔灌洗阳性(出血)者,手术时发现有 3.5%～25%并不需要外科处理。对此类患者在严密观察下进行保守治疗或作腹腔镜等进一步检查可能是更为合理的选择。

2. 少数胃肠道损伤可以非手术治疗 有极少数胃肠道破裂可行保守治疗,对于一部分结肠损伤病例可采取保守治疗,这得益于两个因素:① 肠道事先经过清洁准备;② 发现早,有的是当时发现,其余也一般在几小时内确诊,因而漏出物少,污染轻。能否保守治疗取决于肠道准备是否满意、穿孔的大小、腹膜炎的有无和程度,以及肠管本身有无病变。造成的穿孔一般很小,若其他条件适宜,可以在严密观察下保守治疗。血肿,如果仅表现为十二指肠梗阻而不伴有其他并发症,也宜选择非手术治疗。

尽量采用创伤小的方法和术式

1. 腹腔镜手术 腹腔镜不但是检查手段,也是胃肠道轻度损伤的治疗手段。腹腔镜一般用于生命体征平稳、剖腹手术指征不强的患者。若检查发现腹腔器官损伤但不严重,如网膜、系膜、胃肠道浆膜或浆肌层撕裂,或范围较小的全层破裂,可以即时进行止血、修补,无需开腹手术。伤情很明确且不严重的损伤,如医源性结肠穿孔,也可以选择腹腔镜下修补。

2. 十二指肠修复手术 十二指肠损伤属严重脏器伤,病死率高。早诊断、早手术是治疗成功的关键,但选择合理术式对降低病死率和提高远期生活质量也很重要。近年的发展趋势是,对不伴有肠壁大块毁损或胰头严重损伤者,尽量施行比较简单的修补、补片、切除吻合等手术。临床研究表明,大约 85%

的十二指肠损伤可作单纯修补,只要创缘血运良好,缝合无张力,发生瘘的机会不超过 10%,也不必常规应用"三管法"。十二指肠憩室化虽然可以大大提高修复术的成功率,但由于切除了胃窦、幽门,代之以胃空肠吻合,又切断了迷走神经,不但手术创伤大,而且遗留永久性的非生理状况,影响患者的生活质量,因此应严格掌握。必须采取改道措施以保证局部修补处顺利愈合时,可作暂时性幽门旷置术,即切开胃窦直视下缝闭幽门,或不切开胃壁,在幽门上方用可吸收线将胃窦前后壁全层贯穿缝合,可以附加也可以不附加胃空肠吻合。幽门会在 3 周左右重新开放,恢复消化道正常走行。

十二指肠第二段损伤累及胰头或贴近、累及十二指肠乳头,只要有可能,尽量施行修复重建手术,避免创伤性极大的胰头十二指肠切除术。例如十二指肠裂伤延及胰头,甚至伴有胆总管胰腺段和(或)主胰管破裂,只要后壁完整,可以用空肠 Roux‑Y 襻覆盖其上,与十二指肠和胰腺裂口边缘吻合,再加作暂时性幽门旷置术。十二指肠第二段严重损毁已无法修复,但乳头区尚完好者,可切除该段十二指肠但保留乳头,上提一段空肠与十二指肠第一段(或胃)作端端吻合,并将乳头重新植入其中。若乳头也一同受累,但通过胆总管探查找到残余乏特壶腹且确认其尚能利用时,可将其环绕支撑管间断缝合于周围胰头组织上,形成新的"乳头",按上法植入空肠襻中。

3. 结肠损伤一期修复手术 现在已有可能在保证安全的前提下对更多的结肠损伤病例施行一期修复手术(修补、切除吻合),临床研究表明,只要腹腔污染不很严重,不存在因伤情(如多发伤或多内脏伤)过分严重致使患者不能耐受修复手术,或患有重要基础疾病(如肝硬化、糖尿病)等情况都可以考虑一期手术。对失血性休克需大量输血(超过 2 000 ml)者、高龄患者、手术时机已有延误(超过 6~8 h)者及左侧结肠伤,选择一期修复手术须格外慎重,但并不是绝对禁忌。不伴有上述情况的患者,可以安全地接受一期手术。对比较严重的损伤,为保证一期手术后顺利愈合,有时需要加作转流性造口,确保肠内容物不再进入远端结肠。造口一般在 2~3 个月后还纳,但新近研究提示,还纳时间大可提前到2周。只要一期手术后无严重并发症,全身情况恢复良好,无手术切口感染,绝大多数患者的远侧结肠损伤在手术后10天内便能愈合。早期还纳造口可以缩短住院时间,减少费用,有利于患者的身心康复,技术上也更容易一些。

【预防】

腹腔镜手术术前留置胃管非常重要,通过胃管持续负压吸引,可减少胃肠道内气体,减少胃胀气的程度。肠管的灼伤是非常严重的并发症,其可在术后延迟发生临床症状,明显提高了患者的死亡率。预防出现灼伤主要靠在使用电凝器时小心谨慎。在使用电凝器前,术者应该检查所有的设备确保绝缘完整。另外,在接通电流时,操作器的整个尖端应该保持在视野内。最后,术者应该确定电灼的组织与周围的组织是分开的,以防传导引起周围组织的损伤。在术中一旦发现肠管灼伤,所有的灼伤都应该进行修补。肠管的灼伤可能比肉眼看到的更广泛。因此,更宽的切除范围可以确保切除了所有的损伤组织。

(楚晨龙　周文龙)

【专家点评】

在消化道损伤的处理中,运用先进的检查手段以提高诊断的准确性,减少盲目性,采取最合理的治疗手段,以最小的代价取得最好的治疗效果,应是外科医生追求的目标,因循守旧不符合患者的利益。但在学习、引进各种新观念、新方法时,又要结合实际,融汇贯通,不断积累自己的经验,而不能不顾条件生搬硬套,这也是需要强调的。

(沈周俊)

20.4　腹腔镜手术并发尿瘘

【概述】

腹腔镜手术并发尿瘘,是指手术过程中损伤泌尿系统,形成的异常通道，表现为漏尿。常见的有肾盂输尿管损伤、膀胱损伤、膀胱阴道瘘、尿道阴道瘘、输尿管阴道瘘。

【临床表现】

输尿管为一细长而有肌肉黏膜构成的管形器官，位于腹膜后间隙，周围的保护良好并有相当的活动范围。因此，由外界暴力（除贯通伤外）所致成的输尿管损伤殊为少见；但在输尿管内进行检查操作和广泛性盆腔手术时常引起输尿管损伤。输尿管损伤的发病率甚难确定，实际上超过一般统计数字。输尿管受外界暴力损伤时，其症状几乎全被伴发的其他内脏损伤所隐蔽，故多在手术探查时才被发现。盆腔手术和应用经输尿管器械所致的输尿管损伤，在若干病例中，因症状不明显而诊断未能确定。随着腔内泌尿外科的开展，器械操作所致的输尿管损伤的发病数有所上升。

输尿管手术损伤多见于腹部或盆腔内进行较广泛的手术时，如腹腔镜下前列腺癌根治术、腹腔镜下全膀胱切除术、腹腔镜下输尿管切开取石术和腹腔镜下肾盂成形术时。损伤可为结扎、钳夹、切开、切断、部分截除或损害输尿管血供而致管壁坏死。手术时不一定被发现。直到术后出现漏尿或无尿（双侧损伤）时才被发现。手术损伤多见于下段输尿管，因此部位解剖较复杂，手术野较深，不易辨清输尿管位置。腔内器械损伤见于输尿管逆行插管、输尿管肾盂镜或腔内泌尿外科操作时穿破输尿管壁，经输尿管插管套石时套石篮嵌顿或输尿管撕脱。有过结石、创伤或感染性炎症的输尿管，因壁层溃疡或组织脆弱较易遭受损伤。正常输尿管轻度损伤时大多不产生永久性的损害，仅在严重损伤时可致输尿管狭窄。

输尿管损伤的症状极不一致。如有其他重要脏器同时受伤，患者常因休克、腹膜炎等症状而使输尿管损伤症状不易被早期发现。输尿管损伤后常见的症状有：

1. 血尿　常见于器械损伤输尿管黏膜，仅有血尿和局部疼痛。一般可迅速缓解和消失。输尿管完全断离者，不一定有血尿。损伤后血尿有无或轻重，与输尿管损伤程度并不一致。

2. 尿外渗　可以发生于损伤一开始，也可于4～5天后因血供障碍(嵌夹、缝扎或外膜剥离后缺血)使输尿管壁坏死而发生迟发性尿外渗。尿液由输尿管损伤处外渗到后腹膜间隙,引起局部肿胀和疼痛,腹胀、患侧肌肉痉挛和明显压痛。如腹膜破裂,则尿液可漏入腹腔引起腹膜刺激症状。一旦继发感染,可出现脓毒血症如寒战、高热。

3. 尿瘘 如同时有腹壁创口或与阴道、肠道创口相通,可发生尿瘘。

4. 梗阻症状 结扎输尿管可引起患侧腰区胀痛、叩击痛,体检时可扪及肿大肾脏。如无继发感染,结扎一侧输尿管不一定有严重症状而被忽视。但患者常因之损失了一个肾脏。孤立肾或双侧输尿管结扎后可发生无尿。故凡盆腔或腹部手术后 12 h 仍无尿者,均应警惕输尿管损伤之可能。

膀胱损伤包括闭合性损伤、开放性损伤和手术损伤。闭合性损伤多见于当膀胱膨胀时,因膀胱扩张且高出耻骨联合,下腹部受到暴力时,如踢伤、击伤和跌伤等可造成膀胱损伤,骨盆骨折的骨折断端可以刺破膀胱;难产时,胎头长时间压迫可造成膀胱壁缺血性坏死。开放性损伤多见于火器伤,常合并骨盆内其他组织器官的损伤。手术损伤多见于膀胱镜检查,尿道扩张等器械检查可造成膀胱损伤。盆腔和下腹部手术,如疝修补,妇科恶性肿瘤切除等易致膀胱损伤。根据损伤程度可分为挫伤和破裂。挫伤时膀胱壁保持完整,仅黏膜或部分肌层损伤,膀胱腔内有少量出血,无尿外渗,不致引起严重后果。膀胱破裂又可分两种类型:腹膜外破裂和腹膜内破裂。腹膜外膀胱破裂多发生在膀胱前壁的下方,尿液渗至耻骨后间隙,沿筋膜浸润腹壁或蔓延到腹后壁,如不及时引流,尿渗区可发生组织坏死、感染,引起严重的蜂窝组织炎。腹膜内膀胱破裂多发生于膀胱顶部。大量尿液进入腹腔可引起尿性腹膜炎。大量尿液积存于腹腔有时要与腹水鉴别。膀胱与附近脏器相通可形成膀胱阴道瘘或膀胱直肠瘘等。发生尿瘘后,泌尿系容易继发感染。

膀胱挫伤因范围仅限于黏膜或肌层,故患者仅有下腹不适,小量终末血尿等。一般在短期内症状可逐渐消失。膀胱破裂则有严重表现,临床症状依裂口大小,位置及其他器官有无损伤而不同。腹膜外膀胱破裂时,主要表现有下腹痛,血尿及排尿困难或不排尿。检查时,下腹膨胀、压痛及肌肉紧张。伴有骨盆骨折时,耻骨支处有明显压痛。尿外渗和感染引起盆腔蜂窝组织炎时,患者可有周身中毒表现。腹膜内破裂会引起弥漫性腹膜刺激症状,如腹部膨胀、普遍压痛、肌紧张、肠蠕动音降低和移动性浊音等。膀胱与附近器官相通形成尿瘘时,尿液可从直肠、阴道或腹部伤口流出,往往同时合并泌尿系感染。

【诊断】

根据手术损伤病史及临床体征诊断并不困难。曾行腹腔镜下泌尿系统手术后,下腹出现疼痛、压痛、肌紧张等征象,除考虑腹腔内脏器损伤外,也要想到膀胱损伤的可能性。当出现尿外渗、尿性腹膜炎或尿瘘时,诊断更加肯定。怀疑膀胱损伤时,应做进一步检查:

1. 导尿术 如无尿道损伤,导尿管可顺利放入膀胱,若患者不能排尿,而导出尿液为血尿,应进一步了解是否有膀胱破裂。可保留导尿管进行注入试验,抽出量比注入量明显减少,表示有膀胱破裂。

2. 膀胱造影 经导尿管注入碘化钠或空气,摄取前后位及斜位 X 线片,可以确定膀胱有无破裂,破裂部位及外渗情况。

3. 亚甲蓝试验 目的在于检查肉眼难以辨认的膀胱阴道小瘘孔、多发性小瘘孔,或瘢痕中瘘孔等;或鉴别膀胱阴道瘘与输尿管阴道瘘。

4. 靛胭脂试验 目的在于诊断输尿管瘘。凡经美蓝试验阴道无蓝色液体流出者,可静脉注入靛胭脂 5 ml,5 min 后观察阴道有无蓝色液体流出,有则可诊断输尿管阴道瘘。此法也可诊断先天性输尿管口异位于阴道者。

5. 膀胱镜检查 对于膀胱瘘的诊断很有帮助,但当膀胱内有活跃出血或当膀胱不能容纳液体时,不能采用此项检查。一般经上述检查可以查明瘘孔部位、大小、膀胱容量、黏膜情况等。高位者可借助于膀胱镜检查定位,并明确瘘孔与输尿管口的关系,作为修补时的参考。

6. 静脉肾盂造影　有助于明确输尿管损伤侧别、部位及肾功能情况,以及损伤侧输尿管有无狭窄、扩张或梗阻等状况。方法是静脉内注入显影剂,行肾、输尿管、膀胱 X 线摄片,据显影情况做出诊断。在静脉肾盂造影前,患者宜先行一次 B 超检查,了解其双肾、肾盂及输尿管、膀胱等的大体情况。个别病例,有时也用膀胱逆行造影。

7. 肾图　目的在于了解肾功能及上尿路通畅情况,如输尿管瘘所致狭窄或梗阻,可致患侧肾功减退或肾脏萎缩、肾功丧失。

【治疗】

输尿管受损伤时应尽早修复,保证通畅,保护肾脏功能。尿外渗应彻底引流,避免继发感染。而轻度输尿管黏膜损伤,可应用止血药、抗菌药物治疗,并密切观察症状变化。小的穿孔如能插入并保留合适的输尿管内支架管可望自行愈合。上段输尿管损伤可经腰切口探查,中下段输尿管损伤可经伤侧下腹部弧形切口或腹直肌切口探查。探查时应注意中、下段输尿管常与腹膜一起被推向前方,使寻找发生困难。

1. 输尿管穿孔宜从输尿管切口插入双 J 形输尿管支架引流管(F6),其近端插进肾盂,远端进入膀胱,留置 7～10 天后,经膀胱镜拔除。

2. 钳夹伤或结扎如有钳夹、误扎时应拆除缝线,并留置输尿管内支架管引流尿液。但如估计输尿管血供已受损,以后有狭窄可能时应切除损伤段输尿管后重吻合。为保证手术的成功,无生机的损伤输尿管应彻底切除。但吻合口必须无张力。吻合口必须对合好并用可吸收缝线间断缝合。下段输尿管近膀胱处损伤可用黏膜下隧道法或乳头法等抗逆流方法与膀胱重吻合。如输尿管缺损段较长,吻合有困难时可游离伤侧膀胱,用膀胱腰大肌悬吊术减少张力或利用管状膀胱瓣输尿管成形术可代替缺损的下输尿管达盆腔边缘。游离伤侧肾脏,牵引其向下,也可达到一定减张的效果。长段输尿管缺损时,可考虑自体肾移植到髂窝。如无明显感染,一般不需保留支架,如需保留支架时最好能放置双 J 形内支架管。在导管的膀胱内一端缝扎一丝线,在患者排尿时,该缝线随尿流可冲出尿道。2周后牵拉丝线,拔除导管。如丝线不能冲出尿道外口,可经膀胱镜用异物钳取出。如输尿管与膀胱作吻合,则应保留导管至少1周。手术野必须彻底引流,以硅胶负压球引流最宜。

3. 如在手术后才发现输尿管损伤或结扎,原则上应争取尽早手术。术后患者常无再次手术的条件而漏尿又常发生在术后10天左右,此时创面水肿,充血脆弱,修复的失败机会较大。故无手术修复条件者可先作肾造瘘,以后再二期修复。有报道结扎输尿管后40～50天,手术解除梗阻仍使伤肾功能恢复的病例,故即使发现较晚,仍应积极拯救伤肾功能。为预防手术中误伤输尿管,可于术前经膀胱留置输尿管导管,作为手术时的标志。

4. 晚期并发症治疗　输尿管狭窄可试行输尿管插管、扩张、留置双J形输尿管支架引流管(F6),依不同情况决定引流时间长短。狭窄严重或留置管不成功,应视具体情况决定手术,进行输尿管周围粘连松解术或狭窄段切除术。

5. 尿瘘输尿管皮肤瘘或是输尿管阴道瘘发生在3个月以后,伤口水肿、尿外渗及感染所致的炎性反应消退,患者全身情况允许,应进行输尿管修复术,一般应找出输尿管近端,游离后与膀胱或膀胱壁瓣吻合。

6. 对输尿管损伤所致的完全性梗阻暂时不能解除者,可先行肾造瘘术,1～2个月后再行输尿管修复。

7. 对损伤性输尿管狭窄所引起的严重肾积水或感染,肾功能重度损害或丧失者,若对侧肾正常,可行肾切除术。

膀胱挫伤无须手术,通过支持疗法、适当休息、充分饮水、给予抗菌药物和镇静剂在短期内即可痊愈。腹膜外破裂,应在耻骨上腹膜外探查膀胱,找出破裂部位,必要时切开膀胱前壁寻找裂口,用缝线将裂口缝合,然后缝好膀胱前壁,最好放置耻骨上膀胱造瘘管。2周左右待伤口愈合后拔除尿管。腹膜外被血液、尿液侵润的组织,必须做充分的引流。如果尿外渗感染严重,波及腹壁、腰部、坐骨直肠窝、会阴、阴囊及腹部,从耻骨上手术切口不能充分引流时,尚需在腹壁、阴囊或会阴切开引流。腹膜内破裂如同腹膜外破裂一样，可先探查膀胱，找出破裂伤口，以羊肠线进行修补。然后在膀胱前壁做一高位造口并引流膀胱前间隙。要打开腹膜，吸出腹腔内液体，若发现其他脏器损伤则一并处理。对于膀胱瘘应切除瘘口周围不健康组织，将瘘口分层缝合。如果膀胱结肠瘘，应考虑暂时性结肠造口术，使粪便不经修补处，以利愈合。单纯的膀胱破裂修补比较容易，而尿瘘的修补比较困难。由于手术技术的进步，简单型尿瘘的治愈率已达95%以上，而复杂型尿瘘，如膀胱尿道阴道瘘、膀胱宫颈阴道瘘等，由于组织缺损多、瘢痕大及解剖部位隐蔽，治愈率仍不高。国内有用牛心包及胚胎膀胱修补膀胱阴道瘘达到较满意效果的报道。牛心包片对于瘘孔只起到暂时的支架作用，主要依靠受体膀胱黏膜移行上皮再生，覆盖其上，纤维组织包裹其外，达到修补瘘孔的目的。胚胎膀胱片，从免疫学角度看，其组织尚未具备明显的生物学特性，免疫系统处于不成熟状态，容易导致"免疫学宽容"。通过膀胱镜观察，供体可以成活，无坏死，与受体黏膜愈合尚佳。尿瘘修补手术成功的关键在于手术野的充分暴露，局部存在足够利用的健康组织，以及"屏障"手术的合理使用。因此，对于膀胱颈部较大漏孔在一般方法难于修补的情况下，可以采用耻骨切开术。耻骨切开后，膀胱颈部、全部尿道和阴道前壁的两侧可以获得充分暴露，不仅分离瘘孔及其相邻的组织时解剖清楚，操作方便，止血彻底，而且切除瘘孔与耻骨后筋膜之间的瘢痕组织及缝合瘘孔两个侧角时都比其他途径方便。为了促进修补术的成功，国内采取股薄肌移植术也获得了满意的效果。股薄肌移植术是从股内侧游离股薄机，保留该肌的血管神经，切断股薄肌的远端，然后牵引至膀胱颈部一侧间隙后，环绕膀胱尿道吻合口，使其周围均有股薄肌覆盖。由于该肌有一定厚度和长度，血运又比较丰富，既可做为组织"屏障"，增加瘘孔的愈合能力，又可防止术后压力性尿失禁，是一举两得的辅助方法。术后采取综合疗法，使患者获得充分休息，足够营养，适当水分，纠正贫血，控制感染以期早日恢复。有些闭合性膀胱损伤，膀胱裂口不大而尿外渗又比较轻时，若就诊及时，也可在严密观察下通过保留尿管,抗菌治疗等非手术疗法,获得满意效果。

【预防】

膀胱和输尿管的损伤在腹腔镜手术中均有报道。手术开始之前放置导尿管排空膀胱非常重要。保持膀胱空虚,有利于改善局部血运和防止尿瘘形成。应对盆腔内器官有广泛粘连者先充分暴露输尿管,明确解剖关系后再行切断术,以免伤及输尿管;若术时发现有输尿管或膀胱损伤,应及时修补防止尿瘘形成。

(楚晨龙 周文龙)

【专家点评】

目前腹腔镜技术在泌尿外科领域迅速普及并发展,后腹腔镜肾盂、输尿管切开取石术以及腹腔镜下膀胱手术应用越来越多。但是必须要正视的问题是,相对传统手术,腹腔镜手术尿瘘的发生率偏高,虽然对患者生命危害小,但增加了住院周期及患者经济负担。腹腔镜手术并发尿瘘的原因无外乎:① 腹腔镜技术尚不完全成熟,置入双J管技术复杂,易致双J管不到位,导致漏尿发生。术前通过膀胱镜预置双J管,可预防漏尿发生。② 肾盂、输尿管切口缝合不牢靠,致肾盂、输尿管出血堵塞,不利于输尿管愈合,也大大增加漏尿机会。③ 术后膀胱压力过高,可使尿液反流,增加漏尿机会,术后保持尿管通畅,维持膀胱低压可预防漏尿发生。相信随着手术医生技术不断的成熟,术中严密缝合,术后充分引流。腹腔镜手术并发尿瘘的发生率将逐渐减少。

(沈周俊)

20.5 腹腔镜手术并发皮下气肿

【概述】

在腹腔镜手术过程中,引起皮下气肿的发生率为 2.7%。腹腔镜手术为了暴露术野,必须将具有一定压力的 CO_2 气体充入腹腔,形成人工气腹,有可能并发皮下气肿或气胸。出现皮下气肿主要是因充气针、套管针在经过皮下组织的过程中,有大量的 CO_2 气体弥散进入皮下组织,气腹时腹内压高,加剧 CO_2 从腹腔漏入皮下组织。高龄或体态较瘦的患者,皮下组织疏松,CO_2 更易弥散。CO_2 的弥散比氧快 20 倍,从理论上其弥散力也大。气腹时间较长,易至 CO_2 直接弥散入血,发生高碳酸血症。至于气胸的发生,多与手术操作损伤膈肌或先天性膈肌缺损有关。但也有气体通过完好膈肌进入胸腔的报道,其机制尚不清楚。

【临床表现】

轻度的皮下气肿,可在术后自行吸收。注意监测患者血氧分压以及血二氧化碳分压即可。但是重度广泛皮下气肿可致重度高碳酸血症,必须积极治疗,严重时可危及患者生命。尤其是在泌尿科腹腔镜手术中经常使用的经后腹膜间隙的腹腔镜手术中。由于后腹膜间隙不同于腹膜腔,正常情况下有大量脂肪。因此,和腹腔镜技术一样,需要持续通入 CO_2 气体以维持后腹膜间隙压力,建立"后腹膜腔",获得一个操作空间以利于手术的顺利进行。导致了术中和术后 CO_2 的吸收可引起高碳酸血症,对机体产生不利影响。国内外文献报道经腹腔和后腹腔途径进行相类似或同样的手术,CO_2 吸收量不同。

高碳酸血症对机体的危害主要表现在以下几个重要器官。当 CO_2 高于 60 mmHg 时,表现出"CO_2 昏迷",抑制呼吸,血中儿茶酚胺含量增加,使心脏对 CO_2 的敏感性增强,表现为心率增快、血压增高、颜面潮红、脉搏洪大。严重呼吸性酸中毒时,心血管对儿茶酚胺的敏感性降低,心排血量减少,血压随之下降,这是危险的征象,严重者可以出现心率失常,甚至心室纤颤。

CO_2 腹腔及腹膜后灌注将引起机体对 CO_2 吸收量的增加而引起高碳酸血症,导致酸中毒,使心率失常的阈值降低,引起低循环动力、心率增快、肺动脉高压、心排出量下降等,这些心肺系统的并发症与所用的气体性质有关。

【诊断】

患处皮肤隆起,以手按摸时,有柔软而带气泡的感觉,听诊可闻捻发音。皮下积储气体自身并无危险性;若气体的来源已绝,大都在数天至数星期之间,渐被血液所吸收。

出现重度高碳酸血症时,患者出现意识障碍,心率增快,血压升高,血气分析发现血 pH 降低,二氧化碳分压明显增高,碳酸浓度增高。

【治疗】

腹腔镜手术发生轻度皮下气肿,不必特殊处理,可自行吸收。

腹腔镜手术发生严重皮下气肿、重度高碳酸血症时,应积极处理。首先要尽快结束手术或改变术式。过度通气,加快呼吸频率,以利 CO_2 快速排出,更换钠石灰,用 12F 针头在气肿处多点穿刺排气。术毕用手向切口方向挤压排气,严重的高碳酸血症可以补碱纠正,有主张用 5% $NaHCO_3$ 静脉输注,但有学者认为不妥,因为输入该药后,有 10%~15% 立即转变为 CO_2,对 CO_2 排出不利,可换用乳酸钠。无论是碳酸氢钠还是乳酸钠,都应按酸碱平衡缺失量公式计算,分次给入,并严格监控血气。严重者也可延迟气管拔管,以利机控呼吸。在进行上述治疗时,要防止 CO_2 排出过快所致的"CO_2 排出综合征"。该征表现为血压剧降、脉搏减弱、呼吸抑制。严重者出现心律失常、心搏或呼吸停止等。

【预防】

高 CO_2 血症可以引起一系列机体相关并发症,许多学者致力于采用各种方法减少在 CO_2 灌注过程中机体对 CO_2 的吸收。有学者认为增加机体对 CO_2 吸收量的因素有:皮下气肿,后腹腔途径手术,长手术时间,高 CO_2 灌注压力。因此,缩短手术时间,防止皮下气肿的出现,避免高 CO_2 灌注压是减少机体对 CO_2 吸收的有效方法。手术时避免 CO_2 灌注压超过 15 mmHg,在拔出最后一支 Trocar 前挤压手术区排除后腹膜间隙内的残余 CO_2,应用穿刺技术,而不是做一小切口置入第一根 Trocar,以减少 CO_2 气体从过大的 Trocar 周围溢至皮下而产生皮下气肿,这是防止高 CO_2 血症的有效措施。亦有人应用各种无气体方式获得手术操作的空间,例如应用某些机械装置提拉前腹壁产生和充气一样的效果。有学者比较 17 例机械装置牵拉下和 12 例 CO_2 气体扩张行腹腔镜肾上腺手术,结果表明应用机械牵拉装置的患者呼气末 CO_2 浓度明显小于 CO_2 充气组,而手术时间、术中出血量、术后并发症及术后住院时间两组间无明显差异。但由于后腹膜间隙周围的侧腹壁由肋骨固定,如果采用侧卧位行后腹腔镜手术时,应用机械装置牵拉装置可能无法获得良好的手术视野。有人使用其他气体以避免 CO_2 吸收带来的各种并发症,常用的气体有 N_2O、氦气、氮气、氧气和空气。但氧气、N_2O 和空气由于在手术行电凝时容易起火或爆炸,限制了它们的应用。有数篇报道证实了氦气行手术野扩张可以明显减少动脉血中 CO_2 的分压。有报道氦气不引起由 CO_2 灌注所导致的肺动脉高压。因此,氦气可能不失为 CO_2 替代物行手术野扩张的良好选择之一。

【病例介绍】

女性患者,53 岁,体重 37kg,身高 150 cm。

体检发现右肾上极 6 cm 占位性病灶,诊断考虑右肾癌。

准备在全麻插管和静吸复合麻醉下行后腹腔镜右肾切除术。入手术室时血压 100/70 mmHg、心率 82 次/min。麻醉诱导用芬太尼 75 μg、异丙酚 80 mg,顺利插入 7.0 ID 气管导管。麻醉维持用异氟醚 $0.8\% \sim 1.2\%$ 持续吸入,间断推注维库溴铵 $2 \sim 3$ mg。二氧化碳气腹压力为 $12 \sim 15$ mmHg,常规"四孔法"置入穿刺套管。术中呼气末期二氧化碳分压($PETCO_2$)维持在 $25 \sim 29$ mmHg。在气腹建立后 15 min 发现患者血压升高为 140/100 mmHg,心率增快为 96 次/min,$PETCO_2$ 升高为 39 mmHg。经加深麻醉、加大潮气量、增快呼吸频率、更换钠石灰、改用手控呼吸行过度通气等措施后,血压、心率、$PETCO_2$ 下降不明显。尤其 $PETCO_2$ 呈进行性上升:$40 \rightarrow 45 \rightarrow 50$ mmHg。掀开手术巾,发现患者全身皮下气肿,遍及颜面、颈、胸部、双上肢、腹壁、双下肢触之有捻发感。立即查血气:pH 7.293、$PaCO_2$ 54.7 mmHg、PaO_2 97 mmHg、HCO_3 26 mmol/L、TCO_2 28 mmol/L,呈重度高碳酸血症表现。患者呈昏迷状,继续观察 60 min 后 $PETCO_2$ 降为 $37 \sim 39$ mmHg,仅有自主呼吸恢复,

SpO_2 为 94%，意识恢复欠佳，送入 ICU，经 SIMV 呼吸模式行呼吸治疗，TV 390 mL，f 15bpm，FiO_2 55%。监测动脉血气为 pH 7.464、$PaCO_2$ 31.9 mmHg、PaO_2 134.9 mmHg、HCO_3^- 22 mmol/L、TCO_2 73.6 mmol/L、BE～1.1 mmol/L、O_2 sat 98.8%。入 ICU 5 h 后胸片示：双侧颈肩部、双侧胸壁软组织内广泛皮下气肿形成。20 h 后胸片提示：皮下气肿消失。动脉血气正常，拔除气管导管数天后痊愈。

（楚晨龙　周文龙）

【专家点评】

气腹的建立是腹腔镜发展路上的一个里程碑，借此可得到清晰，充足的手术操作空间，目前利用人工气腹机可产生连续的、可控的气腹状态。由于二氧化碳为非可燃气体，取材容易，价格低廉，易被血液吸收及通过肺部代谢，且通过氩气、氮气、氦气以及氧化亚氮与二氧化碳的比较应用，均认为二氧化碳为目前较理想的人工气腹气体，故世界范围内多采用二氧化碳进行气腹的建立，并且均取得良好的效果以及较少的并发症。腹膜后腹腔镜直接进入腹膜后间隙进行手术操作，不骚扰腹腔内脏器，相对腹腔内途径而言，其入路直接，各种并发症少，在外科学上越来越受到重视，尤其符合泌尿系统的解剖特点，已经成为许多泌尿外科手术的首选途径。腹膜后腹腔镜下行肾上腺、肾脏、输尿管、腹膜后淋巴结、肾盂等各种手术已相继开展。腹膜外途径是腹腔镜中并发皮下气肿的一个高发因素。另外，在发生皮下气肿的危险因素中，有以下几个是得到共识的：① 老年人更容易发生；② 气腹压力越高，其发生率越高；③ 手术时间越长，其发生难以避免。

腹膜后腹腔镜发展方向良好，是泌尿外科手术的主要手术途径，其皮下气肿发生率在国内外均较高。因此，在术中需要术者以及麻醉科医生的及时发现以及对症处理。对于其带来的生理影响，要做到心中有数，其发生率的高低与术者水平、患者因素以及手术大小、手术时间长短等密切相关。皮下气肿的发生并非少数，但是许多情况下，麻醉医生与术者均未能及时发现并作出相应处理,其原因有:① 皮下气肿范围小,未能引起注意;② 呼气末二氧化碳分压未能反映出真实动脉血二氧化碳分压。因此,在术前麻醉科医生应该对其发生做好充分评估并有所准备措施。对高危人群要做到时刻查看,对于肥胖患者,患有肺部疾患者,ASA Ⅲ级以上者以及心功能不全者需谨慎对待。一旦发生,则应尽量降低其高碳酸血症带来的各种危害,加快排出血中 CO_2。解除高碳酸血症,并通过各种心血管药物控制血压、心律及心率。随着该术式的进一步完善,手术操作的进一步熟练以及手术时间的缩短,该并发症将趋向减少。而随着研究的不断深入,其病理生理过程将逐渐呈现。

(沈周俊)

参 考 文 献

1. Jihad HK, Inderbir SG. Laparoscopic reconstructive urology. J Urol, 2003, 170: 1070 - 1078.

2. Guilonneau B, Abbou CC. Proposal for a "European scoring system for laparoscopic operations in urology". Eur Uro1, 2001, 40: 2 - 7.

3. Fahlenkamp D, Rassweiler J, Fornara P, et al. Complications of laparoscopic procedures in urology: experience with 2407 proceduers at 4 German centers. J Urol, 1999, 162: 765 - 771.

4. Kellogy J, Varkarakis I, Kooh HR, et al. Complications of abdominal urologic laparoscopy: longitudinal five-year analysis. Urology, 2004, 63: 27 - 32.

5. Soulie M, Salomon L, Seguin P, et al. Multi-institutional study of complications in 1085 laparoscopic urologic procedures. Urology, 200, 58: 899 - 903.

6. Malcolm G. Munor. Laparoscopic access: complications, technologies, and techniques. Curr Opin Obstet Gynecol, 2002, 14: 365 - 374.

7. James GC, Stephen LC, Lawernce W. Three spectra of laparoscopic entry accessin — juries. J Am Coll Surg, 2001, 192: 478 - 490.

8. Valancien G, Cathelines X, Baumert H, et al. Complications of trans-peritoneal laparoscopic surgery in urology: review of 1311 procedures at a single centre. J Urol, 2002, 168: 23-26.

9. Gutta, Oniub T, Mehrabia A, et al. Circulatory and respiratory complications of carbon dioxide insufflation. Dig Surg, 2004, 21: 95-105.

10. Mcnelis J, Corrado P, Hand S. Abdominal compartment syndrome: Clinical manif-estations and predictive factors. Curr Opin Crit Care, 2003, 9: 133-136.

11. Nguyen NT, Perez RV, Fleming N, et al. Effect of prolonged pneumo-peritoneum on intraoperative urine output during laparoscopic gastric bypass. J Am Coll Surg, 2002, 195: 476-483.

12. MC Ost, BJ Tam, BR Lee, et al. Urological laparoscopy: basic physiological considerations and immunological consequences. J Urol, 2005, 174: 1183-1188.

13. EL-Hakin A, Chiu KY, Sherry B, et al. Peritoneal and systemic inflammatory mediators of laparoscopic bowel injury in a rabbit model. J Uro1, 2004, 172: 1515-1519.

14. 丘少鹏,谭敏,吴志棉,等,后腹腔镜手术治疗肾上腺疾病(附13例报告). 中华泌尿外科杂志, 1998, 19(11): 643-645.

15. Guazzoni G, Cestari A, Montorsi F, et al. Laparoscopic treatment of adrenal diseases. BJU Int, 2004, 93(2): 221-227.

16. Gonzalez R, Smith CD, Mcclusky DA, et al. Laparoscopic approach reduces likelihood of perioperative complications in patients undergoing adrenalectomy. Am Surg, 2004, 70(8): 668-674.

17. Henry JF, Sebag F, Iacobone M, et al. Lessons learned from 274 laparoscopic adrenalectomies. Ann Chir, 2002, 127(7): 512-519.

18. Naito S, Uozumi J, Shimura H, et al. Laparoscopic adrenalectomy: review of 14 cases and comparison with open adrenalectomy. J Endourol, 1995, 9(6): 491-495.

19. Ito K, Asano T, Sumitomo, et al. Clinical experience of laparoscopic adrenalectomy: the National Defense Medial College experience. Hinvokika Kivo, 2005, 51(12): 783-788.

20. Brunt LM. The positive impact of laparoscopic adrenalectomy

on compilcations of adrenal surgery. Surg Endosc, 2002, 16(2): 252 – 257.

21. Corcione F, Esposito C, Cuccurullo D, et al. Vena cava injury: a serious compilcation during laparoscopic right adrenalectomy. Surg Endosc, 2001, 15(2): 218 – 221.

22. Corvin S. Lapaorscopic retroperitoneal lymph node dissection for nonseminomatous testicular carcinoma. World J Urol, 2004, 23 (1): 33 – 36.

23. Simon S D. Complications of laparoscopic nephrectomy: the Mayo clinic experience. J Urol, 2004, 171(4): 1447 – 1450.

21 体外冲击波碎石并发症

体外冲击波碎石（extracorporeal shock wave lithotripsy, ESWL）是利用体外冲击波聚焦后击碎体内的结石,使之随尿液排出体外。1980 年 2 月首先由德国慕尼黑市 Chaussy 等用于临床,治疗肾结石取得良好效果,1983 年之后由德国 Dornier 公司相继制造出 HM3、HM4、MFL5000 及 MPL9000 等类型碎石机,在世界各国广泛应用于治疗上尿路结石,效果甚为满意。随着技术的不断积累,设备不断完善,其适应证也不断扩大,由小于 2 cm 的一般肾结石到复杂的肾结石,以至输尿管和膀胱结石均可治疗。现在世界范围内已治疗上尿路结石患者数百万人。1985 年之后,中国、法国、美国、以色列等国家相继制造出类似碎石机,区别只是冲击波及定位手段上的不同,碎石原理基本相似。冲击波发生器主要分为三类：液电式（electrohydraulic）、电磁式（electromagnetic）和压电式（piezoelectric）。

体外震波碎石治疗的并发症主要包括皮下红肿、泌尿系感染、血尿、肾周血肿、肾功能不全、高血压等。

21.1 ESWL 并发泌尿系感染

【概述】

ESWL 后出现发热、腰背部疼痛和下尿路刺激症状为主要表现的泌尿系统炎症。

【临床表现】

碎石后出现发热、尿频尿急尿痛等下尿路症状,可伴随腰背部疼痛。尿检发现白细胞增多,可伴有血白细胞升高。严重时表现为败血症。碎石前多有感染迹象,或碎石后输尿管结石碎片梗阻导致。

【诊断】

体温升高,尿频、尿急、尿痛等下尿路症状和腰背部疼痛表现。体检时有肾区部位的叩击痛。尿检发现白细胞增多,尿培养可检出致病菌,可伴有血白细胞升高。

【治疗】

1. 一般肾结石应充分粉碎,不要遗留较大颗粒。

2. 发生感染迹象,应做尿培养及药物敏感试验,及时用广谱抗生素先行控制感染,根据尿培养和药敏结果调整抗菌药物。

3. 复杂肾结石多合并感染,即使感染性结石尿常规检查无明显感染征象,也应考虑感染的存在,治疗前常规使用抗生素,治疗后继续用药3~4天。

4. 治疗后一旦发生输尿管内碎石堆积形成"石街",应积极采取措施,如碎石堆积处行ESWL治疗或经皮肾造口,症状可立即缓解。不及时解除梗阻,常可导致感染扩散,甚至发生难以控制的败血症,严重威胁患者健康。目前文献已有导致肾切除甚至死亡的报道,宜高度重视。

【预防】

碎石前查尿常规,白细胞多,有感染征象者,应做尿培养及药物敏感试验,及时用药控制感染,治疗后仍应继续用抗生素3~4天。碎石后常规摄尿路平片或B超检查,一旦发现"石街"或梗阻加重,及时采取措施解除梗阻,引流尿液(例如,放置输尿管内支架或者肾盂穿刺置管引流),并辅以抗生素预防感染。有报道,复杂的肾结石(如铸型结石)、直径大于2 cm的结石或者肾结石合并输尿管结石的患者,ESWL后尿路感染的危险性增加,治疗前即使没有菌尿也应该预防性使用抗生素。此时,尿液内毒素测定是可靠、敏感而简单的尿路感染诊断指标。

(邵 远)

【专家点评】

上尿路结石经常伴随感染,尤其是存在明显肾盂、输尿管梗阻的患者。ESWL虽然不需要如经皮肾镜或输尿管镜碎石一样要求高压灌注冲洗,但仍应重视感染的预防和控制。治疗前,应该常规进行尿液检查,必要时行尿培养。有感染迹象先使用抗生素控制感染,治疗后继续使用几天。复杂结石、直径超过2 cm的大结石或者肾结石合并输尿管结石,冲击波碎石后感染发生率较高,应预防性使用抗生素。一旦发生梗阻,应及时采取引流措施,避免加重感染。选择合适的患者对减少感染并发症十分重要。笔者认为,直径超过 2 cm 的肾结石应考虑PCNL,而梗阻严重、质地坚硬的输尿管结石应尽可能采用输尿管镜下碎石。

(沈周俊)

21.2　ESWL 并发血尿

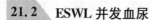

【概述】

体外冲击波碎石治疗后短时间内出现的镜下或肉眼血尿。

【临床表现】

ESWL 治疗后,几乎所有患者都会出现轻重不一的血尿,尤其是肾结石。血尿的发生与碎石机的类型无关,而是肾实质直接损伤的结果。患者接受 200 次以上冲击波治疗,即可在 12 h 内出现肉眼血尿。

【诊断】

通过直接观察尿液和尿常规检查即可诊断。

【治疗】

一般不需特殊治疗,1~2 天即可自行消失,但是国内有个别单位曾遇到治疗后出现严重血尿,经输血及应用止血药后始逐渐治愈。也有因出血不止行急诊手术,见于肾实质严重损伤者。

【预防】

严重血尿和肾实质严重损伤的原因,均见于早期报道,是由于当时使用碎石能量过大所致,近期已无此情况。

(邵 远)

【专家点评】

ESWL 治疗后出现短暂的血尿十分常见,通常不需要特殊治疗,可自行消失。只要控制好碎石能量,不会出现严重的血尿,当然,治疗前常规检查患者的凝血功能还是必要的。

(沈周俊)

21.3 ESWL 并发肾周血肿

【概述】

ESWL 后出现的肾脏周围、肾包膜下积液,液体主要是血液和(或)尿液。有时表现为肾脏内部水肿,皮质髓质界限不清。

【临床表现】

ESWL 后立即出现的肾脏不良反应主要是肾内出血和水肿。急性肾内水肿表现为肾脏增大、皮质髓质界限消失,发生率可达 84%。有报道使用 HM3 碎石机的患者,肾周和肾包膜下液体(血液、尿液)积聚比例可达 32%。病变严重程度从局限于肾脏的轻微挫伤到大血肿不等,出血严重时需要输血。这种重度出血有可能发生急性肾功能衰竭,如不及时发现并处理,可导致死亡。临床上已有严重肾周血肿导致出血性休克而死亡的报道。

【诊断】

主要靠影像学检查。从诊断角度看,MRI 和 CT 的敏感度远比超声波好。

【治疗】

肾周血肿并不多见。通常,肾脏周围积液会在几天内消失。而肾包膜下积液或血肿需要6周,甚至6个月以上才能被完全吸收。一般无需特殊处理。

【预防】

Rossler等比较了使用电磁式和液电式碎石机后发生肾周血肿或肾周积液的病变大小,发现液电式碎石机发生的病变较大;但电磁式碎石机可导致细胞完全破坏(F2),发生肾包膜下血肿的机会较多。合并高血压的结石患者在ESWL后出现肾周血肿的机会增加,尤其是血压控制不满意者发生率最多。其他危险因素包括凝血酶原时间延长和服用阿司匹林(即使治疗前停药2周仍如此),以及糖尿病、冠心病和肥胖。

(邵 远)

【专家点评】

冲击波对肾脏实质会有一定影响,主要表现为水肿和出血。肾周血肿机会很少,一般可以自行吸收。关键是控制冲击波能量,对于高血压、凝血机制可能存在障碍的患者,必须十分谨慎。

(沈周俊)

21.4　ESWL并发肾功能不全

【概述】

ESWL后出现的少尿、无尿和血清肌酐快速升高等急性肾功能损害;或者表现为肾血浆流量、肾小球滤过率下降、肌酐缓慢升高等慢性肾脏损害。

【临床表现】

目前认为ESWL的肾脏损伤类似肾挫伤,有时可产生临床不良后果。肾脏各部分和周围组织都易受冲击波影响,尤其是微血管系统。从动物实验及大量临床观察看大都很轻微,主要表现为肾血流和肌酐清除率下降,可很快恢复,一般不留瘢痕。但近年来采用核磁共振进行观察,则可见到肾间质小的出血灶,故更加提醒不宜用大功率和过多次数的放电治疗,二次治疗间隔必须大于 7 天,以减少永久性损害。Newman 等观察了狗肾脏在 ESWL 后 30 天的永久性形态学改变,包括广泛间质纤维化、局灶钙化、肾单位消失、静脉扩张,以及玻璃样变到无细胞的瘢痕从皮质延伸至髓质。Orestano 等发现 2 500 次以下冲击波治疗后,肾功能改变可以在 30 天myself复。2 500 次以上冲击波可产生更为广泛的肾功能改变,甚至影响对侧肾脏。已有文献报道 ESWL 后急性肾功能衰竭,大部分病例可以恢复。Williams 等发现双侧肾脏 ESWL 后 17~21 个月,肾有效血浆流量明显下降。

【诊断】

ESWL 后血清肌酐清除率下降。放射性核素肾图和肾动态显示肾有效血浆流量下降、吸收滤过延迟。急性肾功能衰竭患者可出现少尿、无尿和血清肌酐快速上升。

【治疗】

大部分肾脏损害轻微,可自行恢复。急性肾功能衰竭时可采用利尿、扩张肾血管及保肾药物治疗,必要时进行血液透析。

【预防】

有报道冲击波 1 500 次以下是安全的,更高次数可引起肾血浆流量下降。ESWL 前使用氨茶碱,或者硝苯地平和别嘌呤醇等药物可以阻止肾血流减少。即使治疗剂量的冲击波也有可能发生远期肾脏损害,儿童等发育未成熟的肾脏更容易产生此类并发症,必须严格掌握治疗指征和冲击波剂量。

(邵 远)

【专家点评】

肾脏组织易受冲击波影响,尤其是微血管系统。这类损伤大都很轻微,可以自行恢复。但有文献报道遇到多次冲击波碎石后,肾脏丧失功能的病例。其原因可能有冲击波能量过大、结石较大多次治疗和肾脏潜在的病变。由于大部分肾功能损害属于慢性,早期发现有一定困难,严格掌握 ESWL 治疗指征和冲击波剂量尤为重要。鉴于放射性核素肾图和肾动态检查费用较大、不够方便,基层医院难以实施,而血清肌酐不能及时反映肾功能早期损害,需要寻找更好的监测指标。根据相关文献笔者认为,尿微量蛋白和血清胱抑素C有可能成为检测肾功能早期损害的有效指标。

(沈周俊)

21.5 ESWL 并发高血压

【概述】

近年来国外一些文献报道,行 ESWL 治疗后可引起高血压,其发病率约 8%左右,但也有不同看法者,他们认为正常人群高血压的发病率也可达上述数字,且泌尿系结石本身会引起高血压。很难完全断定高血压是由于结石病还是 ESWL 所导致。报道有高血压者,认为其发生原因可能与肾间质或肾周围血肿纤维化有关,国内兰州曾做动物实验,认为少数动物在 ESWL 后发生肾素性高血压。

也有学者随访了一组 252 例采用各种治疗方法的肾脏、输尿管结石患者,包括自行排石、ESWL、输尿管镜或经皮肾镜碎石及开放手术。治疗后短期内,ESWL 治疗者收缩压上升最多,各类患者舒张压均无变化。而 24 个月随访,各种治疗方法的患者血压均有显著上升,与结石部位和治疗方法无关。因此认为,ESWL 后出现的高血压是上尿路结石本身所致,与 ESWL 无关。

【临床表现】

在 ESWL 治疗后 24 个月内出现高血压,早期可以表现为收缩压升高而舒张压无变化,以后逐渐出现收缩压、舒张压升高。

【诊断】

在 ESWL 治疗后 24 个月内出现高血压,且血浆肾素活性无改变。

【治疗】

目前少有 ESWL 后高血压治疗的专门文献。参考慢性肾功能不全合并高血压的治疗,血管紧张素Ⅱ受体拮抗剂,如氯沙坦等效果可能较好。

【预防】

有学者对一组接受临床剂量冲击波碎石的患者进行前瞻性研究,平均冲击波 2 725 次,16～28 kV,采用 Dornier MFL 5 000 碎石机。观察结果根据年龄分层,有血管病变者除外。他们发现 60 岁以上者,26 个月时 75% ESWL 治疗侧肾脏抵抗指数立即上升,而对侧肾脏无变化。其中 45% 的患者抵抗指数持续增高并新发高血压。但血浆肾素始终无变化。他们认为,抵抗指数升高与高血压之间存在很强的正相关,提示潜在的血管病变,60 岁年龄是 ESWL 出现高血压这个长期并发症的危险因素。有作者认为,60 岁以上或者血清肌酐>300 μmol/L 患者行 ESWL 必须小心,应严密监测血压和肾功能。

关于高血压这一合并症的看法虽尚有争论,但是对 ESWL 治疗宜采用低能量,治疗次数不能无限增加,其间隔不宜过短(<7 天),以减少合并症。同时 ESWL 的远期随诊甚为重要,不但要及时发现治疗后的高血压,还要找出其原因和规律,及早防治。

(邵 远)

【专家点评】

ESWL 治疗后出现高血压现象并不少见,其原因是否为冲击波导致一直存在争议。这种高血压与冲击波的肾脏损伤之间是否有联系,目前也没有定论。无论如何,冲击波后监测血压、及时发现和控制高血压,对于保护患者的心血管系统和肾脏功能均十分重要。在高血压药物选择方面,尚无太多的文献报道。血管紧张素Ⅱ受体拮抗剂从保护肾脏的角度看,应该是较好的选择。

(沈周俊)

参 考 文 献

1. 郭应禄. 体外冲击波碎石. 见:吴阶平泌尿外科学. 济南:山东

科学技术出版社,2004,799-818.

2. Lingeman JE, Lifshitz DA, Evan AP. Surgical Management of Urinary Lithiasis. . In: Walsh PC, Retik AB, Vaughn Jr ED (eds). Campbell's Urology. Oxford UK: W. B. Saunders, 2002, 3361-3451.

3. Li Lanjuan, Shen Zhoujun, Wang Hua, et al. Investigation of infection risk and the value of urine endotoxin during extracorporeal shock wave lithotripsy. Chin Med J, 2001, 114: 510-513.

4. Chaussy CG, Schmidt E, Jocham D, et al. First clinical experience with extracorporeally induced destruction of kidney stones by shock waves. J Urol, 1982, 127: 417-420.

5. Kaude JV, Williams MC, Millner MR, et al. Renal morphology and function immediately after extracorporeal shock wave lithotripsy. AJR Am J Roentgenol, 1985, 145: 305-314.

6. Grantham JR, Millner MR, Kaude JV, et al. Renal stone disease treated with extracorporeal shock wave lithotripsy: Short term observations in 100 patients. Radiology, 1986, 158: 203-206.

7. Rubin JI, Arger PH, Pollack HM, et al. Kidney changes after extracorporeal shock wave lithotripsy: CT evaluation. Radiology, 1987, 162: 21-24.

8. Knapp PM, Kulb TB, Lingeman JE, et al. Extracorporeal shock wave lithotripsy induced perirenal hematomas. J Urol, 1988, 139: 700-703.

9. Dyer RB, Karstaedt N, McCullough DL, et al. Magnetic resonance imaging evaluation of immediate and intermediate changes in kidneys treated with extracorporeal shock wave lithotripsy. In: Lingeman JE, Newman DM (eds). Shock Wave Lithotripsy 2: Urinary and Biliary Lithotripsy. New York: Plenum Press, 1989, 203-205.

10. Preminger GM. Sonographic piezoelectric lithotripsy: more bang for your buck. In: Lingeman JE, Newman DM (eds): Shock Wave Lithotripsy 2: Urinary and Biliary Lithotripsy. New York: Plenum, 1989, 437-443.

11. Littleton RH, Melser M, Kupin W. Acute renal failure following bilateral extracorporeal shock wave lithotripsy without

ureteral obstruction. In Lingeman JE, Newman DM (eds): Shock Wave Lithotripsy 2: Urinary and Biliary Lithotripsy. New York: Plenum Press, 1989, 197-201.

12. Stoller ML, Litt L, Salazar RG. Severe hemorrhage after extracorporeal shock wave lithotripsy. Ann Intern Med, 1989, 11: 612-613.

13. Töro K, Kardos M. Fatal renal hemorrhage after extracorporeal shock wave lithotripsy. J Forensic Sci, 2008, 53: 1191-1193.

14. Kaude JV, Williams JL, Wright PG, et al. Sonographic evaluation of the kidney following extracorporeal shock wave lithotripsy. J Ultrasound Med, 1987, 6: 299-306.

15. Rossler W, Wieland WF, Steinbach P, et al. Side effects of high-energy shock waves in the human kidney: First experience with model comparing two shock wave sources. J Endourol, 1996, 10: 507-511.

16. Newman R, Hackett R, Senior D, et al. Pathologic effects of ESWL on canine renal tissue. Urology, 1987, 29: 194-200.

17. Orestona F, Caronia N, Gallo G, et al. Functional aspects of the kidney after shock wave lithotripsy. In Lingeman JE, Newman DM (eds): Shock Wave Lithotripsy 2: Urinary and Biliary Lithotripsy. New York: Plenum Press, 1989, 15-17.

18. Williams CM, Kaude JV, Newman RC, et al. Extracorporeal shock wave lithotripsy: Long-term complications. Am J Roentgenol, 1988, 150: 311-315.

19. Graff J, Deidrichs W, Schultz H. Long-term follow-up in 1,003 extracorporeal shock wave lithotripsy patients. J Urol, 1988, 140: 479.

20. Chan AL, Prasad PV, Priatna A, et al. Protective effect of aminophylline on renal perfusion changes induced by high-energy shock waves identified by Gd-DTPA-enhanced first-pass perfusion MRI. J Endourol, 2000, 14: 117-121.

21. Strohmaier L, Koch J, Balk N. Limitation of shock-wave-induced renal tubular dysfunction by nifedipine. Eur Urol, 1994, 25:

99-104.

22. Benyi L, Weizheng Z, Puyun L. Protective effects of nifedipine and allopurinol on high energy shock wave induced acute changes of renal function. J Urol, 1995, 153: 596-598.

23. Strohmaier WL, Schmidt J, Lahme S, et al. Arterial blood pressure following different types of urinary stone therapy. Eur Urol, 2000, 38 (6): 753-757.

24. Knapp R, Frauscher F, Helweg G, et al. Age-related changes in resistive index following extracorporeal shock wave lithotripsy. J Urol, 1995, 154: 955-958.

25. Janetschek GJ, Frauscher F, Knapp R, et al. New-onset hypertension after extracorporeal shock wave lithotripsy: Agerelated incidence and prediction by intrarenal resistive index. J Urol, 1997, 158: 346-351.

26. Frauscher F, Höfle G, Janetschek G. A randomized controlled trial to assess the incidence of new onset hypertension in patients after shock wave lithotripsy for asymptomatic renal calculi. J Urol, 1999, 3: 806.

27. Bataille P, Cardon G, Bouzernidj M, et al. Renal and hypertensive complications of extracorporeal shock wave lithotripsy: who is at risk. Urol Int, 1999, 62: 195-200.

22

女性尿失禁手术并发症

尿失禁是指不自主的排尿,女性常见,很少由严重疾病引起。最常见的是真性压力性尿失禁(尿道括约肌功能不全)。本章主要讨论女性压力性尿失禁各类手术的常见并发症。经保守治疗无效或症状严重的患者应考虑手术治疗。目前压力性尿失禁的主要手术方式有阴道前壁修补术、耻骨后阴道前壁悬吊术(由Burch等建立阴道前壁悬吊术的基本技术,故又称Burch悬吊术)、Stamey穿刺膀胱颈悬吊术、袖带式膀胱颈悬吊术、膀胱颈黏膜下植入物注射和人工尿道括约肌术等。根据压力性尿失禁的不同类型,选择合适的手术方式,才能取得良好效果。

22.1 膀胱尿道损伤

【概述】

阴道前壁修补术或耻骨后阴道前壁悬吊术过程中,分离尿道和膀胱时可能造成损伤,或者缝针误入尿道和膀胱。Stamey穿刺膀胱颈悬吊术和袖带式膀胱颈悬吊术进行时,穿刺针可误入膀胱或尿道,造成不同程度的损伤。

【临床表现】

术中分离尿道和膀胱时造成的损伤一般可在直视下发现尿道或膀胱破损,露出黏膜。耻骨后阴道前壁悬吊术缝针穿过时出现血尿可能是穿到膀胱,易发生在膀胱两侧靠近颈部处。Stamey穿刺膀胱颈悬吊术和袖带式膀胱颈悬吊术进行时,穿刺针误入膀胱或尿道可没有明显异常表现,需要膀胱镜检查排除。无张力阴道吊带术(tension-free vaginal tape,TVT)穿刺针也有可能误入膀胱或尿道,发生率2.5%~11.7%,以往有盆腔手术史的患者发生率较高。一组27例患者有4例穿刺针进入膀胱,其中3例既往有盆腔手术史。

【诊断】

手术过程中分离尿道和膀胱时见到尿道或膀胱黏膜破损处露出可以确认损伤。缝针或穿刺针误入尿道或膀胱主要依靠膀胱镜检查。

【治疗】

阴道前壁修补术或耻骨后阴道前壁悬吊术发生尿道或膀胱损伤,应及时修补并延长术后留置尿管至两周左右。缝针穿过时穿到膀胱,易发生在膀胱两侧靠近颈部处,应行膀胱镜检查并取出误入的缝线。处理主要是取出缝线并放置导尿管膀胱减压48 h。如果分离耻骨后导致尿道或膀胱撕裂,可采用可吸收线多层缝合,放置更长时间导尿管减压。Stamey穿刺膀胱颈悬吊术和袖带式膀胱颈悬吊术进行时,穿刺针穿入膀胱或尿道本身并不会造成膀胱或尿道阴道瘘等严重合并症,关键是穿刺后应通过膀胱进行仔细观察,确保穿刺针或悬吊线不在膀胱和尿道内。有个案报道,TVT吊带术膀胱穿孔较大而行耻骨上开放手术修补。

【预防】

耻骨后阴道前壁悬吊术手术时经尿道留置尿管便于膀胱颈和尿道的游离,游离时尽量钝性分离,助手的示指经阴道顶起阴道前壁有助于辨别耻骨后的解剖结构。如对解剖结构有一定的了解并在术中操作仔细,一般能避免出现膀胱和尿道的损伤。

Stamey穿刺膀胱颈悬吊术在进行穿刺时应将膀胱排空,穿刺针进入耻骨后间隙后,沿耻骨的背面下行,阴道内的示指触及尿管的气囊和尿道内的尿管,以确定膀胱颈和尿道的位置,并以此引导穿刺针下行,直至从阴道壁穿出。悬吊线一端从阴道拉出后,撤出气囊尿管,进行膀胱颈观察,如有悬吊线穿过膀胱、膀胱颈或尿道,将悬吊线撤出,重新穿刺。为避免穿入膀胱和尿道,在穿刺针进行时,可用膀胱镜进行监视,活动穿刺针,通过膀胱镜可看见因穿刺针头活动而造成的膀胱颈附近的膀胱壁的活动,以此可判断穿刺针的位置和穿刺针的方向。还可以经尿道留置气囊尿管,抽尽膀胱内尿液,阴道内手指可通过所触及的尿管和气囊的位置来判断膀胱颈和尿道的位置,以及穿刺针的准确下行路径,但放置悬吊线后应进行膀胱镜观察,除外悬吊线穿入膀胱的可能。

袖带式膀胱颈悬吊术穿刺前应将膀胱内尿液排尽,或在膀胱镜的监视下进行穿刺。穿刺后应通过膀胱镜进行仔细观察,确保穿刺针或悬吊线不在膀胱和尿道内。TVT吊带术穿刺时应尽量贴近耻骨后缘,用尿道内探杆将膀胱颈推向对侧。盆腔有手术史者,穿刺进针时向外侧略多偏斜1 cm左右,可减少膀胱穿孔。

(邵 远)

【专家点评】

绝大部分女性尿失禁手术存在一定比例的膀胱尿道损伤,如阴道前壁修补术或耻骨后阴道前壁悬吊术过程中,分离尿道和膀胱时可能造成损伤,或者缝针误入尿道和膀胱;Stamey穿刺膀胱颈悬吊术和袖带式膀胱颈悬吊术进行时,穿刺针可误入膀胱或尿道。这些损伤大多不严重,只要手术中及时发现,退出缝针或穿刺针,一般无需特殊处理。近年来,无张力阴道吊带(TVT)术成为主要的女性压力性尿失禁术式,穿刺针误入膀胱时有发生,也有误入尿道的报道,尤其是有盆腔手术史的患者。但后果轻微,退出穿刺针重新穿刺即可。关键是掌握正确的穿刺路径方法。采用经闭孔途径的TVT-O手术可以很好避免膀胱尿道损伤,但严重尿失禁患者其效果不如TVT术式。

(沈周俊)

22.2 耻骨后血管丛出血

【概述】

出血是术中最常见的并发症。耻骨后阴道前壁悬吊术可引起阴道静脉出血。器械游离耻骨后间隙时撕裂盆内筋膜,易损伤膀胱静脉丛,造成较为严重的渗血。腹腔镜下手术扩张耻骨后间隙时可出现撕裂的小静脉出血。Stamey 穿刺膀胱颈悬吊术和袖带式膀胱颈悬吊术进行时,穿刺针过度偏向外侧可穿入闭孔造成严重出血。手术输血的可能性约 1%。各种耻骨后悬吊术输血可能性 3%～8%,且不同术式之间无显著差异,包括耻骨后悬吊、针刺悬吊、阴道前壁修补术和耻骨阴道吊带手术。

【临床表现】

耻骨后分离出血如果较为严重,多由于侧面分离过深进入闭孔窝引起。器械游离耻骨后间隙时撕裂盆内筋膜可损伤膀胱静脉丛,造成较为严重的渗血。Stamey 穿刺膀胱颈悬吊术时如穿刺针方向偏外侧,可穿入闭孔血管造成大出血。袖带式膀胱颈悬吊术入径并无大血管,如穿刺针方向偏下外侧,可能会损伤闭孔血管而造成盆内出血。

【诊断】

见临床表现。

【治疗】

耻骨后阴道前壁悬吊阴道静脉出血可通过电凝或可吸收线缝合来控制。手指压迫加引导填塞可减缓出血,有时需要缝合止血。如果出血不很严重、未进入耻骨后间隙,阴道缝合加填塞可以控制。少数情况需要经腹途径止血。术后一般无需留置引流管,如损伤盆内筋膜和膀胱静脉丛,渗血较为严重时可考虑留置耻骨后引流管,同时应尽早让患者半坐位,利于耻骨后间隙的引流和止血。Stamey 穿刺膀胱颈悬吊术和袖带式膀胱颈悬吊术损伤闭孔血管,一旦出现较为严重的出血,应扩大耻骨上切口,进行耻骨后间隙的探查止血。

【预防】

耻骨后阴道前壁悬吊术采用开放性操作一般可避免术中大出血,但经腹腔镜常因出血影响手术野而改为开放手术。首先应采用自制的气囊尿道充分游离耻骨后间隙,避免器械游离导致出血。自制气囊尿管注水 300 ml 并保留 10 min,可防止扩张耻骨后间隙时撕裂的小静脉出血。器械游离耻骨后间隙时应避免撕裂盆内筋膜,否则易损伤膀胱静脉丛,造成较为严重的渗血。

Stamey穿刺膀胱颈悬吊术和袖带式膀胱颈悬吊术穿刺针一旦进入耻骨后间隙,应沿耻骨背面下行,一旦通过耻骨联合下缘,斜向前下,并在阴道内手指的引导下从阴道壁穿出。TVT吊带术穿刺针出针位置一般在耻骨上方中线两侧二指处,过于偏外侧可能伤及闭孔血管。

(邵 远)

【专家点评】

尿失禁手术一般很少出现大出血,尤其是采用TVT等袖带式膀胱颈悬吊术。阴道渗血可以采用纱布填塞,但术后1~2天应取出。但Stamey穿刺膀胱颈悬吊术和袖带式膀胱颈悬吊术穿刺针均有可能伤及闭孔血管,穿刺针紧贴耻骨背面、勿过于偏向外侧是防止发生闭孔血管损伤大出血的关键。TVT-O也有闭孔血管损伤的报道。一旦出现较为严重的出血,应扩大耻骨上切口,进行耻骨后间隙的探查止血。耻骨后静脉丛出血多见于腹腔镜Burch手术,游离耻骨后间隙时先用水囊扩张,再沿着放置了导尿管的尿道分离,一般可以避免耻骨后静脉丛的大量出血。笔者曾经为骨盆骨折以后发生尿失禁的女性患者进行TVT手术,术前充分了解骨折具体情况,手术仍可顺利进行,未发生膀胱尿道损伤或盆腔出血。

(沈周俊)

22.3 尿潴留

【概述】

耻骨后阴道前壁悬吊术术后最常见的并发症是尿潴留。术后2周发生率5%~8%。持续尿潴留可能性较小,术前尿动力学检查可能无法预见。任何形式的耻骨后悬吊术出现排尿困难并不少见。Leach等的荟萃分析显示,所有耻骨后悬吊术后出现4周以上暂时尿潴留的比例为5%,持续尿潴留的机会估计不到5%,且针刺悬吊和耻骨阴道吊带术之间无显著差异。膀胱颈黏膜下植入物注射术后可能会出现排尿困难,有报道尿潴留的概率为15%～25%。人工尿道括约肌术:术后早期可发生尿潴留,多由于组织水肿,但必须排除袖带失灵。迟发性尿潴留提示膀胱颈挛缩等梗阻性病变。

【临床表现】

任何形式的耻骨后悬吊术出现排尿困难并不少见,原因可能是术前已存在的逼尿肌功能障碍,或者术中膀胱周围分离导致的去神经化。大部分病例是由于尿道轴纠正过度,缝线位置不当或过紧,也有的是缝线贯穿或撕裂尿道。这种排尿困难并不出现经典的尿动力学梗阻表现。术后排尿困难症状合并新出现的膀胱刺激症状,加上耻骨后尿道成角和固定现象,可表明梗阻存在。膀胱颈袖带式悬吊术与Stamey悬吊术和耻骨后阴道前壁悬吊术有所不同,由于该术式是跨尿道悬吊,耻骨上悬吊部位也相对固定,一旦结扎过紧极易造成排尿困难,也很难缓解。膀胱颈黏膜下植入物注射术后可能会出现排尿困难,可能与植入物注射过量有关,多为暂时性。人工尿道括约肌术后早期可发生尿潴留,多由于组织水肿,但必须排除袖带失灵。迟发性尿潴留提示膀胱颈挛缩等梗阻性病变。

【诊断】

尿失禁术后出现排尿困难,每次排尿量不足100 ml,最大尿流率小于5 ml/s,且残余尿超过200 ml,可以诊断为尿潴留。

【治疗】

耻骨后阴道前壁悬吊术后的尿潴留,尿道松解术可以解除梗阻导致的尿潴留和新发膀胱不稳定。术后排尿困难症状合并新出现的膀胱刺激症状,修正膀胱尿道固定手术,将尿道恢复到更接近解剖位置,可以解决多达90%患者的症状。

膀胱颈黏膜下植入物注射如发生尿潴留,可继续留置尿管1周以后再试行拔除尿管,如仍不能排尿,可进行无菌间歇导尿。长期留置尿管不利于膀胱颈黏膜下胶原的成形,易造成管状形态而失去闭合尿道的作用。术后2周如患者控尿效果仍欠佳,可考虑再次进行注射治疗。

【预防】

目前对袖带式悬吊术多主张进行无张力悬吊,由于手术时膀胱位于相对正常的位置,术后患者站立时重力的作用,盆底下垂,膀胱颈后尿道会出现下移,此时悬吊片所产生的悬吊作用足以控尿。

膀胱颈黏膜下植入物注射目前提倡采用经尿道口旁注射,因穿刺隧道长,植入物不易漏出。术后留置尿管 3~5 天,拔除尿管后很少发生排尿困难。

(邵 远)

【专家点评】

尿失禁手术后出现排尿困难或尿潴留的原因有多种。术前尿动力学检查可以发现逼尿肌功能障碍,更多见的原因是耻骨后悬吊术尿道轴纠正过度或尿道悬吊过紧。手术中掌握悬吊松紧程度十分重要。例如,TVT 手术放置吊带时,患者最好采用硬膜外麻醉或脊麻,膀胱注水 400 ml 左右时让患者用力咳嗽,如尿道口少许漏尿,一般吊带位置不至于过紧。若发生尿潴留,可以先放置导尿管 1 周;术后 4 周以上仍然有尿潴留,可考虑手术恢复尿道解剖位置或取出吊带。TVT 术可以在尿道下方截石位 6 点处剪断吊带。有些情况下,吊带穿入尿道(见"植入物排斥"部分)或人工括约肌袖带失灵也可表现为尿潴留,需要加以鉴别。

(沈周俊)

22.4 尿道阴道瘘

该并发症仅有个案报道,见"植入物排斥"。

22.5 植入物排斥

【概述】

袖带式膀胱颈悬吊术的吊带采用不同材料,包括硅橡胶聚四氟乙烯(PTFE)、聚丙烯和针织涤纶纤维（Mersilene)等。吊带在人体组织内可能引起糜烂侵蚀。近年来广泛采用的无张力阴道吊带术(TVT)的结果极为出色。由于对尿道几乎无张力,发生糜烂或排斥的机会很少。有报道 TVT 吊带排斥概率 2%,阴道、膀胱糜烂发生率为 0.6%～5.4%。而以往使用的其他材料吊带排斥发生率较高。有报道在采用硅橡胶吊带的 88 例患者中,10 例因吊带引起糜烂而被迫取出。另一组采用 PTFE 吊带的 33 例患者,其中 21 例因为组织糜烂、顽固性排尿梗阻或其他排尿障碍而取出吊带。Weinberger 和 Ostergard 也报道 PTFE 吊带最终取出的比例为 22%。

【临床表现】

袖带式膀胱颈悬吊术后,引起糜烂的主要原因可能是吊带对组织有张力压迫。吊带在人体组织内可能引起糜烂侵蚀,造成局部感染、肿胀和疼痛等症状,也有报道可侵蚀而进入膀胱或尿道,或造成顽固性排尿困难或其他排尿障碍,最终不得不手术取出吊带。人工尿道括约肌术放置的袖带也可造成尿道组织侵蚀。侵蚀的原因除了感染(发生率1%～3%),还包括组织萎缩和机械故障。侵蚀可发生在术后任何时候,多见于术后 3～4 个月,最初常表现为感染和尿失禁复发,如会阴部疼痛肿胀、袖带周围肿胀、尿道口滴血和血尿等。多种因素可产生侵蚀,术中尿道过多游离是术后发生侵蚀的最危险因素,术中和术后膀胱镜检查等尿道的损伤均可诱发侵蚀的发生。有个案报道 TVT 吊带发生尿道坏死和尿道阴道瘘。

【诊断】

吊带出现糜烂侵蚀,尿道周围、阴道前壁局部肿胀、疼痛和溃破,甚至见到吊带露出。如侵蚀入尿道或膀胱,可出现血尿、排尿困难等症状,需依靠尿道膀胱镜检查。

【治疗】

吊带引起糜烂侵蚀应予以手术取出。有报道可以采用经尿道电切去除糜烂后进入膀胱的 TVT 吊带;也有报道通过腹腔镜手术取出发生排斥反应的吊带。TVT 吊带引起的尿道糜烂和尿道阴道瘘可进行清创并取出吊带,再采用阴道皮瓣尿道成形术和纤维脂肪组织移植来修补尿道。人工尿道括约肌术放置的袖带一旦发生侵蚀,应进行尿道修补术,取出袖带,术后留置尿管2周即可。如术中于袖带部位放置一硅胶片,有助于下次手术的游离。二次手术一般在3～6个月之后。

【预防】

防止吊带的侵蚀排斥,关键是尽量减少吊带对尿道或膀胱组织的张力压迫,同时严格无菌操作避免感染。TVT手术中游离尿道不能紧贴尿道,穿刺针不要穿入膀胱壁。人工尿道括约肌术游离尿道不能过多,袖带对尿道压迫不可太紧,以免尿道组织萎缩。

(邵 远)

【专家点评】

植入物(如吊带、人工括约肌袖带)属于体内异物,有一定比例发生排斥。近年来采用生物相容性材料(如TVT吊带的聚丙烯)制作吊带,组织反应明显减少。但由于吊带对尿道膀胱组织的张力压迫,仍存在一定比例的糜烂和排斥现象。因此,手术中严格无菌操作,并通过内镜检查确保吊带等植入物未误入尿道和膀胱,且对尿道组织无明显张力压迫,尽可能减少糜烂和排斥的发生。出现组织糜烂等排斥反应,应及时取出植入物,或至少取出进入尿道或膀胱的部分。待局部组织情况恢复以后,再实施合适的尿失禁手术。

(沈周俊)

22.6 植入物断裂

【概述】

植入物断裂主要是耻骨后阴道前壁悬吊术后发生的悬吊线脱落或松结,Stamey穿刺膀胱颈悬吊术后发生悬吊线脱落。TVT等人工吊带一般不会发生断裂。

【临床表现】

主要表现为手术失败,患者尿失禁无改善。Stamey 穿刺膀胱颈悬吊术常见的悬吊线脱落因素有线结的脱落和悬吊线对阴道壁切割作用。

【诊断】

尿失禁复发,尿道造影或影像尿动力学检查显示尿道轴回复到手术前的位置。

【治疗】

重新进行悬吊线缝合,或者改为 TVT 等人工吊带手术方式。

【预防】

耻骨后阴道前壁悬吊术发生悬吊线脱落或松结是悬吊手术失败的主要原因。阴道前壁缝合时应缝合阴道壁全层,包括或不包括稍许阴道黏膜。盆内筋膜缝合点位于 Cooper 韧带(或称盆内筋膜白线),该部位为盆内筋膜最为牢固的部位。采用打结推杆打结时应注意线结的正反,应打 4 个以上外科结为妥。如手术前后无明显的并发症,术后一般留置尿道 3~5 天拔出。如患者排尿后无明显残余尿即可出院。3 个月内应避免激烈活动,以防悬吊线断裂或脱落。

Stamey 穿刺膀胱颈悬吊术发生悬吊线脱落的常见因素有线结的脱落和悬吊线对阴道壁切割作用。前者只要注意打外科结,如为尼龙线,应打 4 个外科结以上。后者是 Stamey 悬吊术的缺陷之一,后来很多学者进行了改良,较常见的改良术式是在阴道壁上起悬吊作用的线段套入一段人造血管或其他生物相容性较好的材质,能很好防止悬吊线对阴道壁的切割,明显提高 Stamey 膀胱颈悬吊术的长期疗效。

(邵 远)

【专家点评】

植入物断裂主要见于 Burch 手术悬吊线脱落、松结及断裂,或者 Stamey 手术线结脱落、对组织的切割。掌握正确的缝线方法、确保打结牢固、避免对尿道和阴道组织的切割,可以最大限度减少此类并发症。以往用自身组织(如腹直肌前鞘)行膀胱颈袖带式悬吊,有组织断裂的情况。近来较多采用 TVT 等高强度人工吊带,几乎不发生植入物断裂。有报道术后吊带位置偏移而导致尿失禁复发。手术中应将吊带很好固定,术后 4 周内嘱患者避免剧烈运动或者下肢大幅度动作,也有效减少吊带移位。笔者曾遇到一例患者,在 TVT 术后 1 周内剧烈咳嗽,导致吊带移位而手术失败。

(沈周俊)

22.7 膀胱活动过度或不稳定膀胱

【概述】

尿失禁手术后新出现的尿频、尿急和急迫性尿失禁等不稳定膀胱的症状,或者术前的不稳定膀胱症状明显加重。

【临床表现】

压力性尿失禁合并膀胱活动过度较常见,有报道术前发生率可达 30%。大部分病例的症状可在修复术后缓解。但术前存在的尿急和逼尿肌不稳定增加了术后尿急的危险。Leach 等的荟萃分析发现,在耻骨后悬吊术后尿急的发生率,术前存在尿急和逼尿肌不稳定者为 66%,术前存在尿急但没有逼尿肌不稳定者为 36%,术前两者均无的患者仅为 11%。

耻骨后阴道前壁悬吊术后可能出现术后新发生膀胱不稳定症状或术前已存在的不稳定症状加重,发生率 4%~16%,表现为尿频、尿急和急迫性尿失禁。膀胱颈黏膜下植入物注射出现逼尿肌活动过度的机会各家报道差异很大,从 1%~50%不等。

【诊断】

诊断上可通过仔细询问排尿情况、体检、膀胱镜检查和尿动力学检查。不过,这种不稳定膀胱,尤其是膀胱出口梗阻导致者,其诊断最终靠悬吊术后出现症状的时间来判断。

【治疗】

不稳定膀胱在发病机制上不完全清楚,因而治疗上存在一定困难。耻骨后阴道前壁悬吊术后出现新发膀胱不稳定症状或术前已存在的不稳定症状加重,部分患者对抗胆碱能药物治疗无效。如果病因是悬吊导致膀胱出口梗阻,尿道松解术将尿道从梗阻部位游离可能有效。术后早期切断悬吊缝线通常无效。

排除膀胱出口梗阻,术后持续出现逼尿肌不稳定症状的患者可以考虑抗胆碱能药物治疗和行为调节。难治患者可采用神经调节、膀胱扩大成形术或逼尿肌切除术等外科治疗。

【预防】

术前存在的尿急和逼尿肌不稳定增加术后不稳定膀胱的危险,术前尿动力学检查有助于判断术后出现不稳定膀胱的风险。无论何种手术方式,尽可能避免引起膀胱出口梗阻可以最大限度减少不稳定膀胱的发生。有1例高龄混合型尿失禁患者,接受TVT手术后由于急迫性尿失禁不能缓解、行动迟缓,导致漏尿无明显改善。因此,对于已经存在且其他治疗不能很好缓解的不稳定膀胱患者,尿失禁手术必须慎重。

(邵 远)

【专家点评】

尿失禁术后膀胱活动过度或不稳定膀胱的原因较为复杂。部分原因是术前已经存在的逼尿肌不稳定等病理情况,因此术前尿动力学检查还是必要的,可以帮助判断术后不稳定膀胱的可能性。有人在术前应用药物治疗不稳定膀胱,如果无效则手术必须慎重。对于术后新发的不稳定膀胱,一个重要原因是手术导致的膀胱出口梗阻。解除梗阻可以有效缓解症状。排除膀胱出口梗阻的前提下,可以先采用抗胆碱药物和行为治疗,无效且症状严重的患者方才考虑神经调节治疗或膀胱扩大手术等外科治疗。

(沈周俊)

参 考 文 献

1. 关志忱,廖利民,杨勇. 尿失禁和膀胱阴道瘘. 见:吴阶平泌尿外科学. 济南：山东科学技术出版社，2004，1345-1402.

2. 邵远，周文龙，吴瑜璇，等. 无张力吊带术治疗女性压力性尿失禁和术后尿动力学评估. 临床泌尿外科杂志，2006，21(2)：150-151.

3. 周云晓，沈周俊，金晓东. 妇女压力性尿失禁 76 例手术治疗. 浙江预防医学，2007，19(9)：57-60.

4. Herschorn S, Carr L. K. Vaginal Reconstructive Surgery for Sphincteric Incontinence and Prolapse. In: Walsh PC, Retik AB, Vaughn Jr ED (eds) Campbell's Urology. Oxford UK: Saunders, 2002, 1092-1139.

5. Webster GD, Guralnick ML. Retropubic Suspension Surgery for Female Incontinence. In: Walsh PC, Retik AB, Vaughn Jr ED (eds) Campbell's Urology. Oxford UK: W. B. Saunders, 2002, 1140-1150.

6. Leach GE, Dmochowski RR, Appell RA, et al. Female stress urinary incontinence clinical guidelines panel summary report on surgical management of female stress urinary incontinence. J Urol, 1997, 158: 875-880.

7. Elkabir JJ, Mee AD. Long-term evaluation of the Gittes procedure for urinary stress incontinence. J Urol, 1998, 159: 1203-1205.

8. Kondo A, Kato K, Gotoh M, et al. The Stamey and Gittes procedures: Long-term follow-up in relation to incontinence types and patient age. J Urol, 1998, 160: 756-758.

9. Tamussino KF, Zivkovic F, Pieber D, et al. Five-year results after anti-incontinence operations. Am J Obstet Gynecol, 1999, 181: 1347-1352.

10. Nitti VW, Raz S. Obstruction following anti-incontinence procedures: Diagnosis and treatment with transvaginal urethrolysis. J Urol, 1994, 152: 93-98.

11. Carr LK, Webster GD. Voiding dysfunction following incontinence surgery: Diagnosis and treatment with retropubic or vaginal urethrolysis. J Urol, 1997, 157: 821-823.

12. Webster GD, Kreder KJ. Voiding dysfunction following cystourethropexy: Its evaluation and management. J Urol, 1990, 144:

670 - 673.

13. Chin YK, Stanton SL. A follow up of silastic sling for genuine stress incontinence. Br J Obstet Gynaecol, 1995, 102(2): 143 - 147.

14. Errando C, Batista JE, Araño P. Polytetrafluoroethylene sling for failure in female stress incontinence surgery. World J Urol, 1996, 14 Suppl 1: 48 - 50.

15. Weinberger MW, Ostergard DR. Long-term clinical and urodynamic evaluation of the polytetrafluoroethylene suburethral sling for treatment of genuine stress incontinence. Obstet Gynecol, 1995, 86: 92 - 96.

16. Sergent F, Sebban A, Verspyck E, et al. Per-and postoperative complications of TVT (tension-free vaginal tape). Prog Urol, 2003, 13(4): 648 - 655.

17. Huwyler M, Springer J, Kessler TM. A safe and simple solution for intravesical tension-free vaginal tape erosion: removal by standard transurethral resection. BJU Int, 2008, 102(5): 582 - 585.

18. Rouprêt M, Misraï V, Vaessen C, et al. Laparoscopic surgical complete sling resection for tension-free vaginal tape-related complications refractory to first-line conservative management: a single-centre experience. Eur Urol, 2010;58: 270 - 274.

19. Siegel AL. Urethral necrosis and proximal urethro-vaginal fistula resulting from tension-free vaginal tape. Int Urogynecol J Pelvic Floor Dysfunct, 2006, 17: 661 - 664.

20. McGuire EJ. Urodynamic findings in patients after failure of stress incontinence operations. Prog Clin Biol Res, 1981, 78: 351 - 360.

21. McGuire EJ. Bladder instability in stress urinary incontinence. Neurourol Urodyn, 1988, 7: 563.

22. Politano VA. Periurethral polytetrafluoroethylene injection for urinary incontinence. J Urol, 1982, 127: 439 - 442.

23

泌尿外科手术径路并发症

23.1 肾和肾上腺手术径路并发症

肾和肾上腺均位于腹膜后脊柱的两旁,肾上极位于第12肋椎体下缘,下极在 $L_2 \sim L_3$,右肾略低于左肾 $1 \sim 2$ cm。当肾和肾上腺一旦发生病变需要进行外科开放性手术,手术径路极大多数采用从腰部切口径路。从腰部皮肤切口进入,经腰部各肌群组织到肾窝,因为上部与两侧胸肋膈角相近,与两侧胸膜比邻,手术操作不当,常可损伤胸膜和肋间神经或血管引起手术后气胸、肋间神经痛和伤口出血、感染及切口疝等并发症。

23.1.1 肾开放性手术并发气胸

【概述】

经腰部入路方式行肾及肾上腺手术,在经第12肋以上各肋间隙进入时,如操作不当很容易造成胸膜穿破,特别是第12肋骨与胸膜的关系较为密切,较短的肋骨其前方可能即为胸膜,若肋骨较长其外侧部分的前方可贴近一层薄的膈肌其下方即贴着胸膜,如此在手术操作中,拉钩使用不当造成组织撕拉或在缝合伤口时针尖刺穿胸膜均可导致胸膜穿破而发生气胸。

【临床表现】

一旦胸膜破裂在术中、术后病人会感觉一侧胸痛、胸闷、气急、憋气,可有咳嗽。严重时可出现严重的循环障碍,患者表现有呼吸困难、鼻翼扇动、口唇发绀,颈静脉怒张,此时患者出现躁动不安,表情紧张,患者常挣扎坐起,有发绀、冷汗、脉快、虚脱,甚至可出现意识不清,心律失常、循环障碍等表现。

【诊断】

在术中胸膜损伤口径较大,伤侧胸壁破损处可见气体进出胸腔发出的吸吮样声音。如在术后查体可见气管向健侧移位,患侧胸部隆起,语颤减弱,呼吸音消失或减弱,伤侧胸部叩诊呈鼓音,氧饱和度监护显示氧分压低。X线胸片显示伤侧胸腔积气,甚至有胸腔积液,肺组织萎缩,纵隔向健侧移位。

【治疗】

1. 术中如发现胸膜损伤,可及时缝合胸膜,用10号导尿管经胸膜破裂处插入胸腔,接吸引器或100 ml注射器抽出腔内气体,然后在胸膜破裂处周围用4号丝线做一荷包缝合,当胸腔气体吸尽后嘱助手迅速拔出导尿管,同时术者快速收紧荷包缝线打结,用生理盐水500 ml倒入切口内,嘱麻醉师膨胀肺部观察荷包缝合处有无气泡出现,如无气泡出现则表明胸膜修补完好。在手术后切口缝合完毕最好在患者平卧时叩听两肺情况,若手术侧仍存留气体时,则可于第2肋间进行胸腔穿刺抽出剩余气体。

2. 术后出现气胸症状体征者,如较少可于同侧锁骨中线第2肋间穿刺抽气,如出现中大量气胸,经胸腔穿刺术治疗未能消除者或气胸症状加重,胸膜腔内空气增多,患侧肺压缩达30%,使纵隔向对侧移位,则可行胸腔闭式引流。

3. 术后应常规应用敏感抗生素,预防切口及肺部感染。

4. 胸腔闭式引流管拔除指征:① 患者无气急或呼吸困难,查体:叩诊无鼓音,或浊音消失,听诊呼吸音清晰;② 咳嗽或深呼吸时,观察水封瓶内水柱波动不明显,提示肺已膨胀;③ X线胸片示胸腔内无积气、积液,肺膨胀良好;④ 患者无发热,白细胞计数在正常范围;⑤ 闭式引流管拔除时间最短为48 h,长至1周,一般为48～96 h。

【病例介绍】

患者,男性,56岁,因左肾透明细胞癌,肿瘤位于左肾上极,达5 cm×7 cm大小,于2001年4月在全麻下行左肾癌根治术,手术采用左侧第 11 肋间切口,患者第 12 肋较短,肿瘤较大,由于拉钩暴露时不慎损伤胸膜,裂口大 1.5 cm。即时在麻醉的配合下给予缝合,在病肾切除、病灶淋巴结清扫完后,准备关闭切口时再次切口内注入生理盐水 500 ml,嘱麻醉师膨胀肺部,观察无气泡出现后关闭切口,术后叩听两肺情况正常,患者术后未发现异常,术后 10 天出院。

【预防】

1. 因为胸膜较薄且质地较脆,容易撕裂,术中操作时需按解剖层次进行,注意动作轻柔。

2. 切除肋骨必须将骨膜分离完全,须在骨膜下切除肋骨,正确使用骨膜剥离器和肋骨剥离器进行剥离。

3. 做第 11 肋切口时为避免损伤胸膜,紧贴第 12 肋上缘切开肋间肌,扩大肋间隙,在胸膜反折下缘切开部分膈肌,让胸膜自然上升。

4. 缝合时应先游离胸膜后做无张力缝合,亦可将胸膜同膈肌做连续缝合,尤其在缝合肋膈角时更要仔细。

23.1.2 肾开放性手术后并发肋间神经痛

【概述】

肋间神经在第 12 肋下方走行于腹内斜肌和腹横肌之间,在经腰部切口行肾及肾上腺手术时,切开腹外斜肌后未注意游离肋间神经或切除第 12 肋时未注意保护肋间神经,特别是经胸腹联合切口时,在缝合伤口时或结扎止血时误将肋间神经缝扎造成术后出现肋间神经痛。

【临床表现】

一旦手术中损伤肋间神经,手术后在神经切断面远侧周围皮肤麻木,肌张力减退、疼痛,如果被结扎,在结扎点的远处神经支配区域皮肤疼痛,两者疼痛有时均可向下腹部区域放射,呈持续性疼痛,一般患者无发热,切口周围红肿现象。

【诊断】

1. 在疼痛发作时不伴有畏寒、发热及血白细胞计数升高,尿常规检查正常。

2. 行B超及X线摄片检查均未发现有泌尿系结石影。

3. 初期发作阶段位于第12肋下方有压痛点,当疼痛发作时压痛点压痛症状反可缓解。

4. 如疼痛点注射2%利多卡因5 ml作为局封后疼痛可迅速缓解。

【治疗】

1. 一般来讲多数病人出现肋间神经损伤性疼痛可在3~6个月缓解,早期疼痛较轻者可用镇痛药或镇静剂。

2. 疼痛剧烈者可用长效局部麻醉剂行肋间神经封闭。

3. 对顽固性疼痛者可用氢化可的松加麻醉药肋间神经痛点注射,其次维生素B_{12}针剂100 mg也可做痛点注射,每天1次,10~15天为一个疗程,从压痛点进针同时拨动针尖,当有酸胀感时推药效果更佳。

4. 对经上诉各种处理疼痛症状仍未得到缓解,则考虑手术处理,通常行肋间神经松解术。

【预防】

1. 如果手术显露允许,尽量将切口下方偏向髂嵴面,可以减少损伤肋下神经的可能性。

2. 肋间神经血管束位于肋骨下沟的内侧,沿此沟走行,神经位于动脉与静脉的下方,其远侧部分在第11肋尖下方通过腰背筋膜和腹内斜肌分成肌支与皮支,术中应注意解剖层次,分辨出血管、神经,切开腰背筋膜及腹横肌时应注意保护肋间神经及分支。

3. 在缝合第12肋间外肌与髂棘肌时要注意避开肋下神经,切勿缝扎。

4. 在切除第12肋及分离第12肋骨骨膜时注意避开,保护好第11、第12肋间神经。

23.1.3 肾及肾上腺开放性手术损伤上消化道并发消化道瘘

【概述】

肾及肾上腺属腹膜后位器官,手术时一般不易损伤消化道。在手术径路中,术中操作不仔细,对局部解剖不熟悉,特别是右肾及肾上腺与横结肠肝曲、十二指肠、升结肠、胰腺头部有部分毗邻,左肾与横结肠、升结肠、脾脏、胰尾毗邻,当肾脏及肾上腺与上述组织广泛粘连,术中分离周围组织未加重视时,有可能造成这些组织或脏器的损伤。

【临床表现】

1. 胰腺受损后常并发胰瘘,表现为上腹部明显压痛和肌紧张,还可因膈肌受刺激引起肩部疼痛,外渗的胰液可引起腹膜炎,部分渗液局限形成胰腺假性囊肿,有伤口引流的患者可表现为引流量增多。

2. 结肠瘘,主要表现术后切口内有粪便及气体溢出,体温升高39℃以上,切口感染经久不愈。

3. 十二指肠损伤并发肠瘘,因十二指肠液中有大量胆汁、胰液,瘘口周围皮肤糜烂,瘘口内伴有食物残渣及气体排出。

【诊断】

1. 胰瘘　引流液中有坏死组织,pH 7.5～8.0,检测引流液淀粉酶及尿淀粉酶值均会升高。

2. 结肠瘘　若见切口内溢出粪便且有窦道形成,诊断即可明确,如深部较小的瘘,可仅有气体排出,而无肠内容物,经瘘口注入75%泛影葡胺20～40 ml,摄片可见造影剂流入结肠。

3. 十二指肠瘘　一般24 h排出量较多,可达2 000～3 000 ml,口服甲美蓝液,蓝色液体从瘘口流出,即可确诊。

【治疗】

1. 一旦发生消化道损伤,如能在术中发现,及时处理非常重要,如发现结肠及十二指肠损伤或胰尾部损伤,应及时做修补,同时术后胃肠减压,局部置橡皮胶管引流,加大抗生素应用,这样可减少术后消化道瘘的发生。

2. 如术后一旦出现消化道瘘,通常胰瘘处理比较麻烦,应保持引流通畅,一般应引流7～10天,如引流量多,应根据情况延长引流时间,同时禁食并行胃肠道外高能营养治疗及抗生素应用。对于结肠或十二指肠瘘的瘘口直径大小选用气囊导尿管插入瘘底部,气囊充气后夹闭导管,待3～6周后逐渐排除气囊内气体,同时向外拔出导尿管少许,每次 1～1.5 cm,使窦道逐渐缩小逐渐愈合。

3. 如瘘管 6 个月内尚未愈合,瘘口直径在 0.5～1.0 cm 的,经确诊后可沿瘘管周围作一梭形切口,深 3～4 cm,先用乙醇反复冲洗瘘道后,注入抗生素盐水 5～10 ml,然后用 4 号丝线将瘘管双道结扎后埋入皮下组织与肌层之间,抗生素盐水冲洗后逐层关闭切口。

4. 利用上述方法仍未治愈,只能手术切除瘘管。

【预防】

1. 术前在游离肾及肾上腺时,应解剖清晰,仔细操作,暴露右侧肾脏及肾上腺时需要分离十二指肠降部,此时不能过度牵拉,尤其粘连严重时行锐性分离更要小心。

2. 当肾肿瘤体积过大时,肾周脂肪囊由于变薄更细心分离,不应将结肠袋与肾周脂肪囊一并切除。

3. 如术中出现结肠、胰腺包膜等损伤,应及时修补。

4. 如术中发现十二指肠损伤,应将损伤修复,先在损伤处近端 5 cm 处放置 F14 十二指肠引流管,然后修复损伤处,一般十二指肠引流管术后 2 周后拔除。可以预防十二指肠瘘的形成。

23.1.4 肾开放性手术后并发大出血

【概述】

肾开放性手术术后出血的原因较多:异位肾动脉,肾脏的侧支静脉比邻肾静脉的其他回流分支,在操作中不加注意,术中结扎血管不牢固,结扎线脱落,止血不完善,肾切除术中结扎肾血管时常会使腔静脉误伤,结扎处局部组织感染致术后继发大出血,严重时甚至可危及患者生命。

【临床表现】

1. 术后出血临床上可表现为肾区疼痛,以胀痛为主,可发热。

2. 可见皮肤切口或引流管周围淤血斑。

3. 引流物有新鲜血液或血块吸出,量多时可直接从引流管内涌出。

4. 当出血达一定量时生命体征可出现一系列表现。如出血速度较快（4 h出血量600~800 ml），短时间内就可出现皮肤苍白、发绀、四肢湿冷、脉搏细速、心跳加快等失血性休克表现。

【诊断】

1. 重要的是要作出早期诊断，为此，凡出现上述症状者，要动态地观察临床表现，并参考实验室检查进行综合分析，根据肾脏近期有手术史，结合CT、彩超等检查，肾术后出血诊断并不难。

2. 在大量出血时，要注意生命体征：心率、血压变化，还要测定红细胞计数，血红蛋白和血细胞比容，以了解血容量和血浆丧失情况，当收缩压低于80 mmHg，脉压小于20 mmHg，就可能出现灌注量减少，出现出血性休克。

【治疗】

1. 术中在游离肾脏或肾上腺过程一旦出现较明显的出血，应考虑到异位肾动脉或侧支静脉断裂。首先尽可能暴露出血区域，抽吸干净术野的积血，用纱垫压迫止血，然后寻找钳夹出血的动脉与静脉残端，结扎或缝扎。当肾上极的区域出血处理困难时，可以先填塞纱垫压迫止血，抓紧时间处理肾蒂，切除肾脏后再行处理出血部位。

2. 肾手术后确诊为出血，应立即采取止血措施，应根据患者的症状和引流管引流量来决定，出血量较少，生命体征无变化，可应用药物止血，另要控制感染，并观察注意病情变化。

3. 如出血量较多，用药物治疗收效不大，生命体征有变化，如血压下降，在静脉应用止血药的同时，补充胶体溶液，或输全血等。

4. 经上述处理仍无效，出血量较大，生命体征有变化，当全身用药和经上处理8 h后出血未能控制而血压继续下降，则立即行动脉选择性造影，以明确出血部位，一旦确诊，立即再次手术进行止血。

【预防】

1. 术前必须与患者讲明术中、术后出血的可能性。

2. 术中解剖层次要清楚,止血要彻底,电刀切割皮下组织、止血要严密。

3. 在做肾癌根治术中清理肾周淋巴结动作要轻、仔细,解剖血管防止损伤大血管,肾动脉与肾静脉要分别结扎,止血钳钳夹肾静脉时要确定一下,不能连带部分腔静脉进行结扎,以防结扎线切割该静脉导致术后大出血或腔静脉狭窄。

4. 在游离肾脏和处理肾蒂时如遇周围组织中有条束状物,必须分清、辨认附近的异位血管与侧支静脉。

23.1.5 肾开放性手术后并发皮下及深部感染

【概述】

在行肾盂感染性手术时,手术区域保护不佳,造成切口污染。手术结束时肾周围及肌层缝合完毕后未用抗生素盐水彻底冲洗切口。皮下组织缝合不良或止血不彻底,在用电刀切割皮下组织时止血过于彻底,造成皮下组织烧伤过多,术后抗生素应用不当,或患者术中失血过多,切口暴露时间过长又无保护措施,术前有低蛋白血症未被重视,术后补充又不足。天气过热出汗较多,换药不及时,均是造成术后皮下或深层组织感染的因素。

【临床表现】

1. 一般在术后的5~7天,伤口局部疼痛,体温轻度升高,如果早期表浅的感染,可见切口局部红肿,体温可以正常。处理不及时,数天即可破溃,有脓性渗出。

2. 如深部感染,可以发生于手术数天后,患者体温逐日增高、畏寒、高热并持续不退,切口处疼痛趋于明显,白细胞计数也相应随之逐渐升高。

3. 这种术后症状一度减轻后又加重,此时即应检查切口部位有无深部组织感染。

【诊断】

1. 术后如有上述症状出现,均应检查切口部位,表浅的感染切口处有红肿、压痛,触诊切口局部皮下有波动感,甚至有时会自行破溃。

2. 深部感染除伤口局部有红肿热痛表现外,体温与血白细胞可逐日增高,肾区有触痛、叩击痛,B超可帮助给予确诊。

3. 一旦B超明确皮下深部组织有脓肿形成,CT显示患侧密度增高,可做穿刺抽取脓液,有时可因深部组织血肿感染,可抽及血性状脓液均应作脓液培养,明确其感染菌种性质,并做药敏,对治疗会有所帮助。

【治疗】

1. 术后如发现皮下感染,诊断后应立即拆除感染处缝线,彻底清除糜烂组织和脓性分泌物,并用抗生素盐水反复进行创口冲洗,创口处可用高渗盐水纱布湿敷,待肉芽组织新鲜,创面无脓性分泌物附着时可再次缝合。

2. 如有深部脓肿形成,则应伤口切开引流,用过氧化氢溶液或抗生素盐水冲洗伤口,脓腔较大者应放入烟卷或皮下引流数天,观察到不再有渗液、渗血时一般1~2天均可拔除,也可采取逐渐拔除,引流条可每天剪去数厘米,使引流区组织由从深到浅逐步填充,避免皮下造成假性愈合,使引流区内再次积脓。

3. 一旦感染,引流物应作培养与药敏后明确针对性应用抗生素,患者营养状态不佳、组织愈合能力差,应给予补充营养。

4. 如感染后经久不愈形成窦道,一般在术后2~3个月经造影明确后,可行窦道切除术。

【病例介绍】

患者女性,34岁,因左肾血管平滑肌脂肪瘤破裂,于1997年12月29日在全麻下急诊行左肾切除术,当时诊断为脾破裂,行左腹直肌旁切口进入,探查发现左后腹区有一胎儿头大小肿物,切开左侧腹膜探查,肿物呈豆腐渣状,已无法辨认正常肾脏外形,用手指控制肾蒂将破碎组织清除后处理肾蒂,将残留肾组织切除,关闭切口前冲洗伤口,并放置引流,手术后患者持续高热,切口深部胀痛,经超声及CT明确,肾窝及膈下有脓肿形成,再行手术切开引流,加用有效抗生素,术后20天,患者伤口愈合出院。

【预防】

1. 选择性手术,如患者营养状态不佳,应补充营养纠正低蛋白血症后方可手术。有感染倾向者术后应用抗生素,并完善各项围手术期准备。

2. 预防术后切口感染关键是注意手术的无菌操作,严密止血。

3. 手术结束切口内要用抗生素盐水反复冲洗,先用吸引器吸尽冲洗液后,再用无菌干纱布将冲洗液吸干净,然后再作缝合。

4. 电刀止血时范围不可过大,止血点不可太广泛,以免过多的皮下组织被烧伤、碳化而影响切口愈合。

5. 术后如放置引流物,一般放置 24~48 h 可拔除,但还要根据严密观察引流量、颜色来决定,确实达到该拔除指标时方可拔除。

23.1.6 肾开放性手术后并发切口疝

【概述】

腰部手术从解剖上来讲,背阔肌和腹外斜肌在髂嵴附着处有一三角形裂隙,称为腰下三角,腹内斜肌和下后锯肌相对缘与骶棘肌外侧缘组成腰上三角,这些部位形成了自然肌群薄弱区,如手术后因缝合不佳、切口感染、损伤造成组织缺损均可在术后形成切口疝。

【临床表现】

切口疝大多在手术后初期即发生,但是往往要经过几周或几个月才表现出来,主要表现切口处逐渐膨隆,有肿块突出,站立或用力时增大明显,平卧休息后常缩小或消失,小型切口疝并无任何症状,较大或大型疝可因疝内容物牵拉造成切口局部不适感或胀痛,如为腹腔内容物突出,可有食欲减退、消化不良、恶心、便秘,甚至有不同程度的腹痛等。

【诊断】

体格检查最好要求患者在直立位时进行,扪及腰部切口处有肿物突出,当咳嗽时能扪及膨胀肿物有冲击感,肿物一般柔软而有弹性感,如内容物为腹腔内容物可闻及肠鸣音,肿物回纳时有"咕噜"声,让患者平卧或向健侧卧位,肿物可自行回纳或用手按压才能消失。此外,B超可帮助鉴别或确诊。

【治疗】

腰部切口疝很少发生嵌顿,如果没有不适症状,而切口疝较小可采用腹带或弹力绷带紧束腰部,消除肿块,防止突出。对于巨大而有症状的腰部切口疝,则可行手术治疗,手术原则是回纳内容物,切除疝囊,利用肌肉带蒂,游离阔筋膜、背筋膜填补缺损缝合,也可应用人工移植物填充缺损。

施行手术后应卧床休息,并且继续预防和处理各种引起腹腔压力增高的因素,根据患者年龄、全身状况、腰部组织缺损程度、患者的工种来决定恢复工作日期,体力劳动者应在3个月后才能恢复原来工作。

【预防】

1. 在手术过程中,必须强调严密执行无菌操作,防止切口感染,避免切口疝的形成,在放置引流物时必须待引流液排尽后才能拔除,以免影响切口的愈合。

2. 由于手术切口或损伤造成腰部组织缺损,手术操作不宜粗暴,注意保护组织,止血须彻底,缝合时注意腰部各肌群层次,依层缝合,减少组织张力,预防切口疝的发生。

3. 术前做好围手术期前准备,如肺炎、便秘等加以治疗,以免术后发生强烈咳嗽,便秘引起腹内压过高,以致将缝线拉断或组织撕裂,形成切口疝。

4. 术后还要应用腹带包扎,减少张力,促进切口愈合。

(江宏恩)

【专家点评】

自15世纪外科医生首次进行肾脏手术以来,经过历代外科、泌尿外科医生的不懈努力,发展了各种肾脏及肾上腺手术的方法,治疗了无数患有这类疾病的患者。现代外科手术技术、方法不断完善提高,但是,外科手术是一把双刃剑,在治疗疾病的同时可以导致不同程度的创伤和外科手术并发症,因此,肾脏及肾上腺外科手术并发症也不例外。并发症可有多种因素,除患者全身情况外,病变器官的局部和周围组织器官状况,即病变肾脏和肾上腺周围的一些器官组织有先天性解剖变异,其次是病变使肾及肾上腺周围的一些器官出现解剖上的改变,要求术者术前了解这些可能出现的困难及障碍,能够在术中妥善应对。

肾脏与肾上腺理想的手术径路通常满足于四个条件:第一,最简便的路径;第二,最好的手术区域暴露;第三,最小的手术创伤;同时出现并发症也最少。有时这些条件并不能同时满足,这就需要手术医生根据患者的状况、病变的具体情况来选择合适的手术径路及手术技巧。

作者针对肾脏及肾上腺外科手术径路中发生的并发症做了全面的阐述,有些并发症随着外科技术的提高逐渐减少,有些还时有发生,因此作为一位手术医生来讲,通过手术去摘除病灶是主要目的,但是重视手术径路中的并发症,细心操作,积极预防并发症的发生,是决定手术成败的关键。

(江 鱼)

23.2 输尿管手术径路并发症

输尿管手术的目的是以最少的病死率,重建输尿管的连续性、解除梗阻以及保护肾功能,近来由于输尿管支架双"J"管的广泛应用,泌尿外科医生施行的开放性输尿管手术的并发症并不常见。在腹部和腹膜外手术造成医源性输尿管损伤,据报道其发生率仅为 $2.5\% \sim 7.1\%$。此外,10%患者因出现输尿管的畸形与异常,在手术进入中这些异常可影响输尿管手术。然而,即使是正常的输尿管发生病变,在行手术中不注意输尿管供血的保护,缝合技术欠佳,术后引流发生问题,均可导致一系列并发症的发生。

23.2.1 输尿管手术后伤口漏尿

【概述】

在输尿管手术不管对输尿管哪个节段选用何种手术径路,

常是根据医生的个人经验及病变情况而定,输尿管术后切口漏尿主要因手术径路过程中损伤输尿管的血供、输尿管吻合术后本身输尿管周围感染,手术区域未放置引流物。远端输尿管狭窄术前未能查明,吻合技术欠佳,吻合口张力太大,使用缝线太粗,或者术后患者活动过早、过频繁,均可引起输尿管术后切口漏尿的可能。再者输尿管多次手术或二次手术在3个月以内,瘢痕化或输尿管结石体外冲击波碎石(ESWL)后60天内又行开放性手术,也可能造成术后愈合不良形成尿瘘。

【临床表现】

漏尿是输尿管手术后最常见的并发症,尿液大量积聚在创口周围,初期切口周围皮肤红肿,术后48 h伤口局部有压痛及反跳痛,部分患者有体温升高(38℃~39℃)、畏寒、咳嗽或深吸气时伤口局部疼痛加剧,一旦伤口破溃尿液漏出体外,上述症状可获减轻。

【诊断】

输尿管手术后,如出现上述症状,可做下列检查帮助确诊:

1. B超可显示输尿管吻合口处有液性暗区存在。
2. 用细针在吻合口处做穿刺可抽出尿液成分样液体。
3. 经皮肾穿刺造影可见造影剂流入输尿管周围形成片状密影。
4. 白细胞总数及中性粒细胞均有不同程度增高。

【治疗】

1. 经检查如瘘口较小,吻合口周围渗出量较少者,估计放入双J管通畅者,尽量能做到伤口引流通畅,加强换药,配合支持疗法,一般2周左右伤口可自行愈合。

2. 如术中未放置双J管支架,可通过膀胱镜插管放置双J引流管,如能成功,效果较好。

3. 如吻合口裂开较大,则可重新做吻合修补并放置双J管,手术切口腔内应当放置引流,确保愈合。

4. 如局部炎症反应较严重,吻合口不易修补,可将吻合口处一段输尿管切除,重新行输尿管端端吻合,如切除段较长又在输尿管上段,可将肾脏游离使之下垂,以减少吻合口张力重新吻合输尿管,如吻合切除段较长又在下段输尿管可取膀胱黏膜做成管状与近段输尿管行端端吻合。

5. 如漏尿持续存在,须排除远端输尿管有梗阻,这种梗阻可以由于输尿管碎石后碎片或没被发现的异常所致,应做适当处理解除梗阻。

6. 如输尿管缺损段超过全长的1/2时,若因在术前做好肠道准备情况下,可根据输尿管缺损的长度行小肠代输尿管术,当时未做肠道准备,则可考虑行自体肾移植术,将肾移植于同侧髂窝内。

7. 注意应用细菌抗生素,加强切口引流及给予足够营养支持。

【预防】

1. 术前必须控制尿路感染,并应做全面彻底检查明确输尿管内病变的性质与部位以及整个输尿管走行情况,特别是病变的远端与近端通畅与否。

2. 术者应对输尿管周围组织或病变的解剖关系充分了解,避免手术中损伤。

3. 只要进入输尿管腔内行开放性手术,术后双J管放置非常必要,起到引流尿液和支架作用。

4. 游离输尿管时应在输尿管外层进行,注意保留其血供。

5. 如做输尿管吻合,须在吻合口附近留置橡胶管或烟卷引流。

(江宏恩)

【专家点评】

目前施行开放性输尿管手术的并发症并不常见,不管是输尿管病变还是输尿管外病变,术前均应仔细的评估,认真制定手术方案,根据病变部位选择合适的径路进入,对输尿管走行特征及与周围组织器官的关系,特别是了解输尿管在失活状态的特征,如输尿管周围块状瘢痕,组织变脆及末端缺血,只有看到输尿管才能去进行对病变区域的手术,避免损伤输尿管及其附着于输尿管的血供。其次,输尿管吻合的技术,术后适当的引流均是防止术后并发症的重要举措。

(江 鱼)

23.3 膀胱开放性手术径路并发症

膀胱开放性手术常见并发症包括血管损伤、感染、直肠损伤以及邻近组织血管损伤,但膀胱手术的各种并发症都具有共性的特点。因此,在手术径路中要了解几方面知识:① 膀胱空虚时呈三棱椎体形,膀胱本身伸缩性较大,可因性别、年龄及充盈程度不同在形状、大小、位置上发生较大的变化;② 在膀胱的毗邻,男性与女性各组织及结构均有所不同;③ 在膀胱的前间隙,该间隙下界,男性为前列腺韧带,女性为耻骨膀胱韧带,内有丰富的静脉丛及蜂窝组织,在手术分离时注意避免出血;④ 在根治性膀胱切除术,由于没有注意到包含海绵体神经的神经血管束,在盆腔的行径及其与膀胱、直肠、前列腺及精索的关系,没有将神经血管束的解剖标志而加以保护,均可造成一系列并发症。

23.3.1 膀胱开放性手术后出血

【概述】

膀胱手术后出血在泌尿外科属于常见病,术后通常均有轻度出血,一般3天左右尿色转清。如果,在术后24 h内出现膀胱大量出血为原发性出血,多为手术时止血、缝合不完善所致。在术后1周左右膀胱出现大量出血为继发性出血,多为继发性感染所引起。

【临床表现】

1. 膀胱出血多发生在术后3天内,也有发生在术后45天内,轻者有肉眼血尿,重者可有血块,患者主诉耻骨上区胀痛不适,用解痉药难以缓解症状。

2. 一般短期少量出血对生命体征影响不大。当出血量大,每小时>200 ml,时间超过4 h者可致血压迅速下降,甚至出现出血性休克症状。

【诊断】

1. 可通过皮下引流和尿液引流管来区别膀胱内出血还是膀胱外出血。

2. 如为膀胱切口裂开出血,通常引流管及导尿管均会有血性液体出现。

3. 如为膀胱内出血,用 20 ml 以上大容量注射器吸含抗生素盐水经导尿管冲洗膀胱,仅可在导尿管内冲洗出大量血性尿液或血凝块。

4. 可行膀胱镜检查,观察膀胱切口有无裂开或其他部位活动性出血情况。

【治疗】

1. 对于经过冲洗后出血停止,尿液转清的轻度出血,可用止血药物静滴。冲洗后仍然未能转清,继续少量出血,或有血块者,亦可用血凝酶 2 ku 静脉注射,原则上 1 天总量不超过 8 ku,总用量时间不超过 3 天。

2. 如膀胱内有大量血凝块,经反复冲洗仍有出血者,应在局部麻醉下放入电切镜,用生理盐水低压反复冲洗,吸尽血块,经电切镜观察有无活动性出血点或膀胱缝合线有否裂开,如有活动性出血点可电凝止血,如切口裂开直径在 1.5 cm 以内者可置三腔气囊导尿管边冲洗边观察,如裂口在 1.5 cm 以上者,再行开放性手术缝合。

3. 对于膀胱肿瘤术后,肿瘤复发出血及合并放射性或化学性膀胱炎所致顽固性出血,亦可行超选择性双侧髂内动脉分支栓塞术或直接结扎。

4. 确定为膀胱外组织血管结扎线滑脱或损伤周围血管造成出血,则能行开放性手术进行止血。

【预防】

1. 手术中在游离膀胱壁时止血要牢固,防止线结滑脱引致大出血。

2. 膀胱切口的缝合必须完善,黏膜对黏膜缝合,缝合线不宜太细,一般以 2-0 可吸收线为佳,针距以 1.0 cm 较好,缝合针不宜斜跨组织缝合。

3. 术中尽量不要用硬物（止血钳、吸引器头端等）刺激膀胱黏膜，因黏膜长期感染、质脆，易致出血。

4. 术中对术野应用抗生素盐水反复冲洗，特别是关闭切口前，应嘱助手经导尿管向膀胱内反复冲洗，将膀胱内残余组织及血块清除干净，防止术后导尿管阻塞。

5. 在膀胱手术后，引流管的放置尽量要考虑周全，除导尿管、皮下引流、耻骨上膀胱间隙引流外，有时耻骨上膀胱造瘘管放置，对术后膀胱尿液引流保持通畅均有良好的作用。

6. 术后加强抗生素及止血药物运用。

23.3.2　膀胱开放性手术后切口漏尿

【概述】

由于膀胱手术中因膀胱壁缝合不严或缝合线脱落，原有膀胱炎、细菌尿术前未能有效控制，耻骨上引流管阻塞，血凝块及渗出物污染引起切口感染，膀胱导尿管阻塞导致膀胱内压增高，术中分离耻骨后静脉丛破裂出血，术后血肿形成导致的耻骨后感染、耻骨后间隙脓肿等综合因素均可引起手术后伤口漏尿。

【临床表现】

1. 一般在膀胱手术后 3~7 天或数周内出现引流切口及切口裂开周围漏尿。

2. 初期可见耻骨上区或切口周围局部有红、肿、疼痛。

3. 有感染所致的切口漏尿，体温可略见升高，常达 37.3~38.5℃。

4. 如为导尿管梗阻引起的膀胱漏尿，经冲洗导管、梗阻解除后切口漏尿会自行减少或停止。

5. 膀胱痉挛所致的膀胱漏尿，经给予解痉剂后漏尿可减轻。只要引流通畅，漏尿多可愈合。

6. 由低蛋白血症、贫血、感染、糖尿病等所致的膀胱漏尿，一般漏尿时间较长，多数达数周仍经久不愈。

【诊断】

1. 初期可表现为伤口周围炎症表现，如红、肿、疼痛、局部可有压痛。按压切口可见尿液迅速溢出;如为耻骨后间歇感染可见尿液连带脓液从切口溢出。作液体培养可帮助鉴别诊断。

2. 漏尿患者经导尿管冲水后可见冲洗液从切口处溢出。

3. 膀胱造影可见造影剂从切口裂开处或向膀胱周围溢出,并可帮助明确漏尿部位及严重程度。

【治疗】

1. 对于切口感染所致的漏尿原则上以清除感染灶,含抗生素盐水冲洗膀胱及伤口,同时选用细菌敏感抗生素静脉滴注,感染区较深可置多侧孔引流管,引流的同时用 1:5 000 呋喃西林溶液 500 ml 进行冲洗,每天 4~6 瓶。

2. 根据漏尿量的多少或切口裂开的大小,将漏尿分为轻度漏尿和重度漏尿。一般轻度漏尿 24 h 漏出量<250 ml,经留置导尿管,保持导尿管通畅,选用细菌敏感抗生素静脉滴注,伤口裂开处局部处理后多能愈合。

3. 对于每日至切口引流尿液量>250 ml 的重度漏尿,除保持导尿管通畅,降低膀胱内压溢外,漏尿处放置多侧孔引流管,待切口裂口周围完全愈合后拔除。

4. 患者如有贫血、低蛋白血症、糖尿病术后均应根据病情对症处理纠正。

5. 切口裂开面积较大的应及时手术修补。

【病例介绍】

患者男性,56 岁,因前列腺增生伴巨大膀胱憩室,于 2001 年 4 月在硬膜外麻醉下行经耻骨上前列腺摘除手术加膀胱外憩室切除手术,憩室切除后膀胱外放置引流,并留置导尿持续膀胱冲洗,术后 3 天膀胱外引流量增多,考虑由于前列腺手术后持续膀胱冲洗,再加憩室切除后膀胱缝合不严导致术后膀胱切口的漏尿,经停止膀胱冲洗,保持引流通畅,10 天以后伤口逐渐愈合出院。

【预防】

1. 术中膀胱缝合后,应从膀胱内注入等渗盐水 200 ml,观察有无冲洗液从缝合处漏出,如有漏出再次加强缝合。

2. 由于尿道留置导尿管,要保持引流通畅,即使做膀胱冲洗均应低压冲洗,保持膀胱在低压状态。

3. 保持耻骨上引流管的通畅,防止液体积聚、感染等影响膀胱伤口愈合。

4. 对有贫血及低蛋白血症、糖尿病,泌尿系感染必须在术前得以控制。

5. 术后应严密监视各引流管的通畅情况,一旦出现梗阻应立即处理,以免尿液大量在膀胱内潴留导致漏尿。

23.3.3 膀胱开放性手术后感染及切口裂开

【概述】

在膀胱手术中导致感染与切口裂开主要有两种因素:① 全身因素,如年老体弱、营养不良、低蛋白血症、危重患者细胞免疫功能下降、贫血及其他慢性消耗性疾病;② 局部因素,如切口感染,手术缝线断裂、切口过多的电凝及结扎,造成组织坏死过多;术后便秘、恶心、呕吐等。

【临床表现】

1. 术后 7~8 天出现切口红肿,压痛明显,触及有波动感,局部穿刺可抽出脓性分泌物,轻者仅达皮下组织、肌层。感染严重者全层可裂开,并有大量脓性液体及坏死组织,一般体温在 38.5℃ 上下,时而伴有畏寒。

2. 如为营养不良、低蛋白血症、贫血及腹压增高时导致切口裂开,无红肿、疼痛表现,拆线后切口自动裂开均无感染症,切口内无脓性分泌物及坏死组织,裂开组织创面苍白,几乎无出血表现。

【诊断】

1. 上述两种表现可帮助分辨是感染因素还是非感染因素引起的切口裂开。

2. 切口裂开感染者,实验室检查白细胞总数及中性粒细胞均增高,如有糖尿病血糖可升高,但营养不良、腹压增高及咳嗽等所致的切口裂开则血常规正常。其中营养不良,多有低蛋白血症、贫血及血生化指标的变化。

【治疗】

1. 切口裂开并有感染时应抽取脓液送细菌培养,并做细菌药物敏感试验,尽早应用细菌敏感的抗生素,创口要做充分的引流,加强换药,促使伤口愈合。

2. 积极纠正贫血、低蛋白血症,使血糖水平控制在 7.2 mmol/L 以下,总蛋白升至 6.2 g/L 以上,如局部切口裂开无感染征象者,可立即全层缝合并用腹带包扎保护切口。

3. 切口裂开如是完全裂开者,若无严重感染等特殊情况,可立即清创,去除坏死变性组织,行减张缝合术,并放置皮片引流。

4. 消除引起膀胱内压增高及腹压增高的因素,保持导尿管通畅,给予患者止咳、祛痰药及处理便秘等。

【预防】

1. 术前要改善患者全身状况。如纠正贫血、低蛋白血症,控制血糖和其他慢性疾病。

2. 手术切口止血时应合理使用电刀,要防止应用高凝电刀切割时产生的高温对周围组织的灼伤。同时要重视切口局部处理,如缝合切口时分层缝合,不遗留空腔。

3. 为防止切口裂开可考虑行内减张缝合术,具有对组织损伤少、不易撕裂、组织对合严密的优点,也可避免因缝线引起的针眼感染和皮肤溃烂及拆除减张缝线的麻烦。

4. 术后给予患者营养支持,敏感抗生素的应用。

23.3.4 膀胱开放性手术后膀胱腹壁瘘

【概述】

膀胱腹壁瘘是膀胱开放性手术后常见并发症之一,在膀胱开放性手术膀胱造瘘管拔除后瘘口经久不愈者称为膀胱腹壁瘘,目前发病率虽然下降,但仍达 12.5%,通常由于患者术前有贫血、低蛋白血症、糖尿病感染未能控制,局部肿瘤的种植,术后下尿路梗阻未能彻底解除,术后膀胱造瘘管过早或过久拔除导致膀胱造瘘管口通道周围纤维组织增生,变为致密硬化的管道而难于愈合所致。

【临床表现】

1. 一般膀胱手术后,耻骨上膀胱造瘘管拔除在 2~5 天可自行闭合,如拔管后自造瘘口持续或间断溢出黄色尿液,经久不愈,应考虑到膀胱腹壁瘘的形成。

2. 有时虽然瘘口皮肤暂时闭合,但数天或数月后,在瘘口开始有一小囊泡能触及有波动感,中心凹陷,囊泡破裂后可见尿液流出。

【诊断】

不管瘘口未能闭合的发生时间,为明确诊断是否为膀胱腹壁瘘,可以做以下两项检查帮助确诊:

1. 经尿道向膀胱内注入造影剂摄片,可见造影剂从膀胱腹壁瘘口溢出,也可在瘘口处注射亚甲蓝,可见膀胱排出的尿液内含有亚甲蓝或为蓝色。

2. B超检查,可见膀胱前壁与腹壁间有不规则管状回声区,边界欠清晰。

【治疗】

1. 膀胱腹壁瘘一旦形成,如存在贫血、糖尿病、低蛋白血症应首先给予纠正。如瘘口局部红肿,有脓性分泌物溢出时,先用抗生素盐水冲洗瘘管,每天 3 次,并可重新置入多侧孔引流管,早期瘘管经保留导尿及瘘道短期引流后均能自行愈合。对于时间超过 2 个月,但上述治疗处理仍不闭合者,待瘘管炎症消退后可考虑行瘘管切除术。

2. 如瘘口反复有脓臭状分泌物溢出,但瘘口周围均无红肿疼痛,局部组织隆起,病人本身因患膀胱肿瘤而手术,则应考虑有无肿瘤种植或复发的可能。可做瘘口活检或 CT 检查确诊。确为肿瘤复发应根据病情考虑相应治疗方法,如为单纯膀胱前壁至腹壁瘘间的肿瘤种植,可行瘘道及周围组织切除术。在做好充分术前准备情况下如瘘道与膀胱内肿瘤复发所引起,只要盆腔无转移灶时,患者情况允许可先做全膀胱切除术,但如有远处转移,则不考虑手术,可根据患者情况选择化疗、放疗或中药治疗。

【预防】

1. 膀胱开发性手术后,导尿管应保持通畅。
2. 术前须纠正贫血、低蛋白血症、糖尿病及泌尿系感染,术后应用敏感抗生素预防切口感染。

3. 造瘘管拔除时应当保留导尿管,待造瘘口愈合后再拔除导尿管。

4. 拔除造瘘管后,瘘道要用抗生素盐水清洗,填入无菌纱布或油纱布,伤口用厚纱布加压包扎。

5. 膀胱癌患者手术中为避免癌细胞种植,可用纱布或塑料薄膜保护好肿瘤,切除肿瘤要准、快、轻、巧,勿挤压,术后要用蒸馏水冲洗伤口,对防止肿瘤种植很重要。术后需做膀胱腔内化疗,在有瘘口的情况下,为防止冲洗液体可能有肿瘤细胞存在,要做好局部保护。

(江宏恩)

【专家点评】

膀胱手术是治疗膀胱疾病的一种重要的有效方法,为了使手术达到预期的效果,在确立诊断后,要严格掌握手术适应证与手术时机,拟定手术方案,充分地作好术前准备,妥善的术后处理。

此外,膀胱为腹膜外器官,在采取何种手术径路中,尽量在腹膜外进行,即使要做腹腔探查及处理,手术结束时应将腹膜缝合周全,以免尿液渗入腹腔,其次,术中必须熟悉膀胱的解剖,妥善止血,膀胱的缝合应对合必须整齐。缝合后须做膀胱内注水试验,保证不漏,最终膀胱手术后必须保证尿液引流通畅,使膀胱保持空虚状态,确保创口顺利愈合,当然,膀胱手术后,耻骨后间隙放置引流也是必不可少的。

(江 鱼)

23.4 前列腺、尿道手术径路并发症

虽然近年来随着腔内泌尿外科的不断发展,已使大部分良性前列腺增生症(BPH)患者可以通过可视激光、汽化电切、等离子等微创手段来治愈。但对巨大前列腺合并有须同时处理

的膀胱疾患,外科开放性手术仍为重要的治疗手段,虽然开放性手术方式较多,目前在临床上开展的前列腺开放性手术主要为耻骨上、耻骨后前列腺切除两种方法,现将两种手术径路常见的并发症进行简要叙述。

23.4.1 前列腺开放性手术后并发出血

【概述】

前列腺位置较深,在行前列腺开放性手术中暴露和分离耻骨后组织时意外损伤耻骨后血管,再加前列腺血供丰富,在前列腺摘除后腺窝内创面不能缝合止血,前列腺组织内含有较高的前列腺素,具有抗纤溶的作用,当手术挤压时大量前列腺素进入血液循环,导致血管扩张,加重渗血。耻骨后前列腺切除手术,由于前列腺窝内出血能在直视下缝扎与电凝止血,比耻骨上前列腺切除术彻底,故术后发生出血的机会少,为1.5%～3%。但在手术中操作不慎等均是导致前列腺开放性手术术中、术后出血最常见的手术并发症之一。

【临床表现】

1. 前列腺术中出血　在分离耻骨后间隙组织时盲目钳夹和缝扎止血,造成骶丛血管的出血,血流呈暗红色。在摘除前列腺后腺窝内出血、血色呈鲜红、浓稠,前者大多数静脉出血,而后者大多数为动脉出血。

2. 术后出血　多见于术中剜出腺体方法不当或全层破裂,或术后导尿管气囊容量过小,压迫不力所致。后期继发性出血,多见于结扎线脱落,排便用力等腹压增高的情况下出现,患者突然在短时间内排出大量肉眼血尿甚至血块。

【诊断】

1. 首先需做血生化检查,明确有无全身性凝血机制障碍。

2. 术中、术后早期突发大出血,首先考虑是否前列腺组织中的纤维素酶被挤出,引起局部或全身性纤维蛋白溶解症,如发生在术中表现为前列腺窝内渗血不止,用纱布填塞腺窝后,迅速从静脉推注氨基己酸6 g,一般纤维蛋白溶解症出血即可停止。

3. 术中出血一般手术过程中均能明确出血部位，如为术后出血可根据导尿管引流与耻骨后引流明确膀胱内或外出血。

4. 术后腺窝内出血可行膀胱镜观察出血部位。

【治疗】

1. 在术中发现的不管是腺窝内外出血，均应在术中采取措施进行严密止血。

2. 如前列腺包膜及静脉丛损伤出血，压迫止血无效时应在充分暴露术野后查找出血点，用 2-0 肠线进行缝扎止血，可达到止血的目的。

3. 前列腺腺窝内出血，经各种方法均难以奏效，而且出血不易形成凝血块，应警惕纤维蛋白溶解症引起出血，此时，应立即将氨基乙酸 4～6 g 或对羧基苯胺等止血药静脉推注，可受到明显效果。

4. 如术中出血多，止血不满意，并在膀胱颈口 6 点、12 点处缝合数针缩小颈口，在尿道内留置三腔导尿管，气囊内注入 30～60 ml 生理盐水后将气囊位于膀胱颈部，术后导尿管固定于右侧大腿内侧进行压迫止血，同时在膀胱内放置造瘘管引流，防止术后冲洗不力引起导管阻塞，并加强止血药应用。

5. 手术中大出血经上述方法处理无效时，可考虑行双侧髂内动脉结扎术。

6. 各种原因所致的术后大出血，处理上的难题是血块堵塞导尿管，冲洗液回流不畅，可用注射器或负压吸引器吸出血块使膀胱收缩。如发生膀胱内有大量血块存在，有条件可用电切镜经尿道通过 Ellick 冲洗血块后，并进行止血，无条件只能拆除切口缝线，打开膀胱清除血块后再寻找出血点进行止血。

【预防】

1. 术前常规行血常规、出凝血时间检查，对有出血倾向者，术前应做相关的处理。

2. 高血压患者，术前应将血压控制在一定范围，长期应用利血平类降压药，术前应停用或换用其他降压药，因一旦术后出血，此类扩血管药物不利于术后血管收缩、达到止血效果。

3. 停用影响凝血功能的药物,如阿司匹林药等抗凝药物,值得一提的是,雌激素类药物可减轻前列腺出血,减少前列腺手术中的出血机会,不过雌激素可使血液黏滞性增高,增加心脑血管并发症的概率,应予以注意,并有报道前列腺手术前服用 5a-还原酶抑制剂非那雄胺可减少中术后出血。

4. 有人提出在戳破膀胱壁前先暴露膀胱颈部与前列腺被膜的两侧壁,做 2~3 针贯穿缝合,先阻断前列腺动脉以减少术中出血。

5. 在经耻骨后径路前列腺摘除术,前列腺包膜上用 4 号丝线做两排缝合,并在此间切开前列腺包膜,然后摘除前列腺、可用注射器吸取 5% 普鲁卡因 20 ml 加去甲肾上腺素 2~3 滴经 2 排缝合线之间注入前列腺包膜内,药物的扩散入前列腺包膜内具有收缩血管作用,对防止前列腺剜出后出血具有一定作用。

6. 术中迅速剥出前列腺腺体,然后用热湿纱布填塞腺窝,是减少出血的重要步骤。

7. 要认真检查全天导尿管通畅情况,尤其是气囊的质量。避免压迫不力导致出血及引流不畅形成阻塞。

23.4.2 前列腺开放性手术后并发耻骨骨髓炎

【概述】

耻骨骨髓炎在开放性前列腺手术中偶有发生,耻骨后前列腺切除术,术后发生耻骨骨髓炎比其他径路前列腺手术要多见,一般多因术中暴露耻骨后间隙造成损伤,导致感染,引起血供障碍,而引发术后耻骨骨髓炎。

【临床表现】

1. 患者大多数于手术后 3~6 周开始,轻者可不引起注意。

2. 主要表现为耻骨联合处疼痛,时而有触痛,并逐渐向两侧骨盆扩展,放射至腹股沟内侧,伴肌痉挛,步态摇晃,立位时疼痛可加剧。

3. 一般患者体温正常,炎症严重时可有低热。少数患者体内伴有感染性瘘管的形成。

【诊断】

1. 前列腺开放性手术后3～6周出现上述症状。

2. X线摄片表现为耻骨联合骨密度降低,纤维软骨连接处耻骨骨膜粗糙及磨损样改变是诊断本病的重要特征。病情如进一步发展可出现骨质疏松、骨小梁稀少及耻骨联合分离现象,一般不形成死骨,但溶骨与钙化可同时发生。有时可形成骨硬化使耻骨联合变窄。

【治疗】

1. 一般耻骨骨髓炎对抗生素、物理治疗效果不佳,类固醇类药物可减轻症状,加速愈合,有人应用 ACTH 和皮质激素取得良好效果,也有人使用抗凝治疗均有一定疗效。

2. 经上述治疗,观察未能治愈,病情逐渐加重,可行刮骨搔抓切开引流。

【预防】

术前治疗泌尿系感染,术中尽量减少耻骨后间隙不必要的暴露,在行耻骨后径路前列腺摘除术时,避免损伤耻骨骨膜及盆底静脉丛,要严密止血,术后耻骨后放置引流,并加强抗生素的应用。

23.4.3 尿道开放性手术径路并发症

男性尿道开放性手术由于尿道各部位所处的解剖位置不同,故各部尿道有不同的手术径路和暴露方法。尿道开放性手术径路并发症主要为尿道扩张术后出血,尿道开放性手术后尿道感染及尿瘘形成。而后者特别要注重术前术后的处理就显得格外重要。

任何需要行尿道手术的男性患者,术前务必做好下列准备工作:

(1) 有心血管系统、呼吸系统功能紊乱,肾功能障碍和水电解质平衡失调者,应予以纠正,中老年患者应查血糖、尿糖,术前纠正血糖至 7.2 mmol/L 以内,调整好患者的全身情况后进行手术。

(2) 术前应进行下尿路及生殖系统形态学检查,注意有无其他先天性畸形,特别是尿道疾病,并根据其对身体的影响来确定治疗的先后。

(3) 通常男性尿道外科疾病,常因长期梗阻及泌尿系感染可导致肾功能不全,除并发水、电解质平衡失调外,尚可出现营养不良、贫血等,术前应予以纠正,对幼儿及老年患者,纠正水、电解质平衡失调时应注意勿使液体超载,尽可能地经口服途径给予补充,严重贫血者,可予以间断少量输血。

(4) 由于长期尿道梗阻,并发感染已有肾功能不全时,应先引流尿液,控制感染,待一般情况改善,肾功能改善后再行尿道手术,根据病情,尿液引流的方法,留置导尿或耻骨上膀胱造口,也可直接行肾造口。

(5) 术前必须十分重视手术前抗生素的应用,因感染是直接造成尿道手术失败的原因,术前必须尿细菌培养+药敏试验,并选用最敏感、毒副作用少的抗菌药物,一般连续3次尿培养阴性者方可进行手术,对有导尿管或耻骨上造瘘的患者,应每天清洁、冲洗并定期更换导管,避免尿盐沉积。

(6) 阴茎、包皮、阴囊、会阴等处有炎症或湿疹者,应治愈后方可行尿道手术,并发尿道瘘者,应先期治疗。

(7) 施行尿道成形术者,应在术前2天开始连续2天进行皮肤准备,并用无刺激行消毒溶液(如1‰苯扎溴铵溶液)清洗手术区域皮肤。

(8) 成年患者前2天开始服用雌激素,可以抑制手术后阴茎勃起使缝线断裂,或吻合口裂开出血,常用乙烯雌酚 2 mg 口服,每天3次。

(9) 有尿道外伤的患者,常因尿液外渗、出血、组织液渗出致使局部皮肤反应严重,结缔组织增生、瘢痕形成等,遇此情况不急于施行手术,先采取局部理疗、热敷等处理,待局部反应消退或瘢痕机化后再施行相应的手术治疗。

(10) 在行尿道手术前要做好患者的思想工作,消除顾虑,增强手术的信心,术前晚要给适当的镇静药物,以消除顾虑及达到充足的睡眠。

(11) 做好手术器械、引流物和导尿管的准备,其型号、粗细、大小均应合乎手术要求,以使手术能顺利进行。

(12) 术前 2～3 天开始加强抗菌药物治疗,预防术后感染,需要输血者,术前做好交叉配血。

男性尿道手术的术后处理:

(1) 尿道手术后多有引流管或导尿管,应予以妥善固定,经常检查,防其脱落,并且每日要定时做冲洗,保持引流通畅。

(2) 尿道梗阻后引起肾功能不全的患者,经过手术解除梗阻后,应注意保持水、电解质平衡,并观察其尿量情况。

(3) 引流物于手术后 48～72 h 拔除,如伤口引流液体较多,可适当延长,但勿留置过长。

(4) 定期清洗尿道口分泌物,积存于尿道口的分泌物,亦应及时挤压排出。

(5) 对青壮年患者继续口服乙烯雌酚,持续 5～7 天,必要时每天晚给予安眠药物,以防阴茎勃起导致吻合口出血,并可减轻术后疼痛。

(6) 注意保持大便通畅,手术后第 2 天起即可口服液体石蜡,有便秘时应及时用肥皂水灌肠,以防因排便困难用力时引起继发性出血。

(7) 适当应用抗生素及其他抗感染措施,预防切口感染。有耻骨上造瘘管者,一般在尿道切口愈合,能自行排尿无困难后,方能拔除耻骨上膀胱造瘘管。

(8) 要经常检查排尿情况,若有排尿困难、尿线细、分叉等异常排尿现象,应分析其原因,妥善处理。

23.4.4 尿道扩张术后并发出血

【概述】

在做尿道扩张时,原则上应由细至粗选择扩张器,即由型号最小的开始,如使用过粗的探子强行通过狭窄部位,致使局部发生撕裂出血。再则尿道探子过细、用力过猛,导致扩张器穿破尿道黏膜甚至直接进入直肠或耻骨后区,形成假道,造成尿道黏膜下或海绵体破裂发生大出血,还易导致前列腺及尿道周围组织感染、引起排尿不畅、发热,造成二重感染,严重者可发生休克。

【临床表现】

尿道扩张后如受到损伤,即可出现尿道外口溢血,有时血块形成可阻塞尿道引起尿潴留。损伤严重时,造成周围组织损伤、水肿,可发生排尿困难。有时甚至直肠出血或会阴部淤血,出现尿道及会阴部剧痛。当尿道内发生大出血,血液反流入膀胱内形成血块能阻塞尿道,如组织损伤严重可导致局部感染,出现发热等症状。

【诊断】

一旦行尿道扩张后出现尿道口溢血或直肠出血、会阴部有淤血,组织损伤感染等症状均能确诊,如行尿道造影,造影剂会渗透到周围组织内,帮助明确损伤部位及范围。

【治疗】

1. 尿道扩张后引起大出血应立即停止继续扩张,应用止血药物,插入相应型号的导尿管,能起到尿道内支架和引流尿液的作用。

2. 尿道扩张后应常规口服抗生素,并嘱患者多饮水。

3. 尿道扩张后穿破直肠致大出血者,除给予止血剂外同时给予抗生素静脉滴注,并保留三腔气囊导尿管行膀胱冲洗,一般7~10天拔除导尿管后穿孔基本能自行愈合。

4. 尿道扩张后致大出血,行第二次尿道扩张,间隔时间应在8天以上。

5. 如果出血严重,排尿困难,患者本身尿道狭窄,不能插入导尿管者,则应进行耻骨上膀胱造瘘。

【预防】

1. 尽量避免盲目应用尿道扩张器,应选择合适患者型号的探子,一般由细的型号开始至粗的型号,循序渐进。

2. 在行尿道扩张时,不可强行通过狭窄段尿道,应均匀缓慢经过狭窄处。

3. 如实在尿道扩张器不能通过尿道狭窄患者,则可考虑用其他治疗方法,如经尿道内镜下尿道内切开术,否则反复强力扩张可加重局部组织的损伤和炎症,使狭窄进一步加重,甚至发生其他并发症。

23.4.5 尿道开放性手术后尿道切口感染

【概述】

在行尿道开放性手术前,未对尿道和尿道周围的隐性感染病灶或尿道周围无感染性窦道、瘘道等作处理。膀胱造口者,如有慢性膀胱感染、菌尿,术中菌尿污染切口。术中止血不彻底、引流不畅、血肿形成继发感染。手术后皮肤有炎症、湿疹,有炎性渗出或尿液外渗,甚至大便污染等均可导致开放性手术后尿道感染。

【临床表现】

1. 尿道开放性手术后早期出现的发热,体温在 38.5℃～39℃,多为术后尿道吸收热。

2. 切口感染可见周围皮肤红肿、疼痛,后期可化脓甚至切口裂开。

3. 一旦脓肿形成,切口处皮肤红肿,触之有波动感,个别患者局部可抽出脓液。

【诊断】

1. 在尿道手术切口周围有炎症性表现,红、肿、疼痛,甚至体温升高。

2. 血白细胞计数、中性粒细胞计数升高,部分患者发生泌尿系统或生殖系统感染时尿中有大量白细胞。尿细菌培养或创面脓性分泌物培养有致病菌生长,血培养在急性期合并高热者可能为阳性。

【治疗】

1. 对症处理,体温升高者应给予降温,如复方氨基比林,柴胡注射液等,体温超过 39℃者可用物理降温或地塞米松注射液 10 mg 肌内注射或静脉滴注。

2. 根据细菌培养药敏,尽量应用敏感抗生素,切口局部可用敏感抗生素冲洗 2～3 次/d。

3. 伤口化脓感染者,应拆除缝线减轻局部张力,并引流,清除切口内无生机组织。

4. 尿道留置导尿管者应予以拔除,改行耻骨上膀胱造口引流。

【预防】

1. 尿道开放性手术重要的是术前周密准备,注意出现和清除各种潜在的感染因素。

2. 术中彻底止血,防止血肿形成。

3. 术前对各种窦道、尿道定时冲洗,常规 3 次培养阴性后方可手术,术中加强皮肤消毒,对窦道及尿道要应用抗生素药物进行冲洗。

4. 术后切口要保持干燥,防止尿液及粪便污染,如为尿道成形术,术中成形的尿道要放多侧孔支架管,利于分泌物外溢和抗生素药物滴入,耻骨上膀胱造瘘管最好放置 F20 号三腔气囊导尿管,可同时引流尿液和做膀胱冲洗。

(江宏恩)

【专家点评】

前列腺增生症(BPH)的治疗方法很多,如何选择手术方法,这将取决于三种因素:患者全身状态、有关设备的条件以及术者的经验。

前列腺开放性手术的主要并发症为出血,为了防止术中及术后的大出血,许多学者报道和推荐了多种手术方法和操作技巧,如进入耻骨后间隙、结扎前列腺动脉,首先阻断前列腺的血供,又如术中常规行双侧髂内动脉结扎,达到减少出血的目的等,但由于当今前列腺开放性手术的不断成熟,在前列腺手术中,掌握各种径路的解剖特点,精湛的手术技巧,严密止血,减少不必要的损伤,是减少前列腺开放性手术径路中并发症的重要举措。当然,在前列腺摘除后,腺窝内及膀胱颈部的处理得当等,可能后期操作比前期操作更为重要。

另外,尿道手术治疗尿道疾病的目的是恢复尿流通畅,尽管近代微创技术已经延伸到泌尿外科各个领域,但尿道的外科手术仍然遵循着传统的方式,手术技巧、术前术后准备要求较高,因此,全面了解尿道手术并发症的发生,避免并发症的出现,减少手术的失败,对泌尿外科医生来说显得尤为重要。

(江　鱼)

23.5　阴茎手术径路并发症

阴茎为男性泌尿及外生殖器管的一部分,主要有包皮、阴茎海绵体组织及尿道所构成。包皮及阴茎手术切口的选择,根据不同疾病及不同手术而异。由于组织结构的特殊性,易出血、易感染、易尿道狭窄成为包皮及阴茎手术的主要特点,而且这些并发症都与手术径路操作有密切联系。

23.5.1　包皮及阴茎手术后并发出血

【概述】

在行包皮及阴茎手术的患者如有凝血功能障碍或在手术中止血不彻底,结扎血管线结滑脱,海绵体出血未予处理。在施行传统式包皮环切术时,若被切断的皮下血管退缩于松弛的阴茎皮下组织内未予结扎,术后剧烈活动及阴茎勃起均可造成包皮及阴茎手术后出血。

【临床表现】

包皮及阴茎手术后伤口有渗血,严重者在阴茎包皮皮下形成较大的血肿,局部皮肤可有淤血。此时患者可感手术区域疼痛及胀痛,有时伤口处纱布全部被血液浸透。

【诊断】

1. 有阴茎及包皮手术史,出血可发生在手术后的即刻,也可发生在手术后数天内。

2. 手术区域切口处渗血,整个阴茎包皮皮下淤血,甚至出现血肿。

3. 局部血肿较大时,可有疼痛及胀痛。

【治疗】

1. 仅有切口皮缘少量的渗血,可用纱布加压包扎切口,一般 24 h 后出血会自然停止,并可给予适量止血药。

2. 出血较多或血肿较大时须拆除缝线,清除血肿,寻找出血点,有时在血肿内寻找血管断缘比较困难,可将包皮外板向近侧退缩,观察有无被切断的皮下血管,给予结扎止血,海绵体出血可直接缝合白膜。

3. 对有凝血功能障碍引起的出血,应积极检查和治疗原发病必要时输新鲜血。

4. 给予口服乙烯雌酚片 2 mg 口服,每天 2 次,应用止痛剂 3 天,必要时晚间服用镇静药物以防止阴茎勃起导致疼痛及出血。

【预防】

1. 术前常规检查血凝四项(凝血酶原时间、纤维蛋白原、活化部分凝血活酶时间、凝血酶时间),注意患者有无血液系统疾患。

2. 术中严密止血,包皮系带处血管比较丰富,不易钳扎,常需做跨过系带的 U 形缝合,海绵体出血应缝合白膜。环切包皮后应上推阴茎皮肤,观察有无被切断的皮下血管,找出断端,予以牢固结扎。

3. 术后应卧床休息,并给予女性激素及镇静剂、止痛剂。

4. 术后 1 个月内禁止性生活。

5. 结束手术后要告知患者在医院稍候片刻,观察伤口有无出血迹象,若发现出血及包皮下血肿,应立即到医院处理。

23.5.2 包皮手术后切口感染

【概述】

因手术中包皮垢清洗消毒不彻底,术中操作粗糙,包皮冠状沟处粘连分离损伤或不彻底,出血与血肿导致感染。包皮环切术后尿液浸湿敷料,换药不及时或者本身手术前存在包皮炎症、龟头处感染均可导致包皮手术后切口感染。

【临床表现】

1. 包皮环切手术后切口局部出现红肿、疼痛、切口处有脓性分泌物。

2. 感染严重者切口边缘肿胀,缝合线边缘呈荷叶边状裂开。脓性分泌物呈腥臭状,而造成切口的不愈合。

【诊断】

与一般切口感染一样,术后根据手术切口局部表现均能做出诊断,有脓性分泌物渗出可做细菌培养和药敏。

【治疗】

1. 早期可针对病因治疗,勤换药,抗生素应用。

2. 严重感染者,切口处有脓性分泌物渗出,估计有结扎线头刺激引起感染,可拆除感染部位缝线,清除脓性分泌物及线结等异物,用敏感抗生素盐水或 1∶5 000 呋喃西林液冲洗创口,加强换药,待水肿消退,感染控制后可考虑将裂开之创缘对拢黏合或重新缝合。

3. 给予有效抗生素药物注射或口服。

【预防】

1. 术前有感染者必须应用抗生素药物控制感染,术中彻底止血、分离粘连及清除包皮垢,尽量避免损伤,可用纱布向两侧边推边分离,直至冠状沟。分离后可用抗生素盐水纱布湿敷龟头,并清洗龟头及包皮内板。

2. 在作切口缝合时,切口两边缘合拢即可,避免过紧过密,以免造成缝线切割。

3. 术后应防止尿液浸湿敷料,切口处用凡士林纱条覆盖再包扎,最好能早期暴露切口,应适量应用抗生素药物。

23.5.3 尿道成形术后切口裂开

【概述】

在行尿道成形术因皮瓣血流循环不佳,尤其时皮瓣远端切口局部的血肿及感染,皮肤缝合过紧过密,术后纱布包扎过紧影响血供。患儿术后阴茎勃起或便秘,用力排便,过早或过迟拆除皮肤缝合线均可导致尿道成形术后切口裂开。

【临床表现】

切口处开始红肿,继而出现炎性渗出或血性渗出,病情逐渐加重可出现切口全部或部分裂开。

【诊断】

切口为感染性,局部组织均有炎症性表现,但部分患者切口裂开时创面无炎性表现,创面裂开处肉芽组织新鲜。一旦切口裂开,有时可见到所缝合的新尿道皮管露出。

【治疗】

1. 部分切口裂开者,如创口皮肤全层裂开,新尿道正常,裂开组织新鲜,可在无菌条件下用可吸收线重新缝合,术后保持创口干燥即可,但拆线时间较正常拆线时间延长2～3天。并要保持耻骨上膀胱造瘘尿液引流通畅,防止阻塞。

2. 如切口全层裂开,并感染有红肿及脓性分泌物渗出者,应每日用抗生素盐水清洗伤口多次,炎症消退6个月后方可再行尿道成形术。

【预防】

1. 行尿道成形术操作要精细,而且必须把握尿道下裂以及正常阴茎的解剖特点,针对患者个体的病变特征,采用熟悉和有把握的手术方式,避免过多的损伤,减少组织炎性反应。

2. 手术后加强观察与护理,保持伤口无菌,并定时抽吸新尿道分泌物同时滴入敏感抗生素盐水。

3. 重建尿道的创面(新尿道吻合面),应转向阴茎海绵体面,覆盖新尿道应有一定厚度(3层包埋法),这样可减少术后切口裂开。

23.5.4 尿道成形术后尿瘘

【概述】

尿瘘是尿道成形术后最常见的并发症,发生率在5%～45%,不同的手术方式,尿瘘的发生率不一,Thiersch法为50%,Denis Beowne法为39%,Cecil法为17%,而Snodgrass法仅为5.7%,多发生在冠状沟及尿道吻合口处,其原因大致归纳有新尿道血供不良、尿道远端梗阻、使用不可吸收缝线或组织反应大的缝线缝合新尿道、新尿道周围积血或存在较多不健康组织、覆盖新尿道皮下组织薄弱或覆盖皮瓣血供不良、新尿道与皮肤缝合重叠、引流尿液的导尿管不通畅、术后感染皮瓣缺血坏死、切口裂开均可导致尿道成形术后并发尿瘘。

【临床表现】

尿道下裂术后,成形尿道的某一部分在排尿过程中有尿液流出,发生初期有时先有局部感染,出现红肿,而后逐渐形成尿瘘。

【诊断】

1. 检查可见在成形的新尿道局部皮肤上有瘘口,嘱患者站立排尿,可见瘘口向外喷尿。

2. 用注射器抽100 ml生理盐水接硬膜外导管或F3输尿管导管从尿道外口注入尿道内,可见瘘口处有生理盐水喷出。

【治疗】

1. 由于尿瘘的瘘孔周围的组织十分脆弱,血供不良,修补后容易失败,修补失败者局部将会产生更多的瘢痕,增加再次手术的困难,因此对任何一次修补手术,尽管是针孔状的瘘口,均应十分重视。修补方法较多,均应根据病情和医生的经验而定。目前大多数术者认为,对尿道下裂术后较大的瘘口(直径大于10 mm),主张行尿道成形术,直径小于5 mm的,多主张局部修补,行部分游离或带蒂皮瓣修补,对瘘口为5~10 mm者可根据具体情况制定手术方法。

2. 重新再行尿道的手术时间在尿道下裂手术后3~6个月为宜,术前明确瘘口的部位及数量,瘘口局部及临近部要严格消毒,有尿路感染者须注意控制感染。多次修补无效,瘘口过大或多个瘘者,需再次行尿道成形术。

3. 术后选择敏感抗生素,保持各引流管通畅,防止膀胱痉挛,给予适量解痉剂。

4. 注意保护会阴部清洁卫生,术后应用1:5 000呋喃西林液清洗阴茎根部及会阴部,换药时注意无菌操作。

【预防】

1. 根据患者具体情况选用合适的手术方式。

2. 术前控制感染,术中精心设计皮瓣,严密止血,避免有张力缝合。

3. 要确保新尿道材料及阴茎重建尿道周围组织健康,有丰富的血液供应。

4. 尿液引流要确保通畅,防止尿液及粪便污染。

5. 术后常规使用敏感抗生素,勤换药,保持伤口周围干燥。

6. 新尿道最好选用与尿道相适应的多侧孔硅胶材料支架管,长度应比新尿道长出 3 cm 为宜,每天用注射器从支架管内向外抽吸分泌物,而后向支架内滴入抗生素盐水 3~4 滴,具有预防尿道感染的效果。

(江宏恩)

【专家点评】

阴茎手术不管是包皮环切术还是尿道成形手术都属于阴茎整容手术,其中包皮环切术目前手术方法较多,有剪刀法包皮环切术、血管钳法包皮环切术、袖套法包皮环切术等,临床广泛应用,随着手术技术的提高和手术方法的不断改进,手术的效果和安全性均显著改善,但由于包皮与阴茎头炎性粘连及操作粗糙等因素,出血及血肿,阴茎头及尿道外口的损伤仍有发生,为此,导致医疗纠纷也时有发生,应引起重视,特别注重术中操作和术后处理是减少此类并发症的重要环节。

获得广泛共识的尿道手术成功判定标准是:重建功能良好的尿道,其次是矫正伴有畸形并获得良好的整形效果,医生的技术水平、手术方式设计、替代物的选择、术前术后的规范准备,都是减少并发症及保证手术成功的重要前提。

(江 鱼)

23.6 阴囊手术径路并发症

阴囊位于阴茎根部的下方,两侧大腿根部之间,与阴茎和肛门临近,而且阴囊十分松弛,又富于血运,术后出血感染是其重要并发症,对于阴囊手术后切口感染,多与术前准备、术后处理密切相关,而术后出血或阴囊血肿形成是术中技术性疏忽和止血不彻底所致。

阴囊及其内容物手术的术前准备：

(1) 有条件者最好术前 1 天洗澡,以温水将外阴洗涤干净,若无条件者术前 2 天应每天用肥皂水洗涤外阴 1 次。

(2) 阴囊皮肤有湿疹、糜烂、溃疡或有瘘道者,应先治愈后再施行手术。

(3) 阴囊内容物有急性炎症者,不得进行手术,应加强抗生素药物治疗,慢性炎症如附睾结核、精囊炎等术前应给予抗菌或抗结核药物治疗。

(4) 在行计划生育手术,应做好思想工作。

(5) 除局部麻醉手术外,术前应灌肠。

阴囊及其内容物手术的术后处理：

(1) 术后卧床休息数天,并且提早用 T 字带将阴囊托起,并加压包扎,以防止出血及血肿形成。

(2) 根据切口应用抗菌药物,预防感染。

(3) 注意术后排尿排便时不要浸湿污染敷料及手术切口,若已发生,应立即更换敷料。

(4) 阴囊术后放置橡皮片引流条,妥善固定,以防掉入阴囊内或自行脱落,一般手术后 24~48 h 拔除。

(5) 一般阴囊手术后 5~7 天拆除伤口缝线。

23.6.1 阴囊手术后并发出血与血肿形成

【概述】

阴囊手术后出血与血肿可发生于阴囊切口边缘,阴囊壁内或鞘膜内,多因术前患者本身有凝血功能障碍、创面止血不够彻底,又由于阴囊皮肤松,切口皮缘易内卷,出血的血管回缩至皮下,术中不能及时发现或结扎线滑脱所致,轻者切口渗血不止,严重者可形成较大的阴囊内血肿,多发生在隐睾固定、斜疝修补及睾丸鞘膜积液翻转等手术后。

【临床表现】

1. 如果仅为阴囊皮下出血,可见切口处有血液渗出,阴囊皮肤切口周围可有淤血。

2. 鞘膜内容物手术后出血,阴囊可迅速肿大,并有胀痛。

【诊断】

1. 可见切口处有渗血和阴囊皮肤局部淤血,如出血较多阴囊可迅速肿大。触及局部压痛,站立或卧位时阴囊体积无改变。

2. 患侧阴囊穿刺可抽吸出血性液体。

3. B超检查睾丸周围有液性暗区。

【治疗】

1. 如阴囊壁内有小血肿或鞘膜内积血不多者,可行非手术治疗,早期选择冷敷,加压包扎,待出血停止后再行热敷或理疗红外线照射等,必要时穿刺抽吸。

2. 较大的阴囊血肿,如血肿进行性增大并且伤口引流无不断流血时,应拆除缝线,清除血肿,结扎出血点,并放置引流,找不到出血点的可用纱布填塞,出血停止后拔除纱条。

3. 除给予止血剂酚磺乙胺 1 g,肌内注射 1 次/6 h,还应给予必要的抗生素防止感染。

【预防】

1. 术前有凝血功能障碍者,应暂缓手术给予纠正。

2. 鞘膜内切开或其边缘的出血点应予以缝扎,注意各解剖层次,避免误伤,术中止血要彻底。

3. 在做睾丸切除切断精束时,精束血管和输精管要分别结扎,以免线结滑脱出血。

4. 阴囊切口应选择在无血管区,有时术后放置引流是必要的。

23.6.2 阴囊手术后并发切口感染

【概述】

由于阴囊手术前皮肤消毒不严,又因本身阴囊皮肤有慢性感染术前未作处理,术中污染,组织损伤较多,切口引流不畅,术后阴囊血肿形成均可导致阴囊手术后切口感染。

【临床表现】

阴囊切口感染表现为切口局部红肿、疼痛,多无全身不适,阴囊内感染表现为急性阴囊肿大、压痛,若阴囊血肿或积液继发感染,则阴囊内形成增大肿块,触痛明显,严重时可体温升高。

【诊断】

阴囊切口感染一旦形成,切口局部红肿,均能确诊。当切口感染久治不愈,局部可见溃疡面,内有潜在性空腔,可见絮状或干酪样,表现有分泌物,但无红肿,局部压痛不明显,此种切口感染均发生于附睾结核手术后患者,应加以鉴别,如阴囊血肿或积液继发感染可作B超帮助鉴别。

【治疗】

1. 浅表的阴囊切口感染,应尽早拆除缝线,勤换药,并配合应用有效抗生素均能治愈。

2. 对深部感染,有血肿或积液及脓肿形成,应积极清除血肿及脓肿等坏死组织,伤口充分引流,配合应用有效抗生素治疗。

【预防】

1. 在阴囊手术前,应对原有阴囊皮肤炎症性病变加以治疗。

2. 术中注意无菌操作,止血要彻底,避免血肿形成,缝合切口不留死腔,保持引流通畅。

3. 术后排尿、排便时不要污染敷料和手术切口,若已发生,应立即更换敷料。

4. 术后根据情况应用有效抗生素,预防感染。

5. 原则上阴囊切口拆线为 4~5 天,不宜过早或过晚。

(江宏恩)

【专家点评】

阴囊皮肤肿瘤,睾丸、附睾以及精囊,输精管手术都可以通过阴囊径路来进行,发生于阴囊径路手术的并发症,最常见的是切口出血、阴囊血肿和切口感染,正如作者所叙述的术中严密止血,完善术前、术后处理对防止阴囊手术径路并发症具有十分重要的意义。

(江 鱼)

参考文献

1. 梅骅,陈凌武,高新. 泌尿外科手术学. 北京:人民卫生出版社，2008.

2. 吴阶平. 泌尿外科学. 济南：山东科技出版社，2007.

3. 江鱼. 输尿管外科. 北京：人民卫生出版社，1983. 3-15.

4. 黎介寿，吴孟超. 泌尿外科手术学. 北京：人民卫生出版社，2004.

5. 陈书奎，杨登科. 现代泌尿外科手术并发症. 北京：人民军医出版社，2008.

6. 吴孟超，吴在德. 黄家驷外科学. 北京：人民卫生出版社，2008.

7. 徐月敏. 泌尿修复重建外科学. 北京：人民卫生出版社，2007.

8. 李炎唐：泌尿外科手术并发症预防及处理. 北京：人民卫生出版社，2004.

9. 陆曙炎：泌尿外科手术创新与改良. 上海：上海科学技术出版社，2000.

10. 韩振潘，李水清. 泌尿外科手术并发症. 北京：人民卫生出版社，1992，293-309.

11. Ardrew. C. Surgery of the kidney. In Walsh P. C(ed); Compbell's Urology(7th edition). WB. Saunders Company, 1998, 3041-3049.

12. Lingeman JE. Lifshitz DA. Evan AP. Surgical Management of urinary Lithiasis In Walsh PC. Retik. AB VaughanED Jr. Wein AJ (eds); Camphells ueology 8th ed. Pliladelphia. WB Saunders 2002, 3361-3451.

13. Jiminez, VK. Morshall. FF. Surgery of bladder carcer In Walsh D. C(ed). Campboll's Urology(8th edition) Sandders, 2002, 2839.

14. Smith and Skinner. Complication of uroloic surgery. Philadelphia. WB Saiaders Ins 1976, 265-276.

15. Cettman MT, Segura JW. Management of ureteric stones: issues and controversies. BJU. Int, 2005, 95: 85-93.

16. Jenny J, Franke, Joseph A. Smith surgery of the ureter In walsh P. C(ed). Camphells urology(7th edition). WB Saunders Company 1998, 3070-3073.

17. Jordan GH. Management of urethral stricture disease, Urol

Clin North Am, 1988, 15: 277.

18. Retik AB, Atala A. Comlications of hypospadias repair. Urol Clin North Am, 2002, 29(2): 329-339.

19. Anthong JC, Stephen DB, Mork. PC, et al. Concealed penis in childhood A spectrum of etiology and freatment. J Urol, 1999, 162: 1165-1168.

20. Shukla AR, Woodard C, Carr MC. et al. Experience with tectis sparing. surgery for festicular teratoma. J. Urol, 2004, 71(1): 161-167.

21. Shukla AR, Woodard C, Carr MC. et al. Experience with testis sparing surgery for testicular taratome. J Urol, 2004, 71(1): 161-163.